LA TRANSFUSION SANGUINE

Des mêmes auteurs

Les Épidémies dans l'histoire de l'homme, de la peste au sida, Flammarion, 1984.

Jacques Ruffié

De la biologie à la culture, Flammarion, 1976.
Histoire de la Louve, Flammarion, 1981.
Traité du vivant, Fayard, 1982.
Blood Groups of Primates (en coll. avec W. Socha), New York, Alan R. Liss, 1983.
Le Vivant et l'humain, Le Centurion, 1985.
Le Sexe et la mort, Odile Jacob, 1986.
Naissance de la médecine prédictive, Odile Jacob, 1993.

Jean-Charles Sournia

L'Orient des premiers chrétiens : histoire et archéologie de la Syrie byzantine (en coll. avec M. Sournia), Fayard, 1966.
Mythologies de la médecine moderne, essai sur le corps et la raison, PUF, 1969.
Ces malades qu'on fabrique : la médecine gaspillée, Seuil, 1977.
Blaise de Monluc, soldat et écrivain, Fayard, 1981.
Histoire et médecine, Fayard, 1982.
Histoire de l'alcoolisme, Flammarion, 1986.
Histoire de la médecine, Larousse, 1991 et La Découverte, 1992.

Jacques Ruffié et Jean-Charles Sournia

LA TRANSFUSION SANGUINE

Fayard

À Arnauld Tzanck
À Edmond Benhamou
in memoriam

AVANT-PROPOS

La transfusion sanguine est l'une des techniques qui ont permis à la médecine et à la chirurgie de connaître de spectaculaires progrès depuis le début du siècle. Outre ses retombées pratiques immédiates, elle a ouvert les voies de l'immunologie, dont on sait aujourd'hui l'importance dans l'équilibre du vivant et sa défense contre les agressions étrangères qui le menacent en permanence.

En décrivant les groupes sanguins du système ABO, Karl Landsteiner a fait entrer la transfusion dans la pratique courante. En mettant au jour les groupes du système majeur d'histocompatibilité (système HLA) soixante-dix ans plus tard, Jean Dausset a rendu moins aléatoires les greffes d'organes en diminuant les risques de rejet. En outre, il a ouvert un nouveau chapitre de la pathologie dont on commence à peine à entrevoir l'importance : celui des maladies auto-immunes, qui occupent déjà la troisième place dans l'ordre des pathologies humaines, juste après les maladies cardio-vasculaires et le cancer.

Mais il est toujours des imprévus qui jalonnent le développement des sciences de la vie. Ainsi la transfusion sanguine, qui a permis d'innombrables prouesses et sauvé un nombre incalculable de vies, achève ce siècle dans le drame de l'épidémie de sida que le sang et certaines de ses fractions ont largement contribué à diffuser.

À la veille du troisième millénaire pourtant, de grands espoirs sont à nouveau permis. La transfusion tend de plus en plus à s'émanciper du sang total. Beaucoup de ses fractions ont en effet déjà été obtenues par biotechnologie (albumine, immunoglobulines, facteur VIII) et passent peu à peu du laboratoire de recherche à l'industrie. L'hémoglobine elle-même, reprise sous la forme de l'*hémoglobine réticulée*, peut être conservée et injectée hors de tout support cellulaire – ce qui accroît sa maniabilité et diminue, sinon même annule, les dangers de contamination. Seules les plaquettes sanguines demeureront – sans doute pour une assez longue période encore – à la charge des donneurs.

Du point de vue conceptuel, les apports de la transfusion n'ont pas été moins importants. Implantée maintenant dans tous les pays du monde, elle a permis de dresser la carte de répartition des principaux marqueurs sanguins et révélé l'extraordinaire polymorphisme de l'espèce humaine, montrant ainsi les limites du schéma darwinien et combien il était abusif d'appliquer la notion de race à notre groupe.

Quels que soient les progrès à venir, la technique transfusionnelle aura marqué une étape essentielle dans l'histoire de la médecine. Et, malgré les abus intolérables observés parfois dans la commercialisation des produits sanguins, elle aura révélé l'étendue de la solidarité humaine qui, en toute circonstance, aura caractérisé nos contemporains.

Jacques Ruffié et Jean-Charles Sournia,
Paris, janvier 1996

Nous tenons à remercier ici tous ceux qui ont bien voulu compléter nos informations, nous donner accès à leurs documents ou revoir certains passages du texte, en particulier MM. Jacques Beauplet, Jean-Marc Bidet, Jacques Caen, Mme Mady Callot, MM. Jean-Pierre Callot, Yves Cambefort, Mlle Monique Chapuis, M. Laurent Degos, Mme Michèle Évin, MM. Jean-Jacques Fournel, Bernard Genetet, Mme Éliane Gluckman, M. Robert Görtz, Mme Hoang Thi Bach Bich, MM. Jean-Yves Nau, Franck Nouchi, Mme Nicole Petton, MM. Jean Rosa, Philippe Rouger, Mme Françoise Schmidt et M. Phan Le Xuan.

PREMIÈRE PARTIE

Histoire, principes et techniques

CHAPITRE PREMIER

De la période mythique à Harvey

On appelle transfusion l'injection de sang d'un sujet (le donneur) dans un autre sujet (le receveur). Cet acte, effectué dans un but thérapeutique, est placé sous la responsabilité de personnes habilitées par les autorités des pays dont ils émanent. Avant toute transfusion, le sang du donneur et celui du receveur seront étroitement analysés pour s'assurer de leur compatibilité immunitaire, celle-ci étant liée à l'existence de groupes sanguins qui varient d'un individu à l'autre. En outre, en ce qui concerne le donneur, on devra contrôler qu'il n'est atteint d'aucune des maladies transmissibles par une injection de sang (syphilis, paludisme, hépatites virales, sida, etc.). Toutes ces précautions ont été prévues par le législateur à mesure qu'ont progressé nos connaissances. L'acte de transfusion se présente donc comme légalisé, rationnel, scientifique, et, au moins en théorie, sans danger.

En fait, ce don n'est, et ne sera jamais, un simple acte médical. Outre son impact physiologique, il est porteur d'une lourde charge symbolique. Cette symbolique, certainement aussi vieille que l'humanité elle-même, dut imprégner des mythes qui, surgis dans nos sociétés primitives, ont traversé les millénaires et se retrouvent à peu près intacts dans les groupes humains actuels, y compris les plus « civilisés ». À travers l'histoire du sang transparaissent ainsi la magie et l'irrationalité dont les comportements humains ne se départiront sans doute jamais.

Il n'est pas dans notre propos de procéder à une évaluation des innombrables textes, discours, ouvrages, méditations, prières consacrés à la valeur mythique du sang. Contentons-nous de constater que, si l'on observe des variations selon les lieux et les époques, le sang est toujours et partout synonyme de vie, et sa perte menace de mort. Selon les circonstances, on le considère comme sacré ou maudit[1].

La valeur et le rôle du sang dans la vie quotidienne

On sait que le sang n'est pas un « suc ordinaire », comme disait Descartes. Des quatre humeurs qu'Hippocrate distinguait dans notre corps, il est toujours cité en premier – avant la lymphe, la bile jaune et la bile noire. Car le sang, c'est d'abord la vie : il y a des millions d'années, les premiers « chasseurs pensants » ont eu de nombreuses occasions de constater qu'une perte de sang trop abondante entraînait la mort[2]. De toutes les activités de l'homme des cavernes, la chasse (au sens large) était en effet dominante. Dès le stade présapiens, les hominiens durent lutter contre les animaux qui les entouraient. D'abord parce que certains grands prédateurs les menaçaient sans cesse. La force, la rapidité, les armes naturelles (ongles, dents) de l'homme primitif n'étaient guère plus développées que celles des hommes actuels. C'est dire leur modestie et leur infériorité face à des agressions permanentes. Cette faiblesse fut cependant compensée par le développement de facultés intellectuelles incomparables, permettant la vie en groupes hiérarchisés, le développement de stratégies intelligentes et la fabrication d'armes lithiques, d'abord faites de silex éclatés, plus tard de pierres polies qui, habilement maniées, devinrent des instruments redoutables. La lutte entre l'homme et l'animal fut également motivée par la concurrence : cherchant parfois la même nourriture (tant animale que végétale), les hominiens durent disputer les ressources naturelles d'un même territoire aux animaux et, à partir de l'ère néolithique, défendre contre eux leurs cultures et leurs élevages. Enfin, la chasse procura à l'homme une bonne partie de sa nourriture. Si les

---

1. Jean-Charles Sournia, *Mythologies de la médecine moderne, essai sur le corps et la raison,* Paris, PUF, 1969, p. 169-171.
2. Jean-Paul Roux, *Le Sang, mythes, symboles et réalités,* Paris, Fayard, 1988.

primates infrahumains, comme sans doute nos ancêtres communs, avaient une alimentation à dominante végétale, présapiens et sapiens devinrent sans doute assez vite des omnivores opportunistes. Cette omnivorie permettait une exploitation maximale des ressources du milieu et une adaptation aux environnements les plus variés.

De plus, en consacrant une bonne partie de ses repas à ingurgiter de l'alimentation carnée, l'homme, comme tous les carnivores, put absorber beaucoup plus vite la quantité d'aliments complets qui couvrait ses dépenses énergétiques, plus vite en tout cas que ne le faisaient les herbivores, dont le bol alimentaire, constitué d'une bonne quantité de déchets, est à poids égal beaucoup moins riche en énergie et exige une digestion lente. En outre, la chasse développa la coopération, et donc la vie sociale. Depuis longtemps, les évolutionnistes ont été frappés par le fait que les grandes étapes de la phylogénie furent marquées par des espèces vouées à la carnivorie. Et l'on peut dire avec le paléontologue américain Robert Adrey, en exagérant à peine, que « la chasse créa l'homme ».

La lutte et la chasse furent autant d'occasions de s'infliger des blessures : si le prédateur tue (et le sapiens est un prédateur), le gibier se défend. Les blessures saignent, et celui des deux adversaires qui saigne le plus meurt.

L'existence s'en va avec le sang qui s'écoule : d'où le caractère vital et sacré attribué très tôt à ce fluide singulier. Et dans l'ignorance où l'on était de la physiologie, on le considéra longtemps non seulement comme le véhicule d'une force existentielle, mais aussi comme celui de la personnalité. Cette conception correspond sans doute à une phase archaïque, qui ne perdure aujourd'hui que dans quelques tribus isolées vivant encore sur le mode paléolithique.

Les choses se compliquent rapidement, et le sang revêt bientôt un caractère sacré. Sa nature menaçante se révèle lorsqu'il quitte l'organisme. La blessure infligée par le chasseur qui cherche à capturer sa proie en est la première illustration. Mais l'hémorragie spontanée, non provoquée, est plus inquiétante encore. Celui qui crache, vomit ou urine du sang est pris d'angoisse. L'écoulement périodique des femmes – les menstrues – n'a pas échappé à cette perturbation morale.

Au néolithique, beaucoup d'espèces « domestiques » qui vivent au contact et au rythme du groupe humain voient leurs femelles présenter le même phénomène mensuel. Chez la femme, la concordance entre la périodicité du cycle lunaire (28 jours) et celle des pontes ovariennes qui n'obéissent à aucune volonté mais semblent rythmées par des éléments cosmiques a, de tout temps, frappé les imaginations. Et l'on supposa très tôt l'existence d'une sujétion magique entre la femme, les astres, la nature. Certains paléoanthropologues estiment que la différenciation entre la femme, maîtresse de la nuit, et l'homme, symbole du jour, se traduit dans les mégalithes. Les dolmens tabuliformes, par leur chambre obscure et humide, symboliseraient l'utérus. Les menhirs, au contraire, fièrement dressés au soleil, représenteraient le phallus, signe de masculinité, d'affirmation et de puissance. À cette époque, bien des sociétés matriarcales devinrent patriarcales.

La philosophie chinoise présentée dans le I-Ching reprend cette distinction en divisant les réalités et les forces de la nature selon deux principes : le yin (correspondant à la femme, à la nuit, au froid, à la terre, au repos) et le yang (qui représente l'activité masculine – initialement vouée à la chasse –, le chaud, la lumière, le ciel). Chaque action de la vie est le résultat de l'influence de ces deux énergies, non pas opposées au sens occidental, mais plutôt complémentaires. Toutefois, le sang n'a pratiquement pas de place dans la conception chinoise de l'équilibre du monde.

Chez nos ancêtres, les menstrues apparaissent comme un mystère. Si leur régularité évoque une liaison entre la femme et certains phénomènes cosmiques, comment comprendre qu'elles prennent fin dès que la femelle ou la femme est fécondée, et reprennent après la délivrance ? Le langage populaire français désigne souvent les hémorragies vaginales du nom de « pertes », qu'elles soient périodiques ou irrégulières, terme qui souligne la « déperdition de vigueur et de vie » qu'elles infligent à l'organisme.

Les règles de la femme traduisent aussi la valeur contradictoire que l'homme accorde aux phénomènes « naturels ». Pour les uns, les règles sont sales et les linges qui en sont souillés, lorsqu'on les envoie à l'ennemi, signifient le mépris qu'on lui porte et les malheurs qui lui sont promis. Pour d'autres, le sang des règles est un facteur de fécondité : il protège le bétail et fait pousser les grains. Selon les époques et les civilisations, les règles furent considérées comme maudites ou comme sacrées.

Cette interprétation contradictoire de la perte de sang se retrouve dans notre médecine traditionnelle, qui considérait la plupart des maladies comme une « pléthore », soit une surcharge globale de sang, soit son afflux anormal dans certains organes. D'où le succès prolongé des saignées auxquelles on procédait à l'aide de sangsues, de ventouses (éventuellement scarifiées) ou en incisant des veines en différents points de l'organisme. La plupart des pays du monde ont eu recours à ces pratiques, pourtant rarement bénéfiques. Et c'est sans doute à la fin du XVIIIe siècle et au début du XIXe que la médecine occidentale en fit l'usage le plus fréquent. L'un de ses derniers tenants, Broussais, considérait la saignée comme une thérapeutique générale. En vérité, elle affaiblissait la majorité des malades qui se trouvaient déjà dans un état grave. Or Broussais partait du principe simple, voire simpliste, que toute maladie était liée à la congestion d'un organe (phlegmasie). Pour lui, une hémoptysie (crachats de sang) traduisait un afflux congestif dans le poumon ; une hématurie, un excès dans le rein ou la vessie, etc. D'où la saignée appliquée comme traitement général. La théorie de Broussais fut mise en pièces par certains de ses contemporains, en particulier Bayle et Laennec, auteurs de la méthode anatomoclinique. Ils démontrèrent ensemble que chaque maladie était liée à des lésions spécifiques et pas uniquement à l'inflammation. Cette « médecine d'observation », fondée sur les confrontations anatomiques et cliniques, fit tomber en désuétude la conception des phlegmasies. Certains états pathologiques, du reste assez rares, justifient encore des saignées périodiques, comme nous le verrons plus loin. Mais le sang dans le corps caractérise toujours la vie à nos yeux. Sorti du corps, il est néfaste et ne présage rien de bon.

Le sang et les dieux : la liturgie du sacrifice

Sans doute depuis les origines, l'homme a éprouvé le besoin de croire aux divinités pour expliquer sa propre existence et celle de l'univers. Il a tenté de s'attirer leurs faveurs par des offrandes et des sacrifices. Cette nécessité est liée à la structure même de notre psychisme, qui nous incite sans cesse à la rationalité : tous les phénomènes qui nous entourent, pensons-nous, doivent avoir une cause. Dans la mesure où les divinités étaient douées d'une puissance exceptionnelle leur conférant un pouvoir absolu sur les hommes, il convenait de se les concilier. Dans ce domaine, on dispose d'une littérature particulièrement riche. Toutefois, un aspect de ces cérémonies est souvent passé sous silence : il s'agit du *marché* qui était, en cette occasion, passé avec la divinité.

L'être humain offre aux dieux soit ses récoltes, soit ce qu'il a de plus cher, la vie des êtres qui l'entourent. En retour, les dieux devront assurer sa protection, lui éviter les catastrophes naturelles, les séismes, les intempéries, les pestes, maux sur lesquels ils exercent un plein pouvoir. Cet échange est un véritable *contrat* scellé par le sang : celui-ci est offert aux dieux pour qu'ils s'en nourrissent et transmettent en retour la vie ; ainsi récompensés, ils assureront la fertilité des terres, la fécondité des femmes et celle des troupeaux[1].

Les sacrifices humains furent considérés par la plupart des peuples comme les plus agréables aux puissances célestes : ne conféraient-ils pas la plus haute valeur au pacte signé avec elles ? Cette pratique semble avoir été assez répandue, depuis la Chine antique jusqu'aux Aztèques en passant par les sacrifices d'enfants consentis par des pères sur le modèle d'Abraham ou d'Agamemnon, on peut en trouver des exemples dans des cultures très variées.

Mais dès avant le christianisme, et au moins en Occident, les animaux prennent la place des hommes sur les autels. Pour nos ancêtres, l'échange s'opérera désormais sur une

---

1. Voir D. Deveraux, *La Mémoire du sang dans les rites d'alliance,* Conférence d'histoire de la médecine, Institut d'histoire de la médecine, Université Claude-Bernard, Cycle 1984-1985, Fondation Marcel Mérieux, Lyon.

base moins coûteuse. Un animal, que l'on va immoler, symbolisera tous les sacrifices des humains en faveur du Ciel. C'est le « bouc émissaire » des Juifs. Mais le gros bétail est plus honorifique : c'est ainsi qu'à l'occasion des « hécatombes », en Méditerranée orientale, on abattait cent bœufs, et que le sang du taureau de Mithra faisait du fidèle un « oint du seigneur ». D'autres furent plus économes : Esculape devait se contenter d'un coq offert par Socrate ; en Inde, les adorateurs de Dougga lui consacrent des poules, et les musulmans restent très attachés au « sacrifice » annuel du mouton.

Bien qu'il soit agréable aux dieux, l'homme ne doit pas être *souillé* de sang. Les Juifs, les Grecs et les Romains ne pouvaient pas se présenter au temple ni continuer leurs dévotions en sortant d'un sacrifice, qu'ils portent ou non des traces de sang sur leurs mains ou leurs vêtements, que celui-ci soit d'un homme ou d'un animal. Quelle qu'ait été l'intention pieuse ou criminelle qui avait inspiré de verser du sang, le geste était considéré comme impur. En Grèce, le meurtre, même justifié aux yeux de la justice, était puni de bannissement.

Les blessures volontaires que s'infligent les hommes sont autant d'hommages rendus aux dieux : elles témoignent de leur fidélité permanente, en échange de laquelle ils attendent de la bienveillance, tant pendant leur séjour sur terre qu'ultérieurement. Le mémorial de ces blessures historiques est considérable, depuis les initiés du culte d'Astarté au Proche-Orient, avant notre ère, jusqu'à Origène, docteur de l'Église, mort martyrisé en 254 à Tyr et qui s'était fait émasculer pour conjurer la tentation, jusqu'aux Skoptsy russes du XVIIIe siècle qui se castraient pour ne pas succomber aux péchés de la chair en passant par les flagellants de l'Europe médiévale.

Contrairement à ce que l'on a longtemps pensé, la circoncision a précédé le judaïsme. Elle fut toujours un rituel d'ordre religieux, qui revêtait un caractère différent selon les croyances. Dans le judaïsme, elle rappelle l'alliance du peuple juif avec l'Éternel. Plus tardive dans l'islam, elle est davantage un rite de passage et d'initiation. Les convertis mâles adultes n'y sont pas soumis. D'autres mutilations sont plutôt d'ordre social : les scarifications (surtout faciales), encore fréquentes en Afrique subsaharienne, comme l'excision des filles, ne s'adressent à aucune divinité. Elles signent le passage de l'enfance à l'âge adulte et affirment d'une façon spectaculaire l'attachement à la communauté.

C'est aussi en vertu de ce « contrat social » que l'homme verse son sang « pour la patrie ». Il a tiré et tire de son appartenance à la nation certains avantages qu'il doit payer, le cas échéant, de sa vie. Son peuple lui a assuré la nourriture, la sécurité, la culture, la solidarité dans les catastrophes naturelles, les épidémies, les famines ; il ne peut s'acquitter de cette dette qu'au prix de son sang.

De nos jours, le vivant qui donne l'un de ses reins pour qu'on le greffe sur un parent (amputation définitive), le donneur qui offre son sang à un inconnu (sacrifice temporaire), acceptent l'un et l'autre une mutilation volontaire. Celle-ci, en retour, confirme l'appartenance à un groupe social.

Le sang, aliment moral

La vie devant être respectée dans la mesure du possible, c'est une faute de s'en nourrir. En fait, les nécessités nutritionnelles de notre organisme ont rendu les hommes peu regardants sur l'observance de ce précepte ancien. Dans la plupart des cas, le *sapiens* est un omnivore opportuniste. Seule la viande contient les vingt acides aminés qui nous sont indispensables, contrairement aux végétaux qui, mis à part le soja, n'assurent qu'un apport protéique incomplet. Les populations végétariennes comblent généralement ce déficit par des laitages et des œufs.

La plupart des civilisations ont consommé ou consomment de la viande, d'abord crue. Le cuit vient plus tard et joue un rôle socioculturel important en réunissant le groupe autour du foyer qu'il convient d'entretenir. Cette pratique favorise les rencontres, les échanges. Elle provoque la sédentarité, l'obligation de se retrouver en un même lieu après la chasse ou la cueillette. Dans les ethnies qui croient en la métempsycose (réincarnation, à la génération suivante, soit dans un homme, soit dans un animal), la consommation carnée est prohibée. Toutefois, dans la plupart des groupes humains, la viande et le sang constituent une part importante de la ration alimentaire[1].

Les juifs et les musulmans obéissant avec rigueur aux versets de leurs Écritures ne peuvent absorber que des viandes provenant d'animaux saignés et abattus de façon rituelle. Nous verrons que la Bible inspire à certains le refus de toute transfusion[2]. Pour les chrétiens, le sacrement de l'eucharistie procède d'un sentiment plus hautement métaphysique : le fidèle qui absorbe l'hostie se livre à une véritable manducation divine ; il s'imprègne de Dieu.

Très vite, le sang, symbole de vie, fut chargé des qualités morales de chaque individu. Il apportait le courage, la force, l'ardeur sinon l'agressivité et conférait la puissance, la fécondité. Se nourrir de sang devait permettre d'acquérir toutes ces qualités, surtout s'il provenait d'un animal valeureux, un lion par exemple. Dans l'Antiquité, après les batailles, les vainqueurs avaient coutume de boire le sang des vaincus s'ils avaient été courageux. Dans la Rome impériale, lors des combats des gladiateurs, les patriciens assis aux premiers rangs du Colisée se précipitaient dans l'arène pour boire le sang de ceux, blessés ou morts, qui avaient montré le plus de courage[3].

Après une campagne harassante, Gengis Khan remontait ses soldats en leur faisant avaler le sang de leurs chevaux, qui étaient ensuite mis à l'embouche dans de verts pâturages jusqu'à ce qu'ils soient complètement rétablis. Quand un chef franc mourait, ses compagnons mangeaient son cheval pour s'imprégner des qualités du défunt. Mais l'Église interdit ces coutumes païennes. Toutefois, pendant la Terreur, en

---

1. Voir Jacques Ruffié, *De la biologie à la culture*, Paris, Flammarion, coll. « Champs », 1983.

2. « Vous ne mangerez pas la chair avec sa vie, c'est-à-dire son sang. » (Genèse, 9.)

« Tiens ferme à ne pas manger le sang, car le sang est la vie ; et tu ne mangeras pas la vie avec la viande, tu n'en mangeras pas, tu le verseras sur la terre comme l'eau. » (Deutéronome, 12.)

3. Il est possible que certains écrits évoquant ces faits soient apocryphes et dus à des chrétiens désireux de déconsidérer les païens qui les avaient précédés.

l'an II, certains, dit-on, se tenaient au pied de l'échafaud pour boire le sang des nobles décapités, sans doute dans l'espoir d'acquérir leur puissance et leur richesse passées [1].

Il n'y a pas longtemps, la médecine occidentale prescrivait des « viandes rouges » aux tuberculeux défaillants pour leur redonner de la vigueur, bien que ce régime diététique n'ait jamais prouvé son efficacité sur les lésions dues au bacille de Koch. Et chez beaucoup de nos contemporains, le mythe du « sang revivifiant » (indépendamment du nombre de ses globules ou de sa charge en hémoglobine) n'a rien perdu de sa force [2].

---

1. Sans doute s'agit-il ici aussi d'une légende entretenue par les émigrés qui, à leur retour en France, brossèrent un tableau particulièrement cruel de la Terreur. Mentionnons tout de même le cas de Mlle de Sombreuil, contrainte de boire un verre du sang de son père.

2. Il est des mythes qui ont la vie dure. Voici ce qu'écrit le docteur Paul Cantaloube dans *L'Exercice illégal de la médecine et les médicastres* (Montpellier, 1904), où il s'en prend aux rebouteux de toutes sortes qui sévissent encore dans la région (in *Archives du Languedoc*, coll. « Archives de France », Éd. Michèle Trinckvel, 1994, p. 206). « La thérapeutique du sang, qui a dominé pendant longtemps toute la médecine, est aujourd'hui en baisse. Après avoir été la panacée par excellence, il est réduit maintenant à un rôle secondaire, bien inférieur par exemple à celui du vésicatoire. Il ne manque pas de gens cependant qui vont à l'abattoir quotidiennement absorber à longs traits du sang de bœuf ou de mouton pour réparer leur force. Ce sont les anémiques, les débiles, les tarés ; on s'en sert encore au même titre après les grandes hémorragies. La façon de le prendre peut parfois être très originale. Ainsi, une femme d'environ quarante ans, brightique, souffrait d'épistaxis, abondantes et répétées. En vain appelait-elle à son aide tous les petits moyens utilisés en pareille circonstance : élévation des bras, clefs dans le dos, compression du petit doigt, boulettes d'ortie hachée, ils échouèrent successivement. C'est alors que l'on accepta les bons offices d'une commère "très entendue". Dans une assiette où l'on avait préalablement émietté du pain, le sang fut recueilli coulant des narines. On fit ainsi une sorte de gâteau noirâtre, consistant et régulier, et après l'avoir porté sur le feu à une température suffisante pour la cuisson, on le servit chaud. La malheureuse femme dut ingurgiter ce mets d'un nouveau genre, sans enthousiasme d'ailleurs et sans succès. »

La guerre et la paix

Aux yeux de l'homme, le sang humain a évidemment plus de valeur que celui de n'importe quelle espèce animale, et verser le sang d'autrui est plus grave que répandre celui d'un animal. Et l'on a vu comment, dans ses échanges avec la divinité, l'homme a substitué le sang d'animal au sien propre, au prix d'une symbolique assez généralisée. Mais dans certaines circonstances, le désir de la propriété, la nécessité vitale de conquérir des terres contraignent à la violence à l'égard d'autres hommes. Les adversaires vont alors « jusqu'au sang » : solution extrême.

On peut dire que la guerre est un échange de sangs. À juste titre ou non, elle est présentée comme une question de survie ; le sang coulera des deux côtés, et la victoire appartiendra à celui qui en aura répandu le plus chez l'ennemi. Les échanges de richesses et de territoires sont en fait sanctionnés par le sang.

Mais en même temps, les guerres des hommes sont souvent considérées comme des guerres de dieux. Chaque peuple défend ses divinités dont les fidèles sont les hérauts, et la victoire appartient aux dieux les plus forts. Les Aztèques ont ainsi interprété leurs défaites devant les chevaux et les armes à feu des conquistadores : à l'évidence, les dieux des chrétiens étaient supérieurs aux leurs, et peut-être n'avaient-ils pas fait ce qu'il fallait pour les encourager et se les concilier. Sans compter les « guerres de religion » qui, depuis l'Antiquité en passant par le catharisme puis la Saint-Barthélemy, continuent à déchirer le monde.

L'échange domine aussi le duel, même quand il se limite « au premier sang ». On y lave l'*échange* d'insultes, mais on ne se bat pas avec n'importe qui ; on n'est pas prêt à verser son sang pour quelqu'un d'une « qualité » inférieure. La même obligation morale est observée pour les vengeances claniques, dont la « vendetta » n'est qu'un cas particulier en Méditerranée occidentale.

Pour apaiser les querelles de familles dont les descendants ne comprennent plus le sens, on procède à un mariage : l'union d'un homme et d'une femme sanctionne alors le mélange des sangs.

Le rétablissement de l'égalité entre deux hommes dont l'un a subi une perte de sang est au fondement de toutes les justices humaines : les crimes et les peines doivent se compenser, surtout les crimes de sang. La Bible et Hammourabi l'assurent, comme les anciens Francs, le droit romain ou le Code Napoléon. L'échange ne s'opère pas toujours conformément à la loi du talion (« œil pour œil, dent pour dent »), mais le sang y figure comme invariant.

Le sang, ou l'idée que l'homme s'en fait, est à l'origine d'innombrables relations sociales. Non seulement il accompagne la violence et la lutte, mais il sanctionne aussi la paix. Dans de nombreuses cultures, et depuis la plus haute Antiquité, l'accord de deux hommes (nulle part cette coutume n'est signalée pour les femmes) a été scellé par le suçage réciproque du sang produit par une blessure volontaire. Cette pratique fut universelle ; on la retrouve dans la vieille Chine ; Montaigne mentionne la description qu'en fit Henri III à son retour de Pologne, et les Mau-Mau du Kenya révoltés dans les années 1950 en usaient également. On doit considérer comme deux équivalents mineurs de cette coutume l'abattage d'un animal que les deux nouveaux alliés mangent ensemble, ou plus simplement la consommation de vin rouge, substitut banal du sang.

L'échange des sangs, leur mélange dans les deux corps par la manducation réciproque, scelle l'alliance. Les deux signataires sont plus que des contractants : ils deviennent frères de sang. C'est une parenté non pas fortuite comme celle de l'ascendance-descendance, sur laquelle l'homme n'a pas de prise, mais une parenté volontaire, résultat d'un choix. Sa réalité est plus que biologique puisqu'elle confère au serment une valeur mystique[1].

Dans une certaine mesure, le donneur de sang actuel est un contractant. Mais comme le receveur est le plus souvent anonyme, le contrat est signé avec la communauté ; c'est un contrat social. La justification du contrat, la sécurité du don

---

1. Voir aussi Roger Peyrefitte, *Les Amitiés particulières,* où deux jeunes adolescents, qui sont sentimentalement très attachés, concluent leur engagement par un échange de sang.

sont placés sous la surveillance de la société, qui en est le témoin et le garant.

La consanguinité

Les lois de l'hérédité sont connues depuis un siècle. Pendant des millénaires, le sang a été considéré comme porteur de tous les caractères physiques, moraux et mentaux transmis par les parents à leurs enfants. Le sang symbolise la famille, le groupe social ou la nation de l'individu. Sophocle fait chanter au chœur de sa tragédie que dans le caractère inflexible d'Antigone se reconnaît le sang d'Œdipe. Jusqu'au milieu du XIXe siècle et aux travaux d'abord méconnus de Gregor Mendel, la transmission des caractères héréditaires était supposée se faire par le sang, symbole de la lignée et dépositaire de la puissance. Notre langage perpétue cette idée que les qualités morales, les vices et les vertus sont transmis par le sang : les coléreux ont le « sang vif » ; « bon sang ne saurait mentir », dit-on.

Dans toutes les sociétés, les unions et les mariages se sont conclus sans perdre de vue la perspective du mélange des sangs. Les nobles ont le « sang bleu », ils ne sauraient avoir le « sang rouge » des roturiers, et une mésalliance assure la déchéance des enfants. Tous les groupes sociaux récusent l'inceste, mais dans l'endogamie ou l'exogamie l'essentiel est que le mariage se conclue entre groupes « voisins de sang ».

Les animaux de la jungle de Kipling attestent leur différence en proclamant : « Nous ne sommes pas du même sang, vous et moi. » L'isogamie n'est reconnue comme telle que dans l'égalité sociale ; l'union entre maîtres et esclaves passe pour ne produire que des bâtards dégradés. En fait, les croisements illégitimes ont été pratique courante et heureuse, puisqu'ils ont évité les méfaits de l'endogamie qui menaçaient les mariages « arrangés » entre grandes familles de la noblesse. Bien des bâtards, reconnus ou cachés, ont même pérennisé des lignées. On connaît la « dépression des consanguins », qui se traduit par l'affaiblissement progressif, voire la disparition, des sujets d'une même souche croisés entre eux et, à l'opposé, la luxuriance des hybrides, phénomène mis à profit par les agriculteurs.

Dans nos sociétés occidentales, les préjugés sur les échanges de sang demeurent, même si l'on constate de fortes nuances selon les pays et les époques. Les blessés allemands de 1945 transfusés dans les ambulances alliées craignaient ainsi de recevoir du sang « de juif ou de nègre ». Cette crainte a d'ailleurs peut-être évité un surcroît d'expériences criminelles sur les déportés des camps de concentration : certains détenus, considérés comme « matière première », eussent probablement été « saignés à blanc ».

Si, chacun en convient à peu près aujourd'hui, l'humanité entière est dotée du même sang, de la même hémoglobine rouge, les mélanges entre gens « de couleur » sont diversement appréciés. Les couples blanc-jaune sont facilement acceptés dans les pays à majorité blanche, alors que les couples blanc-noir sont souvent dépréciés ; les nazis méprisaient les Noirs en raison des faiblesses morales qu'ils leur attribuaient ; dans les deux Amériques, on redoute les mariages mixtes parce que les Noirs et les Amérindiens ont été les esclaves des Européens pendant des siècles. Cette inégalité sociale prétend juger la valeur de l'échange des sangs, ce que rien, sur le plan biologique, ne justifie.

Le sang utilitaire

Puisque le sang c'est la vie, il doit être capable de ranimer les existences défaillantes, de fortifier et de rendre la jeunesse aux personnes frappées par la vieillesse ou craignant de l'être. Ce sentiment a inspiré de curieuses coutumes chez différents peuples. Les Bambaras d'Afrique frottent la tête du nouveau-né avec le sang d'un animal pour lui assurer une bonne croissance. Chez les aborigènes d'Australie, un jeune homme ne craint pas de se saigner et d'arroser de son sang un vieillard qui cherche à retrouver sa vigueur.

L'Europe n'a pas échappé à cette pratique, si l'on en croit les chroniqueurs qui relatent la mort du pape Innocent VIII.

Selon Raynaldi[1], « les forces du pape Innocent VIII tombaient rapidement. Il était depuis quelque temps plongé dans un état de somnolence telle que par instants il semblait mort. Tous les moyens de réveiller sa vie épuisée avaient été mis en usage, lorsqu'un médecin juif proposa d'obtenir le résultat recherché par la transfusion au moyen du sang d'une personne jeune, moyen qui n'avait jusqu'alors été expérimenté que sur des animaux. Alors on fit un échange du sang du vieux et débile pontife contre celui d'un jeune homme. On recommença trois fois et l'expérience coûta la vie de trois jeunes hommes ; probablement il était entré de l'air dans les veines de ceux-ci, mais aucun effet ne fut obtenu[2] ; le pape ne fut point sauvé, il mourut le 25 avril 1492 ». Il était âgé de 60 ans. Quant au médecin juif, il s'enfuit.

Ces faits sont toutefois infirmés par un certain nombre d'auteurs. A.H. Mathew, en particulier, estime qu'il ne se serait pas agi d'une transfusion sanguine proprement dite, mais que le pape aurait bu le sang de trois jouvenceaux saignés à blanc[3]. Cette dernière hypothèse semble vraisemblable et davantage en rapport avec les connaissances de la fin du XVe siècle. La présence d'un médecin juif à la cour de Rome ne doit pas nous étonner ; elle obéissait à une tradition remontant au XIIIe siècle, à laquelle Innocent VIII avait tenté de s'opposer. Mais l'on sait qu'à cette époque la médecine arabe, très en avance sur celle de l'Europe chrétienne, était diffusée chez nous par des médecins juifs venant soit du califat de Cordoue (jusqu'à la fin de la « Reconquista »), soit des pays du Maghreb.

---

1. Histoire racontée par Sismondi d'après Raynaldi, *Histoires ecclésiastiques*, 1492. Innocent VIII avait outrageusement favorisé ses neveux pour lutter contre les clans romains : aucun chroniqueur romain de l'époque n'est donc impartial. De toutes façons, nous manquons de détails techniques sur le déroulement de l'opération.

2. En réalité, une faible quantité d'air injectée dans la circulation est très vite résorbée car elle se dissout aussitôt dans le sang. Seule une quantité massive et brutale peut entraîner une embolie gazeuse, suivie d'accidents parfois graves. Mais dans l'état actuel de nos techniques, l'embolie gazeuse reste tout à fait exceptionnelle.

3. A.H. Mathew, *Life and Times of Rodrigo Borgia*, 1912, p. 66.

L'idée qu'il était possible de rajeunir par la vertu d'un sang vigoureux devint courante. Le grand néo-platonicien de la Renaissance, Marsile Ficin (1433-1499), la préconisait à Florence, et l'érudit Andreas Libau (ou Libavius, 1550-1616) la reprit à son compte.

Au début du XVIIe siècle, la comtesse hongroise Élisabeth Bathory fut exécutée pour avoir voulu conserver sa beauté et sa verdeur par des bains périodiques de sang provenant de jeunes filles sacrifiées sur son ordre. Cette histoire doit être interprétée avec prudence ; un bain dans une grande quantité de sang coagulé ne doit pas être bien plaisant, quel que que soit le bénéfice qu'on espère en retirer. On sait aussi que les crimes attribués à la comtesse cachent peut-être une trahison politique et des conflits de succession.

Nous verrons plus loin que les considérations médicales sur les transfusions sanguines, jusqu'au XIXe siècle inclus, ne sont pas tout à fait étrangères au mythe du rajeunissement par le sang.

Aujourd'hui, le don du sang est étranger à toute idée de violence, de haine ou de mort. Il est lié au contraire à la maladie et à la guérison. En symbolisant le sacrifice du bien portant pour le malade, il sublime l'échange[1].

La transfusion sanguine proprement dite

Dans les pages qui précèdent, nous avons vu comment, dans l'Antiquité, la plupart des civilisations concevaient le sang, devenu objet mythique en tant que vecteur des caractères physiques et moraux des peuples et des individus. Il est ce que l'homme possède de plus précieux, puisqu'il assure la vie. C'est pourquoi il constituera la première offrande faite aux dieux.

Dès lors, pourquoi ne pas mettre le sang à profit pour changer l'être humain, apporter la santé au malade, la raison aux fous, la jeunesse aux vieillards, l'honnêteté aux chena-

---

1. On trouvera de nombreuses indications relatives à la vision mythique du sang dans l'ouvrage de Jean-Paul Roux, *op. cit.*

pans, le courage aux pleutres ? Mais comment introduire le sang et ses qualités dans celui qu'on veut changer ?

Nous avons vu qu'on avait d'abord recouru à deux moyens : l'ingestion du sang par voie digestive et, plus tard, l'imprégnation de l'organisme débilité par sa baignade dans un sang neuf. Mais bien vite, on imagina d'injecter *directement* le sang du donneur porteur de vertus dans l'organisme défaillant. C'est ainsi que naquit l'idée de la transfusion sanguine dans les civilisations occidentales.

Jusque-là, les apports de sang auxquels les Anciens font allusion n'avaient qu'une vague parenté avec l'univers médical : ils revêtaient pour la plupart un caractère magique et sacré.

La transfusion proprement dite, « intra-organique » de donneur à receveur, semble avoir été évoquée (de façon d'ailleurs assez allusive) dans le traité d'anatomie d'Hérophile, médecin grec de la famille des Asclépiades (IVe-IIe siècle avant notre ère), qui pratiqua la dissection et peut être considéré, avec son contemporain et rival Érasistrate, comme le fondateur de l'anatomie d'observation[1]. Pline et Celse en parlent aussi. Cependant, la première transfusion est rapportée dans le *Livre de la sagesse* de Tanaquila, femme de Tarquin l'Ancien, cinquième roi légendaire de Rome (Lucius Tarquinius Priscus), qui aurait fait construire le Forum, le Grand Cirque, le temple de Jupiter Capitolin et les égouts *(cloaca maxima)*. On manque de détails sur cette première opération, mais elle semble avoir rendu la santé à Tanaquila.

Les témoignages écrits des Romains viendront plus tard. Dans les *Métamorphoses* d'Ovide (livre VII), Médée accède à la demande de son fils Eson et redonne la jeunesse au père de celui-ci :

Stricto Medea recludit
Ense senis jugulum veteremque exire cruorem
Lassat, replet sucis[2].

---

1. G. Jeanneney et G. Ringenbach, *Traité de la transfusion sanguine,* Paris, Masson, 1940.
2. « Médée tire une épée du fourreau, elle ouvre la gorge du vieillard,

Malgré l'imprécision du texte, on peut y voir une ébauche de transfusion, et le passage suivant relatif au rajeunissement de Pélias par la même magicienne laisse à cet égard peu de doute :

> *Quid nunc dubitatis inertes ?*
> *Striginte, ait, gladios veteremque haurite cruorem*
> *Ut repleam vacuas juvenili sanguine venas*[1].

Dans un ancien récit hébraïque, cité par David Eichmann, se trouve relaté le fait que « le roi de Syrie, Naam, atteint de la lèpre, eut recours à des médecins qui, pour le guérir, ôtèrent du sang de ses veines et en remirent d'autre ».

---

laisse écouler son vieux sang, et le remplace par des sucs qu'elle a préparés. »

1. « Maintenant, leur dit-elle, pourquoi hésitez-vous, pourquoi demeurez-vous immobiles ? Tirez vos épées, et faites couler son sang vieilli pour que je puisse introduire un sang jeune dans ses veines vidées. »

CHAPITRE II

Les expérimentateurs du Grand Siècle

Pratique de l'injection intraveineuse

Pendant longtemps, si l'on savait que le sang était présent dans tout l'organisme puisque toute blessure saigne, on ignorait en revanche comment il s'y répartissait. La réponse fut donnée en 1616 par le célèbre physiologiste anglais Harvey, qui découvrit la circulation du sang et rendit possible la pratique d'une transfusion rationnelle.

Toutefois, par souci d'antériorité, il faut signaler que la première opération de transfusion fut décrite un an auparavant, en 1615, par Libavius[1]. Sans grande conviction d'ailleurs, il faut le dire : « Il faut s'assurer d'un jeune homme robuste, en pleine santé, rempli d'un sang vif. Que le sujet amaigri dont les forces sont épuisées, dont la constitution est faible, et qui a du mal à respirer se tienne à ses côtés. Que le maître de l'art dispose de tubes d'argent qui s'emboîtent entre eux. Qu'il ouvre une artère du sujet robuste, qu'il y insère un tube et qu'il l'arrime solidement. Qu'il trouve ensuite une artère du sujet malade, et qu'il y insère le tube femelle. Puis, qu'il applique les deux tubes l'un dans l'autre, et que du sujet sain le sang artériel, chaud et vif, s'écoule à l'intérieur du sujet malade, lui apportant en même temps la source de la vie, et chassant de lui toute langueur[2]. »

---

1. Libavius, *Appendix necessaria syntagmatis arcanorum chymicorum*, Francfort, 1615, chap. IV, p. 8.

2. « *Adsit juvenis, robustus, sanus, sanguine spirituoso plenus. Adstet exhaustus, viribus tenuis, macilentus, vix animam trahens. Magister artis habeat tubulos argenteos, inter se congruentes. Aperiat arteriam robusti, et tubulum inserat, muniatque : mox et aegroti arteriam findat, et tubulum femineum infigat. Jam duos tubulos sibi mutuo applicet et ex sano sanguis arterialis, calens et spirituosus, saliet in aegrotum, unamque vitae fontem afferet, omnemque anguorem pellet.* »

En fait, Libavius croit la transfusion possible, mais il la ridiculise, réclamant un bon bouillon pour le donneur de sang et de l'hellébore pour le médecin : « Mais comment le sujet robuste ne souffrirait-il pas lui-même de langueur ? Il faut lui donner de quoi le réconforter : de la nourriture mais aussi de l'hellébore en petite quantité[1]. »

Si Harvey expose la mécanique circulatoire en 1616, il attendra 1628 pour livrer les résultats détaillés de douze ans de recherches et d'investigation dans son traité sur les mouvements du cœur et du sang. Sa découverte est sans doute la plus importante de l'histoire de la médecine avant l'ère pasteurienne mais elle ne fut pas acceptée sans discussions. Il y avait les anticirculateurs, au nombre desquels on comptait deux éminents représentants du Collège royal : Jean Riolan fils (1580-1657) et Gui Patin (1601-1672), qui s'en tenaient à la vieille théorie de Galien selon laquelle le sang passe directement de la cavité droite du cœur dans la cavité gauche grâce à des pores invisibles qui percent la paroi (septum) interventriculaire. Mais le clan des circulateurs comptait des personnages influents tels Crescent Fagon (1638-1718), premier médecin de Louis XIV, Raymond Vieussens (1641-1715), médecin de la duchesse de Montpensier. Louis XIV lui-même chargea le chirurgien Pierre Dionis (1650-1718) d'enseigner la « doctrine circulatoire » au « Jardin du Roi », qui forma plus tard, sous la Convention, avec le Jardin des plantes pharmaceutiques, le Muséum d'histoire naturelle. Dans son « Épître dédicatoire à Louis XIV », Dionis écrit : « Je fus choisi pour démontrer à votre Jardin royal la circulation du sang et les nouvelles découvertes, et je m'acquittai de cet emploi avec toute l'ardeur et toute l'exactitude qui sont dues aux ordres de Votre Majesté. »

C'est sans doute la première fois dans l'histoire de la médecine que le pouvoir politique intervint de la sorte dans le domaine de la physiologie et de son enseignement. Les rares intrusions des gouvernements dans le domaine de la théorie scientifique ne seront pas toujours aussi heureuses.

---

1. « *Sed quomodo ille robustus non languescet ? Danda ei sunt bona confortantia, et cibi : medico vero helleborum.* »

Bien qu'en France l'autorité du roi restât incontestée, la théorie d'Harvey fut accueillie avec réserve. À côté des adhérents et des demi-convaincus, on comptait de nombreux adversaires. On voulait bien croire que le sang circulait, mais on divergeait sur le rôle du cœur. Par exemple, Descartes attribuait la progression du sang dans les artères non pas à la contraction cardiaque mais à une vigueur « calorique » encore mal expliquée, inspirée des théories de Galien, médecin du premier siècle de notre ère, jamais mis en doute jusqu'à ce que Harvey le contredise brutalement.

L'infusion intraveineuse

Cette vision nouvelle de la réalité et du sens de la circulation allait avoir deux conséquences. D'abord, on utilisa le sang comme véhicule de médicaments, afin d'agir immédiatement sur n'importe quel organe. Jusque-là, on avait eu recours à la seule voie digestive ; mais certaines drogues étaient mal supportées, voire rejetées par vomissement. En outre, même quand elle était bien acceptée, la voie digestive était lente et aléatoire, certaines substances étant dégradées par les enzymes digestives ou expulsées dans les excreta du fait de leur incapacité à traverser la muqueuse intestinale.

Ainsi naquit l'injection intraveineuse, appelée d'abord « infusion des liqueurs ». Elle fut pratiquée en premier lieu chez l'animal, essentiellement le chien, à qui l'on infusait une drogue purgative ou du vin, ou encore de l'alcool. Dans le premier cas, le sujet était pris de diarrhée, dans le second d'agitation, d'ébriété, parfois de vomissements, avant de tomber dans un sommeil profond. Entre les années 1650 et 1670, beaucoup d'expériences de ce type eurent lieu en France. Elles ont été rapportées par divers chroniqueurs et servaient surtout à distraire les princes. Elles n'offrent aujourd'hui qu'un intérêt anecdotique[1].

Les premières infusions à visée médicale furent réalisées en Angleterre, sous l'influence de la découverte de Harvey. Christopher Wren, qui mourut nonagénaire (1632-1723),

---

1. Cité par J.-J. Peumery, *Les Origines de la transfusion sanguine,* Israël, Amsterdam, 1974, p. 3. *Clio Medica,* 9, 1974.

astronome et architecte (il élabora les plans de reconstruction de la cathédrale Saint-Paul brûlée par l'incendie de 1666), semble avoir été un pionnier en matière d'injection intraveineuse. Il exposa ses résultats dans une série de notes publiées entre 1665 et 1668[1]. Il faut rendre à Wren ce qui lui revient. Sa technique initiale était simple : il posait des ligatures sur une grosse veine, puis ouvrait celle-ci sur la section allant vers le cœur et introduisait une canule (faite le plus souvent d'une plume) reliée à une vessie pleine de liquide à injecter. Il suffisait alors de comprimer de façon progressive cette vessie pour introduire la drogue dans l'organisme. Grâce au matériel mis au point par Wren, Robert Boyle, son compatriote et contemporain, expérimenta une série de drogues (opium, *Crocus sativus*[2], etc.) sur les chiens. L'opium endormait l'animal. *Crocus sativus* à faible dose faisait vomir, mais à forte dose tuait. Le duc de Bordeaux, ambassadeur de France à Londres, s'intéressa vivement à ces expériences et fit injecter *Crocus sativus*, à faible dose il est vrai, sur l'un de ses serviteurs de rang inférieur qui l'avait outrageusement volé. Le malheureux perdit rapidement connaissance et l'on arrêta là l'expérimentation. Robert Boyle pratiqua aussi quelques « infusions » intraveineuses chez des prisonniers de droit commun. Aucun comité d'éthique n'existait alors et l'on ne sait rien des résultats... L'histoire a retenu deux autres noms d'expérimentateurs anglais. Celui du docteur Timothy Clarke, qui, pour cela, fut élu membre de la Royal Society, et le docteur Richard Lower, dont le grand ouvrage fut traduit en français[3]. Lower, outre des médicaments, injecta des aliments, du vin, de la bière. Par la suite, il passa de l'infusion intraveineuse de médicament à la transfusion de sang proprement dite entre animaux.

---

1. Voir : « An account of the rise and attempts of a way to conweigh liquors immediately into the mas of blood », *Philosophical Transactions*, 1665, p. 128-130.

2. Plante bulbeuse de la famille des iridacées rencontrée en Méditerranée (France, Espagne, Italie). Elle contient des hétérosides et des hydrocarbures doués de pouvoirs antidysménorrhéiques. Appelée vulgairement safran.

3. R. Lower, *Traité du cœur, du mouvement et de la couleur du sang et du passage du chyle dans le sang*, Paris, 1679.

Dans les autres pays d'Europe, et en particulier en Allemagne et en Italie, certains médecins eurent recours aux infusions intraveineuses. Le plus célèbre d'entre eux est sans doute Johann-Daniel Major, chirurgien à Hambourg (1634-1693), qui semble avoir ignoré totalement les travaux des Anglais et réinventé seul, pour son propre compte, les techniques mises au point et largement utilisées par Robert Boyle et ses collègues. Pour Major, qui en cela se reconnaissait disciple de Galien, la malignité des fièvres tenait le plus souvent à la trop grande viscosité du sang. L'infusion de différentes drogues pouvait donc rétablir la fluidité normale et, par là, chasser la maladie.

Au même moment, Johann-Sigmund Elsholtz, médecin ordinaire de l'électeur de Brandebourg (1623-1688), réalisa des expériences comparables. En outre, il aurait pratiqué à plusieurs reprises des injections intraveineuses chez l'être humain. Quant à Michel Ettmüller, médecin à l'université de Leipzig, il est connu pour avoir édité en français à Lyon, en 1691, une « Nouvelle chirurgie médicale et raisonnée » dans laquelle il dresse le bilan de la thérapeutique intraveineuse de son temps. On ne peut pas quitter les pays d'outre-Rhin sans citer encore deux noms : d'abord celui de Mathias-Godefroy Purmann, chirurgien à Breslau, qui, sans trop le savoir, inaugura la protéinothérapie en pratiquant sur des patients (et éventuellement sur lui-même) des injections intraveineuses de bouillon ou de lait. Il réalisa aussi les premières transfusions chez l'homme, et nous y reviendrons. Ensuite, celui de Johann Schmiedt, médecin à Dantzig, qui expérimenta, avec succès semble-t-il, l'infusion intraveineuse chez quelques malades. Les résultats en furent rapportés à Boyle, de Londres, dans une lettre écrite le 18 août 1668.

En Italie, Giovanni Colle de Padoue proposa en 1628 de procéder à des infusions médicamenteuses dans les veines, et Francesco Folli, après avoir lu Harvey, déclara qu'un échange de sangs permettrait « non seulement de guérir, mais de rajeunir et de devenir robuste ». Aucun de ces projets ne semble avoir été mis en pratique.

Il faut souligner que, parmi les pays d'Europe, la France occupa une place modeste dans cette « poussée » vers l'expérimentation de la technique intraveineuse qui suivit la décou-

verte de Harvey. Les nations touchées par la Réforme étaient
en effet plus tolérantes en matière de recherche sur le corps
humain que les pays catholiques, qui ont longtemps considéré la maladie comme une punition voulue par Dieu, et
pour lesquels tenter de guérir un malade revenait à s'opposer
à la volonté du Tout-Puissant. Aussi tenait-on en suspicion
les médecins, souvent assimilés à de vulgaires guérisseurs,
parfois à des sorciers. Certains même, soupçonnés d'avoir
signé un pacte avec le « Malin », montèrent sur le bûcher. En
France, l'expérimentation médicale se poursuivit à bas bruit,
mais connut une certaine libéralisation à partir du siècle des
Lumières, et une liberté quasi totale après la Révolution.
Toutefois, l'Église officielle conserva longtemps ses préjugés
contre la médecine (et en particulier à propos de la vaccination jennérienne) [1].

La transfusion de sang d'animal à l'homme

La méthode d'injection intraveineuse étant au point, il
était logique de l'utiliser pour infuser à l'homme malade,
débilité ou vieilli, le sang d'un animal jeune, puissant, courageux, plein d'ardeur, dans l'espoir de voir transmises au
patient toutes les qualités que l'on croyait portées par le flux
sanguin. L'idée n'était pas nouvelle. Périodiquement,
quelques essais timides de transfusion sanguine avaient été
effectués, mais le plus souvent sans succès. Et il fallut tout le
retentissement de la découverte de Harvey, et près de trente
ans d'expérimentation sur la méthode intraveineuse, pour
relancer l'idée de la transfusion.

Le comte de Montmaur (ou Montmort), qui marqua de
son empreinte la seconde moitié du Grand Siècle, était à la
fois un érudit, un protecteur des sciences et un généreux
mécène. Influent à la cour, il avait créé dans son hôtel particulier, quai des Augustins, une « académie » privée où il réu-
nissait régulièrement les savants les plus connus de son
temps. On y parlait de transfusion de sang. L'idée avait peut-

---

1. Jacques Ruffié et Jean-Charles Sournia, *Les Épidémies dans l'histoire
de l'homme, de la peste au sida,* Paris, Flammarion, 1984 ; 2ᵉ éd., coll.
« Champs », 1995.

être été lancée par un certain abbé Bourdelot, docteur de la faculté de médecine de Paris et premier médecin de la reine Christine de Suède, comme en témoigne une lettre de Gaspard de Gurya[1]. En fait, c'est dom Robert des Gabets qui mit au point le premier protocole transfusionnel et l'exposa en juillet 1658 à l'académie de Montmaur (les expériences initiales remontaient à 1651, alors qu'il était moine à Saint-Arnou, à Metz).

Jean-Baptiste Denis, que nous évoquerons plus loin comme le premier véritable transfuseur, ne laisse aucun doute à ce sujet, dans la lettre qu'il écrivit le 2 mars 1668 à M. Sorbère, docteur en médecine à Paris, sur « L'origine de la transfusion du sang et la manière de la pratiquer sur les hommes ». Il affirme en effet : « Ce fut en l'année 1658 que le Père Dom Robert des Gabets, religieux bénédictin, se rendit fort assidu à ces assemblées, et comme il se trouva obligé de parler à son tour, il se résolut de proposer à la Compagnie la pensée de la transfusion, dans laquelle il s'était entretenu depuis quelques années, sans avoir pu trouver des raisons assez fortes pour la lui faire quitter. Et, afin de donner plus de lien pour examiner à fond cette pensée, il composa un petit discours dont il fit lecture à tous ceux qui s'y rencontrèrent [...]. Ce discours fut lu dans une assemblée où, comme vous le savez, des personnes de diverses nations ne manquaient pas de se rencontrer et où, entre autres, quelques gentilshommes anglais se rendaient assez assidus pour admirer les belles découvertes que l'on y faisait et pour y proposer même quelquefois leur sentiment, de sorte qu'il n'est pas fort difficile à concevoir comment cette pensée de la Transfusion a pu passer de France en d'autres pays fort éloignés, aussi bien que plusieurs autres belles expériences qui s'exécutent présentement en divers endroits du monde, et qui ont été, pour la plupart, projetées dans cette Académie[2]. »

---

1. Cité par J.-J. Peumery, *op. cit.*, d'après un article de Villaret et Moutier dans la revue *Hippocrate*, 4, 1993, p. 785-812.

2. Extrait d'une lettre de M. Denis, professeur de philosophie et de mathématiques touchant à la transfusion du sang, *Journal des Sçavants*, 14 mars 1667, p. 69-72.

Et de son côté, faisant allusion à la même séance, Chereau[1] écrit : « Le religieux étonna tout le monde par ses idées surprenantes ; rappelant la découverte toute récente de la circulation par Harvey, il assura que l'on pouvait provoquer un autre mouvement de sang qu'il appelle communication, c'est-à-dire le passage effectif du sang d'un homme sain ou de quelque animal dans les veines d'un homme faible ou malade. » Et dom Robert des Gabets d'ajouter : « Si, ayant lié le bras d'un homme comme pour le saigner, on lui ouvre la veine au-dessus de la ligature vers l'épaule et qu'on insère un petit tuyau dans l'ouverture de la veine, le sang étranger qui serait poussé et reçu dans ce tuyau entrerait dans la veine, irait se rendre au cœur par le chemin ordinaire et de là passerait dans les artères et se distribuerait à tout le corps. Vous avez messieurs, à Paris, à Saint-Martin-des-Champs et à Saint-Denis de Chartres, des religieux avec lesquels j'ai vécu à Cluny, et l'un d'eux nommé Dom Éloy Pichot qui me fit faire à Mâcon, il y a sept ans (1651), les tuyaux que je lui avais demandés pour faire la communication. La machine que j'ai alors inventée est fort simple : je n'ai besoin pour cela que de deux tuyaux en argent reliés par une petite bourse de cuir, de la grosseur d'une noix. Ces tuyaux sont munis chacun à leurs bouts d'une valvule, de sorte que, en pressant doucement avec leurs deux doigts sur la bourse en cuir, le sang déjà enclavé dans le tuyau ne peut plus rentrer dans le vaisseau et ne peut davantage sortir du tuyau inséré dans l'autre vaisseau. La bourse de cuir a encore l'avantage de s'assurer de la quantité de sang communiqué. » Grâce à cet astucieux système, le sang ne pouvait circuler que dans un sens (donneur-receveur) et ne refluait jamais dans le sens inverse, ce qui eût été exactement contraire au but poursuivi. Mais il semble que dom Robert en resta à des considérations théoriques et ne passa jamais à l'acte.

Les tribulations de Jean-Baptiste Denis

C'est à Jean-Baptiste Denis en France et à Richard Lower en Angleterre que revient la gloire de l'expérimentation pra-

---

1. *Union médicale*, 1874, p. 374.

tique. Richard Lower aurait en effet réalisé la première transfusion entre deux chiens, le 31 mai 1665. Quant à Jean-Baptiste Denis, venu de Montpellier, il semble qu'il ait pratiqué à peu près à la même époque, à Paris, la première transfusion entre animaux. Toutefois, Claude Perrault (1613-1688) et Louis Gagent auraient, selon les archives de l'Académie des sciences de Paris, réalisé une transfusion de chien à chien le 22 janvier 1667, alors que la première tentative certaine de Denis remonte au 3 mars 1667.

À quelques semaines près, Denis n'aurait donc pas une antériorité absolue. En fait, il semble bien aujourd'hui que si les idées de transfusion sanguine ont vu le jour en France, la première transfusion d'animal à animal fut réalisée par Folli, médecin de Ferdinand II de Toscane, en 1654, et une autre dix ans plus tard (1664) par le major Jean Daniel, de Leipzig, devançant lui-même d'un an Richard Lower en Angleterre, Claude Perrault, Louis Gagent et Jean-Baptiste Denis en France.

Si le major Jean Daniel se trompe en écrivant, en 1667, qu'il était l'unique inventeur de la transfusion, il fut néanmoins sans doute le premier à pratiquer la transfusion d'homme à homme et à avoir cherché (et trouvé !) un anticoagulant pour éviter la formation de caillots pendant l'acte opératoire. Ces querelles de priorité, à quelques mois ou années près, apparaissent aujourd'hui bien dérisoires ; elles attestent en tout cas que, dans la seconde moitié du XVIIe siècle, après la découverte de Harvey, l'idée de la transfusion sanguine était dans l'air.

En fait, si l'on veut à tout prix désigner un pionnier, c'est certainement à l'Anglais Richard Lower que revient ce titre. Ses travaux démontrèrent l'action du nerf pneumogastrique sur la contraction cardiaque. Il assura que le sang, lors de son passage dans le poumon, se chargeait d'oxygène. Il publia son expérience réalisée en février 1666 dans le *Journal des Sçavants* du 31 janvier 1667, la revue de l'Académie des sciences fondée en France un an plus tôt. Il y décrivait comment, avec un jeu de canules, il avait transfusé deux chiens en reliant l'artère carotide de l'un à la veine jugulaire de l'autre. C'était une transfusion de « cou à cou », telle qu'on en pratiqua plus tard de « bras à bras », utilisant le gradient de pression entre les circulations artérielle et veineuse comme force de propulsion. Mais le chien donneur en mourut.

Lower répéta ses expériences selon d'autres modalités. Il fut imité dans son pays par Edmond King, qui transfusa un mouton avec du sang de chien. Thomas Coxe estima plus simple de faire les manœuvres de veine à veine.

Durant ce même hiver 1667, des Italiens firent preuve d'autant d'ingéniosité. Cassini à Bologne transfusa deux agneaux de cou à cou et d'artère à veine ; en mai, à Udine, chez Griffoni, le sang d'un agneau transforma un vieux chien sourd en un vaillant braque sensible à la voix de son maître.

En France, les essais de Jean-Baptiste Denis devaient avoir des prolongements plus fructueux. Denis était « médecin ordinaire du roi » et docteur de Montpellier. Épris de nouveauté, il tenait des conférences chez lui et, en tant que voisin estimé, participait aux séances de l'académie de Montmaur. Ses tentatives de transfusion lui valurent une telle célébrité que, quelques années plus tard, le roi Charles II l'appela à Londres, où il fit un bref séjour.

Dans le *Journal des Sçavants* du 14 mars 1667, les extraits d'une lettre de Denis ne laissent aucun doute sur les motifs de ses recherches : « Vous savez qu'ayant avancé dans une de mes conférences que la transfusion par laquelle on faisait passer le sang d'un ou plusieurs animaux dans les veines de l'autre, était une preuve nouvelle et tout à fait convaincante pour confirmer le sentiment de ceux qui soutiennent la circulation, plusieurs personnes se prirent à rire et traitèrent cette transfusion de chimérique et de ridicule. Et comme vous fûtes un de ceux qui en parlèrent le plus sérieusement et que vous me dîtes que ce n'était peut-être qu'une supposition faite à plaisir pour donner de l'exercice à quelques-uns, j'ai voulu depuis m'en assurer, et je veux maintenant vous faire part des circonstances avec lesquelles la chose nous a réussi par le moyen de M. Emmerez, notre chirurgien, dont vous avez souvent admiré la patience et l'adresse à disséquer lorsqu'il faisait, cet hiver, avec tant d'exactitude, les démonstrations des particularités que j'expliquais sur un cadavre humain. »

Denis et Emmerez, son chirurgien habituel, recoururent, pour mener à bien cette épreuve, à une chienne épagneule (le donneur) et à un chien à poil court (le receveur). Contrairement à ce qui s'était passé chez les expérimentateurs anglais, qui, chaque fois, avaient fait mourir le donneur saigné à blanc, la chienne fut sauvée. Huit jours plus tard, les deux auteurs recommencèrent la même expérience (le receveur précédent devenant donneur, le receveur étant un autre animal). Elle fut suivie de bien d'autres, qui furent dans l'ensemble couronnées de succès, même lorsqu'elles impliquaient la transfusion entre deux sujets d'espèces différentes. Le *Journal des Sçavants* daté du 25 avril 1667 rapporte une autre lettre de Jean-Baptiste Denis[1] : « Depuis les expériences dont je vous ai écrit le 9 du mois précédent, nous avons fait passer le sang de trois veaux dans trois chiens, afin de nous assurer des effets que pourraient produire le mélange de deux sangs si différents [...]. Il apparut que [ces chiens] dans lesquels on a fait la transfusion du sang mangent tous aussi bien qu'auparavant, et qu'un de ces trois chiens, à qui on avait tiré tant de sang le jour précédent qu'il ne pouvait presque plus remuer, ayant le lendemain reçu le sang du veau, reprit à l'instant ses forces et fit apparaître une vigueur surprenante. Nous avons trouvé de nouveaux moyens de faire la transfusion avec tant de facilité que M. Emmerez se fait fort de la faire sans aucune ligature avec une seule ponction semblable à celle qu'on fait dans la saignée. »

En Allemagne, comme en Italie, le même mouvement n'allait pas manquer de se produire sous l'influence des premiers « infuseurs » que nous avons signalés : Johann-Daniel Major surtout, mais aussi Johann-Sigmund Elsholtz, Michel Ettmüller et Mathias-Godefroy Purmann pour l'Allemagne, Giovanni Colle et Francesco Folli pour l'Italie.

Pour ce qui concerne la transfusion de l'animal à l'homme, c'est encore Jean-Baptiste Denis qui fait figure de pionnier : le 15 juin 1667, il pratiqua cette intervention dans un but thérapeutique sur un jeune garçon âgé d'environ 15 ans qui souffrait depuis deux mois d'une fièvre résistant à toutes les

---

1. Cité par J.-J. Peumery, *op. cit.*, p. 22.

saignées (une vingtaine). Denis était convaincu que ces sous-tractions répétées de sang avaient affaibli gravement le malade. Après avoir retiré trois onces par voie veineuse (soit 90 grammes), il lui injecta une dizaine d'onces de sang arté-riel d'agneau. Aussitôt, le patient se sentit beaucoup mieux et commença à vaquer à ses occupations. Cette guérison subite fut définitive.

Après avoir obtenu de bons résultats chez deux sujets débi-lités, Denis et Emmerez tentèrent une transfusion d'agneau chez un sujet sain. Cette expérience fut rapportée dans le *Journal des Sçavants*, 1668, p. 95 :

« C'était un porteur de chaises fort robuste et âgé d'environ 45 ans qui, pour une somme assez modique, s'offrit à endu-rer cette opération. Comme il se portait bien et qu'il avait bien du sang [...] on lui tira environ dix onces de sang et on lui rendit à peu près une fois autant du sang d'un agneau dont on avait ouvert l'artère crurale pour diversifier l'expérience. Cet homme, qui de son naturel était assez gai, fut de très belle humeur pendant toute l'opération, fit plusieurs réflexions suivant sa portée, sur cette nouvelle manière de soigner, dont il ne pouvait assez admirer l'invention et ne se plaignait de rien, si ce n'est qu'il ressentait une grande chaleur depuis l'ouverture de la veine jusqu'à l'aisselle. Aussitôt que l'opé-ration fut faite, on ne put l'empêcher d'habiller lui-même l'agneau dont il avait reçu le sang ; en suite de quoi, il alla trouver ses camarades avec lesquels il but une partie de l'ar-gent qu'on lui avait donné, et nonobstant qu'on lui eût ordonné de se tenir au repos le reste de la journée et qu'il eût promis de le faire, sur le midi trouvant l'occasion de gagner de l'argent, il porta sa chaise comme l'ordinaire, pendant tout le reste du jour et assura qu'il ne s'était jamais si bien porté. Le lendemain, il pria qu'on n'en prît point d'autres que lui quand on voudrait recommencer la même opéra-tion. »

En Angleterre, la première transfusion fut réalisée quelques mois plus tard, le 23 novembre 1667, par Richard Lower et Edmond King sur un certain Arthur Conga. Elle ne posa pas de problèmes. D'autres interventions s'ensuivirent et furent couronnées de succès, semble-t-il. Bientôt, la technique se répandit en Allemagne et en Italie, toujours sous l'influence des premiers « infuseurs ».

Toutefois, on compta aussi des échecs, auxquels on donna sans doute moins de publicité. Ils ne sauraient surprendre dans la mesure où la transfusion était réalisée avec du sang « hétérologue » (provenant d'une espèce animale différente) qui menaçait à tout instant d'être détruit par les anticorps (correspondant aux antigènes injectés) présents à l'état naturel chez le receveur. Ainsi naquit une querelle qui, culminant dans les années 1667-1668, allait diviser le petit monde savant de l'époque entre transfuseurs et antitransfuseurs. Quelques arguments avancés par les antitransfuseurs méritent d'être rapportés.

Certains, comme Eutyphronus, estiment qu'il s'agit d'« une méthode inutile, voire dangereuse » : « C'est en effet accabler les malades et non les soulager que leur donner du sang par transfusion, puisque le grand secret de la médecine est de leur en ôter par saignée [...]. C'est folie que de faire une transfusion sans saignée préalable, car ce n'est pas décharger la nature, et le malade ne sera pas plus déchargé que ne le serait un portefaix qu'on déchargerait d'un sac de pois pour le charger d'un sac de fèves[1]. »

« Acte barbare, sorti de l'antre de Satan », écrivait La Martinière, le porte-drapeau le plus offensif des antitransfuseurs, verbeux et agressif, inondant de lettres ministres, magistrats, médecins, femmes de l'aristocratie, prélats. À ses côtés, bien d'autres, comme Lamy, maître ès arts à l'université de Paris, prenaient part à l'offensive antitransfusion, visant plus particulièrement Denis. Laissons-lui la parole : « Le sang d'un agneau que l'on transfuse couramment est plus chaud que celui de l'homme. Comment dès lors espérer rafraîchir le malade[2] ? Sans compter qu'il est à craindre que le sang de veau transfusé ne communique à l'homme la stupidité et les inclinaisons brutales de cet animal. Enfin, que deviennent

---

1. Eutyphronus, *De nova curandorum morborum ratione per transfusionem sanguinis dissertatio.*

2. On retrouve ici, sous la plume de Lamy, cette vieille division hippocratique entre maladies « chaudes » (les fièvres, généralement aiguës) et maladies « froides » (représentées essentiellement par la vieillesse).

chez l'homme les particules de ce sang que la nature a destinées chez la vache à produire la corne[1] ? » Et d'ajouter: « Dieux, n'est-ce pas s'exposer en se mariant à porter un bois invisible, sans courir le hasard d'Actéon et n'avoir pas, comme lui, le bonheur de voir la beauté de Diane toute nue ? » À quoi les défenseurs répondaient : « Bien que le sang qui est transfusé paraisse chaud au toucher, néanmoins il peut refroidir, de même qu'un bouillon de veau ne laisse pas de rafraîchir quoiqu'on le sente chaud quand on l'avale, et que, pour ce qui est des cornes, il n'en poussera pas plus à ceux à qui on transfusera le sang d'un veau qu'à ceux qui ont bu du lait de vache. » Les éclats de la discussion, qui ne cessait de s'échauffer, parvinrent à la Cour. Philosophes et théologiens prirent parti. La Martinière, entraîné par la passion, accusa même Denis d'usurper le titre de docteur en médecine de la faculté de Montpellier, qu'il avait en effet obtenu sur le tard après avoir été longtemps simple licencié.

Vers la fin du siècle, au milieu de ces multiples contradictions, un médecin de Nuremberg, Georges-Abraham Mercklin (1644-1702), s'éleva au-dessus de la mêlée et fit un bilan objectif de la transfusion sanguine en un ouvrage de cent douze pages divisé en neuf chapitres, *De ortu et occasu transfusionis sanguinis*. Ce fut le premier traité de transfusion sanguine. Avant lui, Samuel Sorbière (1610-1670), qui avait étudié la médecine à Paris, à Leyde, et enseigné à Orange puis en Angleterre avant de revenir en France, avait publié en 1668, chez Cusson à Paris, son *Discours touchant diverses expériences de la transfusion de sang*. Il ne s'agit pas d'un traité mais, plus modestement, d'une sorte de série de comptes rendus consacrés aux expériences transfusionnelles dont il avait eu connaissance alors qu'il était secrétaire de l'académie de Montmaur.

Toutes ces expériences réalisées dans des cénacles d'hommes cultivés démontraient la faisabilité de l'opération. Elles prouvaient aussi que la technique d'une veine à l'autre était la meilleure, la question de la quantité à transfuser

---

1. G. Lamy, « Lettre écrite à M. Moreau le 8 juillet 1667 », *Journal des Sçavants*, 1668.

n'étant pas réglée, puisque, généralement, les animaux donneurs saignés à blanc ne survivaient pas. Enfin, face à des résultats aussi contradictoires, l'utilité de l'opération sur l'homme malade n'était pas évidente.

La transfusion interhumaine

Bien que la transfusion interhumaine ait été tentée bien avant la découverte de Harvey, il semble que ce soit Claude Tardy (1607-1670), médecin à Paris, très convaincu de la justesse des vues de Denis, qui osa prôner la transfusion directe d'homme sain à homme malade, dans le but d'améliorer ce dernier. Ses propositions furent publiées en 1667, sous deux titres : *Traité de l'écoulement du sang d'un homme dans les veines d'un autre et de ses utilités* (mars 1667) puis *Lettre écrite à M. le Breton pour confirmer les utilités de la transfusion du sang et répondre à ceux qui les étendent trop* (Paris, 30 octobre 1667).

Dans son *Traité* de mars 1667, composé de huit articles successifs, Tardy se proclamait, avec quelque exagération semble-t-il, l'un des inventeurs de la transfusion. En fait, il ne faisait qu'appliquer la méthode de Lower modifiée par Denis, quand bien même il substituait l'homme à l'animal comme donneur. Après avoir décrit les techniques, il recommandait de réserver la transfusion aux « maladies froides » et d'éviter les « maladies chaudes », la transfusion risquant de réchauffer plus encore le patient. En revanche, elle serait utile, disait-il, au vieillard, à condition d'être précédée d'une saignée, destinée à enlever une partie des « mauvaises humeurs » et du « sang corrompu » remplacé alors par du sang provenant d'un corps plus sain et d'un « très bon tempérament[1] ».

En réalité, un seul point, mais de taille, opposait Tardy à Denis : alors que le second préconisait d'injecter du sang

---

1. G.L. Annan, « Claude Tardy, an early advocate of direct transfusion of human blood », *Bull. N.Y. Acad. Méd.*, déc. 1935, p. 700. P. Daly, « Claude Tardy, précurseur de la transfusion », *Sem. Hop. Paris*, 1936, 15 nov., p. 560-564.

d'un animal choisi pour ses qualités, Tardy demeurait un farouche partisan du sang humain, « le plus pur qui existe ; celui des animaux ne peut rivaliser » (Lettre du 30 octobre 1667, écrite à M. Le Breton)[1].

Il est peu vraisemblable que Tardy ait réalisé tout ce qu'il envisageait. Mais ses propos eurent sur Denis un effet stimulant : on ne pouvait pas en rester au stade des essais, et, comme médecin, il se devait d'expérimenter ses théories à des fins thérapeutiques.

Les nombreux arguments contre la transfusion interhumaine étaient tous fondés sur les principes de la médecine hippocratique figés par la tradition scolastique : le sang d'un malade est par nature impur, et nul ne sait comment peut évoluer le mélange de cette impureté avec le sang pur du donneur ; en outre, ce dernier peut être porteur de tares cachées qui se transmettront au receveur.

Cette dernière thèse fut facilement contredite. À plusieurs reprises, en effet, des animaux galeux avaient été utilisés, et les receveurs ne s'étaient pas retrouvés galeux pour autant. De même, le sang frais qui redonnait vie à un animal saigné à blanc ne lui communiquait pas toutes les maladies du donneur. On aurait pu en conclure que le sang d'un être vivant n'était pas l'exact reflet de toutes ses maladies ni de son « tempérament », mais le propos eût été jugé trop contraire à tous les enseignements consacrés par les auteurs anciens.

D'autres médecins, à l'étranger, eurent aussi recours à la transfusion interhumaine. Mais elle ne donna pas les résultats escomptés et provoqua parfois des accidents mortels liés, selon toute vraisemblance, à une incompatibilité dans les groupes sanguins, inconnus à cette époque.

Succès et échec provisoire de la transfusion

Cependant, la réputation de Denis s'était vite affermie, grâce à la diversité de ses expériences et des espèces animales dont il croisait les sangs. Il variait les veines et les artères, tant

---

1. J.-J. Peumery, *Jean-Baptiste Denis et la recherche scientifique au XVIIe siècle,* Paris, Expansion scientifique, 1970.

du donneur que du receveur, modifiait les quantités transfusées, s'attachant à maintenir les deux animaux en vie. Au-delà des polémiques, il décida de poursuivre les essais, dans la mesure où il bénéficiait de l'estime et de la protection de savants respectés. Il allait pourtant être victime de l'incertitude de ses résultats.

Le drame éclata à la suite d'une série de transfusions de sang de veau effectuées sur un malade par Denis et Emmerez, son chirurgien habituel.

Antoine Mauroy, âgé de 34 ans, vivait à une douzaine de lieues de Paris. Laquais par intermittence, il était connu pour ses crises de folie furieuse au cours desquelles il cassait le mobilier et battait sa femme. Parfois logé chez des hôtes bienveillants, il était bientôt chassé parce qu'il brûlait le mobilier ou causait maints dégâts. Un jour il disparut, et on le retrouva nu à Paris dans le quartier du Temple. C'est dans un état d'hébétude qu'il fut présenté à Montmaur, qui en parla à Denis. Celui-ci accepta l'idée d'une transfusion, sans promettre la guérison.

Le malade fut hébergé dans une maison amie, sous la garde d'un crocheteur jovial qui avait subi sans encombre une transfusion quelques semaines auparavant. Le 19 décembre 1667, Antoine Mauroy reçut une première injection de sang de veau, en présence d'un public nombreux. Le malade se trouva mieux dès le lendemain, ce qui incita Denis et son compagnon à recommencer la même thérapeutique le 21 décembre. Cette fois, la transfusion fut suivie d'une réaction assez violente : toux, vomissements, accélération cardiaque. Le lendemain, le patient urina un grand verre de liquide noirâtre, sans doute dû à l'hémolyse massive des hématies de veau injectées. Néanmoins, dans les jours qui suivirent, Mauroy recouvra un état quasi normal, et Denis renonça à pratiquer une nouvelle transfusion, devenue inutile.

Encouragé par ce succès, Denis transfusa, en février 1668, du sang d'agneau à une femme paralytique qui s'en trouva manifestement secourue. Mais à ce moment-là, l'état de santé de Mauroy s'aggrava. Sa femme, Périne Pesson, supplia Denis et Emmerez d'intervenir une nouvelle fois. Ceux-ci, compte tenu de l'état du malade, hésitèrent à satisfaire sa demande. Finalement, ils se laissèrent fléchir et tentèrent une nouvelle injection de sang de veau qui ne fut pas menée à bien, aucune veine n'ayant permis de retirer du sang au malade et de lui injecter celui de l'animal. Mauroy mourut le lendemain. Denis et Emmerez, informés, se rendirent aussitôt à son domicile dans le but de pratiquer une autopsie, mais Périne s'y opposa, ce qui la rendit suspecte aux yeux des deux médecins, leur patient s'étant plaint à eux que sa femme avait tenté de l'empoisonner plusieurs fois. Fallait-il voir dans ces propos l'expression d'un soupçon fondé sur des indices sérieux ou la manifestation d'un délire de persécution du mari ?

Nous ne connaissons pas les circonstances exactes de la mort de Mauroy. En tout cas, la transfusion elle-même ne peut être mise en cause puisqu'en cette troisième occasion il ne reçut pas une once de sang de veau. On note le choix subtil des animaux utilisés : un agneau pour une jeune femme, un veau pour un homme robuste. Le sang de l'agneau, considéré comme plus « vif », plus « humide », convenait mieux à la « nature » féminine, celui du veau, plus « épais », plus « sec », ressemblait à celui de l'homme : autant d'adjectifs relevant des dogmes hippocratiques sur les « tempéraments » et que nous avons du mal à interpréter aujourd'hui. À nos yeux plus matérialistes, les sangs des mammifères sont tous composés de plasma et d'éléments cellulaires, leurs caractères immunologiques étant propres à chaque espèce. En tout cas, ils n'ont pas de « vertu » particulière...

Dans les semaines qui suivirent le décès, les jaloux et les antitransfuseurs reprirent leurs attaques contre Denis et ses protecteurs. Ils avaient essayé, sans succès, de faire croire à la mort de Mauroy quand il se portait comme un charme, mais cette fois-ci, le décès était bien réel. Passant des journées entières chez la veuve, ils lui montèrent la tête. Elle tenta d'abord de faire chanter Denis, lui promettant le silence contre un dédommagement matériel. Puis elle menaça de l'attaquer pour assassinat, si bien que Denis contre-attaqua en portant plainte auprès du lieutenant criminel pour diffamation et menaces.

L'instruction fut conduite avec une célérité à laquelle nous devons rendre hommage, et la sentence fut rendue au Châtelet le 17 avril 1668. La réputation de la veuve Mauroy joua contre elle, ainsi que son refus opposé à l'« ouverture du corps » qu'avaient souhaitée Denis et Emmerez. Les attendus du jugement font état de la réussite des deux premières transfusions et des mauvais traitements de Périne Pesson sur la personne de son mari (avec lequel elle couchait cependant volontiers). Mais l'arrêt conclut : « Dès à présent faisons défense à toutes personnes de faire la transfusion sur aucun corps humain, que la proposition n'ait été reçue et approuvée par des médecins de la faculté de Paris, à peine de prison. »

La décision du Châtelet illustre la confusion qui existait à l'époque entre le judiciaire et le législatif : en 1995, elle ne serait qu'un acte de jurisprudence n'ayant aucune valeur réglementaire. Mais elle inspira une crainte dont on doit se réjouir aujourd'hui, du fait de l'ignorance du XVIIe siècle dans le domaine des incompatibilités sanguines : elle incita en effet les expérimentateurs français à la prudence sans leur interdire formellement de procéder à des transfusions, se contentant d'exiger d'eux qu'ils en soumettent le projet à une autorité considérée comme « compétente ».

Le Châtelet désignait la faculté comme expert-décideur. Or, il se trouve que celle-ci n'avait jamais été consultée jusque-là et qu'elle était restée étrangère à la polémique, alors qu'elle avait pris une part ardente à la « querelle de l'antimoine » quelques décennies plus tôt. Sans doute avait-elle voulu rester en dehors de cette affaire puisqu'elle refusait d'admettre l'idée que le sang circule...

L'Académie des sciences, que Colbert venait d'instituer en 1664, prit de son côté le parti des antitransfuseurs. Dans son rapport devant l'Illustre Assemblée, Claude Perrault, rapporteur officiel, s'écria : « Ne serait-il pas étrange que vous reconnaissiez que l'on peut changer de sang comme de chemise ? » Denis n'appartenant pas à l'*Alma Mater* parisienne, celle-ci dut se réjouir de son échec ; et certains libelles anonymes condamnant ses entreprises eurent sans doute pour auteurs des docteurs-régents – ceux-là mêmes qui se voyaient promus contrôleurs des essais à venir de Denis...

Cet arrêt réglementa pour la première fois la transfusion. Mais les choses n'allaient pas en rester là. En effet, la sentence du Châtelet fut entérinée par le parlement de Paris le

2 janvier 1675, qui l'aggrava en interdisant la pratique de la transfusion sur l'homme sous peine de punitions corporelles. Seule la transfusion sur l'animal était autorisée à titre d'expérimentation. Mais désormais dépourvue d'application médicale, elle intéressa beaucoup moins la communauté scientifique. L'Europe des savants, qui avait suivi les événements parisiens, s'en désintéressa elle aussi[1].

1. On a souvent écrit à ce propos qu'une bulle pontificale aurait prohibé toute transfusion sur l'homme, qu'il s'agisse de sang animal ou de sang humain. En fait nos recherches nous ont montré que l'Église, faisant preuve d'une belle prudence, ne s'est jamais vraiment prononcée sur ce sujet. Information confirmée par le Service des archives du Vatican en 1993.

CHAPITRE III

Nouvelles recherches, nouvelles incertitudes

La transfusion des Lumières

L'arrêt de la justice française, solidement étayé par six « considérants » qui reposaient sur une enquête particulièrement rigoureuse, impressionna donc tous les savants de l'Europe. Mais il ne put éteindre la curiosité des médecins : puisque la transfusion était techniquement réalisable, on pourrait certainement en tirer un jour un parti thérapeutique. Et la suspension ne pouvait être que momentanée. D'ailleurs, ne s'appliquait-elle pas uniquement au royaume de France ? On allait poursuivre les essais ailleurs.

Dans son livre paru en 1669, *De corde tractatus,* qui marqua une étape importante dans l'histoire de la cardiologie, Richard Lower fait le récit complet de ses expériences sur l'animal. Les Allemands poursuivent ainsi leurs tentatives en injectant du sang d'animal à l'homme, à Dantzig et à Kiel. On tente de traiter par la transfusion des maladies de plus en plus variées, syphilis, goutte, apoplexie, hypochondrie, scorbut. Mais les expériences sont rares. L'Italien Riva, en 1670, enregistre un décès en injectant du sang d'animal à un jeune homme gravement atteint de phtisie.

La passion de la recherche, il est vrai, n'est pas unanimement partagée ; ainsi l'Allemand Mercklin publie en 1679 un livre sur la transfusion qui recommande la plus grande prudence, invoquant des arguments tirés des livres sacrés et d'une prétendue décision papale[1]. Il conclut en disant que la

---

1. G.-A. Mercklin, *Tractatio medica curiosa de ortu et occasu transfusionis sanguinis,* Nuremberg, 1679. Mercklin hésite entre le pour et le contre, conseillant finalement de s'abstenir et demandant même que l'on interdise la transfusion, au moins de façon provisoire.

transfusion n'a jamais donné aucun résultat et ne rend aucun service. À peu près à la même époque, un autre chirurgien célèbre, Heister, explique : « Presque tous ceux qui se soumirent à la transfusion tombèrent dans la stupidité, l'imbécillité, le délire, la mélancolie ou périrent subitement. Ces déplorables effets d'un art dont on se promettait de si grandes choses firent tant d'impression sur les esprits qu'il n'y eut presque plus personne dans la suite qui n'en conçût de l'horreur et ne le regardât comme une invention meurtrière. »

En 1683, une équipe chirurgicale de Francfort-sur-l'Oder, composée de Balthazar, Kaufmann et Purmann, obtint un succès qui fit grand bruit, après que les trois médecins eurent transfusé du sang d'agneau à un lépreux. On peut aujourd'hui émettre des doutes sur le diagnostic, dans la mesure où la lèpre avait presque disparu de l'Europe à cette époque, et sur la guérison déclarée peu après la transfusion, puisque cette maladie est une affection au long cours. Le malade était plus probablement atteint d'un psoriasis, maladie qui procède par poussées évolutives, entrecoupées de retours provisoires à la normale. Il n'y a pas si longtemps, on traitait encore le psoriasis par l'autohémothérapie : on prélevait 10 à 15 cc de sang veineux au malade et on le lui rendait dans un muscle, en pratiquant une petite « autotransfusion » dont nous parlerons plus loin. L'inefficacité de la méthode a conduit à y renoncer.

La littérature savante du XVIIIe siècle demeura prudente. Des ouvrages, comme ceux de Nück (1714), Lachapelle (1749), Cantwell (1749), reconnaissaient que la transfusion avait pu donner des résultats satisfaisants, mais n'osaient pas en préconiser la pratique.

La renaissance transfusionnelle

Ce renouveau, perceptible dès les dernières années du XVIIIe siècle, devait être confirmé par des travaux effectués surtout hors de France (Angleterre, Allemagne, Italie). C'est Rosa qui prépara le retour en grâce de la transfusion. Revenant sur les expériences déjà réalisées à bas bruit, y ajoutant les siennes propres, il en tira trois conclusions.

D'abord, il établit qu'il était possible d'injecter à un animal sain une plus grande quantité de sang qu'il n'en contenait normalement, ce qui était vrai. Ensuite il professa qu'un animal pouvait impunément recevoir du sang d'une autre espèce, ce qui était le plus souvent faux. Enfin, il affirma à juste titre qu'un animal exsangue pouvait être ramené à la vie grâce à la transfusion : il en fit la démonstration devant ses étudiants, tout comme Harwood à Cambridge quelques années plus tard. Les expériences qui suivirent, réalisées par de brillants esprits, allaient lui donner raison.

Un « miracle » fut enregistré en Angleterre quand Russell, en 1792, guérit un jeune garçon atteint de « rage ». Il pratiqua d'abord sur le patient une saignée d'une telle abondance que celui-ci tomba inanimé, puis il le fit revenir à la vie en lui infusant le sang de deux agneaux. Ce succès fut d'autant plus remarqué que dans le même village vingt personnes étaient mortes « d'hydrophobie », symptôme caractéristique de ce que l'on pensait être la rage, mais qui, dans ce cas particulier, devait constituer une maladie fébrile n'ayant rien de commun avec l'infection rabique, toujours mortelle jusqu'aux découvertes de Pasteur.

En 1796, Erasmus Darwin, médecin et chercheur, membre de la Royal Society, grand-père de Charles, qui ne faisait état d'aucune pratique personnelle, suggéra de recourir à la transfusion de sang d'homme, de mouton ou d'âne pour traiter certaines fièvres et le cancer de l'œsophage.

Pourtant, à la fin du XVIIIe siècle, si l'on parlait de la transfusion à l'homme, on la pratiquait peu. Le matériel ne posait pas de difficultés, on disposait des canules nécessaires, la technique opératoire était réglée (Darwin inventa même un appareil), mais les indications incertaines faisaient hésiter ou renoncer bien des praticiens.

En outre, le zèle expérimental de quelques-uns et la liberté de pensée propre au siècle des Lumières n'avaient pas fait disparaître les croyances millénaires liées au sang et aux humeurs. Ainsi, tandis que se répandait l'inoculation contre les varioles graves, on continuait à se demander si les vices et les vertus charriés par le sang n'allaient pas se transmettre au vacciné en même temps que les pustules du malade. Le sang d'un enfant noble n'allait-il pas être pollué par le pus d'un enfant roturier ? C'est ainsi qu'avant d'inoculer la progéniture de Louis XVI on procéda à une minutieuse enquête sur la moralité des parents des petits villageois désignés...

Le sang de l'inconnu, de l'homme appartenant à un autre groupe social, à une classe inférieure, à une autre nation, était réputé impur. Et comme l'étranger est souvent l'ennemi, la défense de la patrie exigeait « qu'un sang impur abreuve nos sillons ». (Il faut noter que dans cette phrase, que l'on fait chanter depuis deux siècles aux enfants des écoles de France, se trouvent associés deux mythes contradictoires, celui de l'« impureté » de l'adversaire et celui de la fertilité du sang.)

Nouveaux échanges entre animaux

La « médecine expérimentale », dont la naissance marque le XIXe siècle, ne pouvait pas laisser dans l'oubli les essais de transfusion réalisés au cours des périodes précédentes, même s'ils avaient été effectués sans idées directrices. On en reparla et, un peu partout, les expérimentations reprirent, d'abord sur l'animal. À nouveau, la littérature scientifique devint abondante. Comme au temps de Denis, les controverses sur les priorités et les techniques refleurirent.

On ne peut entrer dans le détail des épreuves et contre-épreuves que l'ingéniosité des chercheurs multiplia entre les années 1810 et 1850. En Allemagne, Dieffenbach publia ses premiers travaux en 1810. À peu près en même temps, Prévost, Bichat en France, Bischoff en Allemagne, Giovanni Polli en Italie aboutirent à des conclusions qui confortaient les idées de Rosa. Les protocoles expérimentaux se multiplièrent et se diversifièrent. D'abord dans le domaine de la physiologie. On tenta de comprendre quelles étaient les différentes modalités d'action de la transfusion sanguine. On vérifia les conséquences sur un même organisme du remplacement de son sang artériel par son propre sang veineux : à cette fin, on saigna les animaux presque jusqu'à la mort, puis l'on observa les progrès de la réanimation sous l'effet de la réinjection du sang et la durée de la survie. Par la suite, on mélangea les sangs des mammifères, surtout agneau et chien, mais aussi lapin et chat, organismes de faible volume et faciles à élever et à manier en laboratoire ; enfin, on injecta du sang d'oiseau à des chiens, puis du sang humain.

À chaque fois, on comparait les effets du sang artériel et du sang veineux. Et l'on avait beau savoir que les globules du premier contiennent plus d'oxygène que ceux du second, on continuait à penser que le sang rouge est « noble », le sang noir « vicié ». De son côté, Brown-Séquard affirma en 1857 que le sang rouge donne aux tissus la force et que le sang noir est stimulant et assure la faculté d'agir[1]...

Comment transfuser du sang d'animal à l'homme ?

Après avoir expérimenté toutes les transfusions hétérologues possibles, non seulement des oiseaux et des mammifères à l'homme (comme on l'avait essayé depuis longtemps) mais encore de groupes fort éloignés (reptiles, amphibiens et même poissons), tous se rangèrent aux conclusions de Panum, Worms, Müller, Ponfick et surtout Landois : il faut impérativement rejeter la transfusion entre animaux d'espèces différentes et n'injecter à l'homme que du sang humain.

Comment, par ailleurs, éviter certains accidents graves ou mortels manifestement causés par l'introduction d'air dans les veines (l'embolie gazeuse, observée jadis) ? La ponction ou l'ouverture d'une artère n'inspire pas d'inquiétude puisque la pression du sang en interdit l'entrée. Mais dans la veine du receveur ou du donneur, la pression est négative. Avec un peu d'adresse, la canulation de la veine est vite réalisée et l'on peut mettre en place un dispositif étanche ne contenant que du liquide. D'ailleurs, il apparaît assez vite que la présence de quelques bulles d'air dans une veine n'a pas de conséquences graves. Pour le confirmer, on pratiquera des injections d'air, d'azote, d'hydrogène, de gaz carbonique, d'oxygène dans le système circulatoire d'animaux afin de déceler à partir de quelles quantités de gaz, et selon quels mécanismes, la mort survient.

---

1. C.É. Brown-Séquard, *Communication à l'Académie des sciences*, 19 octobre et 31 novembre 1857.

En fait, le problème le plus redoutable reste la coagulation du sang, qui se produit spontanément au contact de l'air ou d'une paroi. La propulsion d'un sang coagulé dans la veine ou l'artère du receveur devient vite impossible, et les caillots peuvent entraîner la mort par embolie (après frissons, hyperthermie, tachycardie, angoisse, dyspnée, sueurs, état comateux qui, dans les cas graves, devient vite irréversible). On va procéder alors à de multiples tentatives, et d'abord pour purger de tout caillot le sang injecté. Des esprits inventifs font même passer le sang injecté à travers un tamis susceptible d'arrêter coagulums et corps étrangers.

On ne dispose pas encore à cette époque d'anticoagulants non toxiques pour l'organisme humain, qui pourraient éviter à coup sûr la formation de caillots. Aussi doit-on chercher ailleurs. Certains proposent de refroidir le sang prélevé (jusqu'à 7 ou 10°C) pour ralentir la coagulation ; mais la manipulation de la glace complique singulièrement les choses. Une autre méthode consiste à enlever le réseau de fibrine au cours de sa formation, qui représente le premier stade de l'hémostase. On sait en effet que la coagulation du sang tient essentiellement à la transformation du fibrinogène, soluble et en circulation dans tout sang normal, en fibrine insoluble, qui précipite en formant une fine résille venant englober les cellules du sang en un amas : le caillot. Si l'on remue le sang qui vient d'être prélevé au moyen d'un petit balai, de manière à lui ôter tous les brins de fibrine à mesure qu'ils se forment, le sang demeure incoagulable et reste formé de sérum défibriné dans lequel flottent librement les cellules. L'expérience semble prouver que l'injection de globules joue un rôle essentiel dans la réanimation de l'animal saigné : le sang défibriné se révèle en effet capable de se débarrasser du réseau de fibrine en voie de formation, et de rendre ainsi le sang incoagulable.

On a cru cette opération doublement bénéfique, dans la mesure où certains étaient convaincus que la fibrine du sang transfusé était toxique. Ainsi Oré et quelques autres ont-ils conseillé d'employer systématiquement du sang défibriné. Cette nouvelle technique diminua effectivement le nombre d'embolies, mais l'efficacité du sang transfusé s'en trouva amoindrie (en particulier pour mettre fin à un saignement important ou lutter contre une anémie). Par ailleurs, le sang ainsi manipulé en dehors de l'organisme s'infectait facilement. Or, à l'époque, on connaissait à peine l'antisepsie ; quant à la maîtrise de l'asepsie, elle ne sera vraiment acquise qu'après les découvertes pasteuriennes.

Notons à ce propos que beaucoup de transfusions, pratiquées dans de mauvaises conditions d'hygiène, se révélaient infectantes, ce qui pouvait entraîner des complications graves.

On crut pallier tous ces inconvénients en utilisant des appareils comme la seringue de Bichat[1], qui devait faire passer très vite le sang du donneur dans la circulation du receveur sans que le liquide injecté ait eu le temps d'amorcer sa coagulation ou d'être contaminé par le milieu ambiant, ou encore de laisser entrer de l'air qui, en se mélangeant au flux circulatoire[2], aurait déclenché des embolies gazeuses.

Au cours du XIXᵉ siècle, on cherchera à améliorer tous ces appareils : aussi bien la seringue de Bichat à plusieurs voies, tournant autour d'un pivot et permettant d'aspirer alternativement le sang du donneur puis de l'injecter dans les veines du receveur, que des appareils rotatifs munis d'une manivelle et actionnant un système de roue pourvue d'un galet venant comprimer de façon circulaire le tube de caoutchouc reliant la veine du donneur à celle du receveur. Le mouvement s'effectue toujours dans le même sens, ce qui entraîne un flot de sang continu. En outre, un système de compte-tours permet d'évaluer sans cesse la quantité de sang injecté.

Quel était le moyen le plus simple de recueillir le sang à injecter ? Collecter le sang du donneur dans un récipient avant de l'injecter au receveur avec une seringue (c'était la transfusion *médiate*, qui exige des manipulations d'instrument et accroît les risques de coagulation et d'infection), ou bien pratiquer une transfusion *immédiate* (qui faisait passer directement le sang de l'artère donneuse à la veine receveuse en mettant à profit le gradient de pression) ? Sans le recours aux anticoagulants, mal connus à l'époque, cette dernière

---

1. Oré, *Études historiques, physiologiques et cliniques sur la transfusion de sang*, Paris, Baillière, 1876.
2. Bichat, *Recherches physiologiques sur la vie et la mort*, 1800.

technique parut préférable. Elle dispensait de tout traitement du sang, qu'il s'agisse du refroidissement ou de la défibrination, et diminuait donc les chances de contamination. Ce n'est que lors de la Première Guerre mondiale – on disposait alors de solutions anticoagulantes non toxiques et l'asepsie était bien maîtrisée –, que l'on fit appel au sang conservé en bouteilles. Dès lors, la transfusion directe fut progressivement abandonnée.

En fait, quand on considère rétrospectivement les innombrables expérimentations effectuées dans le domaine de la transfusion sanguine au cours du XIXᵉ siècle, on comprend mieux les échecs et la pauvreté des conclusions.

Malgré les préceptes édictés par Claude Bernard, les chercheurs manquaient souvent de rigueur, y compris Brown-Séquard, son successeur au Collège de France. Ils ne travaillaient pas à « conditions constantes » et faisaient varier simultanément plusieurs facteurs qu'ils maîtrisaient mal.

Sur la seule question de l'innocuité de la transfusion à un animal de sang provenant d'une autre espèce, l'opinion demeurait partagée. Certains condamnaient formellement cette pratique. D'autres, plus chanceux dans leurs résultats, ne parlaient pas d'espèce mais de « classe », estimant que l'échange des sangs entre mammifères ou entre batraciens était possible. Brown-Séquard se vantait ainsi d'avoir ramené à la vie un chien exsangue avec du sang de pigeon : l'animal, disait-il, se promenait encore trois mois plus tard dans son laboratoire...

On s'interrogeait beaucoup également sur le juste volume du sang à transfuser. Et lorsque des animaux mouraient après une injection de sang hétérologue, avec hémorragies, hématuries, altérations des reins à l'examen macro- et microscopique, on attribuait volontiers l'accident au volume excessif de la transfusion. En réalité, cela s'expliquait toujours par l'incompatibilité immunologique entraînant la destruction du sang injecté. Mais personne ne pouvait le savoir à l'époque.

Du sang d'homme pour l'homme

L'acte transfusionnel étant alors bien maîtrisé, il était logique qu'à la diversité des sangs animaux on préférât bientôt le sang humain. N'entrons pas dans la querelle des priorités. Est-ce Dieffenbach en Allemagne ou Blundell en Angleterre qui fut le premier à pratiquer de façon systématique la transfusion interhumaine ? Beaucoup d'éléments plaident en faveur de Blundell. Il avait été très impressionné par une hémorragie obstétricale foudroyante qui avait emporté une accouchée devant ses yeux sans qu'il pût y porter remède. Aussi commença-t-il ses essais de transfusion avec l'animal. Puis, dans une même circonstance clinique, il préleva du sang à un homme qu'il injecta à une autre accouchée qui saignait. Il utilisa à cette fin un appareil comportant une seringue à piston.

En 1824, Blundell procéda à six transfusions, obtenant des résultats inégaux. D'après ce que l'on sait, sur la vingtaine d'interventions réalisées cette année-là et les suivantes, quatre seulement débouchèrent sur un succès indiscutable. En Angleterre, d'autres médecins imitèrent Blundell. C.H. Roult rapporta, en 1849, 44 cas d'hémorragies (dont 24 *post partum*) traitées par transfusion, dans l'ensemble avec succès. De son côté, John Soden signala, en 1852, 36 cas d'hémorragies puerpérales traitées, dont 29 guérirent.

Ainsi, à partir du milieu du siècle, tout converge pour réhabiliter la transfusion, et singulièrement dans sa modalité interhumaine. Brown-Séquard publie lui-même des travaux dont les conclusions sont très favorables. Les cliniciens, tels Huter (1860), Lander-Brunton, multiplient par ailleurs les recherches au lit des malades, et leurs statistiques sont difficiles à contester. Aussi Oré, professeur de médecine à Bordeaux, peut-il écrire en 1853[1] : « Recourir à la transfusion dans toutes les hémorragies qui menacent la vie est un devoir ; y manquer serait une faute grave. » C'est ainsi que pendant les différentes campagnes du Second Empire on

---

1. Rapporté par Alphonse Guérin, *Éléments de chirurgie opératoire*, Paris, 1853, 2ᵉ éd., p. 83.

aura recours à la transfusion pour soigner les grands blessés, et souvent avec succès. Mais porté par l'enthousiasme, et aussi par une certaine mode à laquelle la médecine n'est pas indifférente, on aura tendance à appliquer la thérapeutique transfusionnelle à des situations très hétérogènes : chez les grands brûlés, les urémiques, les syphilitiques, les « enragés », les grands infectés, etc. À tel point qu'Emerson, inversant les termes de la phrase de Perrault prononcée un siècle plus tôt devant l'Académie des sciences, proclame cette fois qu'« on peut changer de sang comme de chemise ».

C'était aller un peu vite en besogne. En effet, malgré les incontestables succès obtenus, la transfusion faisait encore des victimes des suites de complications imprévisibles et inexplicables. Ces accidents se manifestaient presque toujours dans les minutes qui suivaient l'injection de sang, par une lombalgie, des frissons, une hématurie parfois suivie d'un collapsus éventuellement mortel. Bien entendu, tout cela s'expliquait par l'incompatibilité immunitaire, encore inconnue.

Cependant, l'Europe entière se passionna bientôt pour la transfusion d'homme à homme. La question devint d'actualité non seulement dans les hôpitaux universitaires, mais aussi chez les médecins libéraux. En France, dans un village du Dauphiné, Marmonnier sauva ainsi, en 1851, une accouchée récente avec seulement 90 grammes de sang. Marmonnier était de ces praticiens français curieux de tout, instruits des progrès de la science, et n'hésitant pas à entreprendre dans tous les domaines. Il organisa ainsi l'industrialisation de sa vallée alpine.

Des médecins aussi isolés que lui procédèrent à des transfusions tant en France et en Allemagne qu'en Écosse. Et en 1869, un universitaire allemand, von Belina-Swiontkowski, recensa 155 transfusions effectives en Europe[1].

---

1. L. von Belina-Swiontkowski, *Die Transfusion des Blutes in physiologischer und medizinischer Beziehung*, Heidelberg, 1869. Ouvrage très complet, donnant le nom des transfuseurs, la date de l'opération, l'âge et le sexe du transfusé, la maladie traitée, le matériel utilisé avec parfois sa représentation, le résultat de la transfusion, la référence bibliographique.

La technique de Belina, qui défibrinait le sang avant de l'injecter, connut une large diffusion. Jules Boeckel l'introduisit à Strasbourg[1] et la pratiqua dans l'armée française pendant la guerre franco-allemande de 1870-1871 ; N. Tabure fit de même dans le camp adverse[2].

Lorsque Béhier présenta un cas de transfusion à l'Académie des sciences en 1874, Hippolyte Larrey invoqua le livre de Belina pour conclure que l'opération n'entraînait « pas encore des résultats assez décisifs[3] ». Mais en dépit de cette résistance académique, la méthode se généralisa et, dans son volumineux ouvrage publié en 1876, Oré fit état de plusieurs centaines de cas très positifs[4].

Tous les obstacles auxquels s'étaient heurtées les transfusions de l'animal à l'homme se manifestèrent : la coagulation, qui restait la difficulté majeure, était contournée par le chauffage du sang à 50°C, par le refroidissement ou encore par la défibrination. À partir de la publication de l'ouvrage de J. Roussel, en 1877[5], la transfusion de « bras à bras », c'est-à-dire de la veine du donneur à celle du receveur, devint la plus courante. Grâce à un appareillage très simple, elle résolvait le problème de la coagulation en évitant la manipulation du sang entre les deux veines.

On a vu que les premiers malades à bénéficier d'injections massives de sang humain avaient été des accouchées menacées d'hémorragie mortelle : Blundell en avait eu le premier l'initiative en 1818. Beaucoup l'imitèrent. D'une façon générale, l'indication s'appliquait d'abord aux patients ayant perdu leur sang en abondance. C'est eux, en effet, qui bénéficièrent du plus grand nombre de transfusions, en particulier sur les champs de bataille d'Europe, de Crimée et, comme on l'a dit, lors de la guerre franco-prussienne de 1870-1871.

---

1. E. Hollender-During, « Chirurgiens et chirurgie de Strasbourg à travers les âges », Thèse de médecine, n° 68, Strasbourg, 1992.

2. N. Tabure, « Guerre franco-allemande : 56 transfusions dont 37 avec succès », Saint-Pétersbourg, 1873.

3. Béhier, « Sur une opération de transfusion de sang, faite par M. Béhier, note de M. Bouley », *C.R. Acad. Sci.*, 1874, 78, p. 777-779.

4. Oré, *op. cit.*

5. Roussel (de Genève), *La Transfusion du sang*, Paris, 1876. *Leçons sur la transfusion directe du sang vivant*, 1883.

Les accidents immunitaires (dont on ignorait encore l'origine) restaient relativement rares en Europe occidentale, dans la mesure où le groupe O, dit donneur universel (voir chapitre suivant), est largement dominant. La probabilité pour que la transfusion sanguine pratiquée entre un donneur du groupe O et un receveur pris au hasard dans n'importe quel autre groupe réussisse était donc élevée. Mais bien évidemment, dans les autres cas, de graves problèmes pouvaient surgir.

On ne limitait pas, loin de là, les indications de la transfusion sanguine aux hémorragies. On la prescrivait aussi en cas d'« anémie » ou de « chlorose ». Ces termes recouvraient alors des états pathologiques mal identifiés (outre d'authentiques anémies, caractérisées par le nombre insuffisant des globules rouges ou le manque de fer nécessaire à la formation de la molécule d'hémoglobine). On transfusait aussi dans des cas de maladies infectieuses : de la phtisie (bien établie) aux septicémies, en passant par la dysenterie, la fièvre typhoïde, les maladies éruptives, la gangrène, les suppurations prolongées, le paludisme. Les cancéreux se trouvaient souvent dans un état trop avancé pour que les transfusions pussent être utiles, sauf en cas de saignements répétés. Plus curieux furent les troubles mentaux traités par du sang humain : hypomanie, mélancolie, érotomanie, folie pellagreuse, hystérie. Notre nomenclature des affections psychiatriques a changé depuis cent ans, et nous comprenons mal la nature réelle de ces « aliénations ». La transfusion agissait-elle comme psychothérapie ou comme apport de substitution dans certains troubles carentiels tels que la pellagre ?

Même dans les cas d'hémorragie massive, les quantités de sang transfusé nous paraissent aujourd'hui modestes : le plus souvent inférieures à 100 grammes, elles atteignaient rarement 250 grammes. Elles ne pouvaient donc avoir pour seul effet le remplacement de la masse sanguine circulante. Ainsi, dans la lutte contre les maladies infectieuses, avant que Pasteur n'ait identifié les microbes responsables, de si petites transfusions ne pouvaient substituer du sang « propre » au sang « vicié ». On disait d'ailleurs que le sang injecté agissait comme un médicament. Ce qui est en partie vrai, dans la mesure où il stimulait les processus immunitaires.

L'état clinique des transfusés interdisait la saignée préalable, tandis qu'on la pratiquait systématiquement sur les animaux en bonne santé : il fallait en effet remplacer un sang par un autre en évitant leur addition, qui aurait compliqué la mécanique circulatoire et rendu plus difficile l'interprétation des résultats.

À cette époque, les bienfaits de la transfusion étaient attribués aux globules rouges, seuls capables pensait-on de restaurer l'« activité vitale » et de ramener l'organisme à la normale, aussi bien dans le domaine physique que dans le domaine mental. Faute d'explication biologique plausible, la médecine baignait encore dans un empirisme plus ou moins teinté de magie.

Le choléra fut à l'origine d'initiatives qui modifièrent progressivement les idées sur la transfusion sanguine. La maladie sévit en Europe par poussées intermittentes de 1830 jusqu'à la fin du siècle, et la France connut les épidémies les plus graves en 1832 et 1854. Tandis que Broussais restait fidèle aux saignées massives, qui affaiblissaient pourtant gravement des malades déjà débilités et déshydratés par la diarrhée profuse et les vomissements, d'autres médecins injectèrent divers produits de remplacement par voie veineuse afin de rétablir l'équilibre hydrominéral : le carbonate de soude, l'acide acétique dilué, le phosphate de soude, le lait, et, bien entendu, le sang animal puis humain. Les résultats furent probants, et parfois spectaculaires.

Les indications elles aussi gagnèrent en précision, la principale demeurant l'anémie aiguë posthémorragique. Ainsi, sur 117 cas d'hémorragie puerpérale ou de traumatisme grave, Hayem obtint 77 succès et 8 améliorations. Le célèbre médecin Georges Dieulafoy (1840-1911) publia en 1884 plusieurs cas de guérison de saignements de nez incoercibles menaçant la vie [1]. Plus curieux, il aurait guéri par injection de sang le « mal de Bright », une maladie grave des reins accompagnée d'hypertension artérielle.

---

1. G. Dieulafoy, « Transfuseur et transfusion », *Bull. Acad. Méd.,* 15 janvier 1884.

La transfusion sanguine à nouveau à l'index

Georges Hayem (1841-1933), éminent hématologiste, demeurait frappé par les accidents graves, parfois mortels, qui entouraient certaines transfusions et qu'aucune précaution préalable ne parvenait à éviter, dans l'ignorance où l'on était de leur cause. Si les résultats étaient indiscutables dans la plupart des grandes hémorragies (assurant jusqu'à la *résurrection* d'un sujet agonisant), dans les autres cas, où les indications étaient moins manifestes, les échecs, émaillés d'accidents mortels, demeuraient nombreux. C'est pourquoi Hayem[1] proposa, afin de reconstituer la masse circulante, d'injecter dans les veines du « sérum physiologique », c'est-à-dire une solution salée isotonique, contenant de 8 à 9 ‰ de chlorure de sodium, dans lequel les hématies pouvaient survivre. À partir de 1870, on recourut souvent à cette méthode. Cependant, ce « sérum physiologique », s'il rétablissait le volume circulant du point de vue mécanique, demeurait incapable de remplacer le sang dans toutes ses fonctions biologiques, en particulier dans son rôle de transporteur d'oxygène et de véhicule de multiples macromolécules actives : albumine, facteurs de coagulation, immunoglobulines, hormones, etc. Toutefois, en traitant 287 cholériques avec son sérum, Hayem enregistra 88 guérisons inespérées. La réhydratation était (et demeure) toujours une impérieuse nécessité. Elle peut être obtenue par l'injection de bien d'autres substances aqueuses que le sang.

Dans les dernières décennies du siècle, les idées sur la transfusion sanguine se simplifièrent. Techniquement, on avait définitivement renoncé aux injections de sang animal à l'homme. Des essais d'injection de sang humain dans les muscles, dans le tissu cellulaire, dans le péritoine connurent l'échec et on y renonça. On ne pratiqua que la transfusion de veine à veine, et dans les seuls cas de grandes hémorragies. Dans tous les autres, on préférait utiliser les solutions salines qui dérivaient de façon directe du sérum physiologique mis

---

1. G. Hayem, *Leçons sur les modifications du sang sous l'influence des agents thérapeutiques et des pratiques médicamenteuses,* Paris, 1882.

au point par Georges Hayem. Moins efficace, certes, qu'une injection de sang total, le procédé de Hayem ne présentait guère de risque : ni infection, ni coagulation, ni hémolyse. En outre, la solution était facile à préparer et à transporter.

C'est ainsi qu'à partir de 1875 l'injection de sang fut abandonnée pour le traitement de certaines maladies au profit du sérum physiologique. En outre, les travaux de Hayem avaient beaucoup fait progresser les connaissances sur la circulation intravasculaire du sang, les échanges de nutriments ou de déchets avec les viscères, etc., préparant ainsi la voie à la transfusion sanguine scientifique, fondée sur la connaissance des groupes sanguins et des incompatibilités immunologiques.

Quand éclata la guerre de 1914, la transfusion entrait précisément dans sa phase scientifique. Elle allait permettre de sauver de nombreux blessés. Les travaux de Hayem, réalisés un demi-siècle plus tôt, y avaient beaucoup contribué.

L'outillage transfusionnel

Nous avons signalé les difficultés auxquelles s'étaient heurtés les physiologistes et les médecins qui s'étaient intéressés à la transfusion de sang du XVIIᵉ au XIXᵉ siècle. Ils s'étaient efforcés de les résoudre, chacun à leur manière, selon qu'ils s'adressaient à des animaux, mammifères et oiseaux, ou à des humains, et selon leur propre imagination. Aussi, durant ces trois siècles, proposa-t-on plusieurs dizaines d'appareils différents, avec des centaines de variantes, tant est riche l'ingéniosité humaine[1].

Dans les années 1650-1660, Lower utilisait des tubes rigides emboîtés les uns dans les autres, constitués de plumes d'oiseau ou de tubes d'argent. Le choix de l'argent pour tout instrument médical n'est pas lié aux valeurs astrologiques ou pécuniaires de ce métal, mais à sa rigidité, à sa plasticité et à sa résistance à la chaleur : aucun autre métal n'associe à ce point ces propriétés. Dès la fin du XVIIIᵉ siècle, à la raideur

---

1. G. Dieulafoy, *op. cit.*

des connexions tubulaires fut substituée la souplesse des tuyaux de caoutchouc puis de latex.

L'ouverture des vaisseaux donneurs et receveurs se fit très tôt au moyen d'aiguilles de calibre variable, munies ou non de mandrins que l'on ôtait pour réaliser les connexions. Au début, la tradition millénaire de la lancette exigeait que l'on incisât la paroi du vaisseau avant d'y introduire la canule. Par la suite, la finesse des pointes d'aiguilles obtenue des métallurgistes ainsi que le tranchant de leurs biseaux dispensèrent de cette incision préalable.

De multiples perfectionnements furent apportés aux techniques de transfusion sanguine, et d'abord, comme on l'a vu, pour éviter les accidents mécaniques, déjà largement identifiés (embolie gazeuse, caillots dans le sang injecté, infections). On utilisa des liquides anticoagulants pour la transfusion différée, etc.

Pendant toute la période que nous venons d'explorer, on distinguait trois types de transfusion : hétérologues (injection du sang d'un animal à un animal d'une autre espèce, parfois l'homme) ; isologues (injection du sang d'un animal à un autre animal de la même espèce : exemple, la transfusion interhumaine) ; autologues (transfusion à un sujet donné de son propre sang, qu'on lui a prélevé plus ou moins longtemps auparavant : c'est la base de l'autotransfusion, largement utilisée aujourd'hui).

Du point de vue mécanique, on distinguait :

1) La transfusion directe, au cours de laquelle le vaisseau du donneur (artère ou veine) était directement anastomosé à la veine du receveur. Le passage direct du sang d'un sujet à l'autre évitait (ou tout au moins réduisait) les risques de coagulum, d'infections, etc. Dans certains cas, il n'y avait pas de solution de continuité entre les deux endothéliums vasculaires (qui se trouvaient ainsi parfaitement accolés), ce qui écartait tout contact étranger ; dans d'autres cas, l'anastomose était réalisée avec une courte canule.

2) La transfusion indirecte, au cours de laquelle le sang traversait un instrument quelconque avant d'arriver chez le receveur. Cet appareil servait à favoriser le passage sous une certaine pression du sang du donneur chez le receveur. Ces techniques prirent de l'importance au XIXe siècle, après que

la transfusion sanguine eut été presque abandonnée au cours des décennies précédentes. Mais elles avaient été utilisées bien avant, comme nous l'avons déjà signalé.

Deux types d'appareils existaient alors :

1) L'appareil à seringue à double issue (Manzini et Rodolfi, décrit par Oré en 1876[1]). Il se compose d'une seringue horizontale pouvant pivoter latéralement et se mettre tour à tour soit en contact avec un tube la reliant au donneur, soit avec un tube placé en angle droit par rapport au tube « donneur » et débouchant sur le receveur. Chaque tubulure est munie d'un robinet qui lui est propre. Dans un premier temps, on met le corps de la seringue face au tube « donneur », on ouvre le robinet et on aspire le sang. On ferme alors le robinet, on fait pivoter la seringue pleine face au tube « receveur », on ouvre le robinet correspondant et on injecte alors le sang prélevé. Cette opération de va-et-vient, qui permet d'aspirer le sang du donneur puis de l'injecter au receveur, peut se répéter aussi longtemps que nécessaire.

Cette seringue avec robinet à deux voies fut perfectionnée par la suite (transfuseur d'Oré) grâce à un corps de pompe verticale qui permettait d'aspirer 100 cc de sang en levant le piston, puis de les réinjecter aussitôt en abaissant ledit piston après avoir inversé le sens du robinet (canalisation/donneur ouvert dans le premier temps, puis fermé dans le second alors que l'on ouvre la canalisation/receveur). Un cadran gradué permettait de connaître à tout instant la quantité et la vitesse du sang injecté. Cet appareil, plus volumineux que le précédent, permettait l'interposition d'un filtre métallique qui retenait d'éventuels coagulums. L'appareil de Tzanck et l'appareil de Jubé réalisés à partir des mêmes principes (seringue aspirante et foulante) rendaient impossible l'inversion du sens de la circulation du sang et assuraient donc la sécurité du donneur et du receveur[2].

2) Les appareils à tuyau circulaire. Ces appareils (le premier, dû à Le Noel, fut présenté à l'Académie de médecine par Broca en 1874) mettent en œuvre une véritable pompe

---

1. Oré, *op. cit.*

2. A. Tzanck, *Problèmes théoriques et pratiques de la transfusion sanguine,* Paris, Masson, 1933.

aspirante et foulante, constituée par un tube de caoutchouc faisant un tour complet à l'intérieur d'un cylindre métallique. Un galet entraîné par une manivelle aplatit successivement toutes les parties du tube dans son mouvement de rotation. Un compteur indique en permanence la quantité de sang injectée. Cet appareil est efficace, mais, contrairement au précédent, il n'évite pas les fausses manœuvres (manivelle tournée à l'envers par inadvertance et faisant passer une petite quantité de sang du receveur chez le donneur ; Tzanck et Delsace ont rapporté un cas de transmission d'infection puerpérale due à ce type d'incident).

D'autres appareils plus perfectionnés et dotés de systèmes de sécurité (Herry et Jouvelet, Hustin, etc.) furent élaborés sur le même principe et appliqués sur les populations civiles des pays occupés jusqu'à la fin de la Deuxième Guerre mondiale. Nous ne mentionnerons que pour mémoire le « cœur » électrique de Bécart envoyant chez le donneur des injections rythmiques de sang veineux oxygéné. Les résultats auraient été meilleurs qu'avec les méthodes précitées. Bien d'autres systèmes furent mis au point à l'étranger : Vautrin, Wites (seringues) et les appareils de Gussmann, Bosi, Rossi, Protti, Fosali, etc. Il faut noter à ce propos la part que s'octroyèrent les Italiens dans cette industrie.

Cette assistance mécanique, utile dans les transfusions de bras à bras, a été abandonnée à mesure que furent mises au point des solutions citratées (susceptibles d'être conservées un temps assez long au réfrigérateur) rendant le sang incoagulable. Le flacon, suspendu au-dessus du malade, permet de pratiquer, sous l'effet de la simple pesanteur du sang, une transfusion goutte à goutte qui, sauf dans les cas d'extrême urgence, se révèle beaucoup plus proche des conditions physiologiques de la circulation.

CHAPITRE IV

Les découvertes de l'âge scientifique

La composition du sang

Le sang est un tissu formé, comme ceux qui viennent du mésoderme (feuillet moyen de l'embryon), de cellules et de substance interstitielle. Or, cette dernière a la particularité d'être liquide. Grâce à sa fluidité, le sang peut circuler dans le système très complexe des vaisseaux ; il y est maintenu en perpétuel mouvement par la pompe cardiaque. Son rôle physiologique est essentiel, puisqu'il assure par ses globules rouges l'apport permanent d'oxygène et de nutriments aux cellules de tous les tissus, qu'il nettoie en même temps de leurs déchets, ces derniers étant ensuite éliminés par les émonctoires (reins et poumons surtout). C'est au niveau des capillaires tapissant les alvéoles pulmonaires que les globules rouges relâchent leur gaz carbonique et se chargent d'oxygène. Pour fonctionner de façon satisfaisante, un organe doit être bien nourri. Une mauvaise circulation au niveau du foie, du cerveau ou des reins entraîne un affaiblissement fonctionnel du viscère qui se traduit par une diminution de ses performances. Mal irrigué de façon chronique, un organe se sclérose et vieillit. D'où l'importance d'une circulation efficace pour rester en bonne santé.

Le sang représente environ 8 % de la masse du corps (soit 1/13 du poids), ce qui veut dire qu'un sujet de 60 kilos aura environ 4,6 litres de sang, un sujet de 70 kilos, 5,4 litres, et que l'on en trouvera à peu près 5,8 litres chez un adulte de 75 kilos. Soumis à des variations individuelles, ce volume est un peu plus faible chez la femme que chez l'homme.

Le sang est composé d'une phase solide et d'une phase liquide.

Dans la *phase solide*, cellulaire (45 % de la masse sanguine), on reconnaît d'abord des globules rouges. Ce sont les hématies ou érythrocytes, cellules les plus nombreuses, corps arrondis dépourvus de noyaux chez les mammifères et dont les bords présentent un bourrelet épaissi. Un sujet normal en renferme environ 4 à 5 millions par millimètre cube. À côté d'eux, on trouve en plus faible nombre (6 à 7 000/mm³) des globules blancs nucléés de plusieurs types. Ils jouent un rôle essentiel dans la défense immunitaire. Il y a enfin les plaquettes, petits éléments intervenant dans l'hémostase (300 à 400 000/mm³).

Quant à la *phase liquide*, elle est formée de plasma, riche en facteurs variés. Tous ont reçu un numéro d'ordre. Certains (facteur VIII et facteur IX, dits aussi antihémophiliques) sont indispensables à la coagulation : les patients atteints d'hémophilie ne savent pas les synthétiser.

La durée de vie moyenne des *globules rouges* est de 120 jours. Ils sont donc renouvelés sans cesse et portent un pigment, l'hémoglobine, véhicule d'oxygène, qui donne au sang artériel sa couleur rouge vif. Quand il relâche son oxygène au niveau des tissus et se charge en gaz carbonique (ou dioxyde de carbone), il devient du sang veineux, de couleur plus sombre : c'est le sang « noir ». Tous les jours, notre moelle osseuse donne naissance à 150 ou 200 milliards d'hématies. Autant disparaissent, puisqu'au total leur nombre demeure constant. Nous en perdons en moyenne deux millions par seconde. Les vieux globules rouges sont détruits par la moelle osseuse, la rate et le foie. Mais une grande partie de leurs substances (les dérivés de l'hémoglobine en particulier) est récupérée et recyclée sous diverses formes afin de permettre la naissance de nouveaux globules rouges. La nature est économe.

C'est le sang qui donne à la peau des Blancs sa couleur rosée, celle même des muqueuses dans toutes les populations. (La muqueuse buccale ou la langue d'un Asiatique comme celles d'un Noir sont toujours rosées.) Si le nombre de globules rouges diminue, le sujet devient pâle : il est dit anémique. Mais l'anémie, décrite depuis la plus haute Antiquité, bien avant que le globule rouge ait été isolé, peut être observée aussi chez des patients qui disposent d'un nombre d'hématies normal mais insuffisamment chargées d'hémoglobine. Ces anémies sont dites anémies hypochromes (par exemple : chez des sujets qui souffrent de carences alimentaires, en particulier en fer, indispensable à la construction de la molécule d'hémoglobine, ou chez ceux à qui l'on prélève trop souvent du sang et qui, de ce fait, n'ont pas le temps de reconstituer un stock normal d'hématies). Quand il y a trop de globules rouges, on est en présence d'une polyglobulie : celle-ci s'observe à l'état normal chez le sujet qui monte en altitude, dès que la pression partielle d'oxygène diminue. Il s'agit alors d'une réaction adaptative immédiate, réversible (réaction conjoncturelle), qui permet au sang enrichi de globules rouges de porter des quantités suffisantes d'oxygène aux tissus (chaque hématie, considérée isolément, se chargeant moins d'oxygène à 4 000 mètres d'altitude qu'au niveau de la mer)[1].

Les *globules blancs*, ou *leucocytes*, dont le nombre oscille autour de 7 000 au millimètre cube, jouent un rôle primordial dans la défense de l'organisme contre tout agresseur : virus, bactéries, parasites ou corps étranger. On les divise en deux groupes, selon la forme de leurs noyaux. D'abord les polynucléaires (de 60 % à 70 %), qui ne comportent qu'un seul noyau, mais formé de plusieurs lobes plus ou moins encochés. On les appelle aussi les granulocytes, car leur cytoplasme est bourré de granulations. Selon leurs affinités tinctoriales, on distingue les polynucléaires neutrophiles, qui sont les plus fréquents et attaquent surtout les microbes (et d'une façon générale les petites particules étrangères) en les entourant et en les digérant à l'aide de leurs enzymes : c'est la phagocytose. Quelques-uns meurent au cours de cette opération : leurs cadavres forment le pus remplissant les abcès. Il y a également les polynucléaires éosinophiles, à granulations régulières, plus grosses que les précédentes, prenant l'aspect de boules colorables en rouge par l'éosine. Leur proportion

---

1. Colloque « Anthropologie des populations andines », sous la direction de J. Ruffié et J.-C. Quilici, Éditions de l'INSERM, Toulouse-Paris, août-septembre 1976.

est de 1 % à 4 %, et leur fréquence augmente au cours des parasitoses ou des états allergiques. Enfin, on rencontre les basophiles, plus rares (0,1 %), caractérisés par de grosses inclusions irrégulières, sombres, qui agissent contre les allergènes (pollen des fleurs par exemple) et plus généralement contre les substances vis-à-vis desquelles l'organisme peut se sensibiliser.

Le deuxième groupe est formé des mononucléaires ou lymphocytes, cellules blanches à noyau arrondi et régulier. Ils représentent de 20 % à 30 % des leucocytes circulants. Leur rôle essentiel, dans la défense de l'organisme, est de lutter contre l'agresseur, et cela de deux manières. Le lymphocyte peut agir au contact de cet agresseur lui-même (c'est un lymphocyte T), quand ce dernier est allé mûrir dans le thymus. Il mobilise alors les cellules tueuses (*killers*). C'est par lui que s'affirme l'immunité tissulaire. D'autres agissent à distance en « lâchant » des anticorps spécifiques dans la circulation : ce sont les lymphocytes B, agents de l'immunité humorale. Ces lymphocytes sont des « cellules à mémoire » : après avoir rencontré une première fois un antigène étranger, c'est-à-dire une substance qui n'appartient pas à l'organisme, ils deviennent capables de le reconnaître rapidement et de réagir aussitôt contre lui. Cette « mémoire » est à l'origine de l'immunisation par vaccination.

Les *plaquettes sanguines* (autrefois appelées globulins et aujourd'hui thrombocytes) sont au nombre d'environ 300 000 par millimètre cube. Elles jouent un rôle essentiel dans la coagulation du sang, dans l'hémostase et le maintien de l'intégrité de la paroi des vaisseaux.

Le *plasma*, jaune citrin, constitue 55 % du volume. Il est composé de 92 % d'eau, de 7 % de protéines (albumine, immunoglobulines, facteurs de coagulation, enzymes, etc.) et de 1 % de substances diverses (sels minéraux, sucres, lipides). On sait aujourd'hui isoler différents facteurs plasmatiques, ce qui permet d'ajuster la thérapeutique au cas particulier de chaque malade et d'augmenter le pouvoir de la substance injectée par rapport au même volume de sang total. On lui apporte exactement ce qui lui manque et rien d'autre.

Examinons les trois composés « stables » : albumine, immunoglobulines, facteurs antihémophiliques couramment utilisés en thérapeutique.

Le sang contient de 40 à 45 grammes d'*albumine* par litre (soit 60 % des protéines sériques). Cette albumine est formée de chaînes moléculaires comprenant 584 acides aminés attachés bout à bout. Synthétisée par le foie, sa durée de demi-vie est d'environ 18 jours, de sorte que 10 % du volume plasmatique est remplacé quotidiennement. L'albumine joue un rôle essentiel dans les transports métaboliques (bilirubine qui provient de la dégradation de l'hémoglobine et dont une partie est libérée dans la bile ; acides gras issus du catabolisme des graisses, ions Ca^{++} et autres, liaison avec différents médicaments, etc.). Mais son action ne s'arrête pas là : elle assure en effet la pression osmotique colloïdale (ou pression oncotique) qui maintient le volume du sang à peu près constant et rend compte de l'équilibre du « milieu intérieur ». Aussi injecte-t-on de l'albumine quand il faut restaurer rapidement le volume circulatoire, en particulier dans l'état de choc qui peut suivre un traumatisme grave, avec affaiblissement des battements du cœur, chute ou même effondrement de la tension artérielle, vertiges, sueurs froides, perte de connaissance conduisant dans certains cas à un coma devenant vite irréversible. Pratiquée à temps, l'injection intraveineuse d'albumine provoque une véritable résurrection, par exemple dans certaines circonstances telles que blessure de guerre par souffle ou écrasement, accident de la route, etc.

Les *immunoglobulines* constituent ce que l'on peut appeler globalement les anticorps. Elles représentent de 12 à 15 milligrammes par litre de sang. Leurs caractères biochimiques propres ont permis d'en isoler cinq classes appelées : IgG, IgA, IgM, IgE, IgD, certaines d'entre elles étant subdivisées en sous-classes (IgG1, IgG2, IgG3, IgG4 et IgA1, IgA2).

Du point de vue thérapeutique, on distingue deux types d'immunoglobulines :

– les immunoglobulines polyvalentes, formées d'un mélange d'anticorps très complexe qui est le reflet de l'« environnement antigénique » (bactérien, viral, parasitaire et autre) dans lequel vit une population donnée ;

– les immunoglobulines spécifiques, qui ont un taux d'anticorps très élevé pour une spécificité définie (par exemple : immunoglobuline antihépatite B, antirabique, antivaricelle et zona, anti-oreillons, etc.). Elles sont le reflet de notre « histoire pathologique » individuelle et peuvent donc varier, au moins en quantité, pour chacun d'entre nous.

On fait appel aux immunoglobulines chez les sujets atteints d'infections graves ou d'infections récidivantes et résistantes aux antibiotiques. On les utilise aussi à titre de prévention de certaines maladies infectieuses (tétanos, hépatite A, etc.). Il est évident que lorsque l'on cible une maladie particulière (sujet devant aller dans une zone de forte endémie d'hépatite B par exemple) il vaut mieux utiliser des immunoglobulines spécifiques, plus actives sous un même volume. Tout comme l'albumine, longtemps obtenue en fractionnant le plasma humain, les immunoglobulines, au moins spécifiques, seront elles aussi préparées par biotechnologie.

Les *facteurs antihémophiliques* sont nécessaires à la coagulation et sont présents à très faible dose, voire absents, chez les malades atteints d'hémophilie. Il en existe deux :

– le facteur antihémophilique A, ou facteur VIII, en déficit chez les patients porteurs d'une hémophilie A (de loin la plus fréquente, 9 malades sur 10).

– le facteur antihémophilique B, ou facteur IX, qui fait défaut aux sujets atteints d'hémophilie B. Cette dernière est plus rare que la précédente (1 malade sur 10).

L'isolement de ces deux substances, A (facteur VIII) et B (facteur IX), que l'on a appris à purifier et à concentrer sous leur nouvelle forme, a totalement changé l'existence des hémophiles en leur assurant, au prix d'injections régulières, une coagulation normale. Désormais, ces malades peuvent mener la vie des bien portants. Malheureusement, préparés à partir d'un mélange du produit de nombreuses prises de sang (plusieurs milliers de donneurs), ces « concentrés » de facteur antihémophilique ont, dans un premier temps, largement répandu le sida chez les sujets traités. Il suffit en effet qu'un seul sujet soit infecté pour que l'ensemble du lot devienne infectant. Nous reviendrons plus loin sur les modalités de cette contagion, qui fut enrayée à partir du moment où l'on sut pratiquer l'inactivation virale par chauffage : l'albumine, déjà chauffée au cours de sa préparation, n'a jamais été contaminante, du moins pour les virus détruits par la chaleur. À l'heure actuelle, le facteur VIII est fabriqué par biotechnologie, ce qui a mis fin à tout risque.

La découverte des premiers groupes sanguins

Le globule rouge ne se singularise pas uniquement par des caractères morphologiques ou physico-chimiques. Il possède en outre des spécificités immunologiques propres, variables d'un sujet à l'autre, dont seule la connaissance a permis de pratiquer la transfusion sanguine en toute sécurité. Leur découverte remonte au début du siècle : les premiers groupes sanguins fondamentaux furent en effet mis en évidence par Karl Landsteiner, né à Vienne le 14 juin 1868 et mort à New York le 24 juin 1943. En 1900, Landsteiner démontre que tous les sangs humains ne sont pas identiques, et que les sérums de certains sujets ont la particularité de rassembler en amas les hématies d'autres sujets. Il ne s'agit pas d'un phénomène de coagulation, puisqu'il se produit même avec le sang défibriné, mais d'*agglutination*. Un an auparavant, S.C. Shattock, un Britannique, avait signalé l'agglutination possible des hématies d'un individu par le sérum d'un autre individu, mais il considérait cela comme une anomalie, un stigmate hématologique de certaines maladies (infections diverses, rhumatismes, etc.). Landsteiner, au contraire, envisagea ce phénomène comme normal, ce qui représentait une véritable révolution conceptuelle.

Jusque-là, en effet, on avait admis que les anticorps constituaient un phénomène de « défense » destiné à protéger l'intégrité d'une espèce donnée face à des substances qui lui étaient étrangères, portées en particulier par des bactéries, des champignons, des virus. Or, la description des groupes sanguins enseignait qu'au sein d'une même espèce, et en dehors de toute réaction protectrice, le patrimoine antigénique des individus pouvait différer et présenter certains phénomènes d'incompatibilité, mis au jour d'abord par les transfusions, plus tard par les greffes d'organes. C'était le premier pas vers la mise en évidence du polymorphisme génétique étendu intraspécifique, phénomène qui allait être observé chez l'homme comme dans tous les autres groupes sauvages, animaux ou végétaux. Désormais, la vision populationnelle du vivant, considérant que tous les sujets appartenant à une même espèce diffèrent par de nombreux caractères, allait se substituer à la vision typologique jusque-là admise par tous[1] et qui rattachait tous les individus d'une seule espèce à un type unique : l'holotype, véritable modèle-étalon. Ce polymorphisme à l'intérieur de chaque espèce est l'une des lois fondamentales du vivant.

C'est dans un article consacré aux substances bactéricides du sérum humain, publié à Vienne en 1900, que Landsteiner signale, en quelques lignes, la faculté qu'ont certains sérums humains d'agglutiner les hématies d'autres sangs humains[2]. La même année, Paul Ehrlich souligne des différences comparables dans le sang des chèvres. Par la suite, des systèmes de groupes sanguins ont été identifiés chez les chevaux, les lapins, les oiseaux, les porcs. D'importantes études furent entreprises et se poursuivent toujours chez les primates non hominiens[3]. Des variétés immunologiques ont même été signalées par Cumley chez les insectes, chez la drosophile par exemple, dès 1930.

Effectuant une série de tests sur le sang de ses collaborateurs, Landsteiner aboutit bientôt aux conclusions suivantes :

1) La surface du globule rouge peut être porteuse d'un antigène ou facteur qu'il nomme A, ou d'un autre antigène qu'il nomme B, ou encore ne rien porter du tout, ce qui donne lieu à trois types sanguins : A, B et O (ce dernier n'ayant ni A ni B). Un quatrième groupe, plus rare, formé de

---

1. Voir J. Ruffié, *Traité du vivant*, Paris, Fayard, 1982.

2. Pour l'histoire de la découverte des groupes sanguins, voir la série des cinq volumes édités par F.R. Camp et F.R. Ellis, *Selected Contributions to the Literature of Blood Group Serology*, Blood Transfusion Division, U.S. Army Medical Research Laboratory, Fort Knox, Kentucky, 1973.

3. W. Socha et J. Ruffié, *Blood Groups of Primates*, Alan R. Liss, New York, 1983.

sujets qui possèdent simultanément les deux antigènes (groupe AB), sera mis en évidence par deux collaborateurs de Landsteiner : De Castello et Sturli en 1902, soit deux ans après la description de A, B et O. Le groupe O est le plus commun dans presque toutes les populations.

2) Tout être humain présente dans son sérum le ou les anticorps qui ne correspondent pas aux antigènes ABO portés par ses hématies. C'est la présence universelle de ces anticorps (ou agglutinines), dits « réguliers » ou « naturels », qui permit de découvrir les variétés immunologiques du sang humain et de définir les quatre groupes sanguins de base. Cette non-concordance chez un même sujet des antigènes présents sur ses cellules et des anticorps portés sur son sérum constitue une règle essentielle, dite « règle de Landsteiner ». Elle est impérative : s'il en allait autrement, l'individu s'autodétruirait (c'est d'ailleurs ce qui arrive au cours des maladies auto-immunes, autrement dit lorsque le malade fabrique des anticorps contre ses propres tissus [1]).

Tableau des 4 groupes sanguins de base,
avec leurs antigènes et leurs anticorps

Groupe sanguin	*Antigène présent sur l'érythrocyte*	*Anticorps présent dans le sérum*
A	A	anti-B
B	B	anti-A
AB	A et B	ni anti-A ni anti-B
O	ni A ni B	anti-A + B

D'après J. Bernard et J. Ruffié, *Hématologie géographique*, Paris, Masson, 1966, t. I, p. 190.

---

1. Voir J. Ruffié, *Naissance de la médecine prédictive*, Paris, Odile Jacob, 1993, chap. XVI, « L'auto-immunité », p. 330-436.

Afin de classer les différents individus en fonction de leur type sanguin, plusieurs nomenclatures numériques furent proposées, entraînant une certaine confusion. Finalement, en 1928, la Société des nations demanda que chaque groupe sanguin soit étiqueté selon l'antigène ou les antigènes portés par les hématies afin de lever toute ambiguïté. Désormais, on ne parle plus que des quatre groupes A, B, AB ou O. Hektoen en 1907, puis Schultz en 1910 et Ottenberg en 1911 ont montré comment les groupes sanguins peuvent être à l'origine de « catastrophes transfusionnelles », quand le receveur possède dans son sérum un anticorps actif contre un antigène présent sur les hématies injectées (par exemple un sujet du groupe O recevant du sang A). Les globules rouges transfusés sont en effet détruits par l'anticorps correspondant au fur et à mesure de leur pénétration dans l'organisme receveur. L'hémoglobine ainsi libérée, avec d'autres produits, peut entraîner un blocage rénal et une issue fatale plus ou moins rapide par poussée urémique. Il est donc indispensable d'observer des « règles de compatibilité » et de s'assurer, avant toute transfusion, que le sérum du malade est sans action sur les hématies qu'il va recevoir[1]. Dès 1914, Moss préconise cette épreuve prétransfusionnelle, qui ne tardera pas à se généraliser.

Les règles de compatibilité peuvent se résumer ainsi :

— tout sujet peut donner ou recevoir du sang de même groupe (transfusion isogroupe) ;

— tout sujet peut donner au groupe AB, puisque ce dernier est dépourvu d'anticorps dans le sérum (receveurs universels) ;

— tout sujet du groupe O peut donner du sang à tous les autres groupes, puisque les hématies O ne portent pas d'antigènes A ou B à leur surface et ne risquent donc pas d'être détruites par d'éventuels anticorps anti-A ou anti-B qui

---

1. Pendant un certain temps toutefois, Landsteiner se demanda si ces caractères différentiels du sang humain étaient innés ou acquis sous l'influence de diverses agressions. C'est seulement après de nouvelles recherches qu'il affirma l'innéité de ces caractères et leur attribua les accidents survenus parfois lors de transfusions interhumaines.

seraient présents chez le receveur. Ce sont des « donneurs universels ».

Dans la pratique, les anticorps présents dans le sang transfusé ne jouent pas de rôle. Les règles de compatibilité n'en tiennent pas compte. Ceci est dû au fait que dans la transfusion banale la quantité de sang injectée est faible par rapport au volume de sang total circulant chez le receveur ; aussi l'anticorps qu'il reçoit éventuellement est-il largement dilué et sans action sur ses propres hématies. Toutefois, certains donneurs du groupe O peuvent avoir dans leur sérum des anti-A et des anti-B particulièrement puissants, capables, en cas de transfusion massive de détruire une certaine quantité d'hématies du receveur. Ainsi est née la notion de « donneur universel dangereux ». À l'heure actuelle, sauf cas d'extrême urgence, on pratique la *transfusion isogroupe,* ce qui évite ce type de problème.

Quand la Première Guerre mondiale éclata, la transfusion sanguine en était encore à ses balbutiements. Faute de disposer d'un anticoagulant efficace et non toxique, on pratiquait uniquement la méthode de bras à bras, en injectant directement le sang du donneur au receveur. L'Américain Crile prônait la transfusion d'artère à veine. Ces méthodes « directes » soulevaient de multiples problèmes : d'abord, le risque de coagulation du sang dans la tuyauterie et la pompe ; ensuite, la difficulté d'évaluer avec exactitude la quantité de sang à transfuser, ce qui risquait, en cas de surcharge, de provoquer chez le receveur un œdème aigu du poumon.

Comme le rappelle Anne-Marie Moulin, on avait coutume de demander au donneur et au receveur de bavarder pendant toute l'opération, ce qui permettait, en écoutant le timbre de leur voix, de se faire une idée de leur état respectif. En cas d'incident, dans l'affolement général, on se précipitait sur le receveur, toujours le plus menacé, et on oubliait parfois le donneur, qui, couché avec sa canule dans une veine du pli du coude, continuait à saigner goutte à goutte... jusqu'au moment où quelqu'un se préoccupait de lui[1].

---

1. Anne-Marie Moulin, *Le Dernier Langage de la médecine, Histoire de l'immunologie, de Pasteur au sida,* Paris, PUF, 1991.

En fait, devant l'urgence du geste transfusionnel, le groupage fut longtemps considéré comme secondaire. En 1908 par exemple, Alexis Carrel sauva la vie d'un nouveau-né de quatre jours, déficitaire en vitamine K, nécessaire à la coagulation, sans demander le moindre test immunologique au laboratoire. L'enfant ne présenta aucun trouble. Et cela n'a rien d'étonnant, le système immunitaire du nouveau-né ayant besoin de plusieurs mois avant de devenir fonctionnel : d'où l'intérêt de l'allaitement au sein pendant les premiers temps de la vie, le lait maternel apportant entre autres les anticorps utiles à la défense du nourrisson et dont il peut avoir besoin pour lutter contre toutes les infections qui le menacent.

Mais dans le cas de transfusion d'urgence, cette absence d'anticorps présente plutôt un avantage, puisqu'elle autorise l'injection de n'importe quel sang. La fréquence relativement élevée du groupe O, l'importance le plus souvent assez faible des anticorps du donneur injectés au receveur firent que, dans les débuts du premier conflit mondial, lorsque les grands blessés saignés à blanc exigeaient une transfusion d'urgence, le premier donneur venu faisait l'affaire. Entre la quasi-certitude d'une mort par hémorragie foudroyante et le risque incertain d'un accident par incompatibilité immunitaire, le médecin n'hésitait pas. Entre deux maux, il faut choisir le moindre.

Tout changea lorsque, presque simultanément (1915), Hustin en Belgique, Lewisohn et Weil à New York, Agote en Argentine, Jeanbrau et Hédon à Montpellier, démontrèrent comment une solution de citrate de soude à 0,2 % pouvait conserver le sang incoagulable, sans présenter d'inconvénient pour le receveur. Dès lors, il devint possible d'effectuer à l'avance le groupage du sang maintenu à l'état liquide et mis en bouteille. Il pouvait être bien contrôlé au préalable et conservé en glacière pendant plusieurs jours[1].

Ce procédé, généralisé dès 1917 par les armées alliées, mit à la disposition des postes chirurgicaux situés près de la ligne

---

1. Ce fut Hédon, à Montpellier, qui, le premier, eut l'idée de conserver le sang en glacière et démontra non seulement son innocuité, mais aussi la persistance de ses qualités physiologiques.

de front la quantité de sang nécessaire pour intervenir rapidement auprès des grands blessés, sans devoir pour cela immobiliser un grand nombre de donneurs bénévoles, dont le groupe sanguin n'était pas toujours connu. À partir de ce moment, on put sauver les traumatisés les plus graves. Beaucoup de grands mutilés promis naguère à une mort certaine purent survivre, la transfusion sanguine pratiquée rapidement après l'accident donnant un répit suffisant pour transporter le patient dans un service chirurgical et pratiquer sur lui l'intervention salvatrice. C'est un officier canadien, Oswald H. Robertson, qui organisa la première banque de sang aux armées et mit à la disposition du corps expéditionnaire anglais le sang qui était nécessaire. La France suivit son exemple.

En 1916, Rous et Turner ajoutent un sucre, le dextrose, à la solution anticoagulante, ce qui permet de « nourrir » les cellules et de prolonger le délai de conservation. Malgré son intérêt évident, la méthode de Rous et Turner ne fut pas immédiatement appliquée. Elle sera reprise par Mollisson et ses collaborateurs à partir de 1940. En effet, quand on stérilise les flacons contenant la solution anticoagulante avant la prise de sang, le glucose se caramélise. Il faudra attendre 1943 pour que Loutit et ses collaborateurs démontrent que l'adjonction d'un peu d'acide citrique à la solution évite cet inconvénient.

Dès lors, cette préparation, dite ACD (acide citrique + citrate de sodium + dextrose), s'impose partout. On l'utilise encore aujourd'hui, avec quelques variantes tendant à accroître la durée de conservation du globule rouge (SAG : sodium, adénine, glucose ; ou SAGM : mannitol en plus). On peut ainsi conserver le sang jusqu'à trente ou quarante jours, contre quatre au début de 1915. Cette conservation de longue durée permet désormais l'autotransfusion chez les sujets devant subir une intervention chirurgicale programmée à l'avance, et qui deviennent leurs propres donneurs de sang, à raison de plusieurs autoprélèvements effectués dans les semaines ou les jours qui précèdent.

Dans l'entre-deux-guerres, l'usage de la transfusion pénétra peu à peu tous les services de soins publics et privés. Son emploi le plus fréquent résolvait des cas d'urgence : hémorragies obstétricales ou digestives menaçant la vie du sujet, suites opératoires immédiates, plaies vasculaires, accidents de la route, anémies graves. On mettait aussi à profit le pouvoir « déchoquant » du sang dans les états d'effondrement cardio-vasculaire avec hypotension artérielle sévère.

Nous avons vu que, dans les premiers temps, la méthode habituellement employée était la transfusion de bras à bras entre le donneur et le malade receveur : la transfusion iso-groupe n'était pas encore systématiquement adoptée en France, où l'on mettait surtout à contribution les « donneurs universels » de groupe O. Après avoir installé les deux aiguilles intraveineuses, l'opérateur se servait d'un appareil qui, par ses principes mécaniques, dérivait directement des modèles du siècle précédent tels qu'ils ont été décrits plus haut selon deux types essentiels : appareil de Jouvelet (système rotatif actionnant un galet) ou appareil de Tzanck et de Jubé (correspondant à une seringue à trois voies).

Dès lors, la procédure devint facile. On pratiquait couramment des transfusions au domicile du malade, le donneur et le médecin muni de son appareil s'y donnant rendez-vous. À l'hôpital, pour les urgences, il y avait des donneurs de garde. Soumis à des astreintes, ils étaient généralement indemnisés.

Le premier service important de sang en bouteille et gratuit remonte à la guerre d'Espagne. En 1936, la Centrale sanitaire internationale, d'abord créée à la faculté de médecine de Toulouse en vue d'aider les Républicains espagnols, organise des centres de prélèvement, dont un, en Suisse, enverra régulièrement des bouteilles par avion aux troupes restées fidèles au gouvernement de Madrid. C'est le professeur Roger Fisher, membre du parti communiste, qui réalisa cette « chaîne du sang », à partir de prélèvements effectués sur des étudiants volontaires de l'université. Ce fut le premier cas de transport aérien de sang réalisé au monde. Arrivés au professeur Truetta de Barcelone, les flacons étaient distribués aux différents hôpitaux, et jusqu'à Madrid. Truetta passa plus tard en Angleterre et finit la guerre dans les services de transfusion alliés[1].

---

1. Nous reviendrons en annexe sur cet épisode « historique » de la

Mais dès 1938, après les accords désastreux de Munich, devant les menaces qui pèsent sur l'Europe, le ministère britannique de la Santé publique demande au Medical Research Council d'organiser un service national qui fournirait du sang et du plasma à l'armée. Le British Army Blood Transfusion Service va jouer un rôle essentiel pour soigner les blessés au cours des bombardements de Londres. Ultérieurement, il enverra du sang et des produits sanguins sur tous les théâtres d'opérations, en particulier en Afrique et au Proche-Orient.

De son côté, la France met au point une Organisation nationale des centres de transfusion, tant civils que militaires, pour répondre à tous les besoins prévisibles. Mais la débâcle de 1940 ne laisse pas le temps au système de faire la preuve de son efficacité. En fait, le deuxième conflit mondial donne un véritable coup d'accélérateur à la transfusion chez tous les belligérants.

Le bombardement de Guernica par l'aviation allemande le dimanche 27 avril 1937 en fin de matinée, alors que la population sortait de la messe, avait fait plus de deux mille morts en moins d'une heure dans la ville sainte du Pays basque. Depuis ce massacre collectif, on savait que la guerre ne se limiterait plus au front des combats comme en 1914-1918 et menacerait les populations civiles sous le prétexte de paralyser des points stratégiques ou dans le but, plus ou moins avoué, de terroriser l'arrière. On sait ce que cela devait coûter, d'abord à la Pologne, puis à la France et peu après à Londres. À partir de l'été 1941, l'orage s'abattra sur les cités russes avant d'atteindre la vallée de la Ruhr, puis l'ensemble de l'Allemagne.

La transfusion sera largement pratiquée dans les différentes armées. Durant l'hiver 1942-1943, des flacons de sang, protégés du grand froid dans des caisses isothermes, seront parachutés à l'armée de Paulus encerclée à Stalingrad depuis le 22 novembre 1942 et qui déposera les armes le 2 février 1943 après une lutte acharnée au cours de laquelle

transfusion de guerre. Dès le début de la guerre (juillet 1936), la Croix-Rouge ibérique était passée du côté franquiste.

périront une partie des effectifs. Dès lors, la plupart des grands blessés arrivant encore en vie en salle d'opération seront sauvés (moins de 4,5 % de pertes, contre 8 à 11 % à la fin du premier conflit mondial).

La transmission héréditaire des facteurs sanguins

Peu après la découverte de Landsteiner, on se rendit compte que les facteurs A et B étaient transmis héréditairement, comme des caractères dominants. Après plusieurs tentatives d'explication parmi lesquelles on peut citer la théorie de von Dungern et Hirszfeld postulant l'existence de deux couples d'allèles indépendants (A/a et B/b)[1], il fallut attendre 1924 pour obtenir, grâce à Bernstein, un modèle satisfaisant. Bernstein montre que les groupes sanguins fondamentaux sont conditionnés par une série de trois allèles, siégeant tous à la même place sur le chromosome (on dit : sur le même locus), à savoir :
— soit le gène A, assurant la synthèse du facteur A ;
— soit le gène B, assurant la synthèse du facteur B ;
— soit le gène O, n'assurant aucune synthèse (au début, on disait le gène R).
Les facteurs A et B sont entre eux sans dominance et s'expriment dans tous les cas dès qu'ils se trouvent présents dans le génome. Le facteur O est récessif par rapport aux deux précédents. On peut donc assimiler chaque groupe sanguin à un phénotype :
— le phénotype A correspondant à deux génotypes, l'un homozygote (AA), l'autre hétérozygote (AO) ;
— le phénotype B correspondant lui aussi à deux génotypes, homo (BB) ou hétérozygote (BO) ;
— quant au phénotype AB, il est assuré par la présence simultanée des deux allèles codominants A et B dans le génome ;

---

1. Les gènes indiqués en majuscule auraient impliqué la présence du facteur correspondant (dominants) sur les hématies, ceux figurés en minuscule demeurant muets (récessifs). Pour l'historique de la découverte de la transmission génétique des groupes sanguins, voir J. Ruffié, *Les Groupes sanguins chez l'homme*, Paris, Masson, 1954.

– enfin, le phénotype O correspond toujours à un génotype homozygote (OO), puisque le gène O est récessif.

Le tableau suivant, sur lequel sont indiquées les cellules sexuelles, mâle et femelle, porteuses chacune d'un gène qui se retrouve lors de la fécondation, résume toutes les combinaisons possibles, c'est-à-dire tous les génotypes.

		Spermatozoïdes		
		A	B	O
Ovules	A	AA	AB	AO
	B	BA	BB	BO
	O	OA	OB	OO

D'après J. Bernard et J. Ruffié, *Hématologie géographique, op. cit.,* p. 193.

Dès 1910, von Dungern et Hirszfeld avaient démontré qu'il existait en réalité deux groupes A. Ils les avaient nommés A1 et A2. L'étude des familles révéla que chacun dépendait d'une mutation autonome. A1 est dominant sur A2, l'un et l'autre sont sans dominance sur B, mais tous dominent O. On en tire le tableau ci-dessous :

Phénotypes	*Génotypes*
A_1	A_1A_1 A_1A_2 A_1O
A_2	A_2A_2 A_2O
B	BB BO
A_1B	A_1B
A_2B	A_2B
O	OO

D'après J. Ruffié, *Éléments de génétique générale et humaine,* Paris, Masson, 1969, p. 42.

Ce tableau reste toujours valable dans la majorité des cas, mais d'autres formes plus rares de A ou de B ont été décrites : Ai, A3, etc., et même un allèle dit cis AB[1]. Nous n'avons pas à les envisager ici et renvoyons le lecteur intéressé aux ouvrages spécialisés. On sait aujourd'hui que le locus du système ABO se trouve sur la neuvième paire de chromosomes du caryotype humain.

L'identification d'autres antigènes cellulaires

Peu à peu, un nombre élevé d'antigènes indépendants des groupes ABO et présents sur les érythrocytes puis sur les cellules blanches allaient être découverts, donnant naissance à autant de systèmes génétiques, généralement autonomes les uns par rapport aux autres. Tous ces facteurs ont été décrits plus tardivement car, à l'état normal, aucun anticorps leur correspondant n'existe dans le sérum humain. Ils n'y apparaissent qu'à la suite d'un processus d'allo-immunisation, qui peut avoir une origine transfusionnelle ou obstétricale.

Facteurs Rh et anticorps irréguliers

Si la découverte de Landsteiner avait permis à la transfusion sanguine d'entrer dans la pratique courante, elle n'avait pas pour autant résolu tous les problèmes. La transfusion isolée demeurait une intervention sans danger, mais il arrivait qu'un sujet ayant reçu plusieurs transfusions successives finisse par présenter des accidents, parfois graves, malgré la stricte observance des règles classiques de compatibilité. La solution à ce problème devait être apportée dans les années 1939-1940 par la mise en évidence du facteur Rh, et bientôt de tout le système qui lui est rattaché. Il s'agit là de l'acquisition la plus importante réalisée dans le domaine de l'immunologie érythrocytaire depuis la mise au jour des groupes

---

1. Le gène cis AB, découvert par Charles Salmon, est capable d'assurer simultanément la présence du facteur A et du facteur B sur les hématies, ou tout au moins d'une partie des déterminants A et B.

ABO par Landsteiner. Non seulement elle permit d'expliquer certains accidents transfusionnels demeurés mystérieux jusque-là, mais elle rendit compte aussi de certains ictères du nouveau-né avec anémies intenses, parfois accompagnés d'accidents plus sévères de type neurologique. Assez vite, on décela que ces accidents étaient liés à une « incompatibilité » sanguine entre la mère et le fœtus. Cette découverte eut lieu presque simultanément dans trois laboratoires indépendants et selon des voies différentes.

En 1939, Levine et Stetson (USA) signalent le cas d'une mère ayant accouché d'un enfant mort-né atteint d'un ictère massif. Cette patiente portait dans son sérum un « nouvel » anticorps, actif sur les hématies de son propre bébé et sur celles de son mari. Le sang du mari transfusé à la jeune femme, bien qu'ils appartinssent tous deux au même groupe ABO, avait d'ailleurs provoqué un accident hémolytique particulièrement grave. Les deux auteurs observent que l'anticorps présent chez la parturiente agglutine aussi les hématies de 80 donneurs de sang américains blancs pris au hasard sur un lot de 104. Ils supposent que la mère manquait d'un antigène présent chez le fœtus, antigène hérité du père et qui aurait déclenché une allo-immunisation obstétricale durant la grossesse. Ainsi se confirmait une hypothèse déjà ancienne.

En effet, dès 1905, Dienst avait envisagé la possibilité d'une immunisation de la mère par le sang du fœtus. Cette idée fut reprise en 1923 par Ottenberg, qui admit la réalité de l'immunisation fœto-maternelle chez la femme enceinte. En 1928, Hirszfeld et Paroli pensaient que cette allo-immunisation pouvait être à l'origine de certains cas d'érythroblastose néonatale. Mais c'est seulement en 1938 que Ruth Darrow avait exposé dans un mémoire quasi prophétique le mécanisme possible d'un tel processus. Pour cet auteur, les hématies du fœtus pourraient, dans certains cas, hériter d'un antigène présent chez le père mais absent chez la mère, antigène qui pénétrerait dans la circulation de cette dernière à la faveur de lésions du placenta, provoquant ainsi l'apparition d'un anticorps correspondant. Ultérieurement, cet anticorps pouvait franchir la barrière placentaire, mais dans le sens mère-fœtus, se fixer sur les hématies de ce dernier, et provoquer lors de la naissance un ictère hémolytique plus ou moins intense.

Moins d'un an plus tard, cette géniale intuition fut confirmée par la publication princeps de Levine et Stetson rapportée plus haut. Il faut insister ici sur l'aspect révolutionnaire de cette découverte. Jusqu'alors, on considérait en effet que la mère était incapable de s'immuniser contre les antigènes de son fœtus qu'elle-même pouvait ne pas posséder. Ce fut le premier cas d'« intolérance immunitaire » physiologique connu.

Des recherches parallèles se poursuivaient en même temps dans d'autres laboratoires. En 1937, Landsteiner et Wiener immunisent des lapins par des hématies de primates dans le but de découvrir, grâce aux immuns-anticorps ainsi obtenus, de nouveaux groupes sanguins chez l'homme. Injectant au lapin des hématies de *Macacus rhesus*, les deux auteurs provoquent d'abord l'apparition d'un réactif de spécificité anti-M.

En poursuivant leur expérience, ils notent la survenue d'un autre anticorps, non décrit jusque-là, et capable d'agglutiner toutes les hématies de singe rhésus, mais aussi celles de 85 % des Blancs de New York. Ils pensent que ces sujets possèdent sur leurs globules rouges un antigène identique à celui que l'on trouve sur ceux des macaques rhésus : aussi l'appellent-ils facteur Rhésus ou, par abréviation, facteur Rh. Les 85 % de sujets qui le portent sont dits Rhésus positifs (Rh$^+$), les 15 % qui en sont dépourvus seront étiquetés Rhésus négatifs (Rh$^-$). Ces résultats, complétés par trois ans d'un labeur intense, ne sont publiés qu'en 1940. Peu après, Wiener et Peters montrent qu'un sujet Rh$^-$ recevant du sang Rh$^+$ peut réagir en fabriquant un anticorps anti-Rh et, lors de transfusions sanguines ultérieures au moyen du sang Rh$^+$, subir une hémolyse massive du sang injecté. Des accidents graves en résultent souvent. Dans certains cas, une grossesse « incompatible » dans laquelle le fœtus porte un antigène hérité du père, contre lequel la mère peut s'immuniser puisqu'elle ne le possède pas, joue le même rôle qu'une transfusion. Dès 1941, Levine, Katzin et Burnham attribuent au facteur Rhésus le premier cas d'allo-immunisation fœto-maternelle qu'ils avaient décrit deux ans plus tôt, mais dont ils avaient omis de baptiser l'antigène responsable.

Les accidents d'allo-immunisation fœto-maternelle parfois graves pouvaient donner lieu à une anémie hémolytique massive à la naissance, avec ictère prononcé dans les jours suivants, et provoquer aussi des troubles neurologiques par lésions de certains centres cérébraux. On appela ces atteintes des « ictères nucléaires ». Ils provoquaient chez l'enfant qui naissait – s'il parvenait à survivre – un grave handicap moteur et mental. Enfin, dans d'autres cas, le fœtus mourait *in utero*, ou naissait avant terme, présentant des lésions diffuses sur l'ensemble du corps (anasarque fœtoplacentaire). À cette époque, le seul traitement possible consistait à suivre, chez les femmes enceintes Rh⁻ ayant un partenaire Rh⁺, l'apparition éventuelle d'anticorps anti-Rh dans les jours précédant la naissance et au moment de l'accouchement. Si ces anticorps étaient présents, il convenait de changer aussitôt le sang du nouveau-né Rh⁺ (déjà immunologiquement atteint) par du sang Rh⁻, invulnérable aux anticorps maternels et donc insensible à l'hémolyse. Utilisée à temps, cette méthode a presque toujours donné de bons résultats.

Par la suite, on parvint même à effectuer un changement de sang *in utero* dans les derniers jours de la grossesse (exsanguino-transfusion intra-utérine), ce qui permettait au fœtus d'échapper à l'agression des anticorps maternels avant même la naissance, moment où leur action paraissait le plus dangereuse. Aujourd'hui, ces méthodes sont quasiment abandonnées au profit de la saturation préventive des anti-Rh de la mère. Au moment opportun, on introduit dans l'organisme de la femme enceinte Rh⁻ des antigènes Rh⁺ capables de saturer des anticorps anti-Rh éventuels et de les neutraliser alors qu'ils n'ont pas eu le temps d'agir. De ce fait, l'allo-immunisation maternelle, naguère source de tant de drames, n'est plus qu'un mauvais souvenir.

Il convient de rappeler ici les travaux de Paul Moureau, immunologiste et transfuseur belge de l'hôpital de Bavière, à Liège, trop souvent oubliés. Avant Moureau, quelques auteurs, comme Zacho en 1936, avaient publié des cas de réactions post-transfusionnelles inexpliquées chez des donneurs et receveurs appartenant tous deux au même type ABO et ne présentant donc pas, en théorie, d'incompatibilité. Mais aucun anticorps « irrégulier » responsable de l'incident n'avait été identifié chez le receveur. Or, en janvier 1940, une malade âgée est hospitalisée à Liège pour un ulcère duodénal saignant. Très anémique, elle reçoit successivement trois transfusions d'un seul donneur, celui-ci appartenant comme la patiente aux groupes O, N, seuls systèmes connus à l'époque. La première injection de sang, réalisée par Moureau le 30 janvier 1940, est bien supportée. La deuxième (4 février) est suivie d'une réaction assez violente et la troisième (11 mars 1940) entraîne un ictère hémolytique grave, dont la malade meurt le lendemain. Moureau prélève du sang du cadavre et identifie dans son sérum un anticorps irrégulier qui agglutine les hématies du donneur. Il l'appelle anti-X et nomme l'antigène X le facteur correspondant, responsable selon lui de l'issue fatale de cette série de transfusions. Entre avril et mars 1940, Moureau teste un certain nombre d'échantillons de sang d'habitants de Liège. Il constate que 80 % d'entre eux environ sont X^+, alors que près de 20 % sont X^-. Il note en outre que ce facteur est génétiquement indépendant de ceux déjà décrits.

Malheureusement, l'invasion brutale de la Belgique par les armées nazies interrompt ses recherches et c'est seulement quelques mois plus tard, au début de 1941, que Moureau prend connaissance des travaux des auteurs américains par un bref résumé paru dans une revue allemande. Il fait alors le rapprochement entre son facteur X et l'antigène Rhésus décrit par les Américains. Comme le blocus de l'Europe continentale par les Alliés ne lui permet pas de faire venir du sérum anti-Rhésus américain, Moureau tente de se procurer un *Macacus rhesus*. Il finit par en trouver un (le dernier !) qui restait au jardin zoologique d'Anvers. Grâce à lui, il immunise des cobayes avec des hématies de macaque et finit par obtenir un anticorps anti-Rhésus. Il vérifie ainsi qu'il y avait bien parallélisme entre les réactions observées avec l'anti-X et celles obtenues par l'anti-Rh. Il publiera ses résultats dans deux brèves notes parues l'une en 1941, l'autre en 1943, et malheureusement mal diffusées en raison des hostilités.

Facteur Rh et facteur LW

Le problème allait se compliquer lorsque la suite des travaux démontra que tous les humains, ou presque, qu'ils soient Rh$^+$ ou Rh$^-$, portent sur leurs hématies une certaine quantité de facteur Rhésus, nettement plus abondante chez les premiers (Rh$^+$) que chez les seconds (Rh$^-$). C'est pourquoi un immun-sérum anti-Rh obtenu par immunisation du lapin au moyen d'hématies de singe permet, si le titre n'est pas trop élevé, ou s'il est convenablement dilué, de diviser les humains en Rhésus positifs et Rhésus négatifs. Mais en réalité, les sujets totalement dépourvus de ce facteur Rhésus sont rarissimes, et il n'y a pas identité rigoureuse entre les anticorps découverts au cours de l'allo-immunisation fœto-maternelle et les anticorps obtenus par hétéro-immunisation à partir des hématies de singe injectées au cobaye ou au lapin.

En effet, les allo-anticorps d'origine humaine (allo-immunisation par grossesse incompatible ou par transfusions itératives) mettent en évidence un antigène propre à l'homme et qui conduit à diviser les sujets en Rh$^+$ selon qu'ils le possèdent et Rh$^-$ s'ils ne le possèdent pas. Cet antigène sera désormais appelé facteur Rh (et non plus facteur Rhésus) pour bien montrer qu'il n'est pas tout à fait identique à celui que l'on avait initialement découvert chez le singe macaque. L'antigène du singe, présent chez presque tous les hommes, a été nommé facteur LW en l'honneur des deux immunologistes (Landsteiner et Wiener) qui le décrivirent les premiers.

Les sujets LW$^-$ sont exceptionnels. Ils peuvent appartenir à des familles Rh$^+$ ou Rh$^-$, ce qui prouve l'autonomie des deux facteurs. Ces rares individus LW$^-$ peuvent s'immuniser contre le facteur LW par grossesse ou transfusion. Dans ce dernier cas, ils posent de difficiles problèmes, les seuls donneurs possibles (nécessairement LW$^-$) étant eux-mêmes exceptionnels, puisque le facteur LW peut être considéré comme un antigène « public », c'est-à-dire présent chez tout le monde ou presque. En fait, bien que les deux systèmes Rh et LW soient génétiquement indépendants, ils sont immunologiquement liés, comme le démontrent les études comparatives réalisées chez les primates infra-humains et chez l'homme[1]. Cet antigène LW semble polymorphe, et après plus de trente ans de discussions et parfois de querelles passionnées, le problème de la place exacte du système LW en immunologie érythrocytaire ne semble pas encore entièrement élucidé.

L'histoire de la découverte du facteur Rh est exemplaire, mais ne constitue que la première étape d'une longue série de découvertes de « nouveaux facteurs » inconnus jusque-là et mis en évidence chez des sujets polytransfusés ayant présenté un accident inexpliqué, avec présence d'un anticorps qui n'avait pas encore été décrit. En même temps, une meilleure surveillance des femmes enceintes, et surtout des multipares, permit de multiplier les observations d'allo-immunisation fœto-maternelle. C'est ainsi qu'une série d'antigènes liés au facteur Rh fut mise au jour, conditionnée par un système génétique complexe.

Le polymorphisme humain et l'hémotypologie

Sur un plan plus théorique, les immunisations interhumaines décrites (allo-immunisation), malgré l'observance stricte des règles de compatibilité classique, démontrent la richesse et la complexité de l'équipement antigénique de la membrane cellulaire, contrôlé par les lois de l'hérédité. Avec la découverte de nombreux systèmes de marqueurs sanguins génétiquement polymorphes, il était devenu possible pour la première fois de définir tout individu par sa « carte d'identité biologique » d'une façon aussi précise que par ses empreintes digitales. Ceci a donné lieu à une nouvelle science : l'*hémotypologie* (Jacques Ruffié, 1960). L'anthropologie biologique allait en être profondément bouleversée. On pouvait désormais appliquer à l'espèce humaine les modèles mathématiques de la génétique des populations. Mais ces marqueurs ont permis en outre d'« étiqueter » chaque paire de chromosomes du caryotype humain, de définir les groupes de liaison (gènes portés par un même chromosome) et de situer tous les

---

1. W. Socha et J. Ruffié, *op. cit.*

locus les uns par rapport aux autres, leur fréquence de recombinaison étant fonction de leur position et de leur distance : c'est la loi de Sturtevant, définie par l'« expérience des trois lieux ». Celle-ci est fondée sur le nombre d'échanges (recombinaisons) constatés entre locus portés sur le même chromosome. Plus le nombre de recombinaisons est élevé, plus les deux locus sont éloignés l'un de l'autre. En procédant de proche en proche, on arrive ainsi à dresser les « cartes chromosomiques », qui représentent la localisation de chaque gène sur un même chromosome. Cet inventaire put connaître un début de réalisation avant même que l'on dispose des moyens actuels permettant de découper et d'analyser les séquences d'ADN elles-mêmes. La détection des mécanismes intimes du phénomène immunitaire, liée à la mise en évidence du système HLA par Jean Dausset (1970), ainsi que la possibilité de pratiquer la microchirurgie moléculaire grâce aux enzymes de restriction et d'obtenir en grand nombre un gène isolé par différentes techniques comme la PCR (Polymerase Chain Reaction) ont donné elles aussi naissance à une nouvelle science : l'*immunogénétique,* qui a obligé à revoir fondamentalement quelques-uns des principes que l'on pensait jusque-là solidement établis[1].

Les accidents par incompatibilité immunitaire

Nous venons d'exposer l'origine et la nature de ces accidents et les raisons pour lesquelles ils étaient imputables à la présence, chez le receveur, d'anticorps actifs contre des antigènes présents sur les hématies du donneur. Ces anticorps peuvent y être rencontrés d'emblée et le patient risque alors de présenter un accident dès la première transfusion. C'est ce que l'on voit en cas d'incompatibilité portant sur le système ABO. Dans d'autres cas, ce sont les injections initiales d'hématies porteuses d'antigènes que le receveur ne possède pas. Au début, il ne présente aucune réaction puisqu'il ne porte pas d'anticorps correspondant. Il demeure donc immunolo-

---

1. Jacques Ruffié, *Naissance de la médecine prédictive, op. cit.*

giquement insensible à ce facteur. Mais il peut fabriquer des anticorps contre lui au cours d'injections répétées : par exemple, lors de transfusions itératives qui, sous l'effet du hasard, lui amèneraient toujours le même antigène. Il s'immunise alors contre celui-ci selon un processus rappelant celui de la vaccination. Le cas le plus classique concerne le sujet Rh⁻ recevant à plusieurs reprises du sang Rh⁺. Il finit par faire un anticorps anti-Rh capable d'hémolyser les hématies Rh⁺ transfusées par la suite.

Nous avons rappelé l'histoire de la malade de Paul Moureau morte à Liège en 1940 lors d'une troisième transfusion d'un sang qu'on ignorait incompatible et qui provenait chaque fois du même donneur. Avant que le système Rh ne soit découvert, des accidents de ce type étaient observés, surtout chez des polytransfusés. Mais si une femme Rh⁻ avait été préalablement immunisée par une grossesse Rh⁺, l'accident pouvait survenir dès la première transfusion. Sa gravité dépendait évidemment du taux d'anticorps présent chez le receveur, et de la quantité des hématies incompatibles injectées. Si l'hémolyse était massive, le décès pouvait survenir. Nous avons dit comment aujourd'hui on oppose dans le langage courant ces anticorps immuno-acquis, dits « agglutinines irrégulières », à ceux du système ABO (anti-A et anti-B) qui, on l'a vu, apparaissent régulièrement chez tout sujet ne portant pas l'antigène correspondant (anticorps dits naturels ou agglutinines régulières).

On peut être surpris que, malgré une bonne connaissance de l'immunologie des globules rouges et une surveillance rigoureuse effectuée auprès des femmes enceintes et de ceux qui doivent recevoir une ou plusieurs transfusions de sang, les accidents mortels post-transfusionnels liés à des erreurs portant sur des incompatibilités de groupe soient plus nombreux que les décès dus à une contamination virale par HIV, HCV ou autres germes.

D'où viennent donc ces erreurs et comment expliquer leur fréquence relative ? À l'origine, elles étaient surtout liées à des facteurs humains (erreur du technicien qui avait effectué le groupage du donneur ou du receveur, faute dans l'étiquetage, confusion de flacons, etc.). Par la suite, grâce à l'informatisation (qui permet de mieux identifier les groupes et d'imprimer directement les résultats de l'analyse sur chaque unité), grâce aussi au contrôle automatique, les erreurs purement humaines sont devenues extrêmement rares. Le travail du technicien se borne presque uniquement à surveiller et à contrôler le déroulement des opérations au lit du malade (*cross-matching*) pour bien s'assurer qu'aucune incompatibilité visible n'existe entre le sang du donneur et celui du receveur. Ce contrôle croisé est indispensable, mais il faut en connaître les limites. Fondé sur l'observation directe de l'agglutination des hématies injectées par des anticorps qui seraient présents chez le receveur, cette méthode est essentiellement fondée sur l'apparition éventuelle de l'agglutination des hématies du donneur par des anticorps qui seraient présents chez le receveur : sa négativité indique qu'aucune incompatibilité n'existe, et sa positivité que les hématies que l'on s'apprête à injecter sont incompatibles. Cet examen se pratique à l'œil nu et de façon extemporanée. Malheureusement, certains immuns-anticorps, et non des moins dangereux, sont incapables de former des agglutinats dans ces conditions et échappent donc à l'œil de l'observateur. Ils ne peuvent être détectés, au préalable, que par divers artifices techniques tel le test de Coombs indirect : ces anticorps, fixés sur les récepteurs antigéniques de la paroi des érythrocytes, les recouvrent alors complètement d'une couche de globuline qui permet leur agglutination à l'aide d'un immun-sérum antiglobuline quelconque. Ces hématies sont dites « revêtues ». Au contraire, les cellules normales, dont la paroi ne porte jamais de globulines, ne sont pas agglutinées (test de Coombs négatif). Une autre méthode consiste à traiter les hématies du donneur par des « enzymes décapantes », papaïne surtout, qui rendent ces cellules directement agglutinables par l'anticorps correspondant à ses antigènes.

Peut-on diminuer encore le nombre de ces accidents, les supprimer complètement ? La réponse est complexe. D'abord, il est possible et même souhaitable de restreindre le nombre de transfusions. Comme la plupart des pays développés, la France a pris la mauvaise habitude de transfuser à tort et à travers. On a eu souvent recours à des injections dites « de confort » qui, sur le plan médical, ne s'imposaient pas. Il y a eu ainsi surconsommation de produits sanguins, inutile pour le patient, coûteuse pour les organismes d'assurance maladie, et qui a nécessairement accru les risques d'accidents de toutes sortes, en particulier par suite d'erreurs portant sur les groupes.

À l'heure actuelle, des progrès très importants ont été réalisés en matière de sécurité des groupages. Il reste cependant une certaine marge d'erreur incompressible, liée surtout aux problèmes posés par la logistique. Comme le dit fort justement Philippe Rouger, « on doit transfuser moins mais transfuser mieux[1] ». À cet égard, on est obligé de considérer la double adéquation efficacité / risque et efficacité / coût. Bien entendu, tout nouveau moyen de contrôle et de surcontrôle contribuant à augmenter la sécurité transfusionnelle a un coût. Et en voulant tout mettre en œuvre pour atteindre la sécurité totale, on se fourvoie : tout acte médical, si « parfait » soit-il, comportera toujours un danger. Le seul moyen pour le médecin de n'en prendre aucun serait de ne rien faire, ce qui est contraire à sa vocation et tomberait d'ailleurs sous le coup de la loi.

Si l'on en croit les enquêtes les plus récentes dans le domaine des accidents immunologiques transfusionnels, la Mayo Clinic (aux États-Unis) est celle qui affiche le moins d'accidents : un seul pour le système ABO sur les 268 000 concentrés érythrocytaires injectés. En revanche, Mayer retient des chiffres plus importants : 27 accidents, toujours pour le système ABO, sur les 500 000 dernières transfusions qu'il a répertoriées. Une étude de la Food and Drug Administration a signalé 155 décès entre 1976 et 1985, mais cette enquête ne signale pas le nombre de patients qui ont pu être sauvés sur le nombre total d'accidents recensés.

Pour la France, le Centre national de référence des groupes sanguins donne, à partir d'une enquête diligentée par la Société française de transfusion sanguine, sur une période d'un an (1991-1992), une fréquence d'accidents se situant entre 1 sur 6 000 et 1 sur 12 000 unités de sang. Au cas par cas, il apparaît que c'est le dysfonctionnement logis-

----

1. P. Rouger, E. Hergon, P.-Y. Le Pennec, P. Garnerin, H.-J. Valleron, « Risque immunologique en transfusion sanguine et santé publique », *Transfus. Clin. Biol.*, 1994, 2, 141-153.

tique qui est en cause, bien plus que les erreurs proprement dites portant sur le groupe. Celles-ci, pour être rares, n'en existent pas moins, et leur possibilité doit commander en permanence la vigilance du transfuseur.

CHAPITRE V

Les avancées transfusionnelles et le traitement des cas particuliers

Les autres techniques de transfusion

Aujourd'hui, on imagine mal les progrès extraordinaires que la transfusion sanguine fit accomplir à la médecine, et plus encore à la chirurgie. Au XVIᵉ siècle, le Flamand André Vésale (1514-1564), considéré comme le père de l'anatomie moderne et qui avait étudié la médecine à Louvain, à Montpellier puis à Paris avant de devenir le médecin de Charles Quint, avait écrit un remarquable traité, *De corporis humani fabrica libri septem,* illustré de nombreuses planches figurant les connaissances de son temps. Cependant, poussé par la curiosité, il aurait disséqué un sujet encore vivant ; condamné pour cela à faire un pèlerinage en Terre sainte, il ne devait jamais en revenir, son bateau ayant fait naufrage sur l'île de Zante (Zakunthos), au large des côtes ouest du Péloponnèse.

Dans les siècles suivants, les techniques chirurgicales s'affinèrent. Au moment des campagnes napoléoniennes, on savait opérer les grands blessés (en particulier des membres) et pratiquer correctement une amputation. Mais beaucoup de malades mouraient d'infections postopératoires, que l'on ne savait ni éviter ni guérir. Il fallut attendre les découvertes pasteuriennes, à la fin du XIXᵉ siècle, pour que soient généralisées l'asepsie et l'antisepsie. Désormais, les complications infectieuses qui suivaient l'intervention devinrent plus rares.

Mais un nouveau facteur limitant allait apparaître : la perte de sang peropératoire. Certains malades dont l'opération s'était bien déroulée et qui n'avaient pas présenté d'infection étaient soudain emportés par des hémorragies. La transfusion sanguine allait lever cet obstacle. Grâce à elle, les chirurgiens purent aborder des domaines jusque-là hors de leur portée et pratiquer des actions de longue durée. L'amélioration des moyens d'anesthésie contribua à ces progrès. Une floraison de techniques nouvelles apparut alors. Évoquons-en quelques-unes.

L'*exsanguino-transfusion* figure parmi les applications les plus spectaculaires réalisées depuis le milieu du siècle, même si cette technique a beaucoup perdu de son intérêt aujourd'hui. Elle consiste à enlever aussi complètement que possible le sang du malade et à le remplacer par du sang sain. Cette méthode, inaugurée par Diamond en 1947, fut utilisée avec succès pour traiter la maladie hémolytique du nouveau-né, quand les moyens de prévention dont nous disposons aujourd'hui étaient encore inconnus. On peut également la mettre en œuvre dans le cas de grandes anémies, lorsque l'hématocrite est inférieur à 20 %. Un temps, on fit appel à l'exsanguino-transfusion pour traiter certaines leucémies (Marcel Bessis). Malheureusement, les rémissions parfois obtenues, et qui avaient fait naître au début quelques espoirs, ne furent jamais de longue durée. Et lors de la rechute, inévitable dans tous les cas, une nouvelle exsanguino-transfusion se révélait impuissante.

Plus récemment, on l'a appliquée chez les sujets atteints de paludisme pernicieux particulièrement grave. Ce paludisme est marqué par l'abondance de la parasitémie et l'obstruction de nombreux capillaires viscéraux (au niveau du cerveau en particulier) par les hématies parasitées et les microembolies qu'elles provoquent. Elles empêchent une oxygénation des organes nobles, d'abord le cerveau, puis les reins, le foie, etc., ce qui déclenche le paludisme pernicieux, souvent mortel[1].

---

1. Voir Marc Gentilini, *Médecine tropicale*, Paris, Flammarion, 1993, p. 104-107.

On espérait que l'exsanguino-transfusion permettrait de débarrasser le sang d'un certain nombre d'hématies parasitées de la circulation et de les remplacer par des hématies saines. Mais sur ce point non plus, cette méthode n'a pas donné les résultats escomptés.

L'exsanguino-transfusion a été appliquée, avec des fortunes diverses, dans certains cas d'intoxication massive, au monoxyde de carbone (CO) par exemple, à condition d'intervenir très précocement. Entre 1948 – date des premiers essais dans les traitements des leucémies – et 1973, où l'on pratiqua les dernières interventions sur le nouveau-né atteint d'allo-immunisation fœto-maternelle[1], bientôt remplacées avec succès par une autre technique prophylactique protégeant la mère de l'immunisation contre son enfant, un grand nombre de thèses et de monographies furent consacrées à l'exsanguino-transfusion.

Une deuxième application, la *circulation extra-corporelle,* est née des nécessités de la chirurgie du cœur. À la fin des années 1930, les chirurgiens commencèrent leurs interventions sur les gros vaisseaux du thorax, rendues possibles grâce à la maîtrise des anesthésies de longue durée. Après avoir pratiqué des opérations « à cœur fermé » à l'aide d'artifices techniques limitant les pertes de sang, on travailla « à cœur ouvert ». Or, sur un champ opératoire nécessairement rendu exsangue, on ne pouvait pas supprimer toute circulation en arrêtant l'arrivée du sang dans le cœur droit, dans la mesure où certains viscères, en premier lieu le cerveau, puis le cœur, supportent mal l'anoxie, même limitée à quelques minutes. On tenta donc d'aspirer le sang du cœur droit en le restituant dans la circulation périphérique : mais ce sang n'était pas assez oxygéné. Dans les années 1940 à 1950, plusieurs expérimenta-

---

1. Jean Robert, *Le Traitement des leucoses aiguës, en particulier par l'exsanguino-transfusion,* Lyon, Imprimerie des Beaux-Arts, 1948. Jean Couchot, *Surveillance des ictères néo-nataux. Indications et techniques de l'exsanguino-transfusion sanguine,* Thèse, Faculté de médecine de Reims, 1972. Michel Dupouy, *Avantages du sang hépariné dans les exsanguino-transfusions des nouveau-nés,* Thèse, Faculté de médecine de Reims, 1973.

teurs, Gibbon ou Lillehei aux États-Unis, Crafoord en Suède mirent au point des appareils qui assuraient simultanément l'oxygénation du sang veineux, prélevé sur le malade, et sa restitution rythmée à la pression convenable dans l'arbre artériel. Dès lors, le cœur du patient pouvait être mis en arrêt complet, « hors circuit », tandis que le cœur-poumon artificiel entretenait un flux de sang normal. Cette méthode est maintenant bien réglée et autorise n'importe quel acte chirurgical, même complexe et prolongé, sur le cœur : il suffit d'en arrêter les battements par le refroidissement et certains moyens chimiques. L'intervention terminée, on le relance à volonté au moyen d'un choc électrique. Ce type de circulation artificielle est également nécessaire pour mener à bien de multiples opérations cardio-vasculaires complexes, les greffes de cœur ou de poumon, etc.

On doit également rappeler la technique de *transfusion de sang de cadavre*. Bien que cette technique soit née et ait d'abord été appliquée à Moscou, il semble que l'idée ait été lancée dès 1904 par R.B.H. Gradwohl de Saint-Louis. Celui-ci, qui travaillait à l'Institut Pasteur à Paris, avait étudié dans quel délai et par quelle voie l'invasion bactérienne du sang pouvait se produire après le décès : mais sa tentative n'eut pas de suite. Le professeur Serge Judine, de l'Institut Skifassofwsky, reprit cette tentative entre les deux guerres avec succès. Judine, qui manquait parfois de sang, s'inspirant des expériences de Schamov et de son équipe sur les chiens saignés à blanc et ramenés à la vie par des transfusions de sang de cadavre de chien, eut l'idée d'appliquer cette méthode à l'homme[1]. Il opéra d'abord sur des accidentés de la rue qui venaient de décéder ; il ouvrait le ventre et retirait le sang par ponction de la veine cave. En moins de quatre heures, il devait connaître les résultats des analyses : le groupage du sang, le contrôle de l'absence de syphilis, etc. Mais comme la loi russe interdit toute autopsie dans les vingt-

---

1. Voir pour plus de détails Serge Judine, *La Transfusion de sang de cadavre à l'homme,* préface du professeur A. Gosset, Paris, Masson, 1933.

quatre heures qui suivent la mort, Judine travailla en secret jusqu'au 23 mars 1930, jour où on lui apporta en pleine nuit un ingénieur de 33 ans comateux qui avait fait une hémorragie grave en tentant de se suicider par l'ouverture des veines du pli du coude gauche. Pour essayer de sauver ce patient dont le pouls était impalpable et les yeux déjà en mydriase, signe de mort imminente, il fallait une transfusion immédiate. Or, Judine disposait dans son service d'un artérioscléreux mort depuis six heures dont le groupe sanguin était le même que celui du suicidant. Sans hésiter, Judine préleva par la veine cave 400 cc de sang au cadavre et les injecta aussitôt au mourant. Celui-ci revint à lui et, dans les jours suivants, ne présenta aucun accident toxique. La preuve était faite de l'efficacité et de l'innocuité du sang de cadavre frais.

Dès lors, Judine continua à travailler en silence. Finalement, le 7 septembre 1930, il signala les sept premiers cas au IVe congrès de chirurgie d'Ukraine et reçut pleine approbation pour son œuvre. Il publia ses travaux, dans lesquels il indique que, pour être utilisable, le sang doit être soustrait dans les huit heures qui suivent la mort et explique comment il choisit les cadavres qui peuvent donner une grande quantité de sang : le donneur atteint de certaines maladies (infections, cancers) ne sera pas retenu, et le décès sera presque toujours subit (infarctus du myocarde, traumatisme, accident du travail ou de la route, électrocution, etc.). Les avantages de cette méthode sont nombreux : le sang de cadavre est incoagulable et abondant (on peut prélever, en moyenne, de 2 à 4 litres de sang sur un même sujet, voire plus). Pour le retirer, on ponctionne, par une canule, la veine jugulaire après avoir mis le corps en position déclive. Le sang frais, prélevé dans les premières heures qui suivent la mort, est bactéricide. Mis en glacière, il est dépourvu de toute toxicité et peut se conserver plus de quinze jours. Le sang d'un seul cadavre peut sauver la vie de cinq à huit sujets. Avant d'être injecté, on le réchauffe lentement au bain-marie. Dès 1936, la méthode de Judine fut généralisée. Elle sera adoptée par Shamov en 1937 et se pratiquait encore en 1960 (Trasof).

Le délai du prélèvement doit être rigoureusement respecté et ne pas dépasser les quelques heures qui suivent la mort. En effet, durant la vie, la paroi des vaisseaux se comporte comme une barrière active contre toute invasion bactérienne, mais quelques heures après la mort cette barrière est aisément franchie par des germes venant d'abord des intestins, puis des poumons, ou d'autres parties du corps normalement contaminées (sinus, etc.). Il faut souligner également le facteur psychologique, qui faisait refuser à beaucoup de malades le sang de cadavre...

Après les tentatives russes, cette technique, qui avait été abandonnée en raison du risque de pullulation microbienne, fut reprise aux États-Unis par Thomas Drees en 1973 avec, semble-t-il, un certain succès. Et nous n'en avons pas fini avec cette méthode, car si un pays venait à manquer de sang, celui des morts pourrait être utilisé. La crainte de contamination du sang par un début de décomposition des viscères n'est plus de mise en effet, puisqu'on peut aujourd'hui maintenir un organisme en survie artificielle grâce à une oxygénation continue du corps dont le décès a été reconnu. Le sujet en état de mort cérébrale est un cadavre qui conserve toutes ses fonctions végétatives et en particulier immunologiques. Cette méthode est utilisée dans le but de prélever les viscères destinés à une transplantation (cœur, poumon, foie, etc.). La moelle osseuse d'où sont issues toutes les lignées sanguines est un tissu comme les autres, qui peut être transplanté dans les mêmes conditions techniques de groupage, de contrôles biochimiques et bactériologiques, etc. Nous reviendrons plus loin sur les transplantations de la moelle, et dont les indications se multiplient.

L'autotransfusion

Nous avons vu comment, après la mise en jeu de l'asepsie, la perte de sang avait constitué le dernier facteur limitant les interventions chirurgicales. Souvent, l'opération devait s'arrêter en raison de l'hémorragie qui risquait d'entraîner chez le patient un coma vite irréversible. À partir du milieu du premier conflit mondial, la transfusion de sang homologue fit reculer ces limites et permit de procéder à des opérations « lourdes », prolongées, qui devaient sauver la vie de nombreux blessés et, plus tard, de beaucoup de malades. À cette époque, on avait tenté, avec un certain succès, de procéder à l'autotransfusion peropératoire, qui consistait à récupérer le sang perdu par le patient, soit au moment de l'accident, soit tout au long de l'intervention, et à le lui réinjecter aussitôt[1]. Ce geste, qui obéissait à une logique certaine, était surtout pratiqué en cas d'hémorragie grave et subite : rupture de la rate, grossesse extra-utérine, lésion d'une grosse artère, etc.

D'une manière générale, le sang était immédiatement réintroduit dans la circulation du malade après avoir été enrichi par adjonction d'une petite quantité de citrate (pour qu'il reste fluide) et filtré (pour enlever les petits caillots de coagulation et les bribes de tissus détachés à la périphérie de la plaie). On tentait le plus souvent de le récupérer dans les parties déclives du petit bassin du blessé au moyen d'une grosse cuiller. On le vidait aussi dans un entonnoir tapissé d'un filtre stérile en toile de soie à bluter, après l'avoir préalablement lavé dans une solution de citrate de sodium ; en fait, le sang ainsi recueilli se révélait le plus souvent incoagulable du fait de la destruction des plaquettes et de la fibrinolyse. Mis dans un flacon stérile, on devait le réinjecter séance tenante. En aucun cas une conservation prolongée n'était possible.

Aujourd'hui, l'autotransfusion, très différente dans ses techniques et ses performances, jouit d'un regain d'intérêt. D'abord parce que, dans les pays qui parviennent difficilement à l'autosuffisance, toute méthode aboutissant à épargner du sang est accueillie favorablement. Ensuite parce que l'autotransfusion lève tous les obstacles liés au polymorphisme génétique, ceux-là mêmes qui obligent, dans les transfusions homologues, à rechercher le sang de sujets parfaitement compatibles. Enfin parce qu'elle réduit, jusqu'à l'annuler, le risque de contamination transfusionnelle par des agents viraux : HIV, HTLV1 et HTLV2, HCV, HBV, CMV, etc.

Grâce aux moyens dont nous disposons aujourd'hui, l'autotransfusion ne consiste plus seulement à récupérer le sang du malade en cours d'intervention pour le lui réinjecter

---

1. Parmi les pionniers de l'autotransfusion peropératoire, voir D. Éberlé, « L'auto- et l'hétérotransfusion dans les hémorragies aiguës », *Schweizerisch medizinische Wochenschrift*, n° 43, 31 octobre 1920.

immédiatement, mais à prélever à l'avance au patient son propre sang afin de le lui réinjecter lors de l'intervention. Les prélèvements peuvent être étalés dans le mois qui précède l'intervention, à raison d'un prélèvement par semaine, afin que le sujet ait le temps de refaire sa masse sanguine et sa population globulaire entre deux prélèvements consécutifs. Ainsi, l'autotransfusion ressemble désormais bien plus à une transfusion différée à partir de son propre sang qu'à une simple récupération et réinjection de sang peropératoire, bien que cette technique ne soit pas totalement abandonnée.

L'autohémothérapie est une intervention aujourd'hui tombée en désuétude, mais qui, par sa méthode (sinon par son esprit), s'apparente à l'autotransfusion. Il fut un temps où les immunologistes pensaient que la réintroduction du sang dans l'organisme, lorsqu'il était prélevé dans une autre partie du corps, déclenchait un « choc » qui contribuait, au moins dans certains cas, à la guérison de la maladie. On appliquait ainsi à l'homme l'un des grands principes de l'« anaphylaxie » pour laquelle Charles Richet avait reçu le prix Nobel en 1913 : l'injection de substances biologiques chez un individu quelconque peut entraîner une réaction de type immunitaire avec des conséquences tantôt dangereuses, tantôt bénéfiques. Cette théorie légitimait l'autohémothérapie, mais contredisait le principe de Claude Bernard selon lequel l'organisme vivant doté de mécanismes régulateurs maintient constant son milieu intérieur, aussi bien dans ses caractères physiques que biochimiques ou immunologiques. En effet, toute perturbation, quelles que soient sa forme et son ampleur, déclenche la mise en route de systèmes d'auto-régulation ayant pour effet de ramener ce milieu dans un état approximativement « physiologique ».

L'autohémothérapie fut naguère employée dans le traitement de certaines maladies, surtout dermatologiques (comme l'eczéma, le psoriasis, la furonculose rebelle, etc.). Elle était considérée comme une autovaccination.

En fait, pour que l'autohémothérapie ait agi, il eût fallu que la nature ou la composition du sang pût varier notablement d'un point à l'autre de l'organisme, ce qui n'était pas le cas. En effet, en dehors de la charge en gaz CO_2 et O_2, qui ne pré-sentent pas le même taux dans le sang veineux et dans le sang artériel, les deux fluides n'accusent que des variations mineures et d'ailleurs provisoires du fait de la circulation qui assure un brassage permanent, le sang veineux étant « condamné » à redevenir artériel dès qu'il a perdu ses déchets, et vice versa. Il s'agit là d'un mouvement perpétuel, et qui ne cesse qu'avec notre vie. Il préserve de façon constante l'homogénéité du milieu intérieur baignant notre organisme. C'est pourquoi la théorie sur laquelle reposait l'autohémothérapie est illusoire. Ses résultats restant toujours à peu près nuls, elle a été abandonnée.

Nous avons dit que cette technique tend aujourd'hui à se généraliser, après les drames causés en cette fin de siècle par les contaminations virales transfusionnelles.

Depuis 1960, on a démontré que le propre sang d'un individu pouvait lui être injecté en cas de nécessité sans aucun inconvénient[1]. Et nous avons vu les nombreux avantages que présente cette méthode, tant pour épargner les produits sanguins que pour assurer la sécurité immunologique ou épidémiologique.

Une première modalité de l'autotransfusion convient aux interventions chirurgicales programmées pour une date précise et dont on sait qu'elles seront hémorragiques. Dans les semaines précédentes, on procède au prélèvement des quantités de sang dont on pense avoir besoin, avec un surplus correspondant à une marge de sécurité. Outre les avantages déjà énumérés, cette technique s'applique aux opérés qui, pour des raisons personnelles, refusent de recevoir du sang étranger, et aux porteurs de groupes sanguins rares pour lesquels

---

1. En dehors des autotransfusions peropératoires dont on a parlé plus haut, et pratiquées dès 1920, des autotransfusions ont été réalisées bien avant qu'elles soient publiées dans les journaux scientifiques, surtout lors des refus de transfusion homologue. Les références dans la littérature sont donc en retard sur les faits. En France, voir S. Chauvaud et coll., « Autotransfusion et lavage globulaire, technique et application en chirurgie cardiaque », *Chirurgie,* n° 110, 1984, p. 63-69. M. Carcassonne et coll., « La transfusion autologue en chirurgie infantile, techniques, possibilités et limites », *Chirurgie,* n° 113, 1987, p. 858-866.

on craint de ne pas disposer des quantités nécessaires de sang du même groupe.

En France, la Société nationale de transfusion sanguine a mis en place un groupe « autotransfusion » chargé d'étudier les meilleures conditions dans lesquelles peut se pratiquer cette méthode, et de faire des recommandations aux utilisateurs. Plusieurs textes – la circulaire du 27 août 1987, l'arrêté du 20 juin 1990, la circulaire d'application du 3 juillet 1990 – sont venus donner un cadre juridique à l'autotransfusion qui, longtemps, n'en posséda pas : on vivait alors sous le régime de la loi du 21 juillet 1952 exigeant l'anonymat, le bénévolat, le volontariat. Un certain nombre de lacunes furent ainsi comblées, et levées certaines difficultés : l'anonymat du donneur (qui était le malade lui-même), l'exigence d'un accord entre le transfuseur et l'utilisateur, un élargissement des services habilités, sous certaines conditions, à pratiquer l'autotransfusion.

Le sang diffère toujours d'un individu à l'autre, et chaque transfusion, même la plus homologue, revient à introduire chez le receveur des molécules présentes dans le plasma du donneur et que lui-même ne possède pas. La plupart du temps, ces molécules « étrangères » ne sont pas pathogènes, mais parfois, elles peuvent correspondre à un élément dangereux (type virus ou prion) actuellement indécelable, au moins pour certains d'entre eux. Dans la pratique, à raison d'un prélèvement tous les huit jours, on peut recueillir un litre à un litre et demi de sang du patient avant sa propre intervention. Cette technique s'est maintenant largement développée.

Aujourd'hui, l'autotransfusion doit être systématiquement proposée par les anesthésistes-réanimateurs aux patients qui doivent subir une opération[1]. Elle connaît un succès croissant, quoique variable d'une région à l'autre. Elle est davantage pratiquée dans les grandes agglomérations, là où la population est fortement concentrée. Les intéressés ont peu

---

1. Pour plus de détails, consulter *Stratégies d'épargne des produits sanguins*, J.-F. Baron (dir.), Paris, Masson, 1993, chap. II : « Indications et contre-indications de l'autotransfusion différée », S. Boileau, C. Peignier, M.-C. Laxenaire, p. 21-28.

de distance à parcourir pour aller jusqu'à l'établissement de transfusion, où ils feront l'objet de prélèvements trois fois, en moyenne, dans les 42 jours qui précèdent l'intervention. L'autotransfusion est en revanche plus difficile en zone rurale, où les conditions sont bien différentes. Ainsi, alors qu'elle représente plus de 80 % des transfusions effectuées à la Pitié-Salpêtrière de Paris, le chiffre tombe à 2 ou 5 % dans la zone Midi-Pyrénées, en dépit d'une augmentation régulière. En moyenne, on estime que plus de la moitié des opérés pourraient bénéficier d'une autotransfusion[1].

La technique est maintenant bien au point. Les saignées répétées préopératoires stimulent l'hématopoïèse ; aussi trouve-t-on chez le sujet autotransfusé un grand nombre d'hématies jeunes, dites réticulocytes. Mais il est bon d'administrer, par voie digestive, du fer au patient pour l'aider à refaire son hémoglobine. D'autant que cette méthode présente un intérêt psychologique : le sujet donne son propre sang qui lui sera à nouveau injecté ; il se sent donc davantage impliqué dans l'acte chirurgical. D'acteur passif, qui attend le sang d'un donneur bénévole et inconnu, il devient actif et coopère par son geste à sa propre guérison.

Les *contre-indications relatives* tiennent à l'âge : mieux vaut ne pas prélever avant 7 ans ou au-dessous d'un poids de 30 kilos. En revanche, des sujets âgés de plus de 65 ans qui sont en bonne santé et répondent à certaines normes biologiques peuvent faire l'objet d'autotransfusion.

En ce qui concerne les porteurs de tumeurs malignes, les avis sont partagés. Certains redoutent la dissémination des cellules cancéreuses à l'occasion d'une transfusion autologue, tandis que d'autres pensent que la transfusion homologue (groupes sanguins identiques mais donneurs différents) diminue les défenses immunitaires de l'organisme, ce qui risque de stimuler l'évolution du cancer. Bien que des conclusions définitives ne puissent être encore tirées des travaux en cours, il semble qu'en définitive l'autotransfusion offre moins d'inconvénients.

---

1. Cf. J.-F. Baron (dir.), *op. cit.*

Une grossesse normale, tant chez la mère que chez le fœtus, ne constitue pas une contre-indication aux transfusions autologues différées, à condition de donner un supplément de fer et d'acide folique dans l'alimentation de la mère. Enfin, certaines déformations orthopédiques peuvent rendre le prélèvement difficile. D'autres considérations d'ordre sociologique peuvent intervenir : état mental du malade, position de sa famille, isolement, etc.

Nous avons dit les nombreux avantages que présentait l'autotransfusion, notamment dans sa variété pré-opératoire : elle est économique dans ses procédés, épargne le sang conservé homologue, et met à l'abri des risques inhérents à toute transfusion homologue.

L'autotransfusion connaît, toutefois, quelques *contre-indications absolues*, essentiellement liées à l'état de santé du malade. D'abord les anémies, quelles qu'en soient les formes. Selon l'American Association of Blood Banks (AABB), généralement suivie par tous les pays ou presque, pour faire l'objet de prélèvements destinés à l'autotransfusion un patient doit présenter un hématocrite minimum de 0,34, ce qui correspond *grosso modo* à 11 grammes pour 100 millilitres d'hémoglobine. Au-dessous de ces chiffres, les prélèvements deviendraient dangereux et l'autotransfusion elle-même inefficace. En réalité, les enquêtes effectuées, surtout aux États-Unis (McVay), indiquent que moins de 4 % d'autotransfusions sont refusées pour cause d'anémie[1].

Tout état septicémique ou bactériémique doit également interdire la transfusion autologue, la réinjection à un patient de ses propres germes aggravant souvent son état pathologique. C'est également le cas pour les sujets HIV positifs : l'apport d'un nouveau lot de virus présente un danger certain. Nous verrons comment le fait d'injecter du facteur anti-hémophilique A concentré (Super VIII) mais non chauffé, et donc vraisemblablement contaminé, à un hémophile déjà séropositif est extrêmement dangereux. Il en va de même

---

1. P.A. McVay, R.G. Strauss, L.C. Stehling, T.C.Y. Toy, « Probable reasons that autologous blood was not donated by patients having surgery for which cross-matched blood was ordered », *Transfusion*, n° 31, 1991, p. 810-813.

pour les patients atteints d'autres viroses chroniques dont les germes passent dans le sang, tels HBV et HCV en particulier. On écartera également les sujets atteints de dermatoses infectieuses, le sang risquant d'être souillé par les germes présents sur la peau au moment où l'on effectue le prélèvement. Une autre contre-indication concerne les sujets atteints de cardiopathies mal compensées, la soustraction d'un certain volume de sang risquant de diminuer le débit coronarien et donc de majorer, voire de provoquer, un infarctus du myocarde.

La technique de récupération peropératoire du sang

Après avoir subi une certaine défaveur, elle est revenue aujourd'hui à l'ordre du jour, en grande partie grâce aux améliorations techniques apportées, dans la récupération du sang, par différents appareils d'aspiration active. Ils ont avantageusement remplacé, on l'a vu, les procédés archaïques de ramassage à la cuiller paraffinée et à la seringue, et permettent de capter le sang à la sortie de la plaie chirurgicale. On ajoute un anticoagulant, on filtre le liquide recueilli afin d'éliminer les agrégats fibrino-plaquettaires. Toutes ces opérations se font dans le même appareil électrique. À aucun moment le sang récupéré n'est en contact avec l'extérieur, puisqu'il est réinjecté aussitôt. Bien entendu, cette méthode, qui assure la reprise de 70 % du volume du sang écoulé, n'est applicable que chez les sujets dont le sang est absolument stérile et elle ne présente pas de limite quantitative.

Toutefois, elle comporte deux contre-indications : les opérations sur un foyer bactérien et, d'une manière générale, dans la sphère digestive ou sur des lésions cancéreuses. En effet, la réinjection du sang risque de diffuser dans tout l'organisme des germes ou des cellules malignes. Pour la même raison, le chirurgien doit être prudent dans la dissection et le maniement de la collection purulente ou de la tumeur à enlever[1]. Cette récupération peropératoire a rendu de grands services en période de guerre, surtout lorsque les combats engageaient des groupes nombreux, dispersés, formés chacun d'un petit nombre de soldats. Les troupes du Nord-Viêt-nam bombardées par les B52 américains en tirèrent un excellent bénéfice dans les années 1960.

La déplétion leucocytaire

La déplétion leucocytaire consiste à filtrer sur des mailles très fines le sang que l'on va transfuser, afin de laisser passer toute la phase liquide (plasma) et les globules rouges, mais d'en ôter les globules blancs, plus volumineux. En effet, pour les receveurs, ces derniers, dont la vie est assez brève, sont plus dangereux qu'utiles : ils sont capables, par leurs propres antigènes (non présents sur les globules rouges), d'entraîner des réactions transfusionnelles (frissons, hyperthermie) quand bien même les conditions de compatibilité classiques ont été observées (elles portent uniquement sur les hématies). Chez les sujets venant de subir une greffe, l'apport de sang total riche en lymphocytes T accroît la réaction de rejet. Et les microagrégats qui se forment inévitablement favorisent les phénomènes de coagulation intravasculaire, et donc les risques de thrombose. Enfin, et ce n'est pas là le moindre danger, la plupart des virus transmissibles par voie sanguine se trouvent dans des globules blancs. Le cytomégalovirus (CMV) est transporté par les granulocytes, le HIV (virus responsable du sida) par les lymphocytes T et les monocytes, le virus d'Epstein-Barr (EBV) par les lymphocytes B, HTLV par les lymphocytes T, etc. Pour toutes ces raisons, on a donc intérêt, en cas de transfusion homologue de globules rouges, à éliminer les leucocytes du sang à injecter. Mais si la cytaphérèse permet de séparer facilement toutes les cellules du

---

1. J.-F. Baron (dir.), *op. cit.*, chap. VI : « Les différents systèmes de récupération per- et postopératoire », G. Janvier, I. Roger, A. Vallet, S. Winnock, H. Bricard, et chap. VII : « Récupération per-opératoire du sang épanché et modifications de l'hémostase », G. Godet et Ch. M. Samama.

plasma, elle est en revanche plus délicate pour isoler les différentes catégories d'éléments figurés, c'est-à-dire les globules rouges, les globules blancs, les plaquettes.

Longtemps, cette séparation n'a été possible que par centrifugation à grande vitesse du sang total, qui voit bientôt trois couches s'isoler nettement : dans le fond, une population homogène d'hématies, qui sont les éléments les plus lourds ; au-dessus, une couche plus mince, blanchâtre, composée des globules blancs et des plaquettes ; enfin, dans la partie supérieure, une zone de liquide jaune citrin représentant le plasma. Par pression progressive prudente, il est possible de recueillir séparément les trois composantes et d'obtenir en particulier des globules rouges (couche inférieure) quasiment dépourvus de leucocytes et donc, en principe, peu ou pas contaminante.

Dans la pratique, toutes les transfusions sont réalisées aujourd'hui au moyen de sang déleucocyté. En outre, on filtre aussi le concentré de globules rouges de manière à enlever les rares globules blancs qui pourraient y rester. Il est cependant des filtres à mailles plus ou moins serrées. Quand certains laissent passer tous les globules rouges mais arrêtent 98 % de leucocytes résiduels, d'autres en éliminent de 90 % à 92 %. Toutes les statistiques publiées à ce jour montrent que le sang filtré est, surtout chez les polytransfusés, moins contaminant encore que le sang simplement centrifugé. Une expérience maintenant bien acquise prouve que cette technique de « déplétion leucocytaire » permet de diminuer les réactions fébriles dues à la dégradation des leucocytes, les allo-immunisations anti-HLA et le rejet de greffons, enfin le danger de transmission de maladies post-transfusionnelles, surtout lorsque les virus pathogènes sont contenus dans les leucocytes[1]. Cette technique est d'autant plus pratique que les éléments utilcs (globules rouges, plaquettes) sont fragiles et ne supportent pas sans risque de destruction des traitements plus « agressifs » appliqués aux dérivés du plasma, le chauffage par exemple.

---

1. Voir entre autres A. Manitsa et coll., « Le rôle de la déplétion leucocytaire dans la prévention des maladies transmissibles par transfusion », *Transfusion today*, n° 14, 1992, p. 4.

Les techniques d'hémodilution

L'hémodilution[1] consiste à prélever le sang du malade lui-même, soit immédiatement avant l'intervention, alors qu'il est en phase d'induction anesthésique (hémodilution préopératoire), soit au cours de l'intervention elle-même (hémodilution peropératoire). La première technique est davantage utilisée que la seconde. Dans les deux cas, on prélève au patient du sang total et on lui injecte immédiatement un substitut plasmatique : albumine diluée à 40 %, gélatine fluide, dextran dilué de façon à maintenir l'hématocrite au-dessus de 28 % à 30 %. Chez le sujet sain, on peut descendre jusqu'à 20 %. Le sang prélevé est ainsi conservé dans la salle d'opération même et reste utilisable à tout moment. Outre son faible prix de revient, cette technique offre de nombreux avantages. La viscosité du sang diminue, ce qui facilite la circulation dans les microvaisseaux et le retour du sang veineux au cœur droit. Le pouvoir de transport en oxygène, pouvoir oxyphorique, est conservé et, comme l'hématocrite est diminué, les pertes de globules rouges au cours du saignement opératoire sont faibles et les risques de thrombo-embolie réduits.

Cette technique, qui connaît à peu de chose près les mêmes contre-indications que l'autotransfusion, peut être utilisée dans toutes les interventions chirurgicales, à l'occasion en particulier de celles qui saignent beaucoup, comme la mise en place d'une prothèse de la hanche. Le sang non utilisé peut être réinjecté après l'opération, en vue d'accélérer la convalescence.

L'hémodilution préopératoire se rapproche de l'autotransfusion différée, les deux techniques pouvant du reste être associées, en particulier en chirurgie cardio-vasculaire lorsqu'est exigée la mise en œuvre d'un système de cœur-pou-

---

1. Voir J.-F. Baron (dir.), *op. cit.*, chap. III : « Réalisation pratique de l'hémodilution préopératoire » par H. Bricard, C. Zerr, C. Thomassin, J.-M. Hurpe ; chap. IV : « Hémodilution préopératoire et peropératoire » par G. Audibert, J.-P. Muller, A. Lancelot ; chap. V : « Tolérance de l'hémodilution » par J.-F. Baron.

mon artificiel, système qui demande toujours une assez grande quantité de sang.

L'hémodilution peropératoire procède à peu près de la même technique, mais se pratique en cours d'intervention. En principe, on ne doit pas laisser tomber l'hématocrite au-dessous de 30 %, et la surveillance des fonctions cardio-vasculaire et respiratoire est renforcée.

L'hémodilution est inutile quand l'hémorragie chirurgicale reste au-dessous de 20 % de la masse sanguine. En revanche, elle sera mise en œuvre de façon prioritaire lors des hémorragies affectant de 20 % à 40 % de la masse sanguine, soit en moyenne un à deux litres de sang. À cette hémodilution pré-opératoire on pourra, si nécessaire, adjoindre une autotransfusion. Si le saignement prévu au cours de l'intervention représente la moitié, voire la totalité, de la masse sanguine, on sera obligé d'associer de façon constante des transfusions homologues aux autotransfusions.

Un cas particulier : chez l'enfant, même très jeune, l'hémodilution est bien tolérée. On lui associera des transfusions, homologues en cas de besoin, la transfusion autologue n'étant guère réalisable avant l'âge de 7 ans.

On signale un certain nombre de contre-indications de l'hémodilution peropératoire : insuffisance cardiaque grave avec ou sans coronaropathie, insuffisance respiratoire mal compensée, anémie, hémoglobinopathie. Les indications majeures, pour leur part, concernent la chirurgie orthopédique et les interventions cardio-vasculaires.

L'immunotransfusion

La méthode de l'immunotransfusion, conseillée par Wright dès 1919 et appelée prophylactotransfusion par Tzanck, ou cataphylactotransfusion, a été souvent pratiquée, en France, en particulier par Lévi-Solal, Sureau, etc., dans la lutte contre les fièvres puerpérales. Elle consistait à injecter au patient du sérum soit d'un sujet convalescent de la même maladie ou fortement vacciné contre le germe responsable, soit un immun-sérum d'animal que l'on avait au préalable vacciné contre l'agent infectieux : par exemple, un cheval ayant reçu de la toxine antitétanique ou un jeune convalescent de rougeole, de coqueluche, de scarlatine, typhoïde, diphtérie, poliomyélite, méningite cérébro-spinale, rubéole. Cette méthode était fondée sur la conception pasteurienne du rôle des anticorps spécifiques dans la lutte contre les agents infectieux ou certaines toxines : venins de serpents, botulisme. Elle ne faisait donc pas appel à l'immunité cellulaire.

D'une manière générale, elle se développait en deux temps :

— d'abord le choix et la préparation du sujet convalescent ou vacciné, ou encore de l'animal vacciné, chez qui l'on va prélever d'une façon aussi aseptique que possible le sang présumé riche en anticorps correspondants. On le laisse coaguler, puis, quand le caillot est bien rétracté, on prélève avec une pipette le sérum qui a exsudé et on le conserve en glacière ;

— dans un second temps, le sérum riche en anticorps est transfusé au malade, ce qui ne pose aucun problème, puisqu'il est d'origine humaine. En revanche, les immuns-anticorps d'animaux, surtout s'ils sont le produit d'injections répétées, peuvent donner lieu à des chocs anaphylactiques : une première sensibilisation au sérum de cheval, par exemple, dure toute la vie et peut se révéler des années, voire des décennies, après la première injection sensibilisatrice.

Cette méthode correspondait donc à une immunothérapie passive, puisque le malade recevait des anticorps apportés du dehors mais ne stimulant en rien ses propres défenses immunitaires. Elle était essentiellement active au tout début de l'affection, qu'elle pouvait faire avorter, mais sa durée était assez brève, car la vie des anticorps injectés n'excédait généralement pas quelques semaines.

À cette sérothérapie s'est ajoutée, sur le même principe, la séroprévention. Celle-ci consiste à injecter un immun-sérum à un sujet en bonne santé, mais susceptible de se contaminer dans une zone de forte endémie à hépatite par exemple, ou à une femme enceinte atteinte de rubéole, maladie qui peut entraîner des malformations chez le fœtus, ou à un blessé présentant une probabilité de contamination par une plaie souillée de terre avec des déjections animales souvent riches en spores tétaniques, etc. Il faut toutefois signaler que si l'on injecte généralement du sérum de convalescent ou de sujets (voire d'animaux) sains vaccinés, certains, en utilisant le sang total frais d'individus vaccinés ou non, obtiennent d'indiscutables succès. Au point que Weil, après avoir traité douze cas de typhoïde tantôt avec du sang immunisé, tantôt avec du sang banal, écrivait : « Je n'ai pas l'impression que les résultats obtenus avec le sang de sujets convalescents ou immunisés aient été tellement supérieurs. » Il est certain que le sang complet, transfusé de bras à bras et amenant à la fois un lot d'immunoglobulines supplémentaires (même non rigoureusement spécifiques) et des cellules compétentes (lymphocytes B et T) qui avaient disparu du sang conservé, pouvait à lui seul aider à la défense de l'organisme. Ces phénomènes de défense non spécifiques ont dû être précieux à une époque où l'on était quasiment désarmé pour lutter efficacement contre l'infection[1].

Au sujet de l'hémothérapie non spécifique utilisée depuis Wright, Tzanck cite un incident hautement instructif : « Au cours d'une immunotransfusion pratiquée chez une malade atteinte de septicémie puerpérale avec streptocoques isolés dans le sang, le technicien, par erreur de manœuvre, refoule quelques centimètres cubes de sang de la malade dans la veine de la donneuse. Presque immédiatement, celle-ci présente un frisson, sa température s'élève à 40 °C, mais ces phénomènes inquiétants s'amendent facilement. Il nous a été donné d'utiliser cette donneuse, dans un cas de septicémie grave à streptocoque hémolytique, et nous avons obtenu un résultat presque foudroyant : la température, en plateau à 40 °C depuis plusieurs jours, s'est abaissée directement à la normale et la malade a guéri. » La séroprévention perdit beaucoup de son intérêt à mesure que progressaient les techniques de vaccination au moyen de vaccins de plus en plus purs et de plus en plus performants. La sérothérapie fut qua-

---

1. Il est bien évident que l'immunotransfusion ne pouvait jouer un rôle que dans les maladies infectieuses. Naguère tout le monde ne l'avait pas compris et nous avons le souvenir d'un patient venu demander du sérum de convalescent pour une fracture du col du fémur ! Le médecin transfuseur avait dû réfléchir avant de répondre qu'il n'en disposait pas...

siment abandonnée avec l'arrivée des antibiotiques, sauf dans quelques cas comme les gangrènes gazeuses, où elle peut être d'une certaine utilité. Toutefois, l'immunothérapie semble à nouveau d'actualité, dès lors que l'on maîtrise la fabrication en laboratoire d'anticorps monoclonaux très spécifiques et actifs sur des récepteurs cellulaires bien déterminés. En permettant de cibler exactement ce que l'on veut détruire, ils ont ouvert de nouvelles perspectives, en particulier en matière de traitement de cancers par destruction possible d'une lignée spécifiquement cancéreuse, grâce à des antigènes particuliers qu'elle porte en surface et qui la « marquent ».

La transfusion intra-artérielle

Nous avons vu comment, au cours des siècles, les expérimentations, tant sur l'homme que sur l'animal, avaient emprunté tantôt la voie veineuse, tantôt la voie artérielle. Pour ce qui concerne le prélèvement, le sang artériel jaillit avec une pression plus forte, mais les artères sont profondes et peuvent nécessiter une dissection, tandis que les veines sont plus superficielles, bien visibles et faciles à ponctionner ou à inciser. En ce qui concerne l'injection de sang proprement dite, l'artère présente les mêmes difficultés, auxquelles s'ajoute la pression naturelle qui y règne et qu'on doit vaincre. Il semble que Libavius de Halle fut le premier à s'intéresser à l'injection artérielle. Il y procéda sur un chien, en 1615. L'injection dans la veine est plus conforme à la physiologie puisqu'elle suit le sens normal de la circulation veineuse en direction du cœur droit, alors qu'en intervenant dans l'artère on agit à contre-courant. Nous avons vu comment la voie veineuse s'était généralisée après la découverte de la circulation du sang par Harvey.

En 1908, Zeller s'intéressa à nouveau au système artériel, et des expériences intra-artérielles ont été menées sur l'animal par Page aux États-Unis dans les années 1940, et par Mallet-Guy en France dans la décennie 1950. Elles n'ont cependant pas permis de démontrer la supériorité de l'intra-artérielle sur l'intraveineuse et n'ont notamment pas expliqué pourquoi la simple injection intraveineuse ou intra-artérielle d'une faible quantité de sang (100 cc pour un chien) pouvait « relancer » le cœur chez un animal saigné à blanc. Certes, des essais cliniques se sont révélés fructueux et ont défini les situations limites dans lesquelles la ponction artérielle peut être préférée à l'injection veineuse. La mise à nu d'une artère n'est pas une opération difficile, mais elle est toujours plus malaisée que celle d'une veine : la paroi artérielle se répare moins bien que la veineuse, la ligature du vaisseau ou sa suture sont parfois nécessaires, et même après une simple ponction le risque d'anévrysme est réel. En outre, elle laisse toujours une cicatrice.

L'intra-artérielle ne sera donc jamais une transfusion de routine. Mais elle est indispensable en cas d'hypotension aiguë très grave ou d'arrêt apparent du cœur. Elle s'applique également aux interventions chirurgicales quand une hémorragie soudaine n'est pas maîtrisée, et quand la transfusion intraveineuse, même massive, se révèle inopérante. C'est du reste parce qu'elle est souvent réservée aux situations désespérées qu'elle connaît un taux relativement élevé d'échec. Sur la centaine d'observations publiées (beaucoup d'autres ne le sont pas), plus de la moitié ont été suivies de la mort de l'opéré : mais il s'agissait de cas très graves ayant atteint un stade comateux avancé.

Il peut arriver toutefois que l'arrivée soudaine d'une certaine quantité de sang sur les valvules aortiques ait un effet stimulant sur un muscle cardiaque qui a cessé de battre depuis peu. Ainsi, la réoxygénation des artères du cœur et du cerveau, éventuellement avec du sang veineux, ne peut qu'être bénéfique sur ces viscères, très sensibles à une anoxie même brève, qui, dans ces conditions de souffrance, dégénéreraient rapidement.

La conservation à long terme des cellules

Dans le sang, on a longtemps distingué les fractions dites stables, essentiellement les constituants plasmatiques, que l'on peut conserver de façon prolongée selon des modalités relativement simples (congélation, lyophilisation, etc.), et les fractions dites labiles, les cellules qui, une fois hors de l'organisme, ne vivent que peu de temps : de quelques heures pour les globules blancs et les plaquettes à quelques semaines pour les globules rouges mis au réfrigérateur en solution conservatrice. Nous y reviendrons en détail. À l'heure actuelle, les méthodes de cryobiologie permettent de conserver les cellules du sang pendant une durée qui peut dépasser plusieurs années. La méthode consiste à congeler, en azote liquide, des cellules mises en suspension dans une solution contenant du glycérol. La rapidité de la congélation est indispensable, faute de quoi l'eau intracellulaire se transforme en cristaux qui lèsent ou détruisent les globules : la cristallisation de l'eau intracellulaire est mortelle pour la plupart des cellules de notre organisme, car en se congelant l'eau intracellulaire donne naissance à de petits cristaux hérissés de pointes aiguës qui endommagent mécaniquement la cellule. Aussi utilise-t-on des poches plates, à grande surface mais de mince épaisseur, afin que le froid puisse saisir simultanément et très vite toutes les hématies. En outre, le glycérol joue un rôle essentiel comme cryoprotecteur, car il pénètre facilement dans les cellules. Porteur de nombreuses liaisons hydrogène il est capable de se lier à l'eau libre et d'empêcher sa congélation. De plus, il n'est pas toxique. Dans la pratique, deux cas sont à considérer :

1) *conservation à long terme d'une suspension d'hématies*
La poche destinée à recevoir la préparation est allongée, rectangulaire, aplatie, son épaisseur ne doit pas dépasser 3 centimètres. On ajoute du glycérol à volume égal. Après avoir bien homogénéisé le mélange, on plonge brusquement le bac dans une cuve d'azote liquide à − 195 °C. Sous l'effet combiné du glycérol et du froid, les hématies perdent un peu d'eau et se « ratatinent » ; les cellules les plus vieilles et les plus fragiles disparaissent. Aussi dispose-t-on désormais d'un lot de globules rouges de bonne qualité. Une fois congelée, cette suspension peut se conserver plusieurs années. Au moment de l'emploi, on procède à une décongélation rapide au bain-marie, entre 38 °C et 40 °C. Cette opération ne doit pas durer plus de 5 minutes. Les hématies sont mises en sus-

pension dans du sérum physiologique, lavées pour enlever le glycérol, et aussitôt transfusées.

Pour que les hématies gardent tout leur potentiel physiologique, le sang qui a été congelé doit être transfusé dans les heures qui suivent la décongélation : 6 à 12 heures en principe – mais on peut aller jusqu'à 24 heures. Au-delà, il faudra remettre les hématies en suspension dans une solution protectrice. Plusieurs formules ont été proposées, susceptibles de retarder l'hémolyse des cellules décongelées. Les érythrocytes conservés étant surtout des hématies jeunes, leur durée de vie dans le sang dépasse facilement 100 jours. La transfusion de sang congelé est donc très efficace. Mais son prix de revient en limite l'emploi, généralement réservé à la conservation des cellules de groupes très rares.

2) *conservation à long terme d'une suspension plaquettaire*

Celle-ci est obtenue par centrifugation différentielle. Il s'agit de la même opération que précédemment, à cette différence près que l'épaisseur de la poche ne doit pas dépasser 5 millimètres. On ajoute une quantité de glycérol égale au 1/19 du volume à congeler, donc bien moindre que pour les hématies. Étant donné la minceur de la poche, la congélation est encore plus rapide, ce qui est nécessaire compte tenu de la fragilité des plaquettes. Leur durée de conservation est ainsi prolongée. Au moment de l'emploi, on procède à la décongélation rapide au bain-marie. Cette phase ne demande pas plus d'une minute, vu la minceur du récipient. Les plaquettes peuvent être injectées aussitôt et sans lavage, la faible quantité de glycérol utilisée pour leur conservation ne présentant aucun inconvénient pour le malade. Ce type de transfusion ne fait pas augmenter le nombre de plaquettes en circulation, comme le montre la numération effectuée immédiatement. Mais l'hémorragie s'arrête. Les plaquettes transfusées ont dû se fixer d'abord là où elles étaient le plus utiles : sur les endothéliums lésés. Avec leurs enzymes, elles facilitent la coagulation.

Les matériels utilisés en transfusion sanguine

Depuis les années 1950, les transfuseurs ont vu se transformer les récipients et les conduits utilisés. La transfusion a bénéficié des progrès réalisés dans l'industrie des matériaux synthétiques et dans le conditionnement des produits de consommation courante. Les seringues et les appareils de transfusion de bras à bras utilisés naguère quand donneurs et receveurs étaient allongés côte à côte pendant toute l'opération sont désormais objets de musées.

Dès que l'on sut conserver le sang durablement, grâce à la solution ACD (acide citrique + citrate de sodium + dextrose), on utilisa des flacons de verre, seul matériau disponible à l'époque. Mais le verre est épais, lourd et fragile. En outre, sa variabilité chimique peut modifier certains composants du sang. Avant son emploi, cet équipement devait toujours faire l'objet d'un nettoyage rigoureux puis d'une stérilisation ; mais celle-ci ne permettait jamais de tuer tous les virus. Aussi adopta-t-on la méthode de l'outillage jetable, les flacons étant détruits par broyage après avoir servi une seule fois. Lors de la Deuxième Guerre mondiale, l'armée américaine eut recours à des récipients en plastique, souples, légers, plus faciles à stocker, à transporter, à éliminer. Encore fallait-il que leur composition chimique soit bien maîtrisée et n'entraîne aucune modification des propriétés du sang conservé. En outre, ce matériel devait être exempt de substances « pyrogènes », facteurs de fièvre, voire de chocs plus ou moins graves chez le receveur.

Aujourd'hui, les « flacons » de sang ont disparu au profit de « poches » en plastique, légères, résistantes, faciles à transporter, utilisées une seule fois – on les jette après usage – et de faible prix de revient.

Performances sportives et transfusion

Dans les années 1960, à l'époque où la réussite dans les sports de compétition s'est parée de prestige national et de gains financiers, l'idée est née – d'abord en Scandinavie – d'améliorer les performances des athlètes par un apport préalable de globules rouges. On espérait ainsi renforcer leur puissance musculaire grâce à la mise à la disposition des tissus d'une plus grande quantité d'oxygène, permettant une accélération du métabolisme et donc une dépense énergétique plus grande. Par la suite, cette méthode a été massivement appliquée dans les pays de l'Est, soit par transfusion, soit par injection de sang homoloque complet ou de concentrés globulaires dans les heures précédant la compétition.

Sans présenter les mêmes inconvénients que les médicaments, cette forme de dopage implique néanmoins les risques connus des transfusions homologues : erreurs de groupage, infection transfusionnelle, etc. Elle ne procède pas d'expérimentations rationnelles, et on n'a jamais démontré que l'adresse, l'endurance, la dynamique musculaire ou les capacités respiratoires sont étroitement liées à la seule quantité de globules rouges mis en circulation dans le sang ; tout dépend de leur charge en hémoglobine et de l'efficacité de leur équipement enzymatique intervenant dans les processus d'oxydoréduction. En outre, la polyglobulie accroît la viscosité du sang et, par l'apport de plaquettes, entraîne une plus grande aptitude à la thrombose (surtout coronarienne) chez le sujet prédisposé.

En fait, le dopage transfusionnel procède plutôt du vieux mythe du sang, véhicule de la force. Quoi qu'il en soit, cette pratique n'ayant jamais donné les résultats escomptés, elle fut abandonnée après avoir été condamnée par les instances sportives internationales.

Le refus de la transfusion sanguine

Il s'agit là d'un phénomène récent, qui ne va pas sans poser des problèmes parfois délicats. Certains malades refusent en effet de se faire transfuser, alors que le médecin ou le chirurgien en conçoit la nécessité (par exemple, un médecin d'un service de réanimation devant une situation d'urgence, dans le cas d'une hémorragie cataclysmique ou après un accident de la route ; ou encore un chirurgien qui, envisageant une intervention grave, sanglante, avertit le futur opéré de la

nécessité éventuelle d'une transfusion de remplacement).
Premier principe : on ne peut pas obliger quelqu'un à recevoir un traitement curatif ou préventif contre son gré.

Pour leur part, les professionnels de santé doivent soigner
les patients avec tous les moyens dont ils disposent. Mais
dans la pratique, ils sont évidemment contraints de se plier
aux choix des malades, quand ceux-ci sont majeurs et
conscients. Le médecin, face à une situation urgente et grave
exigeant une transfusion refusée par l'intéressé, doit obtenir
de lui une déclaration écrite et formelle de renonciation. À
titre provisoire, et pour écarter tout danger vital immédiat, il
pourra recourir à des transporteurs synthétiques d'oxygène
(fluorocarbonates) ; mais il ne s'agit là que d'un expédient
provisoire. Le chirurgien, quant à lui, ne peut ni transfuser
clandestinement son opéré inconscient, ni renoncer à le
transfuser, car ce refus pourrait lui valoir une condamnation
pour « non-assistance à personne en danger ». Entre deux
inconvénients, l'un immédiat et certain (hémorragie grave),
l'autre plus lointain et aléatoire (maladie virale post-transfusionnelle), il choisira le moindre risque.

Les refus ont des motivations diverses, tantôt racistes (« je
ne veux pas recevoir de sang d'une origine impure »), tantôt
médicales (« je ne veux pas courir le risque d'une transmission virale »). Ils peuvent également être liés à des convictions
religieuses : si les témoins de Jéhovah sont à l'origine de la
principale jurisprudence, ils ne sont pas les seuls à invoquer
des préceptes bibliques observés à la lettre[1]. Plus de
230 000 témoins de Jéhovah en France se livrent aujourd'hui
à un certain prosélytisme. Les missionnaires se rendent régulièrement au domicile des fidèles pour entretenir leur foi,
soutenue par deux impératifs : pas de service militaire, pas de
transfusion sanguine. C'est en présence de ces sujets qu'en

---

1. D'après le Lévitique (17, 11), la vie est dans le sang. Dieu étant la
source de la vie, le sang, réceptacle de la vie, lui appartient exclusivement.
D'où l'interdit de la transfusion qu'en tirent certains. Genèse (9, 6) :
« Celui qui verse le sang de l'homme par l'homme, son sang sera versé. »
En fait, d'autres passages des Écritures obligent chacun à porter secours à
son prochain dès qu'un danger le menace. Il y a donc là une contradiction
ou une interprétation abusive du premier texte.

cas d'urgence (hémorragie grave par exemple) le médecin se trouve dans une situation contradictoire : d'une part il ne peut appliquer au patient un traitement contre son gré, d'autre part il ne saurait entrer en infraction avec l'article 63 alinéa 2 du code pénal, qui punit d'un emprisonnement de 3 mois à 5 ans et d'une amende de 360 à 300 000 francs, ou de l'une de ces deux peines seulement, celui qui s'est abstenu de porter secours à une personne en péril.

En outre, le code de déontologie médicale, en son article 5, exige de tout médecin qu'il porte secours, dans un cas de force majeure, à toute personne menacée dans sa vie, quelles que soient les circonstances. Aux États-Unis, où les témoins de Jéhovah sont très nombreux, la législation varie selon les États. Certains malades saignent et meurent après avoir énergiquement refusé, par écrit ou devant témoin, toute transfusion. Il se peut pourtant que la famille attaque la clinique ou le médecin pour manque de soins ayant entraîné la mort sans intention de la donner. On devine la complexité de la situation. Dans le cas des enfants, comme l'autorité parentale n'est pas illimitée, le médecin qui estime la transfusion indispensable peut informer le juge des enfants qui peut sans délai suspendre provisoirement cette autorité et la transmettre à une autre pesonne, par exemple le médecin : il peut dès lors agir comme il l'entend pour le bien de l'enfant. Mais certains témoins de Jéhovah très fondamentalistes refusent, après l'intervention, de reprendre l'enfant, qu'ils considèrent désormais comme « impur », et l'abandonnent.

On a cru un moment tourner la difficulté en proposant aux adultes l'autotransfusion préopératoire. Malheureusement, cette méthode n'est pas toujours acceptée, les intéressés peuvent prétendre qu'il y a eu séparation entre le malade et le flacon de sang pendant un certain temps, ce qui l'a rendu « impur ».

La famille d'un témoin de Jéhovah poursuivit en justice en 1982 un automobiliste qui était à l'origine d'une grave collision ; l'accidenté était mort d'hémorragie des suites de ses lésions, après avoir refusé toute transfusion. Pour cette raison, le tribunal de Besançon minora les indemnités dues par l'auteur du sinistre. La cour d'appel jugea au contraire que l'auteur de cet homicide involontaire était pleinement responsable du décès de l'accidenté ; après pourvoi en cassation, la cour estima que la réparation financière du préjudice subi, c'est-à-dire la mort, devait tenir compte du fait que la victime « s'était privée par sa faute d'une chance de survie en n'acceptant pas sciemment les soins que nécessitait son état[1] ».

Une décision du Conseil d'État a confirmé cette position en mai 1992. L'administration avait refusé à un couple de témoins de Jéhovah l'autorisation d'adopter un nouveau-né qu'il avait déclaré vouloir élever dans sa religion. Les intéressés avaient fait appel. Le Conseil a estimé que, en raison de leur refus de certaines thérapeutiques, les parents candidats à l'adoption ne présentaient pas toutes les garanties de sécurité exigées par la loi.

Le refus de la transfusion doit retenir l'attention du médecin car, qu'il s'agisse d'un mineur ou d'un adulte, elle met en jeu sa responsabilité civile, et parfois pénale.

Les greffes de moelle

Contrairement à la transfusion classique qui tient uniquement compte des groupes sanguins ABO et Rh chez ceux que l'on transfuse une seule fois (monotransfusés) ou un petit nombre de fois (paucitransfusés), ainsi que d'une série d'autres facteurs chez les malades appelés à recevoir des transfusions répétées (Kell, Duffy, Kidd, etc.), la transfusion de moelle doit en plus respecter la compatibilité des antigènes présents sur la plupart des cellules nucléées, essentiellement les types HLA du système majeur d'histocompatibilité. Le lecteur intéressé pourra consulter sur ces points l'excellent ouvrage de Jacques Colombani[2]. Les greffes de moelle sont aujourd'hui largement utilisées dans certaines hémopathies accompagnées d'une forte altération de la moelle, comme la plupart des leucémies (surtout myéloïdes), certaines formes de cancer (myélomes ou maladie de Kah-

---

1. Cité par J.-P. Soulier, *Le Sang, introduction à l'hématologie et à la transfusion*, Paris, Flammarion, 1983, p. 33.

2. J. Colombani, *HLA, Fonctions immunitaires et applications médicales*, Montrouge, John Libbey Eurotext, 1993.

ler), des intoxications, des irradiations accidentelles, les suites d'une chimiothérapie anticancéreuse intensive, etc. Comme on le sait, la moelle osseuse active, dite moelle rouge par contraste avec la moelle jaune, faite surtout de graisse et plus abondante chez les sujets âgés, engendre les cellules souches totipotentes, qui donnent naissance à presque toutes les lignées sanguines : hématies, globules blancs (essentiellement polynucléaires), plaquettes sanguines.

L'aplasie médullaire, c'est-à-dire la disparition des cellules de la moelle – on dit aussi sa « désertification » –, s'accompagne souvent de troubles majeurs qui varient d'ailleurs selon la série la plus atteinte : anémie en cas de raréfaction des globules rouges, infections multiples lorsque manquent surtout des globules blancs, hémorragies par défaut des plaquettes, etc. Mais dans de nombreux cas l'aplasie est totale, et l'on observe une diminution significative de tous les types de cellules dans le sang circulant. Le diagnostic est confirmé par la ponction médullaire pratiquée au niveau du sternum, qui permet d'évaluer le degré et, dans certains cas, la nature de l'appauvrissement du tissu. La transfusion de moelle est aujourd'hui un acte banal, effectué dans de nombreux services ; en France, les principaux se trouvent à Lyon, Marseille, Toulouse et Paris.

Dans la pratique, il existe deux types de transfusion médullaire :

1) *la greffe autologue, ou autogreffe*
Elle consiste à prélever la moelle du patient lui-même lorsqu'il est en état de rémission. On obtient ainsi un « matériel biologique » normal, au moins de façon provisoire : par exemple, chez un leucémique dont les cellules malignes ont disparu pour un temps. Quand cela deviendra nécessaire du fait d'une rechute spontanée, d'une chimiothérapie intensive ou d'une radiothérapie massive, son espace médullaire sera repeuplé par ses propres cellules conservées, ce qui ne pose aucun problème de compatibilité immunologique ou de danger infectieux, en particulier de transmission virale.

2) *la transfusion de moelle homologue*
Quand le malade ne présente pas de rémission, on cherche

un donneur aussi compatible que possible avec le receveur, non seulement pour les groupes sanguins classiques définis par les globules rouges, mais aussi pour les antigènes HLA des cellules nucléées. On le trouve souvent dans la proche famille, parfois chez des sujets non apparentés. Dans ce dernier cas, une vaste recherche est souvent nécessaire pour rencontrer un donneur relativement compatible.

Dans tous les cas, le prélèvement s'effectue sous anesthésie générale et dure environ une heure et demie. Après avoir ponctionné la peau avec une solide aiguille de gros calibre (trocart), on pénètre dans la crête de l'os iliaque et on déplace l'aiguille de manière à pratiquer plusieurs prélèvements en des points différents de l'os, jusqu'à une centaine ou plus. On ramène ainsi de 600 à 800 millilitres d'un mélange composé de sang et de moelle rouge. On cherche à recueillir 2^8 cellules par kilo du donneur. La moelle ainsi obtenue peut être utilisée soit immédiatement, soit de façon différée après avoir été congelée en azote liquide, comme il a été indiqué plus haut.

Grâce à ce procédé, il est devenu possible d'imposer aux malades des doses beaucoup plus fortes de rayons ou de médicaments, et donc d'augmenter l'efficacité du traitement. Cependant, à l'occasion de l'application de ces méthodes thérapeutiques, beaucoup de cellules saines appartenant à des tissus en constante multiplication sont tuées. Aussi ne peut-on les appliquer que chez les patients assurés de recevoir par la suite une greffe de moelle. Faute de quoi leur cancer ne pourrait être guéri qu'au prix d'une destruction de toutes les lignées cellulaires naissant dans la moelle (aplasie médullaire fatale), ce qui serait incompatible avec la vie. Seule cette dernière disposition permet de rétablir une hématopoïèse normale chez le sujet qui a fait l'objet d'une thérapeutique « dure » assez destructrice, mais seule efficace dans le traitement de certaines tumeurs malignes.

La technique de greffe de moelle pratiquée aux États-Unis dans les années 1970 fut introduite en France par Gorin en 1976, à l'hôpital Saint-Antoine de Paris. Nous ne dirons rien de la greffe de leucocytes, pratiquement abandonnée depuis que l'on maîtrise bien la transplantation médullaire.

CHAPITRE VI

Les produits sanguins

Nous avons vu dans les premiers chapitres de ce livre que la transfusion était née de la convergence d'un élément culturel (la représentation mythique du sang comme « principe vital ») et d'un progrès scientifique (la découverte de la circulation par l'Anglais Harvey, au XVIIIe siècle). Dès lors, il devenait possible d'introduire directement dans l'organisme des substances diverses à visée thérapeutique non plus seulement par la voie digestive comme c'était le cas depuis la plus haute Antiquité, mais par voie circulatoire, soit artérielle soit, le plus souvent, veineuse.

Toutefois, les résultats obtenus étaient inconstants : parfois très favorables, amenant une véritable résurrection chez un sujet saigné à blanc en train de mourir, dans d'autres cas catastrophiques.

Les échecs tenaient à la méconnaissance des groupes sanguins. En outre, la généralisation de la conservation en solution anticoagulante devait permettre de conserver le sang déjà typé au réfrigérateur pendant plusieurs jours et d'en faciliter ainsi l'utilisation.

Le premier conflit mondial avait démontré l'efficacité de la transfusion dans de nombreux cas de détresse.

Le deuxième allait stimuler encore les recherches en matière d'hémothérapie – et entraîner une véritable révolution dans le domaine transfusionnel.

Des exigences nouvelles se firent jour en effet. L'armée du général Paulus, encerclée à Stalingrad, avait pu, on l'a dit, recevoir du sang total parachuté dans des conteneurs isothermes (non pour lutter contre la chaleur mais pour le protéger du froid intense qui régna sur toute l'URSS au cours de l'hiver 1941-1942). Cette opération, qui sauva la vie de nombreux blessés allemands, ne put néanmoins être appliquée sur tous les théâtres d'opérations et en particulier celui du Pacifique, où Américains et Japonais s'opposaient sur un front morcelé de plusieurs milliers de kilomètres : les distances à couvrir étaient telles en effet que le ravitaillement en denrées périssables se faisait surtout par voie aérienne. Mais cela demandait du temps – et le sang en bouteilles ne pouvait tolérer ces délais. Or, à cette époque, on commençait à comprendre le rôle essentiel que joue le plasma dans la lutte contre le choc consécutif à une blessure grave. Cet état, caractérisé par un syndrome vagal, avec effondrement de la tension artérielle, pouls incomptable, sueurs froides, vomissements, était observé non seulement en cas de blessure ouverte, hémorragique, mais aussi chez des sujets ayant subi une forte compression sur les parties du corps (les membres en particulier). Ce sont les Américains qui mirent au point la première méthode de conservation du plasma desséché : la lyophilisation. Le progrès était inestimable : le plasma réhydraté conservait en effet toutes les vertus du plasma frais et, en outre, échappait aux contraintes de groupage, de température et de temps. Les conditions de la guerre du Pacifique en furent bouleversées.

Mais la lyophilisation marqua aussi une première étape vers le fractionnement plus poussé du sang, qui devait permettre d'apporter au patient – sous un volume réduit – de fortes doses du produit qui lui manquait et qui, dans le sang total, demeurait dilué. La transfusion traditionnelle, qui se jouait entre trois acteurs (le donneur, le médecin, le receveur), allait en être profondément transformée.

Pour sa préparation, le plasma sec exigeait le mélange de plusieurs dons. Mais il fut à son tour abandonné (sauf dans les armées) au profit des différents dérivés sanguins dont les indications sont parfaitement connues.

Naguère, on tentait d'évaluer le volume du sang perdu par le patient afin de lui apporter le complément qui rétablirait son équilibre antérieur. On raisonnait en termes de volume ou de poids. Ce n'est plus le cas aujourd'hui, où l'on cherche à fournir au malade le produit qui lui manque : albumine, facteur VIII, immunoglobulines.

Prenons le cas de l'hémophilie A. Les patients qui en souffrent sont incapables de synthétiser le facteur VIII (anti-hémophilique A). Traité par la transfusion « standard », le petit hémophile a besoin de recevoir de grandes quantités de sang pour retrouver un taux suffisant du facteur qui lui manque, dans la mesure où ce facteur est très dilué chez les sujets normaux ; c'est pourquoi, dans ces conditions, l'action est certaine mais elle est lente à se manifester. Aujourd'hui, grâce à la préparation du facteur VIII concentré, on arrête le saignement de façon bien plus rapide. Et l'on peut même, comme on le verra plus loin, rétablir par une série d'injections de ce facteur VIII, une physiologie régulière de sa coagulation, ce qui constitue une mesure prophylactique efficace et permet au jeune hémophile de mener une vie quasi normale.

Définitions

On distingue deux types de produits sanguins.

Les *produits sanguins labiles,* de nature essentiellement cellulaire : les globules rouges ou hématies, globules blancs ou leucocytes, plaquettes ou thrombocytes. Tous ces éléments sont de véritables usines miniaturisées, très complexes, qu'aucun artifice de laboratoire ne peut reproduire intégralement. Même une cellule aussi simple en apparence que l'hématie, dépourvue de noyau chez les mammifères (et sans organites réellement visibles), ne se limite pas à transporter l'oxygène des poumons aux tissus et à en ramener le dioxyde de carbone qui sera éliminé par la respiration. Le globule rouge recèle en fait une série de chaînes enzymatiques dont on entrevoit aujourd'hui la complexité.

La formation des cellules sanguines peut être stimulée. Mais leur synthèse en laboratoire n'est pas réalisable. Leur apport ne peut être assuré que par des hématies provenant des donneurs de sang.

Les *produits sanguins stables,* composants du plasma sont de nature moléculaire.

Contrairement aux cellules, ces facteurs stables, dont on connaît les composantes, sont des entités relativement simples, formées essentiellement de chaînes peptidiques, c'est-à-dire d'acides aminés attachés les uns aux autres comme les wagons d'un train. Connaissant leur séquence, et disposant des vingt acides aminés indispensables, on peut donc les fabriquer comme on recrée n'importe quel monument miniaturisé avec un jeu de construction.

Mais cet agencement d'acides aminés n'est pas rectiligne : certains d'entre eux forment un coude. Aussi chaque molécule ressemble-t-elle à une pelote de laine ou de ficelle irrégulièrement enroulée. Morphologiquement, ces molécules, du fait de leurs torsions, ne présentent pas une surface lisse, continue, mais une série d'accidents (creux ou saillies) en surface comme en profondeur : ils correspondent aux sites actifs, qui donnent à la molécule sa spécificité fonctionnelle. Aussi la plupart des fractions stables ont-elles été d'abord synthétisées en laboratoire en attendant d'être produites par le secteur industriel. Quatre groupes de produits stables sont actuellement préparés : les immunoglobulines, l'albumine, les facteurs de coagulation (VIII et IX) et la colle biologique. Les facteurs de coagulation sont maintenant obtenus par biotechnologie. Depuis le 1er janvier 1993, ces produits sont des médicaments. Ils échappent dès lors aux contraintes éthiques pesant sur les produits sanguins d'origine humaine.

Les produits sanguins labiles

Les *hématies* naissent dans la moelle osseuse et passent ensuite dans le sang. De consistance visqueuse, elles sont aisément déformables et peuvent se glisser dans les capillaires même les plus ténus, et irriguer ainsi tous les viscères. En cas de traumatisme, elles peuvent s'extravaser et passer dans le tissu interstitiel. Si la lésion est près de la peau mais demeure fermée, il se forme un œdème à ce niveau, qui passe au rose, puis au jaune, enfin au bleu sombre : c'est l'hématome, qui disparaît en quelques jours.

L'hémoglobine, cette substance protéique qui donne au sang sa couleur rouge, est composée de globine faite de quatre chaînes peptidiques qui sont, chez l'adulte normal, deux chaînes α, comportant 141 acides aminés chacune, et deux chaînes β qui en comptent 146 ou deux chaînes δ présentes en plus faible quantité.

Au milieu de ces chaînes (très pelotonnées) se trouve un noyau d'hème, pigment tétrapyrolique à base de fer, capable de fixer de grandes quantités d'oxygène au niveau des poumons et de le libérer dans les tissus tout en se chargeant de CO_2 qui sera à son tour éliminé par le sang revenu aux poumons. L'hémoglobine constitue donc le pigment respiratoire essentiel : c'est lui qui fait communiquer tous nos organes – y compris les plus profonds – avec le milieu extérieur. Aussi le sang venant des poumons, ou sang artériel, chargé en oxygène est-il rouge vif, alors que celui qui remonte aux poumons, chargé en CO_2, est rouge foncé : c'est le sang veineux.

L'hème est donc l'élément actif de la molécule d'hémoglobine. Toutefois, pour être fonctionnel, le noyau d'hème doit se trouver enveloppé de chaînes α et β normales, toute modification de structure pouvant entraîner un déficit de la fonction respiratoire de l'érythrocyte. De nombreuses anémies congénitales, aujourd'hui bien caractérisées, n'ont pas d'autre origine. Citons par exemple la drépanocytose ou anémie falciforme[1], très répandue en Afrique noire et en Inde, dans laquelle le sixième acide aminé – normalement un acide glutamique – est remplacé par une valine : c'est l'hémoglobine S ou HbS ; l'hémoglobine C, propre à l'Afrique occidentale, dans laquelle le sixième acide aminé de la même chaîne β, toujours l'acide glutamique, est remplacé par une lysine, l'hémoglobine E, faite du remplacement de l'acide glutamique qui se trouve en vingt-sixième position par une lysine. Cette HbE est localisée au Sud-Est asiatique, son origine se situant probablement chez les plus anciennes populations du Cambodge.

Plus d'une centaine d'hémoglobines anormales, dues à une mutation des gènes de structure des chaînes α ou β, ont été décrites. Mais certaines sont rarissimes.

À côté d'anomalies entraînant des modifications structurales, il existe des mutations impliquant l'expression quanti-

---

1. Ainsi nommée parce que chez ces patients les globules rouges du sang veineux prennent une forme de faucille ou de croissant.

tative des gènes de l'Hb. Elles sont responsables des thalassémies, découvertes chez les populations méditerranéennes – ou d'origine méditerranéenne (d'où le nom). Mais il existe aussi d'importants foyers asiatiques. Ces mutations modifient le débit de synthèse de chaque facteur. Chez le nouveau-né, et au cours des premiers mois de la vie, on rencontre l'hémoglobine dite HbF (F pour fœtus). Elle est formée par deux chaînes α et deux chaînes γ, ces dernières étant progressivement remplacées par des chaînes β, de sorte que chez l'adulte normal on ne trouvera que des quantités très faibles de chaînes γ résiduelles. Cette substitution des chaînes β est freinée au cours de certaines mutations (au moins partiellement), sans pour autant laisser subsister une quantité suffisante de chaînes γ. Ces sujets ont donc de l'hémoglobine HbA, mais aussi de l'hémoglobine HbF. Surtout, ils ne disposent pas de suffisamment de chaînes β et γ par rapport à la quantité de chaînes α. Celles-ci, ne trouvant pas de partenaires, précipitent, ce qui entraîne une altération de la membrane et une hémolyse. Toutefois, la quantité totale d'hémoglobine fonctionnelle est inférieure à la normale : d'où l'anémie et un pouvoir oxyphorique diminué pour le sang. Cette situation caractérise les thalassémies. Plus rarement, c'est la synthèse de la chaîne α qui est freinée.

Outre ces anémies congénitales dues à une déficience du pigment respiratoire du globule rouge, il existe d'autres anémies dépendant soit d'une carence en fer (indispensable pour la formation de l'hème), soit encore provoquées par une chute du nombre des globules rouges (hémorragies graves ou chroniques, hémopathies diffuses de la moelle osseuse, anémies iatrogènes, hémorragie de la délivrance, traumatisme avec ouverture de gros troncs artériels, anémies des malades qui saignent chroniquement tels certains cancéreux, anémies dites inflammatoires, etc.).

Toutes ces anémies exigent des transfusions non pas de sang total mais de concentrés de globules rouges, en attendant que la cause soit traitée. Pour obtenir ces concentrés de globules rouges, il suffit de centrifuger à vitesse moyenne le sang que l'on vient de prélever sur une solution anticoagulante.

Les hématies (de poids spécifique plus élevé) sédimentent et forment un culot de globules rouges que l'on sépare par pression. On peut ainsi rétablir chez le patient un taux d'érythrocytes sinon normal, au moins suffisant pour assurer une oxygénation tissulaire convenable.

Toutes les anémies graves, quelle que soit leur origine, impliquent des transfusions de concentrés de globules rouges parfois pratiquées en urgence (hémorragie accidentelle). Aussi, tous les établissements de transfusion de quelque importance doivent avoir toujours en réserve du sang de groupes rares (par exemple B.Rh⁻).

Nous avons vu comment, pour les interventions programmées à l'avance, on avait de plus en plus souvent recours à l'autotransfusion.

Grâce aux techniques de conservation actuelles (ACD + solution de conservation SAG-Man [saline-adénine-glucose et mannitol]), il est possible de garder les hématies au réfrigérateur plus de 40 jours : 42 en Europe, 49 aux États-Unis (solution FAG + mannitol). Et l'on peut penser que ce délai s'allongera encore. Ainsi, le futur opéré peut se fournir à lui-même 4 à 5 poches, soit environ 2 litres de sang. Et son érythropoïèse peut être stimulée par une hormone, l'érythropoïétine, qui accélère la multiplication de la série rouge. De tels sujets auront souvent, au moment de l'ultime prélèvement, de 12 à 13 grammes d'hémoglobine par décilitre.

Notons toutefois que l'efficacité de l'érythropoïétine pratiquée en deux injections par semaine n'est pas constante : certains patients réagissent bien à cette hormone, d'autres s'y montrent peu sensibles. On complétera la préparation du donneur-receveur par un apport supplémentaire de fer et de vitamines. En outre, l'avantage de cette technique (prélèvements réguliers sous couverture d'érythropoïétine) fournit des hématies jeunes qui resteront actives plus longtemps chez le sujet autotransfusé.

Cette méthode ne s'adresse pas à tous les patients. L'autotransfusion ne sera pas effectuée chez les sujets atteints d'anémies chroniques (cancéreux, thalassémiques) ou chez des sujets déjà infectés : essentiellement hépatites C, cytomégaloviroses. Dans ce dernier cas, il a été démontré que l'inoculation de CMV est très dangereuse chez les immunodéprimés (greffes diverses). Si le patient est déjà CMV+, on lui transfusera quand même des concentrés CMV- afin d'éviter tout phénomène de surinfection, que l'on sait potentiellement dangereux.

En outre, l'autoprélèvement en vue de l'autotransfusion ne sera pas pratiqué chez des sujets ayant moins de 12 grammes d'hémoglobine par décilitre de sang. Par ailleurs, malgré l'efficacité des nouvelles solutions conservatrices, la valeur fonctionnelle des hématies mises au réfrigérateur diminue de façon progressive. Par exemple, le 2-3 DPG (qui joue un rôle important dans la fixation de l'oxygène par l'hémoglobine) perd 70 % de son activité au 42e jour. Et il est probable qu'il en va de même pour tous les intermédiaires métaboliques dérivés du glucose.

Il est une autre éventualité dans laquelle l'autotransfusion n'est guère possible : la greffe d'organes. En effet, si le receveur est connu longtemps à l'avance, le donneur ne l'est pas. On ignore à quel moment arrivera l'organe compatible, les donneurs étant nécessairement des sujets en bonne santé, victimes d'un accident imprévisible. Aussi le candidat à une greffe de cœur, de poumon ou de foie, peut rester sur la liste d'attente de quelques jours à plusieurs mois. Et une fois disponible, le greffon doit être implanté dans les délais les plus brefs.

Quand l'autotransfusion est possible, les poches doivent porter très lisiblement les nom et prénom de l'autodonneur, ceci afin d'éviter toute erreur qui, si elle portait sur un groupe sanguin majeur, pourrait entraîner la mort du malade.

L'autotransfusion tend maintenant à se généraliser. En 1995-1996, elle est en moyenne de 5 % pour les centres de province, mais peut atteindre 20 % pour certains services parisiens.

Pourra-t-on remplacer un jour la transfusion d'hématies humaines par des produits « fabriqués » qui seraient tour à tour des transporteurs d'oxygène, puis de CO_2 ?

On a essayé d'abord les fluorocarbonés, qui sont doués d'un certain pouvoir oxyphorique et peuvent aussi véhiculer le CO_2. Ils jouent donc alternativement le rôle de sang artériel et de sang veineux. Mais leur capacité de charge est très limitée. Aussi peuvent-ils être utiles pour répondre provisoirement à certaines urgences : par exemple au cours d'un accident de la route suivi d'hémorragie grave. Dans ce cas, les fluorocarbonés injectés immédiatement donnent au blessé le délai nécessaire pour être transporté en ambulance ou en hélicoptère au centre chirurgical le plus proche.

Cette intervention peut être très rapide : en effet, les fluorocarbonés n'impliquent ni groupage préalable (ils font office de « donneurs universels ») ni contrainte thermique. Ils se conservent à la température ambiante et peuvent être mis en réserve dans les véhicules de secours d'urgence (Samu aérien ou routier). Mais ils ne sauraient remplacer le sang. Ne possédant aucun des facteurs stables étudiés plus loin, leur pouvoir déchoquant est faible et leurs molécules sont loin d'avoir la capacité oxyphorique de l'hémoglobine.

On a tenté de fabriquer du sang artificiel à partir d'hémoglobines animales. Beaucoup ont un pouvoir de fixation d'O_2 très élevé, mais la libération de l'oxygène à la hauteur des tissus n'est pas toujours facile.

On a essayé aussi l'hémoglobine humaine recombinante (c'est-à-dire obtenue par biotechnologie). Mais cette hémoglobine fabriquée en laboratoire ne donne pas de meilleurs résultats que l'hémoglobine humaine naturelle, et elle revient infiniment plus cher. Aussi fait-on appel à l'hémolysat de globules rouges qui laissent passer l'hémoglobine dans la solution pour préparer un nouveau dérivé qui n'exige pas de membrane cellulaire.

On part de l'hémoglobine humaine (prélevée dans du sang éventuellement périmé pour la transfusion) et on la traite par des agents chimiques dits « réticulants » qui empêchent son élimination rapide de la circulation et lui conservent toute sa valeur physiologique. En effet, la réticulisation permet d'accroître de façon significative la taille et la stabilité de l'hémoglobine ainsi remaniée. Elle n'a plus besoin d'être enfermée dans des cellules. La firme Baxter – qui fut la première à poursuivre des recherches dans ce sens – a réussi à fabriquer une hémoglobine réticulée par réaction croisée entre les chaînes de l'hémoglobine humaine et un dérivé de l'aspirine, le DCL Hb (Diaspirin Cross Linked Hemoglobin). Cette hémoglobine réticulée fixe l'oxygène et le restitue aussi facilement que l'hémoglobine normalement enfermée dans les hématies. Elle supporte sans mal un chauffage à 70 °C pendant une heure, ce qui élimine tout risque de contamination virale. De plus, grâce à sa faible viscosité, elle peut pénétrer dans des espaces infimes où l'hématie n'entrerait pas, ce qui peut rendre de grands services au cours de certains accidents vasculaires obstruants et permet d'oxygéner la zone située en aval du bouchon, qui, sans cela, deviendrait ischémique.

Sa durée de stockage par congélateur à − 20 °C atteint une année, un mois au simple réfrigérateur, un jour à température ambiante. Cependant, une fois injectée dans la circulation, sa durée de vie est plus brève que celle des hématies. Enfin, n'exigeant aucun groupage (car dépourvue de membrane cellulaire), elle ne porte pas d'antigènes et n'entraîne jamais d'accidents allo-immunitaires. Elle peut être utilisée immédiatement en cas d'urgence. Les enquêtes réalisées à ce jour démontrent que les besoins en préparations d'hémoglobine réticulée pour l'Europe oscillent annuellement entre huit cent mille et un million d'unités.

Tout n'est pas réglé pour autant. En effet, certains préfèrent s'en tenir à l'hémoglobine humaine normale. Toutefois, pour qu'elle puisse jouer son rôle physiologique sans risque de toxicité, on doit « encapsuler » celle-ci dans de petits sacs lipidiques dont la paroi est perméable à l'O_2 et au CO_2, mais imperméable à l'hémoglobine. La technique est maintenant éprouvée, la firme Baxter aux États-Unis a, dès le printemps 1995, mis sur le marché ce « sang artificiel ». En France, il est fabriqué sous licence par l'établissement de transfusion sanguine de Lille, qui a joué un rôle pilote dans la mise au point des nouvelles techniques transfusionnelles.

Ce procédé offre les mêmes avantages que les précédents (pas de groupage préalable, conservation facile, etc.). Mais il ne s'appuie sur aucun des systèmes enzymatiques présents dans les globules rouges « naturels ». En outre, la durée de vie de ces « hématies synthétiques » n'est pas supérieure à celle des érythrocytes prélevés chez un donneur de sang – et qui ont conservé toutes leurs propriétés physiologiques. Autre inconvénient : l'origine humaine de l'hémoglobine n'exclut pas la possibilité d'une contamination par des agents non conventionnels (prions) que l'on ne sait pas actuellement détecter chez les donneurs et que l'on ne peut détruire sans altérer l'hémoglobine. Aussi, ce sang artificiel n'est-il guère utilisable pour traiter les hémopathies.

Malgré les avancées technologiques spectaculaires, rien en matière de produits sanguins labiles ne peut remplacer le donneur de sang, qui restera longtemps le fondement de tout geste transfusionnel. Les cellules sont en effet des éléments trop complexes pour être reconstituées à partir de quelques-uns de leurs composants.

Une dernière question se pose : pourquoi ne pas tenter d'obtenir les hématies par culture sur milieu nutritif ? Cette expansion cellulaire a été tentée. Mais les globules rouges qui passent dans le sang ont déjà perdu leur noyau et sont incapables de division. Il faut donc avoir recours aux cellules mères, les érythroblastes et proérythroblastes – qui se trouvent dans la moelle osseuse et se multiplient activement pour donner des hématies. On peut ainsi prélever de petites quantités de moelle osseuse, que l'on purifiera autant que possible pour ne conserver que des cellules qui sont à l'origine de la lignée rouge. On cultive les cellules ainsi isolées sur des milieux « couverts » par un mélange d'antibiotiques et d'antifongiques pour éviter la pousse de souillures accidentelles. Le tout est mis en incubation. Mais ce procédé, intéressant sur le plan expérimental, suppose des manipulations rigoureuses qui rendent son coût très élevé.

Il est probable que les hématies humaines demeureront longtemps irremplaçables.

Quelle que soit leur nature, la vie des *leucocytes* est brève : de quelques jours de maturation dans la moelle osseuse et dans les tissus accolés à la paroi des vaisseaux, à quelques heures dans le sang circulant. On les isole assez facilement par centrifugation différentielle : ils pèsent moins que les hématies mais plus que les plaquettes. Ils forment, dans des conditions de séparation adéquates, une couche blanchâtre, mince, située entre le culot globulaire (en bas) et une suspension plaquettaire dans le plasma (en haut).

Il existe aujourd'hui des appareils capables de séparer dès le prélèvement les plaquettes, les globules blancs et les globules rouges. Ces derniers sont réinjectés au donneur tout au long du prélèvement.

Les indications de transfusion des leucocytes sont devenues assez rares. Naguère, on les utilisait pour soigner les grands infectés, dont ils venaient renforcer les défenses immunitaires. Mais depuis le développement des antibiotiques et des antifongiques, qui « couvrent » à peu près toutes les affections, leur intérêt a beaucoup diminué. À l'heure actuelle, on a recours à eux dans les cas très rares où un patient est victime d'une souche de microbes résistante aux antibiotiques ou, plus souvent, chez le sujet qui a été mis volontairement en aplasie médullaire et qui présente un état fébrile – malgré son maintien en chambre stérile.

Ces aplasies sont le plus souvent provoquées par radiothérapie chez un malade porteur de certaines hémopathies malignes et qui va faire l'objet d'une greffe de moelle saine. La transfusion de globules blancs permettait autrefois de faire la soudure entre la phase de destruction totale des lignées myéloïdes et le moment où les cellules médullaires greffées se seront suffisamment multipliées pour envahir la moelle déshabitée et jouer leur rôle dans la défense immunitaire. Dans ce cas, l'action essentielle, pendant les quelques jours où le sujet est encore a-myéloïde, est jouée par les polynucléaires neutrophiles qui sont les plus fréquents dans le sang et capables d'une phagocytose active. Ainsi, l'efficacité de cette thérapeutique est immédiate mais dure peu de temps compte tenu de la brièveté de vie des granulocytes.

Lors des tranfusions de leucocytes, on doit prendre en compte le poids du sujet. Par exemple, à un patient de 80 kilos, il faudra injecter des poches de globules blancs *tous les jours*, deux au moins, l'une le matin, l'autre le soir. Ces transfusions répétées sont le seul moyen de substitution du système immunitaire pendant la durée de cette phase critique. Dans de bonnes conditions, le taux normal de leucocytes du sang circulant est rétabli en 48 à 72 heures. Les meilleurs résultats sont observés chez l'enfant. Avant de procéder au prélèvement, le donneur sera traité aux corticoïdes pour « recruter » les leucocytes fixés sur les parois des vaisseaux et dans les tissus afin de les pousser dans la circulation générale.

Au cours de la décennie 1970, cette pratique était quasi quotidienne dans chaque centre d'hémothérapie d'importance moyenne. Elle est devenue plus rare (de 10 à 12 cas par an dans le même centre). En dehors des malades évoqués plus haut, chez lesquels on a détruit la moelle pathologique par une invalidation totale, cette technique fut utilisée chez tous les patients qui souffraient d'une aplasie médullaire : soit du fait d'une hémopathie, soit d'origine iatrogène, en particulier chez ceux qui recevaient un traitement chimiothérapique destiné à soigner un cancer. Cette technique est aujourd'hui pratiquement abandonnée et remplacée par les facteurs de croissance hématopoïétique (G-CSF ou GM-CSF) dont le rôle est de faciliter la multiplication et de mobiliser les cellules souches de la moelle pour accroître la production de polynucléaires.

Quelques remarques sur la technique des greffes de moelle.

Les greffes de moelle sont à présent de pratique courante. Un donneur satisfaisant ayant été trouvé (lorsqu'on ne pratique pas une autogreffe), on prélève sa moelle sous anesthésie générale en effectuant une série de ponctions, essentiellement au niveau des crêtes iliaques. On récolte ainsi un litre de liquide composé d'un mélange de sang et de moelle osseuse qu'il faudra purifier. Pour cela, on centrifuge à plusieurs reprises et dans des conditions bien définies, pour en retirer tous les éléments inutiles : graisse, hématies, globules blancs mûrs (et en particulier granulocytes). Ce premier tri ramène le volume du prélèvement à 360 cc (soit environ le tiers du mélange initial). Plus récemment, on a pris l'habitude de purifier une fois encore pour ne retenir que les cellules jeunes, non différenciées, capables de donner naissance à toutes les lignées sanguines qui se forment normalement dans la moelle[1].

---

1. Cette méthode de purification est bien au point pour les allogreffes (donneurs apparentés au receveur, qui ont un HLA identique au sien ou presque). Dans le cas de donneurs non apparentés, la technique de purification n'en est encore qu'au stade expérimental.

Par ailleurs, on sait que certaines cellules souches (totipotentes) sont caractérisées par un antigène particulier, dit CD34. Celui-ci permet de trier ces cellules souches, qui sont seules capables de repeupler la moelle. Pour cela, on procède à une sélection positive, on retire par des anticorps monoclonaux spécifiques des cellules souches que l'on veut conserver en faisant passer le liquide prélevé sur une colonne ne retenant que les CD34$^+$.

On peut aussi procéder à une sélection négative : cela consiste à fixer tout ce dont on n'a pas besoin. On procède ensuite à un rinçage, puis à une ou plusieurs purges, et l'on récupère par agitation mécanique les cellules CD34$^+$, qui restent seules sur le substrat.

Chacune de ces manipulations fait baisser le volume. Aussi, du mélange de départ d'un litre environ, on tombe à 300 cc une fois éliminées les « impuretés » les plus grossières, pour finir à quelques cc[1], formés uniquement de cellules souches CD34$^+$, les seules utiles.

On injecte, par voie intraveineuse, ce greffon qui va recoloniser toute la moelle. Ces cellules CD34 reconnaissent facilement leur site. Naguère, avant que l'on dispose de tous ces procédés de purification, on injectait à un aplasique des moelles totales : il fallait alors une vingtaine de jours pour que la moelle sorte le patient de son aplasie. Aujourd'hui, en associant à la greffe des myélostimulants (G ou GM-CSF), on peut ramener cette attente à une quinzaine de jours. Passé ce délai, le malade a récupéré une formule sanguine à peu près normale. Et le nombre de ses éléments néoformés doit atteindre ou dépasser 10 000 par millimètre cube pour les leucocytes, 20 000 pour les plaquettes, dont il sera question ci-dessous.

Ces techniques de purification sont surtout utilisées en cas d'autogreffe, pour débarrasser la moelle du malade de ses cellules anormales. Dans ces conditions, la chambre stérile

---

1. La richesse de la moelle osseuse en CD34$^+$ dépend aussi de l'âge du sujet. Plus le donneur est jeune, plus sa moelle est riche en cellules souches, totipotentes. Ces éléments se raréfient avec l'âge – et l'on passe insensiblement de la moelle rose, foyer d'activité très intense, à la moelle grise du vieillard, presque déshabitée.

avec sa « bulle », son flux d'air laminaire, etc., devient inutile. Et aujourd'hui, le patient peut être opéré en hôpital de jour et retourner presque aussitôt chez lui.

Les *thrombocytes* ou plaquettes sont de petites cellules sans noyau de 2 μ à 3,5 μ de diamètre provenant de l'éclatement de cellules géantes, les mégacaryocytes, qui mesurent de 30 à 100 μ et ont un noyau de grande taille composé de lobes volumineux[1]. Le cytoplasme de ces cellules est rempli de granulations azurophiles, dont les membranes de démarcation apparaissent au cours de la maturation. Quand elle est terminée, les mégacaryocytes éclatent, libérant dans la circulation les deux tiers des plaquettes, le dernier tiers, la réserve splénique, restant dans la moelle ou faisant le va-et-vient. Dans la circulation, la durée de vie des thrombocytes serait de 8 à 10 jours.

Les thrombocytes mûrs ne sont pas de vraies cellules puisqu'ils ne comportent pas de noyau. En revanche, leur cytoplasme comprend une série d'organelles habituellement présentes dans les cellules : mitochondries, microfilaments et tubules, ergastoplasme avec grains de glycogène, etc. Mais il existe des formations spécifiquement plaquettaires : les granules denses et les granules α. Les premiers contiennent divers composés importants (sérotonine, ADP, ATP, calcium^{++}), les seconds portent du facteur plaquettaire 4, dit aussi facteur antihéparine, du fibrinogène facteur I, du facteur de Willebrand, etc., tous intervenant dans l'hémostase. Les plaquettes sont aussi pourvues de chaînes enzymatiques complexes[2].

Comme nous l'avons signalé, les plaquettes jouent un rôle essentiel dans le maintien en bon état des endothéliums des vaisseaux et dans l'hémostase.

En cas de lésion atteignant le sous-endothélium, les plaquettes sont activées et vont aussitôt s'y coller : c'est le phé-

---

1. Michael W. Long, « Cyclins and Cell Divisions, Kinases in Megakaryocytic Endomitosis », *C.R. Acad. Sci. Paris, Life Sciences,* n° 318, 1995, p. 649-654.

2. J. Caen, Alan T. Nurden, « Les glycoprotéines plaquettaires : vingt ans après », *Médecine/Sciences,* n° 11, 1995, p. 1021.

nomène de l'adhésion plaquettaire réalisée grâce au facteur de Willebrand, qui « colle » en quelque sorte le sous-endothélium lésé et la masse plaquettaire qui vient s'y accumuler, colmatant ainsi la brèche. Mais cette action n'est pas seulement mécanique. En effet, l'adhésion déclenche aussi l'activation des plaquettes, qui changent de forme et libèrent leurs composantes intracellulaires, en même temps que se produit la synthèse de prostaglandine, facteur puissant pour la poursuite de l'agrégation (c'est-à-dire pour l'accolement des plaquettes entre elles). En même temps, les phospholipides de la membrane plaquettaire passent de l'intérieur à l'extérieur et catalysent la coagulation du sang.

Dans la majorité des cas, l'activation des plaquettes est liée à un traumatisme d'origine très variée : blessure, coupure, agression chimique ou infectieuse qui entraîne une rupture de la continuité endothéliale et une exposition au courant circulatoire de la partie du sous-endothélium découverte. C'est le point de départ de l'agrégat plaquettaire au niveau de la lésion qui colmate la brèche vasculaire, évitant ainsi l'hémorragie. Toutefois, il n'en est pas toujours ainsi. Il arrive en effet que l'adhésion plaquettaire soit spontanée. Une déficience en plaquettes, quelle qu'en soit l'origine, rend les parois endothéliales des vaisseaux moins résistantes (car moins bien « entretenues ») et plus fragiles. Les endothéliums ne sont plus des barrières efficaces et laissent passer le sang vers le tissu sous-endothélial. Le purpura hémorragique représente l'extravasation des globules rouges en cas de déficience du couple plaquettes-endothélium.

La lésion originelle peut être athéromateuse et tenir à une plaque d'athérome constituée sur la paroi vasculaire. Par ailleurs, dans le cas de la plaque d'athérome, cet obstacle, partiel au début, peut devenir oblitérant du fait de l'accroissement de l'agrégat plaquettaire et provoquer une nécrose en aval de l'obstacle, là où le territoire n'est plus irrigué (ou l'est insuffisamment). Dans certains cas, le thrombus se détache de la paroi vasculaire et, libéré dans le système circulatoire, peut aller oblitérer une artère de calibre moindre, en particulier au niveau du poumon (embolie pulmonaire) ou du cerveau (hémiplégie, etc.).

Ainsi, par les produits qu'elle libère, une agrégation plaquettaire peut entraîner une majoration de la thrombose à la hauteur de la lésion primitive. On comprend donc l'importance du rôle des plaquettes dans la coagulation et l'entretien des vaisseaux.

Malgré leur petite taille, elles constituent des « usines biologiques » d'une grande complexité, et dont le rôle a été particulièrement bien étudié à Paris par le professeur Jacques Caen et son équipe à l'Institut des vaisseaux et du sang, à l'hôpital Lariboisière. Retenons ici qu'elles remplissent trois fonctions principales :

1) Action d'entretien et de protection vasculaire. En cas d'insuffisance plaquettaire (numérique ou qualitative), le patient souffre de fragilité capillaire et d'une augmentation du temps de saignement ;

2) Action catalytique dans la coagulation grâce à ses phospholipides, réorientés au cours de l'activation plaquettaire vers l'extérieur ;

3) Rôle dans la cicatrisation vasculaire.

Nous reviendrons plus longuement sur le phénomène de la coagulation dans les pages consacrées aux facteurs stables et en particulier au facteur VIII (antihémophilique).

La transfusion de suspension plaquettaire est devenue une pratique courante, répondant à de multiples indications.

Étant plus légères que tous les autres éléments figurés du sang, les plaquettes restent les dernières en suspension lorsque l'on procède à plusieurs centrifugations ménagées du sang total. Cette opération – qui fut la première à être pratiquée – permettait de recueillir d'abord les hématies, rassemblées dans le premier culot. On reprenait le surnageant qui constituait un plasma riche en plaquettes, puis on le soumettait à une nouvelle centrifugation bien plus rapide (4 000 tours/minute). Les thrombocytes formaient un culot avec un surnageant de plasma a-cellulaire.

Depuis 1967, on recourt à la méthode plus efficace de l'aphérèse, selon la technique déjà signalée pour séparer les leucocytes. Elle consiste à brancher le donneur sur un séparateur qui, par différenciation du poids spécifique, va séparer les plaquettes des autres éléments figurés du sang.

On recueille directement les plaquettes alors que les autres éléments, plus lourds, sont en même temps réinjectés au donneur. Cette séance de prélèvement dure environ deux heures. Le produit ainsi recueilli est classé en trois catégories, selon sa richesse en thrombocytes :

Catégorie I : concentré de plaquettes comportant 2×10^{11} éléments cellulaires ;

Catégorie II : concentré en contenant 4×10^{11} ;

Catégorie III : concentré d'au minimum 6×10^{11}.

Ces trois concentrés doivent être utilisés immédiatement.

Pour la conservation en azote liquide (– 196°C), la suspension plaquettaire est mélangée à une solution conservatrice, comme on l'a vu plus haut, et placée dans des récipients très plats de manière à obtenir une congélation brutale de l'ensemble. La décongélation est facile. Toutefois, les thrombocytes qui ont été congelés ont changé de forme : ils ont pris l'allure de petits ballonnets. Mais une fois transfusées, ces plaquettes précédemment congelées ne restent pas dans la circulation (la numération avant et après la transfusion livre les mêmes chiffres). En revanche, l'hémorragie liée à une hypoplaquettose (thrombocytopénie) s'arrête. Il semble donc que les plaquettes injectées soient allées en priorité « boucher les trous » des parois vasculaires et rétablir l'intégrité de l'endothélium. Le rôle physiologique des thrombocytes demeure donc important. Mais les concentrés plaquettaires frais sont particulièrement actifs : après la transfusion, on note une augmentation du chiffre des plaquettes dans le sang périphérique.

Cette fréquence paraît constante pour un sujet donné. Les établissements de transfusion qui préparent couramment des concentrés plaquettaires tiennent un fichier spécial permettant de convoquer un donneur compatible dans les meilleurs délais, en cas de besoin.

On distingue deux types de concentrés, selon l'origine :

1) Les concentrés standard, qui proviennent du mélange des prélèvements de sujets pris au hasard parmi les bénévoles venus spontanément offrir leur sang. Pour traiter une thrombopénie moyenne, il faut disposer de 10 à 12 prélèvements.

2) Les concentrés monodonneurs qui proviennent d'un seul volontaire. Ces concentrés sont réservés aux sujets qui doivent être transfusés plusieurs fois de façon itérative (afin de diminuer les risques d'allo-immunisation).

Mais quels que soient le patient et la catégorie des plaquettes transfusées, on doit observer une compatibilité rigoureuse pour les systèmes sanguins ABO et Rh. Pour les urgences, on aura toujours en réserve des prélèvements provenant de sujets O ou A et Rh⁻, car ce sont eux qui sont les plus susceptibles d'être compatibles avec un sujet pris au hasard et les moins aptes à provoquer une allo-immunisation (qui diminuerait l'efficacité du traitement). Il n'y a pas lieu de tenir compte d'autres groupes tels que Duffy, Kell, etc., sauf si le patient est déjà immunisé contre l'un de ces antigènes. Dans la mesure du possible, on choisira aussi des donneurs cytomégalovirus négatifs (CMV-). En ce qui concerne le système HLA, l'espoir de trouver deux sujets identiques est nul (en dehors des jumeaux vrais ou de frères et sœurs). Aussi, pour les cas de transfusions répétées, on cherchera le donneur qui est le moins « éloigné » immunologiquement du receveur et qui aura donc le plus de chances de voir ses plaquettes bien acceptées. D'où l'utilité du fichier évoqué plus haut.

En cas d'urgence, plutôt que de procéder à un test HLA (toujours long à réaliser), on effectue un test croisé *(cross-matching)* en mettant en contact le sérum du receveur et les plaquettes du donneur. Si aucune agglutination ne se produit, on en restera là. Si, en revanche, se produit une allo-immunisation contre un facteur HLA, on évitera les donneurs qui porteraient cet antigène.

Le risque d'allo-immunisation est imprévisible. Bien que donneurs et receveurs ne soient presque jamais porteurs d'antigènes HLA identiques, la réaction de rejet n'est pas constante, de même qu'on observe des différences de réaction entre plusieurs patients atteints par la même infection bactérienne ou virale. Aussi le risque d'allo-immunisation existe-t-il toujours, et il n'est pas nécessairement lié à la « distance » génétique qui sépare les deux partenaires : il est des patients qui s'immunisent facilement contre n'importe quoi, et d'autres qui ne s'immunisent jamais.

Ainsi, chez un polytransfusé chronique présentant une aplasie médullaire transitoire, il se produit une véritable course de vitesse entre la durée de l'aplasie et le temps d'apparition de l'allo-immunisation (qui rendrait le traitement inefficace). Chez ces malades chroniques, on procédera donc à des tests de compatibilité avant chaque injection, même si l'on recourt toujours au même donneur, car une allo-immunisation peut survenir à tout instant. Dans ce cas, il faudra changer de donneur. Cela est assez simple dans un centre à fort débit qui pratique ce type de transfusion plusieurs fois par semaine et qui dispose d'un fichier assez large de bénévoles pour thrombocytophérèse ; c'est plus difficile dans un petit service, où l'injection de thrombocytes demeure une opération plus rare et où le nombre de donneurs éventuels est limité. Autant un établissement important peut appliquer le système de transfusion plaquettaire monodonneur, autant, dans les petits services, devant des cas qui présentent un caractère d'urgence, on aura recours aux concentrés plaquettaires standard.

Les indications sont nombreuses. Elles s'appliquent à tous les sujets présentant une thrombopénie, en particulier ceux qui doivent être soumis à une chimiothérapie anticancéreuse massive, aux greffes de moelle après irradiation globale, en attendant que la phase aplasique soit révolue, c'est-à-dire le temps pour la greffe de recoloniser le tissu médullaire et de revenir à un hémogramme acceptable. On injectera aussi des plaquettes chez les greffés du cœur ou du foie qui ont beaucoup saigné et dont la transfusion pratiquée en préopératoire n'a pas suffi à normaliser l'hémogramme. Mais il est prudent, dans ces cas de saignements massifs, d'injecter des purées globulaires en cours d'intervention et de recommencer en cas de besoin en postopératoire. (On considère que le danger de saignement existe en dessous de 40 000 plaquettes/μl et devient alarmant au-dessous de 10 000.) Cette suspension plaquettaire sera aussi pure que possible, c'est-à-dire débarrassée de tous les autres éléments figurés, et en particulier des leucocytes, toujours capables de stimuler une allo-immunisation aux antigènes HLA. On aura donc recours à des suspensions thrombocytaires soigneusement déleucocytées en partant du principe que moins il y a de globules blancs, plus les réactions allo-immunitaires sont rares[1]. Pour cela, on procède par filtrage, selon la technique exposée plus haut pour déleucocyter les concentrés de globules rouges. Ici encore, il ne s'agit pas d'une action mécanique. Ce n'est pas la trame du réseau très fin qui retient les leucocytes, mais le chimiotactisme ; en vertu de celui-ci, les globules blancs adhèrent sur les fils constituant les filtres alors que les plaquettes ne sont pas arrêtées.

Chez certains patients atteints de maladies auto-immunes, la transfusion de plaquettes peut être totalement inefficace, surtout si le patient présente un auto-anticorps antiplaquettes, les plaquettes étrangères injectées faisant l'objet d'un rejet immédiat au même titre que celles du malade. En revanche, dès que l'auto-immunisation est jugulée, par un traitement aux corticoïdes par exemple, les transfusions deviennent efficaces. Normalement, la durée de vie d'un thrombocyte dans l'organisme est de sept jours. On aura donc intérêt à transfuser le concentré de plaquettes aussi vite que possible après le prélèvement. En effet, dans les thrombocytes prélevés, il existe des éléments de tous âges : certains, jeunes, vont vivre une semaine chez le receveur. D'autres, plus âgés, disparaîtront bien plus rapidement[2].

Étant donné le caractère d'urgence que revêt souvent cette intervention (comme toute hémorragie chirurgicalement non contrôlable), les services d'hémothérapie les plus importants doivent disposer en permanence d'une réserve de suspension de plaquettes, quitte à laisser certains lots se périmer et devenir inutilisables. Cette réserve sera faite de « plaquettes standard » provenant de n'importe quel donneur. Au contraire, dans les cas évoqués plus haut, lorsque le patient doit être

---

1. Ceci demeure vrai pour toutes les transfusions, de fractions stables comme de fractions labiles. Sauf dans les cas exceptionnels où la transfusion de globules blancs est indiquée, on a toujours intérêt à injecter des produits déleucocytés.

2. Rappelons que, chez le sujet irradié ayant fait l'objet d'une greffe de moelle, il faudra deux à trois semaines pour que le greffon soit vraiment fonctionnel et envahisse tous les espaces médullaires disponibles.

soumis à des transfusions plaquettaires répétées, on fait appel à des suspensions monodonneurs, en cherchant, dans le fichier du centre, les sujets les moins incompatibles avec le patient.

On a vu qu'après une chimiothérapie le greffon médullaire commençait à débiter un nombre suffisant de plaquettes au bout de trois semaines environ. Il faut donc combler cet hiatus par des transfusions plaquettaires répétées et faire en sorte que le sang du patient reste sans cesse au-dessus de 20 000 thrombocytes par millilitre (soit 1/10 du chiffre normal). Au-dessous, des accidents hémorragiques graves (voire mortels) sont à redouter. Et l'on ne pratiquera jamais de gestes importants chez un malade situé au-dessous de ce seuil. En cas d'intervention chirurgicale d'urgence, il faudra veiller à faire remonter le chiffre à 50 000 par millilitre.

On commence à entrevoir que la thrombopoïétine, cette hormone qui contrôle le mûrissement des mégacaryocytes et leur éclatement en plaquettes, pourrait jouer dans certains cas d'hypoplaquettose[1]. Il est possible qu'à terme cette grande découverte puisse reléguer la transfusion de plaquettes à un rôle accessoire – ce qui faciliterait beaucoup les traitements.

Les expérimentations faites chez l'animal ont confirmé la validité de cette méthode.

Pour un malade « moyen » (un adulte de 80 kilos par exemple), on doit compter de 10 à 15 donneurs par 10 kilos de poids – ce qui accroît le risque de contamination virale.

Les transfusions plaquettaires sont irremplaçables mais onéreuses. La matière première ne coûte presque rien puisqu'elle est offerte par des donneurs bénévoles. Il faut tout de même trouver des volontaires qui acceptent de rester deux heures branchés sur la machine[2]... Fondamentalement, la transfusion plaquettaire coûte cher en raison des manipulations techniques délicates qu'elle implique si l'on veut obtenir un produit de très bonne qualité. Ainsi, aujourd'hui, la préparation d'un seul concentré de plaquettes monodonneur

---

1. Jack Levin, « An Overview of Thrombopoïetin: with a Historical Perspective », *C.R. Acad. Sci. Paris*, n° 318, 1995, p. 609-618.
2. En réalité, il faut prévoir une demi-journée.

revient à 4 000 francs. Or, une greffe de moelle ordinaire peut exiger la transfusion de 60 poches de suspension, ce qui revient alors à 240 000 francs.

Pour le moment, l'injection de plaquettes humaines est, dans certains cas, irremplaçable, et les indications se multiplient à mesure que la greffe de moelle et d'organes se banalise. Peut-être un jour pourra-t-on avoir recours à des plaquettes animales (celles du porc en particulier) si l'on parvient à maîtriser le phénomène général du rejet des xénogreffes.

Les produits sanguins stables

Les fractions stables du plasma sont très nombreuses et il est probable que toutes n'ont pas encore été isolées. On a surtout étudié celles qui offrent un intérêt médical ou médico-chirurgical fréquent. Les autres peuvent entraîner des troubles divers lorsqu'elles font défaut à un sujet ; mais cette éventualité est très rare.

Nous retiendrons ici les trois principaux produits sanguins stables d'usage commun en clinique humaine. Les immunoglobulines poly- ou monovalentes, l'albumine, et enfin les facteurs de coagulation VIII et IX antihémophiliques. Ces derniers ont été déjà évoqués et nous n'y reviendrons que brièvement ici.

Les *immunoglobulines* correspondent à la fraction du plasma qui véhicule les anticorps. Elles naissent d'une sous-population de lymphocytes appelés plasmocytes et de lymphocytes B. Leur forme est bien connue depuis leur description de Porter. Elles sont responsables de l'immunité humorale.

Rappelons que chaque molécule d'immunoglobuline est formée de 4 chaînes reliées par des ponts disulfure. Ces 4 chaînes se divisent en 2 légères et 2 lourdes, ces dernières permettant de répartir les immunoglobulines en 5 classes, à savoir :

– les IgG, qui représentent de 12 % à 14 % des immunoglobulines ;

– les IgA, qui en représentent de 2 % à 3 % ;
– les IgM, qui en représentent de 0,95 % à 1,20 % ;
– les IgD ⎫ beaucoup
– les IgE ⎭ plus rares

Il s'agit là de chiffres moyens : le taux et la nature des immunoglobulines présentes dans le sérum dépendent en fait du degré et du moment de l'infection. Le segment terminal des chaînes que l'on peut isoler par certaines enzymes portent les sites anticorps.

Les chaînes légères relèvent de deux types : κ et λ.

Les parties « constantes » des chaînes légères (L) et des chaînes lourdes (H) sont composées de portions rigoureusement identiques chez tous les sujets appartenant à une même espèce ; elles définissent l'isotype. Plus loin, on rencontre les zones qui peuvent présenter de petites modifications caractéristiques d'un groupe d'individus : elles représentent l'allotype. Enfin, l'extrémité N terminale des deux chaînes, qui porte les sites anticorps, varie avec chaque sujet. Elles constituent l'idiotype. Plusieurs idiotypes peuvent se rencontrer chez le même sujet (anticorps polyspécifique).

Aussi, dans la pratique, du point de vue de leur spécificité, on distingue d'abord des immunoglobulines polyvalentes ou standard, correspondant à un mélange complexe d'anticorps aux spécificités multiples. Elles sont présentes chez tous les humains et reflètent l'« histoire infectieuse » de leur vie.

À côté des immunoglobulines polyvalentes, on connaît des immunoglobulines spécifiques qui offrent un spectre d'anticorps beaucoup plus focalisé sur un antigène particulier. Celui-ci peut être microbien, viral, mycosique, voire cellulaire (auto-anticorps). Pour obtenir ces immunoglobulines spécifiques, on prélève des sujets fortement immunisés contre l'antigène visé (soit convalescents de la maladie, soit volontaires récemment vaccinés). Rappelons-nous que, bien avant de connaître le fractionnement et surtout les antibiotiques, on utilisait déjà le sérum de convalescent pour traiter les formes les plus sévères de l'affection en cause. Ainsi on apportait au patient un surcroît de défense « extérieure » qui venait renforcer sa propre réaction immunitaire. Toutefois, depuis le développement explosif des antibiotiques, les immunoglobulines spécifiques ont beaucoup perdu de leur intérêt.

Les indications des immunoglobulines concernent deux domaines. Elles ont d'abord un rôle protecteur chez les sujets risquant d'être contaminés dans un avenir immédiat, alors que la vaccination (si on y a procédé) n'a pas encore eu le temps d'agir (cas de l'hépatite virale B par exemple). L'individu ainsi traité présente une immunité passive qui peut interdire l'entrée du germe dans son organisme, au moins de façon provisoire. Mais elles peuvent aussi avoir un rôle curatif : chez les sujets déjà contaminés, l'apport d'immunoglobulines spécifiques vient renforcer les défenses naturelles.

Aujourd'hui on utilise surtout les anticytomégalovirus (anti-CMV) – essentiellement chez les sujets volontairement immunodéprimés lors d'une greffe d'organe. On a pratiquement renoncé aux immunoglobulines antiherpès, antizona, antivaricelle, antirougeole. D'autant que leur prix de revient est élevé. En effet, si la matière première est gratuite, les procédures de fabrication sont complexes, ce qui rend le produit fini très onéreux. Et le rapport efficacité /coût est trop faible pour que le produit soit rentable.

On utilise aussi les immunoglobulines antirabiques chez des sujets mordus par des animaux suspects. Ces immunoglobulines sont abondamment fournies par les sujets ayant fait l'objet d'une vaccination soigneuse (élèves des écoles vétérinaires par exemple).

Les immunoglobulines antitétaniques sont utilisées assez régulièrement, surtout en cas de blessures anfractueuses et souillées de terre, chez les sujets non vaccinés. (Il ne devrait pourtant pas en exister, le vaccin antitétanique étant obligatoire au même titre que celui de la diphtérie et de la fièvre typhoïde, administrés lors de l'incorporation dans l'armée par exemple.)

Mais on les utilise aussi chez les sujets vaccinés depuis très longtemps, et qui n'ont reçu aucune injection de rappel. Si 90 % des vaccinés viennent, au bout d'un an, subir cette injection de rappel, le chiffre tombe à 10 % au bout de dix ans. Aussi, à l'heure actuelle, les meilleurs candidats au tétanos sont surtout des hommes retraités qui occupent leurs loisirs à faire du jardinage et se blessent avec des instruments agricoles souillés d'excréments d'animaux utilisés comme engrais naturel.

La vaccination antitétanique protège pendant une dizaine d'années. Les immunoglobulines sont récoltées chez les sujets qui se sont fait vacciner (ou reviennent volontairement) dans le but d'avoir un taux élevé d'anticorps. On prélève par plasmaphérèse ceux dont le titre est le plus fort.

Il y a quelques années, on a lancé de vastes campagnes auprès des donneurs de sang bénévoles pour qu'ils acceptent une vaccination (ou revaccination) antitétanique afin de recueillir des immunoglobulines spécifiques. Cet appel a été largement entendu : le donneur devenait plus utile encore et la revaccination lui apportait un surcroît de protection. Les établissements de transfusion furent vite saturés. Aussi la préparation fut-elle peu à peu abandonnée – au point que l'on s'est trouvé récemment en situation de pénurie –, ce qui a conduit l'Agence française du sang à adresser une circulaire aux directeurs des principaux établissements de transfusion pour leur demander de relancer la fabrication des immunoglobulines antitétaniques.

Les immunoglobulines antihépatite B sont encore utilisées sous forme d'anti-Hbs, surtout chez les sujets qui souffrent d'une hépatite suraiguë (hépatite fulminante – qui implique une greffe de foie urgente). On doit « couvrir » le transplanté avant et après l'intervention pour éviter que le greffon ne soit atteint à son tour par le virus et parfois détruit. En dehors de ces cas, assez rares, l'anti-Hbs est injecté chez les sujets en rapport étroit avec un malade (médecin, infirmière, conjoint, parent, etc.) afin de leur assurer une bonne protection dans l'éventualité d'une contamination.

À l'heure actuelle, la vaccination anti-HBV est très répandue et même obligatoire pour certaines professions de santé. Le prix du vaccin est d'ailleurs remboursé (à 70 %) par la Sécurité sociale sur simple présentation d'une ordonnance médicale.

La vaccination contre l'hépatite B tendant à se généraliser, les besoins en immunoglobulines spécifiques vont se réduisant. Le traitement par immunoglobulines spécifiques de l'hépatite B et par les antitétaniques se fera toujours par voie intramusculaire.

Les autres immunoglobulines anti-infectieuses (vaccine-variole, coqueluche, oreillons, varicelle, zona) sont de moins en usage.

Les immunoglobulines anti-D sont utilisées aujourd'hui pour neutraliser les anticorps des femmes enceintes Rh⁻ faisant une allo-immunisation contre le facteur Rh⁺ qui peut être présent dans leur sérum. L'apport en temps opportun d'une quantité suffisante d'immunoglobulines anti-D permet la destruction quasi immédiate de toutes les hématies Rh⁺ qui, venant du fœtus, auraient traversé le placenta et provoqué chez la mère l'apparition d'anticorps anti-Rh si l'enfant a hérité le facteur Rh du père. Cette méthode s'est révélée très efficace (95 % de succès), bien plus en tout cas que la classique exsanguino-transfusion effectuée sur le nouveau-né avec du sang Rh⁻ invulnérable aux anticorps maternels. On évite ainsi à peu près à coup sûr la maladie hémolytique néonatale qui, dans l'une de ses formes les plus graves, peut réaliser un ictère nucléaire avec des lésions nerveuses irréversibles. Initialement, on prélevait les immunoglobulines anti-D chez des femmes Rh⁻ qui avaient présenté une incompatibilité immunologique fœto-maternelle et portaient un anticorps anti-D assez puissant dans leur sérum. Mais dans nos pays, la généralisation de l'injection prophylactique de facteur D chez la femme menacée tend à supprimer les cas d'allo-immunisation fœto-maternelle liés au facteur Rh. D'où la disparition des immunoglobulines anti-D que l'on se procurait naguère sans trop de mal. Aussi, à l'heure actuelle, est-on obligé d'avoir recours aux femmes vivant dans les pays où cette méthode d'immunoprotection n'est pas encore répandue (Maghrébines, Jamaïcaines) et qui ont présenté des accidents d'incompatibilité dus au facteur Rh. Toutefois, cette méthode commence à son tour à montrer ses limites.

Aussi tend-on à produire de l'anti-D par biotechnologie. Cet anti-D a déjà été obtenu en laboratoire, mais celui-ci s'est révélé biologiquement inefficace.

Il faut mentionner enfin les échanges plasmatiques auxquels on procède sur les sujets atteints de « γ-pathie » : affaiblissement anormal de formation des immunoglobulines chez des malades qui fabriquent un anticorps monoclonal ou chez les sujets atteints d'une maladie auto-immune. Dans ce cas, on procède à un véritable lavage du patient, qui vise à le débarrasser des immunoglobulines « vicieuses » et à les remplacer par des immunoglobulines polyvalentes normales. Pour obtenir ce résultat, il faut prévoir une procédure de plasmaphérèse (quatre heures ou plus). Initialement, cette méthode avait suscité de grands espoirs. On a traité ainsi de nombreuses affections pour lesquelles on entrevoyait une origine auto-immune, telles que des lupus érythémateux disséminés, des polynévrites du type Guillain et Barré, des polyarthrites chroniques rhumatoïdes, certaines myopathies, etc. Mais les résultats ont été décevants parce qu'imprévisibles.

Certains patients réagissent bien : parfois une seule plasmaphérèse mensuelle suffit à tout remettre en ordre ; dans d'autres cas, une plasmaphérèse par semaine se révèle nécessaire, car le système immunologique du sujet refait très vite des anticorps anormaux qu'il convient d'éliminer au fur et à mesure de leur apparition.

Par ailleurs, l'article 34 de l'arrêté ministériel du 25 août 1993 fixe les normes de fabrication et de qualité des immuno globulines. Le mode d'utilisation (par voie intraveineuse ou intramusculaire) doit également être précisé sur l'étiquette.

Synthétisée par le foie, l'*albumine* est la protéine la plus abondante dans le plasma humain. Son taux normal varie de 46 à 50 grammes par litre. De plus, elle est facile à isoler et à purifier.

Sa molécule est composée de 584 acides aminés. Elle est synthétisée par le foie, et sa demi-vie dans le plasma est d'environ 19 jours.

Les rôles de l'albumine dans le sang sont multiples, mais le plus important est certainement d'assurer la pression oncotique (dite aussi osmotique colloïdale). Rappelons que si deux compartiments contenant de l'eau et des électrolytes sont séparés par une membrane semi-perméable (qui laisse passer l'eau dans les deux sens mais non les molécules dissoutes) et si la concentration en corps dissous n'est pas la même des deux côtés, il y a appel d'eau dans la zone la moins concentrée, de sorte que les densités tendent à s'égaliser dans les deux compartiments. Dans ce cas, les molécules du plasma jouent le rôle de n'importe quel corps dissous. Elles déterminent la pression oncotique – qui n'est autre que la pression osmotique assurée par le plasma lui-même. Dans la partie initiale des capillaires, la pression oncotique est inférieure à celle des tissus. Aussi l'eau sort-elle du lit vasculaire pour aller dans le tissu interstitiel.

Dans la partie terminale du réseau capillaire, c'est le phénomène inverse qui se produit, et il y a un appel d'eau des tissus vers le sang. Par sa pression oncotique, l'albumine assure donc un brassage permanent entre l'eau interstitielle et l'eau vasculaire. Si, à la suite d'une perte de sang importante, le patient présente un taux plasmatique de 30 grammes par litre, la pression oncotique s'effondre. Le retour de l'eau interstitielle dans le sang n'est plus assuré, et des œdèmes apparaissent du fait de la fuite des liquides intravasculaires. Cet effet de déplétion peut entraîner un état comateux irréversible. En revanche, une injection d'albumine pratiquée rapidement et en quantité suffisante remet tout en ordre.

Par ailleurs, l'albumine joue un effet de transporteur essentiel pour un certain nombre de dérivés organiques qui passent sans cesse dans la circulation. Citons les principaux :

1) Transport de produits de dégradation comme la bilirubine, ce pigment provenant du catabolisme de la bile. C'est elle qui donne à la bile hépatique sa couleur jaune verdâtre. Son taux sanguin augmente fortement dans les ictères ;

2) Transport des acides gras libres ;

3) Régulation de la fraction ionisée de certains éléments comme le Ca^{++} ;

4) Transport de certains acides aminés comme le tryptophane ;

5) Transport des molécules hormonales (thyroxine, œstradiol, corticostérone, aldostérone, testostérone, etc.).

Du point de vue clinique, les hypoalbuminémies se manifestent au cours de certaines hépatites chroniques, des cirrhoses (synthèse diminuée). L'albumine du sérum peut chuter aussi par perte excessive (maladies exsudatives de l'intestin, certaines néphrites, grands infectés, grands brûlés, dénutris, néphroses, etc.). Toutes les maladies entraînant une hypoalbuminémie chronique s'accompagnent d'œdèmes plus ou moins généralisés.

De tous les facteurs stables du sang, l'albumine est le plus utilisé. N'importe qui peut avoir besoin, un jour ou l'autre, d'une transfusion d'albumine. Extraite du plasma humain, elle ne présente aucun danger d'infection car sa préparation exige un chauffage prolongé qui tue les virus aujourd'hui connus. Elle subsiste une vingtaine de jours dans l'organisme receveur.

En fonction de l'état du patient, on peut faire appel à deux types d'albumine : l'albumine concentrée à 20 grammes pour 100 millilitres, et l'albumine diluée à 20 grammes pour 250 millilitres ou 500 millilitres.

On commence maintenant à fabriquer de l'albumine humaine par biotechnologie. Et il est probable que ce procédé, en voie d'industrialisation, remplacera un jour l'albumine d'origine humaine. Toutefois, deux difficultés ont jusqu'ici freiné son développement.

D'abord, on manque de recul pour être certain que les produits fabriqués par biotechnologie sont dépourvus de tout effet cancérigène. Ce problème a déjà été évoqué pour les immunoglobulines. On ne sait pas encore très bien si des oncogènes ne se glissent pas parfois dans la préparation.

Par ailleurs, l'albumine d'origine humaine est moins chère que celle qui est obtenue par des recombinants, et elle le restera longtemps encore. Toutefois, on peut penser que, du jour où l'albumine de synthèse fera l'objet d'une industrialisation massive, son prix de revient s'abaissera considérablement.

Aujourd'hui, les indications sont plus strictes, et le gaspillage observé naguère tant pour l'albumine que pour les autres produits sanguins a pratiquement disparu.

En principe, plasma et tissu humain contiennent un certain nombre de *facteurs de coagulation*. Tous ont reçu un numéro d'ordre. Citons les principaux.

Facteur n°	*Appellation*
I	fibrinogène
II	prothrombine
III	facteurs tissulaires
IV	calcium ionisé (Ca^{++})
V	proaccélérine
VII	proconvertine
VIII	facteur antihémophilique A
IX	facteur antihémophilique B
X	facteur Stuart
XI	plasma thromboplastin antecedent
XII	facteur Hageman
XIII	facteur stabilisant la fibrine
?	facteur Fletcher ou prékallicréïne
?	facteur Fitzgerald (kininogène)

La majorité de ces facteurs sont placés sous le contrôle d'un processus génétique maintenant bien connu. Certains ont subi des mutations soit muettes (ils ne contrôlent l'activité d'aucun facteur), soit non-sens (la fraction qu'il synthétise ne peut jouer son rôle physiologique).

Aujourd'hui, on fabrique le facteur VIII par biotechnologie. Ce mode de préparation est entré dans une phase industrielle et va remplacer progressivement le facteur VIII d'origine humaine. Il y aura deux avantages à cela.

D'abord, les produits fabriqués par biotechnologie n'entraînent aucun risque de contamination virale.

Aucune « molécule parasite » (et en particulier virale) ne vient souiller le système. Avec le plasma humain, au contraire, on n'est jamais certain d'obtenir une molécule absolument purifiée.

Par ailleurs, à mesure que leur industrialisation progresse et se généralise, les produits obtenus coûtent de moins en moins cher. Cette évolution est irréversible et impliquera à terme tous les facteurs stables du sang.

Par exemple, on connaît des sujets qui manquent de fibrinogène (facteur I) et sont des afibrinogénémiques soit qualitatifs (ils fabriquent un « fibrinogène non-sens » dépourvu de toute action ou ayant une action perverse physiologique), soit quantitatifs (leur fibrinogène est normal, mais le taux bien trop faible pour assurer une coagulation efficace). De la même manière, on connaît des déficits en proaccélérine (facteur V), ou proconvertine (facteur VII), etc.

Mais la plupart des mutations intéressant ces facteurs sont rares et leur expression clinique souvent très discrète. En revanche, deux anomalies dont nous avons déjà parlé, l'hémophilie A et l'hémophilie B, ont depuis longtemps frappé les esprits par leur fréquence et leurs dramatiques conséquences.

Dès que l'on sut isoler le facteur VIII, on prépara des concentrations plasmatiques très actives pour bloquer – ou même prévenir – toute hémorragie. Nous avons vu comment on avait fabriqué du super VIII, en mélangeant des milliers de poches de plasma, multipliant ainsi les risques de contamination des hémophiles par le sida. Jusqu'au moment où l'on sut neutraliser le virus par le chauffage et le traitement par solvant-détergent, et que l'on appliqua effectivement ces méthodes...

DEUXIÈME PARTIE

Les filières du sang

CHAPITRE VII

Donneurs, receveurs, médecins

Les donneurs de sang

Le donneur a toujours constitué le personnage clé de la transfusion sanguine. N'est-ce pas lui qui en fournit la matière première ?

Considérons une population quelconque, constituée de n individus. Chacun (à l'exception de certains handicapés de naissance), peut, pendant une période de sa vie, donner du sang total (don banal) ou du plasma (selon la technique de plasmaphérèse sur laquelle nous reviendrons). En revanche, seul un petit nombre de sujets se trouvera à un moment donné dans l'obligation de recevoir du sang ou ses fractions. Dans un groupe suffisamment informé de ce problème, tout sujet doit se sentir concerné et assez motivé pour offrir son sang en pensant à l'éventualité où lui-même aurait besoin d'une transfusion. Si la prise de conscience populaire est suffisante, les besoins en sang d'un pays seront largement couverts. Le monde compte aujourd'hui plus de 5,5 milliards d'habitants. Autrement dit, une fois soustraits les sujets trop jeunes ou trop âgés, les malades, les handicapés, on dénombre plus de 2 milliards de donneurs potentiels, alors que les receveurs excèdent rarement en nombre 3/100 de la population. Toutefois, ce schéma reste tout à fait théorique, la répartition géographique et la capacité d'accéder au marché de la transfusion venant compliquer les données.

À ce propos, il faut noter que les donneurs professionnels sont souvent mal payés, quand d'autres profitent largement des préparations dérivées de leur sang. Trop souvent, les pauvres fournissent, les riches utilisent. Et les firmes commerciales ne sont pas les seules responsables : elles ne font qu'exploiter une situation tolérée, sinon encouragée, par certains États qui y trouvent leur avantage.

Le don du sang, rétribué ou pas, avait pourtant d'abord été considéré, au moins dans nos pays occidentaux, comme un acte de bienfaisance, une action humanitaire. C'est au lendemain de la Première Guerre mondiale, en 1921, que la Croix-Rouge anglaise organise le don du sang sur le plan national, bientôt assuré par le bénévolat anonyme. La mise en place d'un tel système est alors facilitée par la possibilité que l'on a désormais de conserver le sang en flacons placés dans un réfrigérateur pendant un certain temps. La Grande-Bretagne introduit la gratuité. La France suit de peu. En 1928, le professeur Arnault Tzanck crée à Paris, dans de modestes locaux de l'hôpital Saint-Antoine, l'Œuvre de la transfusion sanguine d'urgence, qui fait appel aux sujets de bonne volonté parmi les familles, les amis, les voisins, les camarades de travail des patients qui vont être opérés, ou au sein des milieux médicaux, paramédicaux, appelés à intervenir d'une manière ou d'une autre dans les urgences (médecins, infirmières, personnel hospitalier, pompiers, police, etc.). Tous ces volontaires sont répertoriés dans le fichier central du service, avec leurs nom, adresse, âge, téléphone et groupe sanguin. La secrétaire chargée du dossier les convoque selon les demandes : en vue des interventions chirurgicales prévisibles, on établit un « programme » chaque semaine.

Ce modèle sera bientôt étendu aux villes de province, où l'on pratique encore souvent la technique dite de bras à bras. Sous l'effet croissant de la demande, la transfusion du sang préalablement conservé en bouteille va pourtant se développer assez vite. Elle seule est capable de faire face aux urgences absolues. C'est ainsi que les principaux centres de transfusion sanguine prirent l'habitude d'avoir toujours en réserve des flacons de sang du groupe O, traditionnellement considéré comme « donneur universel ». À cette époque, la majorité des donneurs reçoivent une petite indemnité, destinée à couvrir les frais d'astreinte : déplacement à l'hôpital, arrêt du travail de quelques heures, etc. Et l'anonymat vis-à-vis du receveur devient progressivement possible.

La banque du sang *(blood bank)* voit le jour un peu plus tard aux États-Unis, au Cook County Hospital de Chicago très exactement. Comme son nom l'indique, son fonctionnement est fondé sur le principe *bancaire*, alors très en vogue en Amérique. Son origine repose sur un raisonnement simple : tout individu peut un jour ou l'autre avoir besoin d'être transfusé, en particulier ceux qui, du fait des circonstances, sont exposés à des risques d'hémorragies : les jeunes femmes désirant avoir des enfants, les policiers, les soldats, les transporteurs routiers, etc. Chacun donne du sang à la banque alors qu'il est en bonne santé, on lui ouvre un « compte » d'où il pourra tirer en cas de nécessité, même si, bien entendu, le donneur ne reçoit pas, en cas de besoin, son propre sang. Ce système fonctionne toujours aujourd'hui.

À côté de ces deux types d'organisation à caractère bénévole, un autre système qualifié de « commercial » ou d'« industriel » se développera, y compris dans les pays les plus avancés (États-Unis, Allemagne fédérale, Autriche, etc.)[1]. Certains économistes américains, comme Harvey Sapolsky du MIT, A.W. Drake, S.N. Finkelstein, T.H. Murray, s'appuyant sur des arguments réactualisés par le drame présent des contaminations transfusionnelles par le virus du sida, de l'hépatite C, de l'hépatite B, des virus HTLV ou encore d'autres affections connues ou à découvrir, estiment aujourd'hui que seul le circuit industriel et commercial, soumis à une concurrence sévère, peut garantir des produits fiables. À l'opposé, beaucoup de sociologues et de moralistes, parmi lesquels l'Anglais Richard Titmuss, défendent l'idée que le corps humain et les produits qui en dérivent ne sauraient faire l'objet d'un commerce quelconque sans que cela donne lieu à des abus intolérables.

Depuis un certain nombre d'annécs, de multiples campagnes d'information, organisées en particulier par la Croix-Rouge, le Croissant-Rouge, les associations de donneurs de sang bénévoles soutenues par des ONG, ont contribué à imposer le bénévolat et la gratuité : le corps humain ne sau-

---

1. On trouvera en fin de volume une annexe consacrée à l'organisation actuelle, pays par pays, de la transfusion sanguine dans le monde.

rait se vendre et la générosité ne se rémunère pas, affirment leurs responsables. D'indiscutables avancées ont été réalisées en faveur du bénévolat, qui a progressé un peu partout. Elles restent néanmoins encore insuffisantes pour répondre à tous les besoins qui n'ont cessé eux aussi d'augmenter, en raison des progrès de la médecine et de la chirurgie. De nombreuses enquêtes ont été effectuées (ou sont en cours) sur les causes de cette carence. Le don du sang devrait pourtant intéresser tout le monde et faire partie de notre culture au même titre que l'hygiène, l'alimentation, le travail, la retraite ou les loisirs, jusqu'à ce que les biotechnologies remplaçant le sang prennent le relais, si elles y parviennent.

Le tableau suivant résume la situation qui régnait en Europe en 1991.

Pays	Population en millions	Collecte sang et plasma par an	Système de don	Organismes de collecte
Allemagne	77	4 200 000	bénévole rémunéré	Croix-Rouge Gouvernement Privé
Belgique	10	745 000	bénévole	Croix-Rouge
Danemark	5	430 000	bénévole	Gouvernement
Espagne	39	926 000	bénévole dirigé (famille)	Croix-Rouge Gouvernement Sécurité sociale
France	57	4 000 000	bénévole	non profit sous tutelle technique de l'État
Grèce	10	393 000	bénévole famille	Gouvernement Croix-Rouge
Irlande	4	130 000	bénévole	Gouvernement
Italie	57	2 000 000	bénévole	Croix-Rouge Gouvernement Privé
Luxembourg	0,4	24 000	bénévole	Croix-Rouge
Pays-Bas	15	798 000	bénévole	Croix-Rouge

Portugal	10	200 000	famille bénévole rémunéré (en voie de disparition, loi de 1989)	Gouvernement Privé
Royaume-Uni	57	2 200 000	bénévole	Gouvernement

Aujourd'hui, la transfusion ne peut plus être considérée comme une simple technique médico-chirurgicale. Il s'agit d'un geste qui, par sa nature même, pose des problèmes éthiques, sociaux et culturels, dont la réponse est susceptible de varier selon le type de civilisation.

Les conditions du don de sang

En principe, tout sujet en bonne santé peut donner du sang.

Il ne faut pas, bien entendu, être atteint d'une maladie évolutive ou chronique : cancer, coronarite, tuberculose, hypertension, diabète, épilepsie, ulcère gastrique, néphropathie, maladies cutanées, car cela ferait courir un grand danger au donneur. On écarte aussi avec la plus grande diligence des individus porteurs de maladies transmissibles par le sang : syphilis, hépatite B, hépatite C, sida, etc., et, en pays tropical : paludisme, kala-azar, maladie du sommeil (Afrique noire), maladie de Chagas (Amérique), etc.

Les conditions d'âge pour le don du sang sont fixées par voie réglementaire et peuvent varier selon les pays. On a généralement le droit de donner son sang entre 18 et 65 ans. Il en est de même pour la fréquence des dons : en moyenne 5 par an pour les hommes et 3 pour les femmes pour le sang total. Ces conditions ne sont pas toujours observées.

Le sujet doit en outre présenter un bon état physiologique. On s'en assurera par un examen précis (poids, taille, auscultation, pression artérielle), et par un interrogatoire du volontaire sur son passé pathologique, ses séjours outre-mer, ses contacts avec d'autres malades – dans la famille, au travail –, les médicaments qu'il a coutume de prendre (par la bouche ou par injection), ses habitudes (est-il alcoolique, drogué, homosexuel, prostitué ?, etc.). Cette investigation, certes délicate, est aujourd'hui indispensable. Nombreux sont les donneurs payés des pays pauvres qui viennent vendre leur sang pour se procurer l'argent nécessaire à l'achat de boisson ou de drogue, ou simplement pour faire vivre leur famille. Ces contrôles sont parfois plus difficiles chez les donneurs bénévoles, occasionnels, que l'on voit pour la première fois et qui ne reviendront pas ; ils sont plus aisés chez les donneurs inscrits dans un même centre de prélèvement et régulièrement suivis. On peut aussi exiger de la part des bénévoles, et plus encore des professionnels, la signature d'un contrat prévoyant un certain nombre d'engagements. Nous reviendrons sur ce problème, à la fois juridique et moral.

Il faut également écarter les femmes enceintes et les jeunes mères jusqu'au sixième mois après l'accouchement, et plus longtemps encore celles qui allaitent.

L'interrogatoire et l'examen sont complétés par un contrôle biologique portant d'abord sur les marqueurs immunologiques : groupe sanguin, nature et puissance des anticorps sériques, taux d'hémoglobine pour éliminer les anémiques, essentiellement chez les donneurs payés qui fréquentent plusieurs centres de transfusion sous des identités différentes. Il est indispensable de rechercher aussi les taux des transaminases, enzymes qui renseignent sur tout processus de nécrose atteignant un tissu, et surtout le foie. Des taux élevés permettent de soupçonner une hépatite virale latente, qui ne serait pas encore décelable au moyen des autres tests biologiques ou cliniques, en particulier les atteintes qu'on groupe encore sous la rubrique : hépatites non-A, non-B, non-C (en abréviation : NA, NB, NC) ou qui n'ont pas encore réalisé la séroconversion mais sont déjà transmissibles.

On écarte enfin les patients qui ont subi, dans les jours précédents, une avulsion dentaire ou une intervention chirurgicale, même mineure, car un foyer opératoire récent peut être infecté.

La quantité de sang prélevée

La bonne santé du donneur étant établie, la prise de sang ne présente *aucun danger* pour lui. La quantité prélevée devrait, en principe, dépendre du poids du sujet qui, on l'a vu, est un bon indicateur de son volume sanguin. Dans la pratique, on s'en tient à des moyennes souvent recommandées par les textes ; elles sont variables d'un pays à l'autre : 500 cc en France, en Belgique et en Hollande, 450 aux USA, en Espagne, au Brésil, 400 cc en Pologne, de 200 à 400 cc dans les républiques de l'ex-URSS, beaucoup moins en Extrême-Orient (de 200 à 250 cc en Chine et au Viêt-nam).

La Société internationale de transfusion sanguine conseille de prélever 450 cc avec des variations de 10 % selon le poids du donneur. La réaction adaptative qui suit cette spoliation sanguine dépend de la masse du volume prélevé et de la vitesse avec laquelle on la prélève ; une vitesse trop rapide est contre-indiquée. Cette réaction tend à rétablir très vite le plein du « lit vasculaire ». L'organisme y parvient par plusieurs voies :

– diminution du volume du lit par contraction artérielle. Elle restreint la capacité du contenant et maintient ainsi la pression constante. D'où le danger de prélever des coronariens : la diminution du calibre des artères peut entraîner, chez un sujet vivant à la limite de l'irrigation nécessaire à son myocarde, une ischémie plus ou moins brutale par baisse ou arrêt du débit, suivie parfois d'un infarctus. Quelques accidents de ce type ont été décrits, mais il est probable que la majorité d'entre eux demeure ignorée[1] ;

– afflux dans la circulation du liquide du « compartiment interstitiel ». Il s'agit du liquide présent dans les lymphatiques, entre les tissus, des sécrétions digestives, urinaires, des liquides synoviaux des articulations, du liquide des plèvres, du liquide céphalorachidien, ainsi que de toute la masse extravasée qui baigne directement les organes et assure les transports des nutriments à l'aller et des déchets au

---

1. Nous avons eu l'occasion – cas heureusement fort rare – d'observer un véritable infarctus mortel survenu dans les heures qui avaient suivi un don de sang, chez un homme de 55 ans n'ayant ni antécédent cardiaque (douleurs angineuses, tachycardie à l'effort, etc.) ni prédisposition (diabète, hypertension, hypercholestérolémie, antécédents familiaux). Cela montre qu'une plaque athéromateuse au niveau des coronaires peut rester asymptomatique, et justifie la prudence dont il convient de s'entourer quand le donneur potentiel a dépassé la cinquantaine.

retour, entre les cellules et le sang des capillaires. (Il existe un
« compartiment liquidien intracellulaire » – présent à l'intérieur des cellules – qui représente 40 % environ de l'eau du
corps, mais il demeure à peu près constant, car il est indispensable à la vie des cellules. Aussi n'intervient-il pas, ou très
peu, au cours du processus régulatoire.)

Cet appel du liquide du compartiment interstitiel (eau +
protéines + sels) vers le sang circulant rétablit presque immédiatement la masse sanguine. Selon les sujets, ce transfert
atteint de 40 cc à 100 cc par heure, ramenant la masse à sa
valeur normale en peu de temps. Pour un prélèvement de
400 cc, on comptera de 6 à 10 heures en moyenne. En
revanche, la compensation en érythrocytes prend plus de
temps. L'organisme en a peu en réserve en dehors du
compartiment vasculaire : il faut donc attendre que la rate ait
mobilisé son stock de globules rouges et que la moelle
osseuse ait eu le temps de substituer de nouvelles hématies à
celles qui ont été enlevées, ce qui exige de 3 à 4 semaines. Les
plaquettes et les leucocytes, à vie plus courte, sont remplacés
plus vite. La vitesse de régénération dépend aussi de la
manière dont est nourri le sujet, d'où l'importance d'une alimentation protidique suffisante pour refaire le plasma, et du
fer pour recharger les hématies en hémoglobine. En outre,
toute spoliation sanguine accélère le processus de régénération cellulaire : après une saignée, le nombre de globules
rouges jeunes qui passent dans le sang circulant est en nette
augmentation, comme on l'a déjà signalé en évoquant l'autotransfusion.

Pourquoi donne-t-on son sang ?

De nombreuses enquêtes ont été effectuées sur ce sujet
auprès des donneurs. D'autres études, plus rares, ont été
menées auprès des non-donneurs pour connaître la ou les
raisons du refus. Citons en particulier les travaux de François
Raveau et de son laboratoire[1].

---

1. Le Centre de recherches et d'études des dysfonctions de l'adaptation, École des hautes études en sciences sociales.

Pour la simplicité de l'exposé, nous distinguerons trois groupes :
— les *donneurs bénévoles*, qui ne reçoivent aucune gratification matérielle et viennent surtout dans les services hospitaliers et les établissements sans but lucratif ;
— les *donneurs rétribués*, qui vendent leur sang à des industriels dans les pays où ce commerce est autorisé ;
— un troisième groupe a été isolé par certains auteurs, peut-être de façon un peu artificielle : ce sont les *donneurs intermédiaires*, qui, sans être rétribués, tirent quand même de leur don un avantage matériel quelconque. On les appelle aussi les *donneurs « gris »*.

Les donneurs bénévoles

Aujourd'hui, quelles que soient nos appartenances politiques, religieuses, philosophiques, chacun s'accorde sur ce point : le corps humain ne saurait faire l'objet d'un commerce, et le don du sang n'est qu'une expression de la solidarité qui doit unir les hommes. Nous sommes tous moralement égaux devant la maladie et devant la mort. On ne paie pas quelqu'un qui ramasse un vieillard tombé sur un trottoir ni un sauveteur qui ramène au rivage un baigneur en train de se noyer. On ne demande ni le nom, ni l'adresse, ni la raison sociale d'une victime avant de la secourir. Le don du sang répond aux mêmes considérations : il s'agit de sauver un semblable, souvent inconnu, qui est en péril.

En dépit des insuffisances d'ordre psychologique et sociologique des recherches effectuées sur cette question, les interrogatoires menés çà et là dans le monde sur la motivation du don du sang révèlent d'une part certains invariants moraux, communs à tous les peuples, et d'autre part des différences culturelles selon les zones étudiées.

D'abord, quelques idées générales. Le plus souvent, la décision de donner du sang dépend de la représentation que le sujet se fait de son corps et des rapports de ce corps à sa « personne ». Elle est aussi fonction des relations que le donneur entretient avec son environnement social, et plus encore de la façon dont il le ressent. Dans nos sociétés « ouvertes », à large faculté de diffusion, ce dernier facteur qui inclut l'exemplarité joue sans doute un rôle primordial.

Il apparaît que dans la majorité des cas les donneurs bénévoles sont plus instruits que les autres, moins nécessiteux aussi. L'indemnité qu'ils toucheraient en cas de paiement leur semble dérisoire et malvenue, au regard de la valeur morale de leur acte. Une gratification matérielle rabaisserait le mérite du geste en en faisant un acte mercantile. Chez le bénévole, la gratification est purement morale : elle réside dans la conscience du devoir accompli, d'avoir fait œuvre utile, voire irremplaçable, et de se sentir meilleur que ceux qui restent indifférents devant le malheur. Dans ce sentiment perce une pointe d'orgueil, un désir de se singulariser de la masse, de se placer au-dessus d'elle, d'accéder à une élite. Cette motivation joue sans aucun doute chez des donneurs isolés, solitaires. Cependant, dans les prélèvements de groupe, au sein d'une communauté où chacun se connaît (atelier, administration, club, village), la « pression sociale » pèse fortement, le non-donneur risquant d'être montré du doigt, critiqué, marginalisé.

En tout état de cause, une campagne de prélèvements sera d'autant plus efficace que des « vedettes » (chanteurs, acteurs de théâtre ou de cinéma, hommes politiques, écrivains, etc.) auxquelles beaucoup s'identifient donneront l'exemple. Le don du sang permet alors à cette identification de s'exprimer.

D'après les interrogatoires menés au cours d'une soixantaine d'enquêtes dans les pays occidentaux, Oswalt[1] attribue un rôle majeur à la pression sociale, bien avant les raisons humanitaires. Pour lui, d'ailleurs, le don bénévole exprime la volonté de faire de soi une sorte de héros, de se placer au-dessus du commun, de devenir un « ancien combattant du temps de paix », capable de verser son sang pour défendre les siens, victimes de la maladie. Par son dévouement et le service rendu à la collectivité, le donneur bénévole se sent supérieur à la masse de ceux qui l'entourent, s'élève au-dessus de la médiocrité des jours ordinaires dans un monde livré au profit et à l'intérêt matériel. Celui qui est insatisfait de sa condition peut ainsi trouver dans le don du sang prétexte à

---

1. R.M. Oswalt, « A review of blood donor motivation and recruitment », *Transfusion,* n° 17 (2), 1977, p. 123-135.

s'estimer davantage. Oswalt voit au fond dans le don la forme la plus achevée du culte de la personnalité, au point qu'il nie toute dimension d'altruisme dans un geste qu'il interprète comme une manifestation de narcissisme ou d'égoïsme exacerbé.

Même si, dans certains cas, le désir de se valoriser joue de façon plus ou moins consciente, il ne constitue pas le seul motif, et l'opinion d'Oswalt est loin d'être unanimement partagée. Dans l'immense majorité des cas, le donneur bénévole ne se considère pas du tout comme un héros ; il est poussé d'abord par un sentiment de solidarité vis-à-vis des malades. Il trouve, dans le don du sang, un moyen de mieux s'intégrer dans la société : d'où l'importance des facteurs relationnels dans la propagande en faveur du bénévolat, comme le soulignent beaucoup d'autres enquêtes. Nous citerons les plus représentatives[1], en particulier celle de Titmuss réalisée à partir de 3 800 donneurs de sang bénévoles. Cet auteur recense les motivations des Britanniques selon une grille très sophistiquée. Il distingue en effet plus de dix raisons de donner, qui peuvent d'ailleurs jouer de façon simultanée. Les voici, par ordre d'importance décroissant selon Titmuss[2] :

— l'altruisme et le désir d'aider son prochain dans le besoin ;

— la reconnaissance (mais envers qui ? Dieu, la Nature ?) d'être en bonne santé, quand d'autres sont malades et ont besoin de sang ;

— un sentiment de prudence, fondé sur la réciprocité : « Peut-être un jour aurai-je besoin de sang à mon tour. Et j'y aurai droit puisque lorsque j'étais en état de le faire j'ai donné pour d'autres. Aussi sera-t-il juste que d'autres donnent pour moi » ;

— le souci de remplacer un membre de la famille, donneur régulier, mais qui ne peut plus offrir son sang du fait de son âge, de la maladie, d'un départ, d'un décès, etc. ;

---

1. Voir en particulier J.A. Piliavin, « Why do they give the gift of life ? A review of research on blood donors since 1977 », *Transfusion,* n° 30 (5), 1990, p. 444-459.

2. R.M. Titmuss, *The Gift Relationship. From Human Blood to Social Policy,* Londres, Allen and Unwin, 1970.

– la prise de conscience que l'on manque de sang. Après chaque appel public, de nouveaux donneurs se pressent en nombre aux guichets des établissements de transfusion sanguine ;

– le sens du devoir vis-à-vis de la famille, du village, de l'usine, des amis. On rejoint alors la première motivation, qui ne fait qu'étendre ce devoir à l'ensemble des hommes ;

– la volonté de participer à l'effort de guerre. Elle s'est manifestée chez tous les belligérants lors de la Deuxième Guerre mondiale, et on la retrouve dans tous les conflits dits régionaux qui ont éclaté depuis. Elle répond au sentiment du devoir envers la communauté nationale, exacerbé par la menace de l'ennemi et le désir des civils de participer à la protection et à l'aide aux combattants. C'est une manière « indirecte » de « verser son sang pour la patrie » ;

– l'appartenance aux forces armées. Le combattant a une plus grande probabilité d'être blessé, et donc d'avoir davantage besoin de sang que les civils ;

– l'appartenance à un groupe rare, qui renforce le sentiment d'utilité ;

– le souci de surveiller périodiquement sa santé : « Si mon sang est accepté pour une transfusion, c'est que je vais bien » ;

– le souci de répondre à une convocation individuelle (certains centres y ont recours en cas de besoin) ;

– le souci de répondre à un appel public, après une catastrophe par exemple ;

– etc.

Les autres enquêtes mettent *grosso modo* en évidence les mêmes motivations, du moins dans les pays développés et au sein des classes relativement instruites. L'altruisme arrive toujours en tête, souvent suivi du désir sécurisant de faire surveiller sa propre santé. Cette dernière motivation peut toutefois engendrer des effets pervers. Ainsi un sujet inquiet, parfois non sans raisons, choisira de faire contrôler son état physique et surtout biologique par un centre de transfusion où il ne paiera rien et conservera l'anonymat, plutôt que chez un praticien libéral ou dans un laboratoire privé où il devra débourser une certaine somme. Il y a quelques années, ceux qui craignaient, à tort ou à raison, d'avoir été contaminés par le virus du sida venaient se faire prélever du sang dans les établissements de transfusion et n'avouaient pas toujours, au cours de l'interrogatoire confidentiel auquel les soumettait obligatoirement le médecin, qu'ils appartenaient à un « groupe à risque ». Une seule chose importait : connaître le résultat des analyses.

Les catégories de Titmuss n'ont pas de signification rigoureuse : un individu donné répondant simultanément à différentes motivations, il est difficile de faire la part des choses. Tout dépend de la personnalité, de l'expérience, de l'histoire, de l'éducation, du milieu. Par exemple, un appel à la télévision fait venir d'abord des donneurs réguliers, puis de nouveaux donneurs. En fait, l'efficacité du vecteur de l'information importe beaucoup. Mais dans tous les cas, les sujets les plus sensibles sont les adolescents, qui représentent une « classe charnière », en état d'« apesanteur sociologique », située entre des adultes attachés à leurs habitudes et à leurs croyances et les tout jeunes, qui ne sont pas encore capables de recevoir le message. À Macao et Hong Kong, la télévision s'est mise au service du don bénévole du sang et a joué un rôle primordial. À Paris, c'est au contraire la famille ou les amis qui ont le plus d'influence. Toujours d'après la même enquête, les jeunes accepteraient volontiers d'être rétribués. Toutefois, chez les Français, le désir de gratification morale demeure beaucoup plus important que chez les Chinois. En fait, il semble que si l'information tendait à diminuer, dans un monde voué à l'égoïsme, l'appât du gain pourrait l'emporter sur l'altruisme[1]. Le congrès national tenu à Cognac les 14 et 15 décembre 1991 par la Fédération française des donneurs de sang bénévoles et le colloque international réuni à Genève du 25 au 27 août 1986 aboutissent à peu près aux mêmes conclusions.

On peut, par souci de simplification, synthétiser ainsi les motivations des citoyens des nations occidentales[2].

----

1. François Raveau, « Approche psychosociologique du don du sang », in *Symposium asiatique sur le sang et ses dérivés organisé par l'ONUDI, le gouvernement français et la Fondation Mérieux,* Macao, 1ᵉʳ-4 décembre 1986.

2. D'après une enquête réalisée en république fédérale d'Allemagne auprès des citoyens allemands, dans le cadre du Colloque international

– Les *motivations positives*, représentées avant tout par le souci humanitaire et le sentiment d'altruisme. Figurent aussi sous la même rubrique : le sens du devoir, le sentiment de contribuer à sauver des vies et donc de faire une bonne action, un instinct de solidarité communautaire (sujets appartenant au même village, à la même administration, à la même usine, au même syndicat, aux mêmes associations culturelles ou club sportif, etc.). Dans ce dernier cas, il s'agit toujours d'individus qui se connaissent bien, se rencontrent régulièrement, partagent quelque chose qui les touche et les unit (travail, idéal, goûts, sentiments, etc.).

Bien entendu, on ne peut pas toujours faire la part exacte des sentiments intérieurs du bénévole et des influences exercées sur lui par son environnement pour qu'il donne son sang. Si l'altruisme existe certainement en chacun de nous, son degré dépend aussi de l'éducation reçue, de l'expérience vécue, etc. Certains tempéraments sont plus disposés que d'autres à faire preuve d'altruisme : mais rien ne les oblige à passer à l'acte. Et leur sensibilité à la pression sociale n'est jamais la même.

Après les raisons humanitaires, l'enquête allemande évoque des motifs d'ordre médical : détenir une carte de donneur de sang prouve que l'on est en bonne santé et sécurise. Il y a ensuite l'expérience personnelle de celui qui a été hospitalisé et a profité des bienfaits d'une transfusion. Une fois rétabli, il veut donner à son tour et s'acquitter ainsi de ce qu'il ressent comme une dette envers autrui.

– Parmi les *motivations négatives*, la même enquête met d'abord en avant le manque de temps, les heures de prélèvements malcommodes, la fatigue (voire la maladie), l'inconfort des conditions de prise de sang, surtout hors établissements, réalisées par ces équipes mobiles qui prélèvent sur le lieu même de travail et dont le matériel n'est pas toujours bien adapté, ni parfaitement entretenu. Enfin, l'absence d'informations : beaucoup ignorent quand et comment ils pourraient donner leur sang. Ces sujets, soumis à des moti-

---

sur le recrutement des donneurs de sang bénévoles organisé par LSCR, SITS, FIODS, du 25 au 27 août 1986 (Genève).

vations négatives, sont des « donneurs potentiels » que l'on peut toucher à condition d'aller vers eux et de les éclairer. Le plus souvent, une explication sérieuse suffit à lever les obstacles.

— Il existe enfin des *causes inhibitrices*, bien plus difficiles à vaincre, parmi lesquelles on peut citer la peur de souffrir, la vue du sang, insoutenable pour certains, la peur de l'aiguille, qui apparaît consciemment ou non comme une machine d'effraction du corps, et donc comme une menace. Il y a aussi, au Proche-Orient, en Afrique noire subsaharienne en particulier, partout en tout cas où le sang est assimilé à une « force vitale », la crainte des conséquences sexuelles de la perte de sang.

Certaines contre-indications médicales supposées peuvent par ailleurs servir d'alibi plus ou moins inconscient. Les sujets qui les mettent en avant sont presque toujours « irrécupérables ».

Quoi qu'il en soit, tous les auteurs ont insisté sur l'importance de la motivation personnelle, surtout dans les populations encore peu éduquées en matière de transfusion. C'est ainsi qu'on trouvera toujours plus de bénévoles pour donner du sang en faveur d'un parent, d'un ami, d'un être cher, que dans le cadre de l'anonymat total qui constitue pourtant le sommet de l'altruisme. La pression atteint son maximum quand le bénéficiaire est déjà hospitalisé. Mais la loi française exige un anonymat rigoureux. Nous verrons plus loin les avantages et les inconvénients de cette règle, qui dans les circonstances actuelles sera inévitablement remise en cause.

La propagande en faveur du don bénévole est plus efficace quand elle est menée par les donneurs eux-mêmes, car rien ne remplace l'exemple. Les résultats sont moindres lorsque cette information est confiée à des agents des établissements de transfusion, même sans but lucratif, utiles, certes, voire indispensables pour la préparation et la réalisation des collectes, mais trop souvent perçus à l'extérieur comme des salariés chargés de la publicité d'une firme.

Tous ceux qui ont la mission de recruter les donneurs, d'entretenir les bonnes volontés, d'en faire naître de nouvelles doivent être à la fois psychologues, sociologues et gestionnaires. C'est à partir d'une connaissance approfondie des populations et des individus susceptibles de donner que l'on peut espérer couvrir les besoins dans les limites d'un budget raisonnable. Ainsi, chaque établissement de transfusion sanguine faisant appel au bénévolat doit mettre sur pied une stratégie de prélèvement qui tiendra compte de nombreux paramètres : culturels, sociologiques, économiques, démographiques, et, bien entendu, des exigences techniques auxquelles on devra faire face. On ne tiendra pas le même discours dans un village pyrénéen et aux usines d'Airbus Industrie, dans un rassemblement de cadres et chez les travailleurs immigrés, devant des étudiants en philosophie ou du personnel hospitalier. Il faudra prendre en compte l'idée que chacun se fait du don du sang, et d'abord du sang lui-même. Les résultats recueillis sur le terrain montrent qu'en moyenne, et toujours dans les mêmes populations de l'Europe de l'Ouest étudiées, 61,6 % des donneurs volontaires reviennent spontanément de façon régulière jusqu'à l'âge de la retraite ; 38,4 % renoncent, pour une raison quelconque, à un moment ou à un autre de leur vie active ; mais 23,4 % d'entre ces derniers se révèlent récupérables, alors que 15 % opposent un refus définitif[1].

Comment les donneurs bénévoles sont-ils organisés ?

Dès 1948, l'idée d'une fédération des donneurs de sang bénévoles a été lancée à Turin lors du VIIe congrès de la Société internationale de transfusion sanguine. Elle s'est concrétisée à Nancy le 27 mai 1955, et la Fédération internationale des organisations de donneurs de sang (FIODS) est née officiellement peu après à Luxembourg. Elle a pris comme devise : « Ni race, ni religion, ni frontière[2]. » À

---

1. D'après Mme Ursula Lassen, enquête effectuée dans l'ex-république fédérale d'Allemagne, in Colloque international sur le recrutement des donneurs de sang bénévoles, organisé par LSCR, SITS, FIODS, du 25 au 27 août 1986 (Genève).

2. Il y a un demi-siècle, la notion de race humaine était encore acceptée. Or, la biologie moderne a démontré que les vraies races, définies à partir de caractères génétiques constants, les seuls qui aient une signifi-

compter de ce jour, de multiples amicales se sont formées un peu partout, à mesure que la transfusion de type bénévole se développait. Souvent, il s'est agi de groupements professionnels (SNCF, PTT, Éducation nationale, Police, Administration préfectorale, RATP à Paris, Aérospatiale à Toulouse), culturels (clubs divers) ou encore géographiques (sur une commune, un canton, etc.). Le plus souvent, ces amicales se sont fédérées au niveau national.

En France, la Fédération française des donneurs de sang bénévoles (FFDSB) représente tous les organismes qui s'occupent du recrutement des volontaires. Par l'intermédiaire des groupements de base qui lui sont affiliés, elle joue un rôle de premier plan dans l'information, la propagande, l'engagement de nouveaux venus, l'organisation des collectes, la définition et la mise en œuvre d'une politique transfusionnelle à l'échelle de la nation. Aujourd'hui, divisée en 21 régions et 100 unions départementales, elle compte 600 000 adhérents. Il en va de même dans beaucoup de pays, comme nous le verrons plus loin.

Sur le plan international, toutes les fédérations nationales se regroupent, on l'a dit, dans la FIODS, longtemps présidée par la courageuse Carlota Osorio, de Rio de Janeiro (Brésil). La FIODS n'a cessé de s'accroître. Dans les années 1950, elle comprenait seulement 20 membres actifs, c'est-à-dire 20 sociétés nationales. À l'heure actuelle, presque tous les pays du monde y adhèrent d'une façon ou d'une autre. Son but est de promouvoir le volontariat et la coopération internationale dans le domaine du don du sang. La FIODS est la première société internationale qui se soit révélée véritablement opérationnelle. Elle possède sa propre revue. Le code du donneur de sang bénévole a été publié en annexe de ses statuts en 1970 (n° 14 de la revue). Il est résumé en 7 articles ainsi conçus :

---

cation, n'existent que chez les espèces animales domestiques, fruits de la sélection par l'homme (voir à ce sujet J. Ruffié, *De la biologie à la culture*, Paris, Flammarion, coll. « Champs », 1983 ; ainsi que la cinquième partie du ce livre).

« Sur mon honneur, je m'engage à respecter les règles suivantes :

1) offrir mon sang bénévolement à toute personne malade ;

2) protéger ma santé et éviter tout excès qui pourrait l'altérer ;

3) accepter tout examen, pour vérifier mon état, que le directeur du centre de transfusion jugerait indispensable pour contrôler ma bonne aptitude à donner ;

4) ne jamais oublier que la santé ou la vie d'un malade peut dépendre de la bonne observance de ces règles ;

5) répondre à tout appel pour une transfusion sanguine ;

6) respecter l'anonymat de la personne malade, de la même manière que je serai pour elle un donneur anonyme ;

7) rester digne d'être un donneur de sang en observant les règles de moralité, de bonne conduite et de solidarité humaine. »

Des fédérations de donneurs bénévoles ont également vu le jour dans les pays de l'Est quand la liberté d'association y était chichement mesurée. Certains ont adhéré très tôt à la FIODS. La Pologne, par exemple, dispose aujourd'hui de plus de 3 400 associations (dites « clubs ») réunissant un peu plus de 300 000 donneurs bénévoles. Elles sont nées presque toujours dans le cadre d'une entreprise[1] avant la période de libéralisation, ce qui peut expliquer ce chiffre élevé.

Au cours de ces dernières années, le nombre des « amicalistes » semble avoir diminué de façon régulière, tandis que celui des donneurs bénévoles restait stable ou même augmentait. Mais beaucoup de nouveaux volontaires demeurent inorganisés. Ce mouvement, surtout perceptible chez les jeunes, tient à diverses causes. D'abord la tranfusion de sang s'est banalisée. Elle a pénétré tous les milieux : universités, casernes, usines, administrations. Elle est devenue pour beaucoup un acte banal de la vie. Les grandes campagnes d'information destinées à défricher un « terrain vierge » s'imposent moins. En outre, les jeunes de cette fin de siècle sont peu enclins à se structurer en mouvements orientés vers

---

1. Même très modeste.

un même but. Cette crise traverse, on le sait, toutes les associations, qu'elles soient culturelles, religieuses, politiques ou autres. Seuls les clubs sportifs semblent encore y échapper. Un fait demeure significatif : la plupart des présidents des amicales ne sont plus des donneurs actifs, car ils ont souvent dépassé l'âge limite prévu par les règlements. Et les jeunes qui viennent spontanément offrir leur sang négligent de s'inscrire dans les groupes existants. Cette évolution socio-culturelle, constatée un peu partout, est néanmoins sans incidence sur la quantité totale d'unités prélevées.

Signalons enfin qu'il existe parfois des associations de donneurs « spécialisés », comme les donneurs bénévoles ayant un anticorps anti-D (anti-Rh) au Chili, ou le club des 6 000 en Belgique, qui regroupait à l'origine les volontaires pour les plasmaphérèses[1].

Pourquoi ne donne-t-on pas son sang ?

Nous avons cité les conclusions des rares enquêtes menées sur ce thème. Elles n'intéressent le plus souvent que les populations occidentales. Or, il semble que les motifs du refus varient avec le contexte culturel et socio-économique. Revenons par exemple sur la prétendue impuissance sexuelle qui ferait suite au don du sang. L'argument n'a pas la même portée chez tous les peuples et dépend en grande partie des pouvoirs que l'on attribue au sang. Le niveau économique joue aussi un rôle important. Ainsi, en 1975, 5,6 % d'Américains blancs étaient donneurs de sang contre 2,3 % de Noirs. En 1989, les fréquences étaient montées à 7,5 % pour les Blancs et demeuraient à 2,5 % pour les Noirs. Entre-temps, le deuxième groupe s'était appauvri par rapport au premier[2]. Pour les mêmes raisons, éducatives et écono-

---

1. Rappelons que les plasmaphérèses consistent à brancher le donneur sur un appareil dit séparateur qui, par centrifugation différentielle, permet de séparer le plasma des éléments cellulaires. Ceux-ci sont alors immédiatement réinjectés au donneur, alors que son plasma prélevé servira à préparer un certain nombre de produits sanguins stables.

2. Voir J.A. Piliavin, *loc. cit.*, qui donne la bibliographie des articles publiés sur le sujet.

miques, le nombre de donneurs anciennement payés et passés spontanément au bénévolat a été bien plus élevé dans les classes instruites et aisées que chez les pauvres ou les presque analphabètes. Sur ce point aussi, la population blanche se distingue de la population noire des grandes villes américaines ; et cette différence ne s'explique pas par un quelconque facteur « racial », mais par le contexte économique et culturel.

Un mot sur l'anonymat du don.

Tout donneur est parfaitement identifié. D'abord, sur le plan administratif : il doit communiquer son identité, non pas à des fins policières, puisque son don est confidentiel et d'ailleurs couvert par le secret auquel est strictement tenu tout professionnel de santé, mais pour figurer sur un fichier permettant de le retrouver en cas d'accident, ou pour pouvoir être sollicité en cas d'urgence.

L'identification est également biologique : profil immunitaire, typage des groupes sanguins, absence de maladies transmissibles, bon état circulatoire.

Cependant, pour le receveur, le donneur, en France, reste toujours anonyme. Néanmoins, dans certaines situations exceptionnelles, on admet en effet le « don dirigé », en vertu duquel le donneur agit en faveur d'une personne nommément désignée. Le don dirigé est justifié par exemple dans un cas de groupe sanguin rare. Aujourd'hui, il est demandé, voire exigé, par un nombre croissant de familles depuis l'apparition du sida. Comment refuser à une femme qui se sait non contaminée par un virus quelconque de donner son sang pour son mari, ou son enfant, qui doit être opéré et pour qui on prévoit qu'une autotransfusion sera insuffisante ? N'y a-t-il pas là, dans les circonstances actuelles, une atteinte au respect des droits de l'homme parmi les plus sacrés, ceux qui impliquent directement les liens familiaux ? Bien entendu, cette liberté, si elle est généralisée un jour, ne saurait dispenser des contrôles biologiques habituels.

Le don dirigé peut en outre se révéler indispensable dans certains pays en voie de développement où la solidarité par le sang n'excède pas les frontières tribales ou familiales.

Depuis les débuts de l'ère industrielle et la désertification des campagnes au profit des grandes concentrations urbaines, les unités intégratives traditionnelles (village, famille élargie) ont éclaté et tendent à disparaître. Or, nous savons que le besoin d'appartenance est universel et doit être satisfait d'une manière ou d'une autre. Dans ces conditions, le don bénévole du sang fondé sur l'altruisme sanctionne tout à la fois une prise de conscience et l'expression d'une solidarité. Celle-ci se renforce encore au sein des amicales de donneurs où, contrairement aux groupements politiques ou religieux qui s'opposent, chacun poursuit le même but et par là se sent uni à son semblable.

En organisant des fêtes, des rencontres, les associations parviennent à modifier l'état d'esprit des populations. Ce phénomène est surtout perceptible au sein des petites collectivités. Dans les villages, on voit souvent, à l'occasion d'une « journée du sang », collaborer le maire et ses opposants, le curé et l'instituteur, catholiques et protestants, et, bien entendu, patrons et ouvriers. Tous sont venus, sans distinction de classe, de fortune ou d'opinion. C'est un moment de grande fraternité où chacun peut parler à l'autre, et cela laissera des traces. Dans le quotidien, en dehors des catastrophes naturelles ou des guerres qui peuvent, mais à quel prix, susciter l'« union sacrée », la collecte de sang est l'une des rares situations vraiment intégratives. Et c'est pourquoi il faut l'encourager.

L'un des drames de notre fin de siècle est l'isolement et l'absence de perspectives des personnes âgées. Les anciens donneurs de sang, atteints par la limite d'âge, 65 ans en moyenne, peuvent plus facilement que les autres échapper à ce piège : en aidant au recrutement des jeunes donneurs qui viendront les remplacer, en restant au contact de leurs anciens ou nouveaux camarades et en animant des amicales qui montrent parfois des signes d'essoufflement.

Ils y échangeront leurs expériences, évoqueront leurs souvenirs, se projetteront à travers la génération montante.

Un autre exemple remarquable et paradoxal d'intégration est fourni par le pays où régna pendant des décennies l'« apartheid » : l'Afrique du Sud. Partout, Blancs et Noirs vivaient séparés, sauf pour le don du sang, devenu bénévole.

Depuis 1977, date à laquelle on a mis fin à l'obligation des mineurs noirs de donner périodiquement leur sang, les bénévoles se regroupaient dans les amicales sur un pied d'égalité. On élisait, de façon démocratique, des représentants des donneurs siégeant dans les conseils d'administration des établissements de transfusion sanguine. Tout sujet blanc ou noir était éligible et avait droit de vote, situation paradoxale dans un pays alors voué aux principes ségrégationnistes. Bien entendu, jusqu'à une date récente, la majorité des bénévoles étaient des Blancs, pour des raisons culturelles et politiques. Mais quoi qu'il en soit, le don du sang a préfiguré dans ce pays la fin de la ségrégation raciale et l'égalité politique de tous.

Les donneurs rétribués

Les donneurs rétribués vendent leur sang comme on vend une marchandise ou son travail. Beaucoup considèrent qu'il s'agit là de la juste indemnisation d'une contrainte, d'une douleur, voire d'un risque.

Nous avons dit comment, à l'origine, tous les donneurs étaient rémunérés. Il est vrai qu'à l'époque où l'on ne pratiquait que les transfusions de bras à bras en mettant directement en communication le système circulatoire du donneur et celui du receveur, le premier était soumis à de strictes obligations : permanence à son domicile ou à l'hôpital, de nuit comme de jour, en cas d'intervention urgente. L'indemnité ainsi touchée était censée rétribuer les contraintes imposées à la vie privée plus que le sang lui-même.

Les donneurs sont beaucoup plus libres aujourd'hui, où les produits sanguins sont gardés en poches plastique au réfrigérateur : le prélèvement peut avoir lieu à n'importe quel moment.

Malgré cette évolution technologique, qui favorise le bénévolat, beaucoup de pays, dont les États-Unis, l'Allemagne et la plupart des pays de l'Est, pratiquent la rétribution du prélèvement et la vente du sang, le bénévolat coexistant néanmoins assez souvent avec le secteur commercial, comme on a pu le voir sur le tableau de la p. 166.

De la même façon qu'on a cherché à déterminer les motivations des donneurs bénévoles, des enquêtes ont été menées sur celles des donneurs rétribués. En voici les résultats :

a) *l'argent est la principale motivation*
Dans beaucoup de pays – mais pas dans tous – les donneurs professionnels appartiennent principalement aux classes socio-économiques modestes. Le fait est particulièrement net dans le tiers-monde, mais aussi dans les pays industrialisés lorsque les deux systèmes (commercial et bénévole) se côtoient. Chez les sujets dont le revenu est très faible, la vente du sang (et plus encore du plasma) peut constituer un apport d'argent non négligeable, sur lequel vit la famille. Nous avons dit comment en Amérique, à Manhattan par exemple, le bénévolat est plus répandu chez les Blancs que chez les Noirs, dont les revenus sont presque toujours inférieurs.

Le professionnel pense surtout à ce que lui rapporte son geste. Comme il a besoin d'argent, il tâche de donner son sang aussi souvent que possible. Ainsi il est plus facilement disposé que le bénévole à fréquenter divers centres de prélèvement sous des noms différents, à dissimuler à l'interrogatoire une maladie récente (paludisme, hépatite, etc.). Une seule chose compte pour lui : le nombre de dollars obtenus à la fin du mois, quelle que soit la qualité de la « marchandise » ainsi vendue. Plus le niveau socio-économique et culturel du donneur est bas, plus la qualité du sang est douteuse, au point que la Food and Drug Administration des États-Unis exigea, un temps, que l'emballage du produit fini porte la mention : « Fabriqué avec du sang de donneur bénévole » ou « Fabriqué avec du sang de donneur professionnel », ou encore « Paid » ou « Unpaid », de la même façon que figurait la mention « Black » ou « White » indiquant l'origine ethnique du sang.

b) *certains avouent qu'ils viennent vendre leur sang afin de subir périodiquement un bilan de santé,* ce qui est appréciable dans les pays où la couverture sociale est faible, voire nulle, et où les frais de visites médicales, de bilans de laboratoire ne sont pas (ou très peu) remboursés.

Cette motivation se rencontre surtout chez les donneurs fréquentant les « grosses firmes » privées, celles qui ont pignon sur rue et doivent veiller à leur réputation, ne serait-ce que pour des raisons commerciales. Seuls les donneurs en bon état physique peuvent fournir des produits de qualité. Aussi la surveillance médicale des habitués, voire de leur famille, est-elle assez stricte. Il n'en est pas de même dans les petites officines commerciales qui prélèvent à la sauvette, en sous-traitance, sans se montrer trop exigeantes sur les normes de sécurité. Elles ont parfois une existence éphémère, disparaissant dès que la « moisson » est faite pour réapparaître ailleurs, ce qui leur permet de brouiller les pistes et d'éviter les contrôles sanitaires, qui leur sont presque toujours défavorables. Elles recrutent parmi les couches les plus misérables, qu'elles paient le moins possible afin de s'assurer des bénéfices rapides. Ceux qui sont dans un complet dénuement acceptent de vendre leur sang à des prix dérisoires, car souvent, ils n'ont pas d'autres ressources.

c) *on ne saurait pour autant exclure l'altruisme.* On l'a même nettement perçu lors des campagnes du sang lancées aux USA au début de la Deuxième Guerre mondiale par la Croix-Rouge américaine : beaucoup de donneurs étaient davantage motivés par la participation à l'effort de guerre que par l'indemnité, appréciable pour les pauvres, négligeable pour l'Américain moyen, uniforme pour tous.

Dans leur propagande, les grandes firmes privées, soucieuses de respectabilité, n'hésitent d'ailleurs pas à invoquer des motifs humanitaires. Par exemple, on peut lire sur les tracts de la maison Blut plasma-Dienst GmbH, à Francfort-sur-le-Main : « Par votre don, vous avez l'occasion d'aider les autres. Vous aidez à soigner la maladie et à sauver des vies[1]. »

Comment ne pas être choqué de voir de pauvres hères venir se faire saigner à blanc pour tenter de survivre ? Chaque fois, c'est un peu de leur santé qu'ils vendent avec ce sang ou ce plasma qu'ils auront tant de mal à se procurer le jour où ils en auront besoin eux-mêmes.

---

1. Cité par P.J. Hagen, *Blood : Gift or Merchandise,* New York, Alan R. Liss, 1982, p. 35.

La *fidélisation* a été fréquemment utilisée pour « piéger » les donneurs professionnels. Elle consiste par exemple, pour un centre de prélèvement commercial, à offrir une somme de x pour un premier don (ou une série de premiers dons), puis de $x + n$ à partir du énième don (par exemple le dixième), pour retomber ensuite à x. Lorsqu'un nouveau chiffre convenu est atteint, le prélèvement sera payé $x + 2n$, le suivant rétrogradant à x. Ainsi, régulièrement, la série de prélèvements effectués chez un même sujet est jalonnée de dons de mieux en mieux indemnisés. Cela peut inciter ceux qui ont besoin d'argent à revenir souvent pour bénéficier le plus tôt possible de ces gains exceptionnels qui, en quelque sorte, valorisent l'ancienneté. Cette pratique a été longtemps courante aux USA et en Allemagne, elle l'est moins aujourd'hui du fait de la concurrence du bénévolat, des biotechnologies et aussi de la pression d'une opinion publique de plus en plus hostile à de tels comportements.

L'industrie y a cependant trouvé son compte en s'attachant ainsi un certain nombre de donneurs fidèles, réguliers, dont l'état de santé est connu, que l'on peut largement prélever et qui demeurent liés à une firme donnée par la perspective d'un gain progressif.

Dans les milieux les plus fragiles, certains centres privés se livrent à un véritable racolage, en recourant à de véritables sergents recruteurs chargés de débusquer les donneurs potentiels et de les convaincre de vendre leur sang. Il y a peu, aux États-Unis, ces recruteurs touchaient en moyenne 2 dollars pour chaque nouveau « volontaire », des hommes en majorité. Cette pratique hautement condamnable et souvent dénoncée a été cyniquement présentée par les responsables comme un « acte de bienfaisance » : une manière de secourir les pauvres dans le plus complet dénuement, tout en leur offrant le moyen d'être utiles.

Dans ce type de circuit commercial, le prix du sang ou de ses fractions obéit à la loi de l'offre et de la demande. Il varie donc avec les lieux et les époques, change aussi avec les caractéristiques de la matière prélevée. Aux États-Unis, dans les années 1980, la moyenne de l'indemnité se situait aux alentours de 10 dollars par don. Elle est aujourd'hui de 12 à 15 dollars. Elle est toutefois plus faible dans le Sud et bat tous les records de modestie près de la frontière mexicaine, où de nombreux « latinos » franchissent clandestinement le Rio Grande pour vendre leur sang au « grand frère »...

Le prix varie aussi avec le groupe sanguin, la nature et la fréquence des anticorps : c'est une chance d'avoir un anti-Rh, plus encore de posséder un anti-Diego[1]. On cite souvent le cas de cette Américaine qui, en 1976, avait cumulé un gain de 7 170 dollars pour 95 dons en plasmaphérèse, son sang contenant un réactif exceptionnel. Dans la déclaration de ses revenus, elle avait retranché de cette somme 2 355 dollars pour frais divers (déplacements, suppléments de nourriture riche en protéines, etc.). Mais le fisc n'accepta qu'un abattement de 700 dollars, ce qui l'obligeait à déclarer un bénéfice de 6 470 dollars. Elle fit appel devant la Tax Court, qui admit la légitimité de ce gain, non pas en vertu du travail accompli, puisque l'intéressée n'était pour rien dans la fabrication de cet anticorps rare, mais pour compenser la perte de sang, la perte de temps, l'angoisse et la douleur du prélèvement.

Du point de vue démographique, si on les compare aux bénévoles, les donneurs payés sont souvent plus jeunes, fréquemment célibataires et du sexe masculin.

Les donneurs « gris »

On appelle donneurs « gris » les donneurs qui ne reçoivent pas une somme d'argent en échange de leur sang, mais obtiennent certains avantages en nature. Après avoir été longtemps rétribués en argent, les donneurs des pays de l'Est se sont souvent engagés dans cette voie, parfois même dans le bénévolat total. Ces donneurs « bénévoles » reçoivent soit une abondante collation (appréciée dans les contrées où la nutrition est encore mauvaise), soit une assurance accident (ou vie, ou autre), soit encore des billets de théâtre, des livres,

---

1. Le facteur Diego, Di(a), a été découvert par M. Layrisse à Caracas en 1955 chez les Indiens de l'Orénoque, et trouvé, à de faibles fréquences, chez les Amérindiens, les Chinois, les Japonais ou les populations métissées de ces derniers groupes. M. Layrisse, T. Arends, S.R. Dominguez, « Nuevo grupo sanguine encontrado en descendientes de Indios », *Acta medica Venezolana,* n° 3, 1955, p. 132.

des disques ou des cassettes, des jours de congé supplémentaires dans des organisations d'État, ainsi que des soins médicaux gratuits ou des réductions sur la journée d'hospitalisation, voire même des réductions d'impôts !

Le système de *blood bank* entre dans cette catégorie. C'est une autre manière, en régime libéral, de stimuler le don du sang lorsque les produits sanguins font l'objet d'un commerce et ne sont pas remboursés aux utilisateurs. La banque est tenue tantôt par des établissements à but non lucratif tantôt par des firmes commerciales. Le crédit ouvert au nom du donneur est toujours plus faible que la quantité de sang offerte : dans le premier cas, cette différence couvre les frais de collecte et de préparation, dans le second elle assure en plus un bénéfice correspondant aux revenus des capitaux investis. Dans les associations sans but lucratif, cette couverture est exactement calculée et ne laisse pas d'autres excédents que ceux à prévoir pour l'amortissement du matériel et le prix de l'acte. Dans le système privé commercial, en revanche, cette différence est plus importante, car elle doit impliquer un bénéfice.

Il faut également mentionner, en tant que gratification non monétaire, les diplômes, les décorations, qui récompensent les donneurs les plus méritants. Dans certains pays de l'Est, leur photographie était même jadis affichée dans l'usine ou dans la permanence du parti à côté de celles des stakhanovistes, ces héros du travail communistes.

La catégorie des donneurs « gris » fait apercevoir qu'entre donneurs rétribués et donneurs réellement bénévoles la frontière n'est pas aussi tranchée qu'il y paraît.

Les cas particuliers

Il existe aussi toute une série de donneurs relevant de diverses catégories dont le bénévolat *stricto sensu* ne peut qu'être mis en doute.

Ainsi, les *prisonniers*. Pendant longtemps, on a régulièrement collecté du sang dans les prisons. Hormis au Nicaragua, sous la dictature de Somoza, quand les prisonniers politiques faisaient l'objet de prélèvements systématiques, le don est toujours resté théoriquement libre. Pourtant, peut-on considérer comme libres des individus assujettis à l'enfermement ? Il est vrai qu'en dehors des menus avantages qu'ils retiraient de leur acte (cassure de la monotonie carcérale, casse-croûte, moment de détente, verre de vin), on ne peut pas exclure que certains détenus, conscients de leur dette envers la société, aient trouvé là un moyen de se racheter. Plusieurs enquêtes réalisées en Grande-Bretagne montrent que, une fois libéré, l'ancien prisonnier qui a donné son sang pour la première fois en prison reste souvent un donneur bénévole. Aux USA, de grandes firmes, comme Cutter Laboratories, se sont longtemps rendues dans les geôles pour pratiquer des plamasphérèses, toujours bien sûr avec l'autorisation de l'État. Le pécule ainsi versé au donneur, jusqu'à 10 dollars par semaine, lui permettait d'améliorer son ordinaire. Chaque don de sang était signalé dans son dossier et pouvait lui laisser espérer une réduction de peine. Quant aux gardiens, la firme les dédommageait pour le surcroît de travail qui leur était imposé par son fait. Bref, tout le monde y trouvait son compte. Aussi, après Cutter, bien d'autres industriels ont suivi. Citons par exemple Sara Corporation, qui, en 1980, a ouvert un centre de prélèvement par plasmaphérèse à Chicago pour que tous les condamnés puissent vendre leur plasma. Chaque donneur touchait alors de 6 à 7,5 dollars par séance, ce qui faisait une somme considérable pour ceux qui acceptaient de venir deux fois par semaine, comme la loi l'autorise. Sara, qui n'est qu'une entreprise de récolte, ouvrit un autre centre en Louisiane, dans la ville d'Angola. Elle vendait en particulier le produit de ses collectes à la firme Baxter-Travenol.

Mais on a bientôt observé que cette pratique présentait un inconvénient majeur. En effet, la population carcérale constitue un groupe à haut risque, du fait que les porteurs de viroses (hépatites B, hépatites C, sida, etc.) y sont nombreux. Sans compter que la fréquence des prises imposées par la logique commerciale suppose que les prisonniers soient nourris abondamment.

En France, comme dans bien des pays, les collectes en prison ont été interdites, en raison de la présence de sujets HIV positifs. Une première circulaire en ce sens fut envoyée dès le 20 juin 1983 à tous les directeurs de centres de transfusion par le professeur Jacques Roux, alors directeur général de la

Santé, le premier en Europe semble-t-il à avoir pris une telle décision. Malheureusement, elle n'a guère été suivie par les responsables des services, craignant perdre une source d'approvisionnement rentable et régulière, et inconscients du danger qu'ils faisaient ainsi courir à leurs patients.

Le bien-fondé de la mesure édictée par Jacques Roux fut confirmé par une note en date du 26 juillet 1985, signée du docteur Espinoza et adressée au professeur Jacques Roux lui-même, soit deux ans après sa circulaire aux directeurs des établissements de transfusion leur enjoignant de ne plus prélever en prison. Le même texte du même docteur Espinoza était simultanément communiqué à Mme Myriam Ezratty, directrice de l'administration pénitentiaire. Dans cette note, le docteur Espinoza précisait que lors d'une récente collecte effectuée au grand quartier de la maison de Fresnes le 11 juillet 1985, sur 298 sujets volontaires, 94 avaient été récusés, l'interrogatoire ayant démontré qu'ils relevaient de groupes à risques, des toxicomanes surtout. Sur les 204 sujets retenus pour faire l'objet d'un prélèvement, 44 avaient encore été éliminés à la suite des examens menés en laboratoire, parce qu'ils étaient porteurs des virus d'hépatite B ou de HIV. En outre, un nouvel interrogatoire plus pressant avait révélé que, sur les 204 volontaires ayant fait l'objet d'un prélèvement, 35 prisonniers avaient caché qu'ils appartenaient à des groupes à risques. Aussi, le docteur Espinoza estimait qu'il n'était « pas envisageable de poursuivre le don du sang au grand quartier pénitentiaire de Fresnes sur le plan éthique mais aussi sur le plan économique[1] ».

Dans ce cas précis, il était démontré que 54 % des prisonniers venus offrir leur sang appartenaient à des « groupes à risques » et que certains (34 %) qui ne l'avaient pas avoué auraient dû être éliminés d'emblée. Ainsi, l'interrogatoire que le médecin faisait subir au futur donneur interné constituait certes une première précaution, utile et susceptible d'écarter des porteurs potentiels de virus, mais insuffisante puisqu'elle laissait passer des sujets contaminants, comme le

---

1. Jean-Yves Nau et Franck Nouchi, « Contamination : le sang des prisons », *Le Monde*, 12 et 13 avril 1992.

démontrait le dépistage biologique (encore qu'en 1985 celui-ci n'était pas complètement fiable).

À cette époque, la situation dans les prisons s'était fortement dégradée, la surpopulation (45 000 internés pour 32 500 places) induisant une promiscuité intolérable et des trafics en tous genres. Un avertissement avait d'ailleurs été lancé par le docteur Jean-Baptiste Brunet, épidémiologiste attaché à la direction générale de la Santé, le 20 juin 1985, devant la Commission consultative nationale de la transfusion sanguine. Il avait été appuyé dans sa démarche par le docteur Saint-Paul, alors directeur du centre de transfusion de Versailles. D'autres encore, trop rares il est vrai, tentèrent aussi d'alerter l'opinion médicale, mais sans grand succès. Quelques services toutefois renoncèrent. Au cours de l'été 1985, le centre régional de transfusion sanguine de Bordeaux décida ainsi l'arrêt complet des collectes de sang dans les centres pénitentiaires. Une thèse soutenue dans la même université devait révéler peu après que, sur 242 prélèvements sanguins effectués en 1985 et 1986 sur les détenus toxicomanes, il se trouvait plus de 55 % de séropositifs[1]. Ces résultats furent exposés devant l'Académie de médecine dans sa séance du 10 février 1986.

L'information sur la contagiosité du sida par le sang était donc largement connue à cette époque, tout comme la dangerosité des transfusions pratiquées sans précautions suffisantes. Comment expliquer dès lors que la circulaire du 20 juin 1983, et dont toutes les enquêtes ultérieures avaient montré le bien-fondé, n'ait pas été mieux appliquée ? Beaucoup de directeurs de centre ont avoué qu'ils avaient craint de manquer de sang, surtout dans les périodes où le ravitaillement diminuait, au cours des vacances d'été par exemple. En même temps, la plupart d'entre eux, faute de bonnes connaissances en matière d'épidémiologie des maladies virales transmissibles, ne croyaient pas à l'ampleur et à l'imminence du danger. On savait pourtant, depuis 1970, à quel point la transfusion sanguine facilite le contage de

---

1. Jean-Michel Provost, *Sida, toxicomanie et milieu carcéral : enquête épidémiologique à la maison d'arrêt de Bordeaux*, Gradignan, Thèse, Faculté de médecine de Bordeaux, 1987.

l'hépatite B. D'un autre côté, on doutait encore de la réalité de la menace représentée par le nouveau venu, le sida, et c'est pourquoi on se borna à distribuer des préservatifs dans les prisons, pensant que cette mesure suffirait pour enrayer l'épidémie. Or, si le préservatif pouvait à la rigueur arrêter ou freiner le contage par le sperme, il n'avait évidemment aucune influence sur la transmission par le sang. L'ignorance ou l'insouciance de la majorité des médecins allait sur ce point se révéler dramatique, et toute la société devait en payer les conséquences au prix fort. On mesure en tout cas aujourd'hui la gravité de l'erreur qui consista à séparer les établissements de transfusion sanguine des organismes d'enseignement et de recherche dépendant des services officiels (surtout universitaires et hospitaliers), en particulier des CHU, où s'effectuaient la chirurgie « lourde » et le suivi des malades polytransfusés. Nous y reviendrons.

Les *prostituées*, c'est-à-dire classiquement les femmes faisant commerce de leur corps, constituent elles aussi un groupe de donneurs à risques, du fait du nombre élevé de leurs partenaires et de leur toxicomanie fréquente. Quelques enquêtes, déjà anciennes, ont été réalisées en province pour déterminer leur motivation lorsqu'elles donnent leur sang[1]. Mais leurs résultats n'ont jamais été rendus publics.

Trente ans après, on peut les résumer ainsi. L'altruisme est, sans aucun doute, chez des femmes qui se sentent en marge de la société, souvent méprisées, et qui cherchent par leur geste à se rendre utiles, un mobile important. Il s'agit en quelque sorte pour elles de se réhabiliter socialement. Devenues donneurs bénévoles, elles s'incluent dans une cohorte respectable. Mais, dans d'autres cas, signalés dans la même enquête, la motivation est plus terre à terre. La carte de donneur de sang où l'on portait naguère les dates de prélève-

---

1. Voir Pierre Durban, *Contribution à l'étude médico-sociale et psychologique de la population féminine*, Thèse, Faculté de médecine de Toulouse, 1951, éditée par R. Foulon, 1951.

ments et les résultats de certains examens[1] constituait, en quelque sorte, un certificat, non de bonne vie et mœurs, mais de bonne santé. Brandie sous le nez du client qui aurait hésité, cette carte constituait une sorte de garantie officielle de la Faculté et des hôpitaux.

Avec la raréfaction de la syphilis, le « coup de la carte » est quelque peu tombé en désuétude. Il risque de reprendre toute sa valeur avec l'extension du sida, en des termes évidemment différents. En effet, la carte de donneur de sang n'est aujourd'hui délivrée qu'à ceux ou celles qui ne sont porteurs d'aucun marqueur qui trahirait une contamination quelconque. Les résultats des analyses n'ont plus à être mentionnés, puisque seuls les sujets négatifs pour toutes les infections détectables à ce jour peuvent être en possession d'une carte de donneur de sang. Aussi, toute prostituée ayant une telle carte peut se prétendre en bonne santé.

Le prostitué masculin peut être, de son côté, un agent de dissémination important, d'autant que, dans le cas des hommes aussi, prostitution et toxicomanie vont souvent de pair.

Certains ont essayé, surtout aux USA, d'effectuer des campagnes de prélèvements chez les *étudiants* en se rendant sur les campus universitaires. L'initiative en revient à des firmes privées qui pensaient que les sommes versées seraient suffisamment incitatives auprès des étudiants aux revenus modestes. Les résultats furent décevants. Il apparut vite en effet que, du point de vue de la rentabilité commerciale, mieux valait effectuer ces collectes dans les ruelles bordées de taudis qu'habitaient des Noirs et des Portoricains : la misère et leur faible niveau culturel les rendent en effet plus sensibles aux propositions des firmes en question.

En revanche, les campagnes ultérieures, menées par des organismes à but non lucratif, furent bien perçues dans les milieux étudiants.

---

1. À cette époque, c'était surtout le résultat de la réaction de Bordet-Wasserman (BW) qui permettait de détecter les sujets atteints de syphilis (BW+), maladie sexuellement transmissible alors la plus redoutable.

Bénévolat ou professionnalisme ?

Malgré l'existence de « formules de passage », on ne saurait trop insister sur ce qui différencie les deux systèmes.

La gratification du donneur bénévole est avant tout morale, et la publicité qui le touche fait appel à l'altruisme, au devoir, à la générosité, à la solidarité. Le don constitue un acte noble, même s'il peut être parfois teinté d'égoïsme ou d'orgueil, quand le sujet cherche à se placer par son geste au-dessus des autres. Ce désir de revalorisation est fréquent, et d'ailleurs bénéfique chez des êtres écrasés par un sentiment d'infériorité. Dans une vie terne, banale, parfois considérée par l'intéressé lui-même comme inutile, le don bénévole du sang apparaît comme un rayon de soleil dans la grisaille du quotidien. Aussi ne faut-il pas croire que cet acte est réservé aux âmes d'élite. Au fond de tout homme sommeille un désir de mieux être, un besoin de se faire meilleur, de mieux s'intégrer à une société qui engendre l'isolement. L'anonymat garantit d'ailleurs le désintéressement du geste.

D'un autre côté, tout a été dit, à partir des exemples les plus exécrables, sur le danger potentiel des pratiques commerciales. On a même parfois un peu exagéré les choses en confondant technique et morale : certains ont cru en effet que le sang offert gratuitement ne pouvait qu'être biologiquement pur. On sait pourtant à quelles absurdités tragiques a conduit cette assimilation. Combien de fois a-t-on proclamé, en paroles ou par écrit, que le système transfusionnel français était le meilleur du monde parce qu'il échappait à tout commerce ? Ce mythe a fait croire à une fausse sécurité : la France est pourtant aujourd'hui le pays le plus contaminé par le virus du sida parmi les douze nations qui formaient en 1994 l'Union européenne.

Mais il est vrai que la qualité du sang prélevé n'est pas toujours la même dans les deux cas. Le bénévole est en général un sujet correctement nourri, en bonne santé, qui se plie aux règles édictées par les autorités sanitaires quant à la fréquence et à la quantité des prélèvements. Il n'a pas intérêt à tricher. Son éthique doit l'amener à penser d'abord au receveur, et pour cela il a le souci de la bonne qualité des produits qui seront injectés. S'il est malade, il ne vient pas ou le fait savoir, même si, on l'a dit, l'apparition du sida a conduit vers les centres de transfusion des sujets relevant de groupes à risques, désireux de savoir s'ils étaient contaminés.

Jusqu'au début des années 1990, le bénévolat n'a cessé de progresser au détriment du professionnalisme, du moins dans les pays où les deux systèmes coexistaient : États-Unis, Allemagne, Espagne, etc. Mais aucun pays, quelle que soit son organisation, n'était capable d'assurer son autosuffisance, à l'exception peut-être de la Belgique. Aussi était-il courant d'acheter du plasma à l'étranger, surtout dans les pays pauvres du tiers-monde, où l'on trouvait à bas prix la matière première indispensable à la préparation des produits sanguins stables, grâce en particulier à la généralisation des plasmaphérèses.

Dans la pratique, et devant l'impuissance du bénévolat à assurer l'autosuffisance, les pays les plus « vertueux », à commencer par la France, ont donc eux aussi été contraints d'acheter hors de leurs frontières des produits sanguins, parfois dans les pires conditions et sous le manteau. Longtemps, les responsables de la Santé publique comme ceux de la transfusion sanguine sont demeurés très discrets sur ce sujet. Le moindre soupçon émis sur les importations étrangères provenant de firmes commerciales et achetées souvent à la sauvette soulevait colère et indignation des associations de bénévoles, de même que la mise en doute de la non-contamination du sang gratuit. Cette mystique finit par imprégner tous les esprits, celui des malades comme celui des médecins, qui s'enfermèrent dans une fausse sécurité. Il a fallu que le drame du sang contaminé soit connu pour que la réalité éclate au grand jour. On ne saura sans doute jamais ce que furent, dans cette erreur historique, les parts respectives de la sottise, de l'ignorance et de l'imposture...

Dans la situation de pénurie relative où étaient les pays gros consommateurs, fallait-il s'adresser au secteur commercial pour combler le déficit, au moins de manière temporaire, ou risquer la vie des malades au nom de l'orthodoxie doctrinale ? Le problème n'est pas simple, d'autant qu'à l'heure actuelle certaines firmes commerciales ont mis à profit la suspicion créée par le drame du sang contaminé pour avancer de nouveaux arguments en leur faveur.

En fait, la formule de dépistage du sida aujourd'hui la plus sûre ne fut fournie par les examens de laboratoire qu'à l'été 1985, grâce à la commercialisation des tests permettant de détecter de façon fiable la présence d'anticorps anti-HIV, témoins de l'entrée du virus du sida chez le patient[1]. Quant à l'hépatite C, cliniquement muette dans 90 % des cas, elle passe à la chronicité chez près de la moitié des sujets infectés, dont 20 % feront plus tard une cirrhose et 15 % un cancer hépatique.

Depuis l'apparition de ces grandes endémies post-transfusionnelles, les firmes commerciales connues ont, il est vrai, astreint leurs donneurs professionnels à une surveillance stricte. Certaines entreprises commerciales tiennent à jour une liste de donneurs réguliers qui subissent périodiquement un contrôle médical rigoureux et s'engagent à observer une sorte de « cahier des charges », véritable « code de bonne conduite » exigeant une certaine discipline en matière sexuelle : constance du partenaire et renoncement à tout « vagabondage », examen périodique du ou de la partenaire, engagement absolu de signaler tout « écart » même passager, etc. Il s'agit d'un véritable « contrat » signé entre l'industriel et ses donneurs. La publicité faite en faveur de la commercialisation tend à démontrer que le sang provenant de donneurs réguliers, connus, étroitement surveillés, soumis à certaines contraintes de comportement, indemnisés pour cela et donc astreints par des obligations d'« engagement commercial », présente moins de risques de contamination qu'un sang d'origine inconnue, fût-il bénévole.

À l'heure actuelle, compte tenu des législations mises en place dans la plupart des pays, les risques de transmission transfusionnelle d'une maladie virale sont faibles, mais pas

---

1. Jusque-là, les réactifs proposés n'étaient pas d'une fiabilité absolue et donnaient des réactions faussement négatives (ce qui était dangereux pour le receveur) ou faussement positives, ce qui pouvait provoquer une angoisse considérable et sans objet chez le donneur étiqueté à tort comme porteur du virus HIV.

nuls. Même dans les régions où les techniques de dépistage sont rigoureusement appliquées, on compte que la probabilité de transmission du virus HIV est encore de l'ordre de 1 sur 500 000 avec, il est vrai, des variations d'un pays à l'autre. Cette fréquence est plus élevée pour l'hépatite virale C. Ces contages s'expliquent par le fait que les sujets récemment infectés (et donc transmetteurs potentiels d'un germe) n'ont pas encore sécrété les anticorps qui, seuls, permettent d'identifier les porteurs ignorés mais dangereux. Et les données les plus récentes continuent à montrer que le plasma provenant de donneurs bénévoles présente moins de risques de contamination que celui qui est issu de donneurs payés, en dépit des précautions récentes que nous venons de signaler.

Sur le plan éthique, nous l'avons rappelé, tout le monde est d'accord : le corps humain ne saurait faire l'objet d'un commerce quelconque. Adriana Ceci, membre du Parlement européen, a donc été chargée de rédiger un rapport sur le commerce du sang. Pour elle, le paiement du sang (ou du plasma) va à l'encontre du « principe éthique universellement admis selon lequel le corps humain et les parties du corps humain ne peuvent faire l'objet de transactions commerciales ». Et d'ajouter que cette vente « ouvre la porte à la vente des organes humains ». Elle souligne le contraste, maintes fois mis en avant, entre d'une part le donneur payé, souvent pauvre et sous-alimenté, vivant dans des conditions d'hygiène déplorables et porteur de nombreuses maladies transmissibles par les produits sanguins, et d'autre part le donneur bénévole qui vient non par nécessité financière mais par solidarité, bien nourri, en bonne santé. Ces donneurs bénévoles, mus par un idéal, peuvent se trouver dans toutes les classes de la société. Pour elle, altruisme et sens de la solidarité ne sont pas l'apanage des gens instruits ou fortunés.

De son côté, l'European Plasma Fractionation Association (EPFA) écrit dans son rapport annuel 1991-1992 : « Les substances thérapeutiques fabriquées à partir de plasma humain librement offert ne sont pas de simples produits au sens économique habituel : ils sont des dons provenant d'une communauté profondément dévouée contribuant généreusement. » La même argumentation est reprise par le professeur Van Aken, dans un article paru en 1992 dans *Vox Sanguinis* : « Ce qui est clair et irréfutable d'après des certitudes publiées, c'est que les études correctement et uniformément pratiquées dans le secteur commercial montrent une population qui représente à l'évidence un plus grand risque pour des receveurs éventuels. » Pour Van Aken, il y aurait dix fois plus de séropositifs (HIV +) chez les donneurs payés que chez les volontaires. Une importante victoire des défenseurs du bénévolat avait été acquise le 14 juin 1989 lorsque la Communauté économique européenne (CEE), devenue aujourd'hui Union européenne (UE), publia sa directive 89/381 où il était dit, à l'article 3 : « Les États membres prennent toutes mesures utiles pour promouvoir l'autosuffisance de la Communauté en sang et plasma humains. À cette fin, ils encouragent les dons de sang ou de plasma volontaires et non rémunérés et prennent toutes mesures utiles pour le développement de la production et de l'utilisation des produits dérivés du sang ou du plasma humains provenant de dons volontaires et non rémunérés. Ils notifient à la Commission les mesures prises. » Cette recommandation fut contestée par les firmes commerciales, dont certaines étaient installées depuis longtemps dans quelques pays de l'Union européenne, en Allemagne en particulier.

Elles soulignèrent que rien n'autorisait à remettre en cause des systèmes privés qui donnaient satisfaction, et que les donneurs professionnels étaient, eux aussi, des volontaires, ne faisant l'objet d'aucune coercition. L'ambiguïté du texte tient à la signification exacte du mot anglais *voluntary*, plus vague que les termes français bénévole, altruiste ou volontaire.

De son côté, la VIIIᵉ session de l'assemblée générale des sociétés de la Croix-Rouge et du Croissant-Rouge revenait peu après à la charge, de façon plus précise cette fois, en affirmant : « Les donneurs de sang bénévoles non rémunérés sont des personnes qui donnent leur sang, leur plasma ou d'autres composants du sang, de leur propre gré, et sans aucune contrepartie financière sous la forme soit d'espèces, soit de compensations en nature qui pourraient être considérées comme l'équivalent d'un montant en argent. Ces compensations en nature s'entendent entre autres pour des congés accordés, autres que ceux raisonnablement nécessaires pour le prélèvement du don et le déplacement. Les petits cadeaux, les rafraîchissements et le remboursement des frais de déplacement directs sont compatibles avec le concept du don volontaire non rémunéré. »

Cette dernière déclaration ne laissait plus de doute, du moins pour ce qui concerne le donneur bénévole. Elle aussi cependant n'était qu'une recommandation. Pour personne elle n'avait force de loi : celle-ci demeurait l'affaire de chaque État participant.

Une autre question se pose. Comment se fait-il que, dans les pays où le sang est gratuit lors du prélèvement, les fractions préparées soient souvent les plus chères ? Ce paradoxe peut en fait aisément s'expliquer. Le bénévolat implique la venue quotidienne au centre de transfusion de donneurs dont le nombre est inconnu à l'avance et ne correspond pas toujours aux besoins immédiats. Il en est de même pour ceux qui se présentent devant les équipes mobiles sur leur lieu de travail. Toute planification rigoureuse est donc impossible. Les équipes se déplacent souvent – surtout dans les zones rurales – pour faire un petit nombre de prélèvements. Or, les frais sont constants, que la collecte soit abondante ou non. La même équipe, pour une même distance effectuée, pourra rapporter quelques dizaines d'unités de sang ou plusieurs centaines, ce qui implique une grande variation du prix de revient de chaque poche, selon qu'elle est opérée dans une grande ville ou dans une lointaine campagne à faible peuplement et habitat dispersé. En revanche, la firme commerciale, dont les donneurs professionnels sont parfaitement fichés, analysés, suivis, les convoque en temps opportun selon ses besoins. Ils se rendent eux-mêmes dans le service, ce qui évite l'organisation d'équipes de prélèvement onéreuses, abaisse considérablement les frais de ramassage, qui se limitent presque exclusivement à la rémunération des donneurs, et évite la marge d'incertitude quant à la quantité de la collecte.

Que conclure de tout cela ? Du point de vue moral, on l'a dit, la décommercialisation du sang est souhaitable. C'est pourquoi on ne peut que s'indigner devant les trafics honteux dont certains organismes, fondés sur le bénévolat et le non-profit, ont donné le (mauvais) exemple.

D'un autre côté, il n'y avait peut-être pas d'autre solution, au moins dans l'immédiat, pour combler notre déficit chronique en produits sanguins, que d'acheter un appoint de fractions au secteur commercial. Mais pourquoi n'avoir rien dit et masqué la vérité à l'opinion ? Ne pouvait-on pas mettre un terme aux importations sauvages et n'admettre, en cas de nécessité, que celles qui sont soumises à un contrôle strict ? Des règlements existaient, ils furent rarement appliqués. Toutes les enquêtes effectuées, de même que toutes les expertises, démontraient que notre système, qui n'avait guère changé depuis trente ans, était inadapté sur le plan administratif et obsolète du point de vue technique. Plutôt que de réagir, on s'est confiné dans un conservatisme commode que nul ne venait troubler. En définitive, il a fallu attendre qu'il y ait des morts pour que les pouvoirs publics, malmenés par une opinion indignée, commencent à prendre leurs responsabilités. Il est probable que le seul scandale financier, noyé au milieu de tant d'autres, serait resté ignoré ou n'aurait rien changé. Une fois encore, ce sont les morts qui ont réveillé les vivants.

Le cas particulier des donneurs de plasmaphérèse

La plasmaphérèse a longtemps été la seule activité de l'industrie des produits sanguins dérivés du plasma, avant que les biotechnologies ne commencent à prendre le relais : le facteur VIII est déjà passé en phase de fabrication industrielle. Il en ira de même dans un avenir proche pour l'albumine et certaines immunoglobulines, dès aujourd'hui produites en laboratoire.

Rappelons le principe de l'aphérèse. Depuis près de trente ans, il est possible de prélever, grâce à des appareils travaillant en centrifugation, soit la phase solide du sang : c'est la cytaphérèse, soit la phase liquide : c'est la plasmaphérèse.

Une cytaphérèse sélective permet d'obtenir les éléments cellulaires désirés : des globules blancs dont la durée de vie est très inférieure mais qui se reproduisent beaucoup plus vite, et des plaquettes, chaque élément ayant des indications thérapeutiques précises.

La plasmaphérèse consiste à prélever uniquement le plasma et à réinjecter immédiatement au donneur toutes ses cellules. La masse plasmatique se reformant très vite, un sujet bien nourri peut, sans trop d'inconvénients et à condition de faire l'objet d'une surveillance médicale stricte, se soumettre à un prélèvement par semaine (au lieu de trois à cinq fois par an pour les donneurs de sang total). La plasmaphérèse a vu le jour au début de la décennie 1970, quand on a su isoler du plasma humain les fractions les plus utiles en thérapeutique[1]. Comme certaines de ces fractions n'existent que très diluées, tel le facteur antihémophilique A, ou facteur VIII, il était nécessaire de disposer de grandes quantités de plasma pour obtenir des doses suffisantes de produit actif. Dans ces conditions, le prélèvement de sang est d'un rendement faible, puisqu'il procure un excès de cellules inutiles. Si la matière première est achetée sous forme de sang total, le prix du plasma résiduel, qui représente 55 % de la masse liquidienne prélevée, est augmenté d'autant. Aussi, très tôt, les firmes commerciales désirant préparer des fractions du sang ont utilisé la plasmaphérèse, seul moyen d'obtenir de façon isolée une matière première abondante et à bas prix : le plasma seul[2]. Pour rentabiliser au maximum l'opération, on fit appel à un petit groupe de donneurs payés, « fidélisés », qui venaient eux-mêmes au centre de prélèvement vendre leur plasma à date fixe, parfois même sans qu'on les convoque. C'est l'Amérique qui prit la tête du mouvement, bientôt suivie par l'Allemagne, l'Autriche et, à un degré moindre, quelques autres pays où le bénévolat n'était pas obligatoire,

---

1. C'est la firme Grifols, de Barcelone, qui a joué le rôle pionnier dans ce domaine.

2. Problèmes déjà évoqués au début du chapitre IV, dans le paragraphe consacré aux caractères généraux du sang.

mais le commerce toléré voire florissant[1]. À l'origine, il n'y avait pas de règles précises, et de nombreux abus furent commis.

Les premières instructions ont été données en 1975 par la Food and Drug Administration (FDA) après qu'un groupe d'experts de l'OMS eut formulé ses recommandations. La quantité de plasma prélevée par séance devait être de 500 à 600 millilitres, avec un plafond de 2 litres par semaine et un maximum de 50 à 60 litres par an. Les centres qui ne se conformaient pas à ces normes, cependant très larges, furent fermés. À titre de comparaison, indiquons qu'en France il est permis de prélever 600 millilitres par séance, sans dépasser une séance par semaine et 10 séances par an. En Italie, en Allemagne et en Espagne, le nombre actuel de séances a été porté à 15, en Belgique à 12, en Autriche à 25 et en Russie à 10. Jusqu'à 15 ou 20 prélèvements par an, la plasmaphérèse ne présente aucun danger à condition que le donneur soit en bonne santé et correctement nourri, en particulier en protéines. Pour que cette réglementation soit adoptée, il a fallu qu'en février 1974 un homme de 58 ans meure à Tampa, en Floride, après avoir subi une plasmaphérèse abondante alors qu'il présentait une double pneumonie : l'enquête démontra que ce donneur n'avait fait l'objet d'aucun examen médical préalable.

Une réglementation stricte ayant été édictée dans les pays technologiquement avancés, et les centres de plasmaphérèse faisant l'objet d'une surveillance de la part des pouvoirs publics, certains groupes industriels installèrent des officines de prélèvement dans des pays du tiers-monde où une population misérable était prête à vendre son plasma aussi souvent que possible pour quelques dollars. C'est ainsi qu'un certain nombre de zones furent mises en coupe réglée, et d'abord

---

1. La plus grande partie du plasma provenant de donneurs payés (en fait, la plus grande partie du plasma encore fractionné à ce jour) est récoltée par les États-Unis, une quantité bien moindre provenant de quelques pays européens, aux premiers rangs desquels se trouvent l'Allemagne et l'Autriche. En Amérique, les donneurs se répartissent ainsi : 25 % d'étudiants, 25 % de femmes vivant à la maison, 50 % de travailleurs à temps partiel ou de chômeurs.

l'Amérique centrale et du Sud, géographiquement voisines des États-Unis, gros consommateurs. Une série de scandales éclatèrent et les gouvernements locaux furent donc obligés de réagir. Les « vampires » se déplacèrent alors vers l'Afrique noire, l'Asie, ou se maintinrent dans une semi-clandestinité. Malgré la surveillance officielle, un marché noir du plasma se mit en place à la faveur de complicités locales, faciles à obtenir dans des pays sous-administrés et où les fonctionnaires, mal payés, se laissent facilement « convaincre ». Pourtant, il est clairement établi que si l'on dépasse les normes proposées par l'OMS, soit 600 millilitres par séance, 15 séances par an, le donneur court un danger. Dans ce cas, on peut craindre en effet :

– une diminution des défenses immunitaires (en raison de la chute ou du déplacement des immunoglobulines), accompagnée éventuellement du développement de virus oncogènes entraînant l'apparition de cancers ;

– des troubles portant sur le métabolisme lipidique avec dépôt sur les parois artérielles de plaques athéromateuses qui, peu à peu, bloquent localement le flux circulatoire. C'est une cause fréquente d'infarctus du myocarde ;

– un syndrome d'atteinte rénale.

Les sujets mal nourris, vivant dans des conditions précaires, sont plus menacés que les autres. Or, ce sont eux surtout qui, par nécessité, sont tentés de vendre leur plasma.

Devant cette offensive brutale de l'industrie, les organismes sans but lucratif se sont mis, eux aussi, à organiser leurs propres centres de plasmaphérèse où l'on ne reçoit que des donneurs bénévoles. Mais malgré un effort considérable et d'incontestables progrès, la plupart des pays voués au non-profit (Hollande, Belgique, France, Grande-Bretagne) ne sont jamais parvenus – sauf peut-être la Belgique – à couvrir leurs besoins et se sont trouvés dans l'obligation d'importer des produits préparés par les firmes privées.

Le secteur commercial, devenu plus que jamais indispensable pour répondre aux exigences des thérapeutiques actuelles, a su exploiter cette situation. En 1991, le Marketing Research Bureau Inc. rapportait que les différents types de plasma utilisés pour le fractionnement se répartissaient de la manière suivante : 56 % provenait de plasmaphérèse,

37 % de prises de sang total et 7 % de placenta[1]. Et la grande majorité du plasma proviendrait soit de donneurs professionnels, soit de donneurs « gris », puisque ces derniers reçoivent des cadeaux, un repas, le prix du déplacement et parfois même de l'argent, ce qui représente, tout compte fait, 17 dollars par prélèvement. Dans l'Union européenne, en Allemagne et en Espagne, le paiement d'un don par plasmaphérèse est légal. Il est interdit dans les autres pays de l'Union. Signalons toutefois qu'en Italie le donneur reçoit de la part du Service national de santé une indemnité représentant le salaire d'une journée de travail. Dans les pays de l'ex-Europe de l'Est, le don de plasma continue à être rémunéré.

Sur les 10 millions de litres de plasma fractionnés en 1990, 88 % auraient été obtenus à partir de donneurs ayant fait l'objet d'une manière ou d'une autre d'un dédommagement non négligeable.

Les receveurs de sang

Le receveur est un malade qui a besoin de produits sanguins, soit de façon urgente (grands traumatismes, accidents de la route, interventions chirurgicales), soit de façon chronique (anémies sous diverses formes, néphroses, infections graves, hémophilie, etc.).

Deux règles fondamentales seront impérieusement respectées :

1) *Le malade doit recevoir un produit sain*, c'est-à-dire un sang ou une fraction stérile, non contaminant. Nous reviendrons sur les nombreuses maladies qui peuvent être transmises par la transfusion, depuis la syphilis et le paludisme jusqu'au sida et à l'hépatite C. On peut d'ores et déjà souligner que l'infection transfusionnelle a pris au cours des dernières années une importance considérable et rendu bien des patients réticents à l'égard de toute injection de sang homo-

---

1. Voir : « The European Community single market in plasma products. A question of circulation. A background briefing », Conférence au palais des congrès de Bruxelles organisée par le forum de coopération avec la Fédération mondiale des hémophiles le 23 avril 1993.

logue. Aussi tout donneur fera-t-il l'objet d'un examen très attentif, à la fois clinique et biologique.

2) *Le sang du donneur et celui du receveur doivent être immunologiquement compatibles.* Cette règle est essentielle pour les globules rouges. Toutes les précautions, tous les contrôles, jusqu'au lit même du malade, seront mis en œuvre afin d'éviter les erreurs de groupage, les interversions de flacons, etc. Nous avons dit la nécessité de suivre de façon rigoureuse les « règles de compatibilité » édictées par Landsteiner au début du siècle. Une vérification rigoureuse s'impose : non seulement en inscrivant bien lisiblement le groupe sanguin sur la poche contenant le sang à injecter, mais aussi en collant des pastilles dont la couleur varie avec chaque groupe. La pastille est collée sur la poche et sur la feuille de température accrochée au lit du patient. Ceci permet un double contrôle, immédiat et facile, le médecin transfuseur ou l'infirmière pouvant d'un simple coup d'œil s'assurer de la concordance des couleurs. Enfin, on pratique au chevet même du futur transfusé, juste avant de lui injecter du sang, une ultime épreuve de compatibilité directe dite *cross-matching*. Pour qu'il y ait compatibilité, aucune agglutination ne doit être observée lors de cette épreuve[1].

---

1. On ne saurait s'entourer de trop de précautions. Il y a près de trente ans, un accident transfusionnel gravissime est survenu dans le service d'un grand hôpital de province. Un lit (disons le n° 11 par exemple) était occupé par un patient que nous appellerons Jean Martin. Il appartenait au groupe A Rh⁺ et avait subi plusieurs transfusions isogroupes, sans incidents. Ce sujet quitte le service un samedi en fin de matinée, et un hasard malheureux fait que son lit n° 11 est occupé dès le lendemain par un autre patient portant le même patronyme et le même prénom que lui ! Le lundi matin, une transfusion est prescrite au nouveau venu. L'infirmière va chercher du sang A Rh⁺, selon son habitude, et confie l'injection à l'une de ses collègues sans voir le malade, qu'elle croit être le même. Or, le nouveau Jean Martin est du groupe O Rh⁺. Il hémolyse aussitôt le sang qu'on lui injecte et présente un blocage rénal dont on aura toutes les peines à le sortir et qui lui laissera des séquelles. Une épreuve de compatibilité effectuée au lit du malade aurait aussitôt révélé l'incompatibilité en montrant une agglutination anormale. On eût ainsi évité cet accident dramatique, lié, il faut le dire, à une série incroyable de circonstances malencontreuses : homonymie du patient arrivant en fin de semaine dans le même service, occupation du même lit.

À l'heure actuelle les erreurs de groupage sont rares, mais elles font tout de même plus de victimes que les viroses post-transfusionnelles si l'on considère les malades qui reçoivent du sang total. Et s'il est évident que les hémophiles traités au facteur VIII ne sauraient être victimes d'accidents de groupage, on sait qu'ils ont été, dans un passé récent, victimes de nombreuses contaminations virales.

On le voit, la transfusion, si utile en thérapeutique, ne constitue pas un acte anodin. On a parfois signalé de véritables « épidémies d'accidents post-transfusionnels ». Par exemple, en octobre 1979, 30 malades d'un hôpital d'Ankara moururent après une transfusion. L'événement suscita l'ouverture d'une enquête de la part du Croissant-Rouge (dépêche de l'Associated Press du 22 octobre 1979). Ces patients avaient sans doute été victimes d'un même lot contaminé par des germes pyrogènes. En juin de la même année noire on signalait au moins 8 morts à Paris (*Le Monde* du 2 juin 1979). Tous avaient reçu de l'albumine provenant du même lot fourni par le Centre national de transfusion sanguine de Paris. En trois ans, du 3 avril 1976 au 31 décembre 1979, les services de santé d'Allemagne avouaient 113 cas d'accicents transfusionnels sévères. Mais beaucoup d'autres restent ignorés, surtout dans les pays dont l'infrastructure hospitalière demeure insuffisante. Enfin, avant d'injecter des globules, il est indispensable de contrôler la date à laquelle ils ont été prélevés afin d'être sûr qu'il n'y a pas péremption. Quoi qu'il en soit, tout frisson, tout tremblement, toute réaction fébrile en cours de transfusion doit aussitôt faire interrompre celle-ci et entraîner un contrôle immédiat.

Certains sujets, nous le savons, ont des hématies qui portent une hémoglobine anormale, responsable de maladies familiales graves. Mais l'anomalie de l'hémoglobine est indépendante du groupe sanguin, et le sang de ces sujets est théoriquement utilisable. Toutefois, et sauf cas d'urgence, ces transfusions sont à éviter, les hématies drépanocytaires ayant une durée de vie plus courte que celle des cellules normales.

Les receveurs s'organisent parfois en associations. L'une des plus représentatives est l'Association des hémophiles.

Ces derniers ayant besoin de recevoir du facteur VIII toute leur vie, le but de cette organisation est de veiller à la qualité des soins, au taux de remboursement des produits injectés. Elle encourage aussi la recherche. Pour cela, elle doit rassembler des crédits.

Outre ces considérations matérielles, les associations apportent également une assistance morale à leurs membres. Leur action, souvent dynamique, peut influencer la politique du gouvernement. Les associations nationales d'hémophiles (il y en a aujourd'hui plus de soixante) sont regroupées dans la Fédération mondiale des hémophiles (World Federation of Hemophilia, WFH) fondée à Copenhague en 1963. Bien qu'elle ait bénéficié périodiquement d'une aide des industries pharmaceutiques, la WFH a pris parti, en 1971, à son congrès de Téhéran, en faveur du bénévolat. Mais elle reconnaît que les industriels sont aujourd'hui nécessaires pour couvrir tous les besoins.

On sait, et l'on y reviendra, le rôle joué par les associations d'hémophiles dans la dénonciation du drame de la mise en circulation de produits contaminés après que nombre de médecins eurent été, dans un premier temps, enthousiasmés par le concentré de facteur VIII, dont ils avaient deviné les avantages sans en pressentir les dangers. Si ces groupements n'avaient pas existé, les dégâts auraient sans doute été bien plus considérables. Ces associations ont eu le mérite d'alerter le corps médical et l'opinion publique, et de mobiliser les instances gouvernementales[1]. D'autres réunissent aujourd'hui des malades atteints de l'hépatite C, c'est-à-dire essentiellement des sujets polytransfusés tels que les patients atteints d'anémie hémolytique héréditaire, les cancéreux soumis à la chimiothérapie et qui ont besoin de transfusions répétées, ceux souffrant de néphrites chroniques et qui doivent subir des dialyses périodiques, etc.

---

1. D'autres associations poursuivent la défense des malades victimes de transfusions : Association des polytransfusés, Association des victimes de la transfusion sanguine (ADVTS), les associations de défense des sidéens, etc.

Les médecins prescripteurs

Le médecin prescripteur doit donc, dans la mesure de ses moyens, s'assurer de la bonne qualité du produit préparé en laboratoire et de son indication. Remarquons à ce propos qu'on aurait tort de trop charger le médecin prescripteur. Celui qui ordonne à un patient de l'aspirine n'est pas tenu de goûter chaque comprimé que délivre le pharmacien, lui-même approvisionné par une firme en laquelle il a confiance. C'est en fait le service préparateur du produit sanguin délivré qui est responsable de sa qualité.

L'utilisation de ces produits dépend du niveau économique du pays, comme d'ailleurs celui des autres médicaments et des actes de soins. Il dépend aussi du mode et de l'efficacité de la couverture sociale. Certains pays comme la Grande-Bretagne, les pays de l'Est, la Chine, le Viêt-nam, Cuba, etc., disposent d'un service national de santé étatisé qui prend tout en charge. Chaque citoyen est traité de la même façon, a droit aux mêmes prestations lorsqu'elles existent. Mais cette égalité est bien relative : il existe en effet, autant en Chine que dans les pays de l'ex-URSS, des différences notables entre l'équipement des zones rurales isolées et celui des mégapoles industrielles à l'intérieur desquelles tous les hôpitaux ne sont d'ailleurs pas de même niveau, ne disposent pas des mêmes moyens, ne sont pas fréquentés par les mêmes usagers, chaque régime comptant en outre ses privilégiés. De plus, la Chine évolue aujourd'hui, comme le Viêt-nam et la plupart des nations d'Extrême-Orient, vers une médecine à deux vitesses, l'une libérale plus ou moins réservée à ceux qui peuvent payer, et celle des pauvres qui n'ont droit qu'aux maigres prestations de l'État.

D'autres pays, comme la France, ont adopté des systèmes d'assurances collectives. Toutefois, dans la plupart des cas, une petite partie des dépenses de santé est laissée à la charge des utilisateurs, sous forme de participation forfaitaire au prix de journée d'hôpital, de ticket modérateur pour la consultation et les médicaments, etc. Aussi se sont formés des groupements mutualistes, par corps de métier par exemple, ou des compagnies d'assurances complémentaires qui prennent en charge la part des dépenses qui n'est pas assurée par la collectivité, soit partiellement, soit totalement. Au cours des dernières années – et devant l'augmentation considérable des dépenses de santé – ce mouvement a eu tendance à s'affirmer.

Enfin, quelques pays, comme les USA, le Japon, la Hollande, ne connaissent que des compagnies d'assurances privées[1]. En situation de libéralisme total, chacun s'assure comme il l'entend, et peut choisir la couverture, partielle ou totale, qui correspond à ses désirs et à ses moyens. Les cotisations varient évidemment en fonction de la protection souhaitée, mais aussi de l'âge du sujet, de ses antécédents pathologiques, de son état de santé actuel, etc. Ces compagnies d'assurances privées constituent d'importants groupes financiers dont le but est non seulement de secourir les gens mais aussi de réaliser des bénéfices, ce qui est possible dans la mesure où elles sont libres de fixer le taux des cotisations. Face à elles, les assurances nationalisées, telle notre assurance maladie, apparaissent comme les parents pauvres de la protection sociale : le plus souvent en déficit chronique, elles souffrent d'être installées sur un « marché protégé » que ne vient tempérer aucune concurrence.

Dans tous les cas, le médecin demeure le seul juge des prescriptions. C'est lui qui décide et non son client. Les médecins ordonnent souvent sans trop tenir compte des coûts qui, en définitive, ne les concernent pas directement. Toutefois, pour les prescriptions ou interventions trop coûteuses, les assurances collectives, comme les assurances privées, exigent un accord préalable. En fait, si le médecin se fonde d'abord sur les indications thérapeutiques telles qu'on les lui a apprises à l'université (souvent à la faveur d'un enseignement assez sommaire), il est aussi influencé par la publicité faite autour de tel ou tel médicament, de tel ou tel produit sanguin. Et ceci est d'autant plus important que, jusqu'à une date récente, la transfusion de sang et des dérivés était assez négligée par les facultés de médecine, qui comptaient,

---

1. Toutefois, aucun régime n'est comparable à un autre. Aux USA, par exemple, depuis l'élection du président Clinton, l'exécutif cherche à mettre sur pied un système de couverture nationale. Au Japon, on est souvent couvert par l'entreprise, etc.

pour former les étudiants, sur les établissements de transfusion sanguine. Aussi, beaucoup de médecins sont instruits ou recyclés par les prospectus qu'ils reçoivent ou par les visiteurs médicaux. Ces derniers ont évidemment tendance à présenter toute préparation nouvelle comme un remède miracle, une grande découverte susceptible d'obtenir des résultats bien supérieurs à ceux qu'on observait avec les médicaments précédents... La situation est encore plus confuse dans des pays, comme les États-Unis, où les médecins ont parfois des intérêts dans les industries pharmaceutiques. Au Japon, beaucoup de praticiens vendent eux-mêmes à leurs clients les médicaments qu'ils ont prescrits et apportés avec eux dans une mallette. En France, une telle pratique est interdite, même si naguère, dans les zones rurales, là où les pharmacies étaient rares, le médecin était autorisé à tenir une petite officine à l'usage de sa propre clientèle : il était « propharmacien ». Chez nous, et dans la plupart des pays d'Europe, l'intervention matérielle des entreprises industrielles auprès du corps médical est plus discrète, et si elle se produit de multiples façons, toutes, loin de là, ne sont pas nuisibles ou dangereuses.

Quoi qu'il en soit, retenons que le corps médical peut avoir un rôle déterminant dans l'orientation du marché du sang.

CHAPITRE VIII

Le marché des produits sanguins

Le secteur bénévole et le secteur commercial à armes inégales

Les organismes à but non lucratif sont essentiellement des centres de transfusion, installés le plus souvent dans les grands hôpitaux ou à proximité. Ces services n'ont longtemps prélevé que du sang total, et se sont mis progressivement aux plasmaphérèses. Un tout petit nombre, parmi les plus importants, fractionnent eux-mêmes et sont tenus de fournir en permanence tous les produits sanguins que peuvent réclamer, en urgence ou en différé, hôpitaux et cliniques de leur territoire. Ils doivent en outre assurer les besoins en plaquettes, dont on a vu la fragilité et la brièveté de vie, ce qui exige une préparation extemporanée. De plus, compte tenu de la variété des groupes (ABO et Rh pour les hématies, ABO et HLA pour les greffes de moelle), chaque préparation doit être choisie afin que donneurs et receveurs soient compatibles au mieux. Cela nécessite un tri, une préparation, des contrôles qui augmentent notablement le coût de l'opération. En outre, un tel service est tenu d'assurer des gardes, vingt-quatre heures sur vingt-quatre, trois cent soixante-cinq jours par an. Autant dire que ses charges sont multiples, onéreuses, souvent même écrasantes.

Rien de tel pour les fabricants des produits stables dérivés du plasma. Produits en grande quantité selon des modalités industrielles, ils ne posent guère de problèmes de conservation, de choix, de distribution. Le même flacon d'albumine, d'immunoglobulines ou de concentré de facteur VIII est injectable à n'importe qui, quel que soit son groupe sanguin. Les firmes ne connaissent qu'une contrainte : réaliser des bénéfices. Elles sont totalement libres d'orienter leur production vers les dérivés qui rapportent le plus, et se désintéressent d'ailleurs des autres. C'est ainsi qu'au cours des dernières décennies elles ont misé d'abord sur l'albumine, puis sur le facteur VIII, aujourd'hui sur les immunoglobulines. Rien ne pouvait les contraindre à agir autrement. L'intérêt privé passe avant le bien commun.

Dans ces conditions, la concurrence entre les organismes sans bénéfices, tenus de tout faire et d'assurer un service public en fonction des besoins, et le secteur commercial, qui choisit son type d'activité en fonction des avantages qu'il peut en tirer, joue en faveur des seconds. C'est la lutte du pot de terre contre le pot de fer. Il faut ajouter à cela que, condamnées à investir sans l'aide de l'État, soumises à la fiscalité des industries, les firmes privées font preuve d'une gestion infiniment plus rigoureuse que les organismes du type loi de 1901, pratiquement livrés à eux-mêmes, construits autour d'associations parfois fantômes sans conseils d'administration vraiment efficaces et désignés selon les conditions locales, fatalement très variables d'un endroit à l'autre[1].

Prix et profits

Le marché du sang existe. Il est constitué par la somme des besoins théoriques en produits sanguins de chaque pays. Tout progrès technique permet de mieux soigner les malades, mais en même temps il augmente les besoins spécifiques. L'exemple récent des nouveaux traitements

---

.1. Nous avons connu des centres dont les membres du conseil d'administration étaient tous décédés, à l'exception d'un seul (autoproclamé président). Ce conseil continuait d'envoyer des comptes rendus de décisions prises en séances, lesquelles n'avaient évidemment jamais eu lieu. Mais chacun de ces textes était signé, de façon très régulière, par le président (seul survivant). Il est pour le moins surprenant que l'autorité de tutelle, la DDASS ou la DRASS, ne se soit vraiment jamais intéressée à de telles structures, dont l'existence même semblait oubliée. Cette situation anarchique s'est redressée avec la mise sur pied de l'Agence française du sang, qui tente, non sans mérite et avec peu de moyens, de mettre de l'ordre dans tout ce gâchis.

consacrés à l'hémophilie en offre une preuve éclatante. En outre, si le nombre relatif de malades par rapport à la population d'un pays est (à peu de chose près) constant, on se rend compte que d'énormes différences existent entre nations riches et nations pauvres, entre pays à forte couverture sociale et pays à couverture faible ou inexistante.

En 1980, par exemple, la consommation d'albumine dans les nations industrielles oscillait en moyenne entre 100 et 400 kilos par million d'habitants et par an, elle tombait à moins de 15 kilos au Brésil et atteignait près de 600 kilos en Allemagne fédérale. Pour toute une partie du tiers-monde, les chiffres sont encore plus faibles, et ils n'ont guère varié depuis vingt-cinq ans.

Tout ce qui entre dans le secteur commercial obéit aux lois du marché. Le lancement de nouveaux produits s'accompagne toujours de campagnes publicitaires destinées à les faire vendre, quitte à créer des besoins artificiels si les besoins naturels ne s'expriment pas.

Mors, par exemple, a relevé le cas de 36 jeunes hospitalisés pour traumatismes qui présentaient une hypovolémie[1]. Certains reçurent de l'albumine, ce qui coûta dans chaque cas 1 040 dollars. D'autres furent traités avec le même succès au moyen d'une solution de Ringer (lactate dans une solution électrolytique isotonique), ce qui coûta 8 dollars. Les exemples de ce type pourraient être multipliés. Swisher, qui a réalisé une enquête sur l'utilisation de l'albumine dans l'État du Michigan, estime que le produit est formellement indiqué dans 20 % des cas, utile dans 20 % des autres, mais abusif, voire contre-indiqué, chez 60 % de sujets soumis à cette thérapeutique. Ici il est certain que la responsabilité du corps médical est engagée.

En fait, la plupart des grandes firmes commerciales se livrent à des enquêtes confidentielles pour savoir quels sont, dans les pays riches, les besoins non encore couverts (ou les besoins à venir) pour être les premières à occuper la place. Comme la concurrence est farouche entre ces puissants

---

1. Diminution du volume de la masse sanguine, accompagnée d'une hypotension artérielle et d'une mauvaise irrigation des différents organes qui, devenus mal oxygénés, présentent des défaillances diverses.

groupes, il est souvent difficile d'être informé sur leurs méthodes, leurs projets, leurs résultats. Quoi qu'il en soit, on fait naître des besoins jusque-là inconnus. On a vu qu'en RFA, par exemple, la consommation d'albumine par habitant était nettement plus élevée qu'aux USA. Il en est de même du facteur VIII, qui représente le produit le plus avantageux à commercialiser. En 1980, selon le Comité européen de santé publique, le traitement des hémophiles variait, par an, de 20 000 à 80 000 unités, selon la sévérité de l'affection, avec une moyenne oscillant autour de 40 000.

Au même moment, aux USA, pour 11 centres spécialisés, la moyenne était de 40 000 unités annuelles. Au Canada, de 18 000 à 60 000. À Bonn de 100 000 à 275 000. Or, l'espérance de vie des traumatisés, des opérés ou des hémophiles n'est pas plus grande en Allemagne qu'en Amérique. On peut donc conclure qu'il a existé outre-Rhin une « consommation de luxe » injustifiée. Et l'on prévoit une augmentation de 10 % par an de la consommation du facteur VIII au cours de la décennie. Dans de telles conditions, le facteur VIII, longtemps extrait du plasma humain, a représenté le « produit leader » sur lequel tous les autres se sont alignés. L'albumine ou les immunoglobulines n'étaient plus fabriquées pour elles-mêmes, mais comme sous-produits (ou, si l'on veut, « résidus plasmatiques ») du facteur VIII. Les quantités d'albumine et d'immunoglobulines mises sur le marché (et donc leur prix) dépendaient, en définitive, de la demande en facteur VIII, qui obéissait à des indications bien différentes.

Cela a été vrai jusqu'à la catastrophe épidémique du sida, dont le facteur VIII fut le principal vecteur.

À l'heure actuelle, on peut estimer que le marché mondial des fractions se présente ainsi :

Europe de l'Ouest : 41 %

Amérique du Nord : 25 %

Reste du monde (où le Japon, l'Australie, la Nouvelle-Zélande se taillent la part du lion, tandis que l'Amérique du Sud, le Proche-Orient, l'Inde, l'Afrique noire, d'où l'on a exporté largement le plasma vers les pays industrialisés, ne reçoivent en retour que des miettes de fractions) : 34 %

Comme de juste, le prix de vente des produits issus d'une même firme varie selon le pays acheteur. C'est ainsi qu'entre 1980 et 1990 les prix moyens du facteur VIII étaient de :
– 0,10 à 0,12 dollar l'unité aux USA ;
– 0,35 dollar l'unité en Italie ;
– 0,40 dollar l'unité au Japon ;
– 0,43 dollar l'unité en RFA ;
– 0,43 dollar l'unité en Espagne.

En Grande-Bretagne, à la même époque, l'unité ne dépassait pas 0,17 dollar. Dès lors, comment s'étonner qu'une querelle permanente se soit élevée entre établissements commerciaux et organismes à but non lucratif, qui avançaient chacun des arguments parfois valables, toujours contradictoires ?

Incidemment, notons qu'en Belgique[1], où la quasi-totalité de la transfusion sanguine est exclue du circuit commercial et confiée à la Croix-Rouge, longtemps les assurances sociales n'ont remboursé que les cryoprécipités et non le facteur VIII d'importation, sauf cas exceptionnels. Grâce à ce système, plus de 80 % des hémophiles belges ont été soignés, avec succès, par les cryoprécipités seuls. Et la Belgique, on le verra, est le pays qui, en Europe, a connu le plus petit nombre d'hémophiles contaminés par le sida. Fort heureusement, la fabrication du facteur VIII obtenu aujourd'hui par biotechnologie en fait un produit pharmaceutique industriel banal, échappant à tout bénévolat. Cette méthode, qui tend à se généraliser, devra faire cesser les abus.

La place du tiers monde

Nous avons dit comment les grandes firmes commerciales avaient longtemps importé du plasma des pays les plus pauvres, où l'on trouvait en abondance des donneurs payés à des taux dérisoires. Dans les pays riches, elles se tournaient aussi vers les classes les plus défavorisées.

---

1. Conférence au palais des congrès de Bruxelles, organisée par le forum de coopération avec la Fédération mondiale des hémophiles, le 23 avril 1993.

Malgré des mesures sévères édictées par un certain nombre de gouvernements, mais souvent non appliquées, il semble que du plasma du Brésil, de Colombie, de Belize, de Haïti, du Lesotho, du Mexique, de Panama, des Philippines, de Porto Rico, de Thaïlande, de Taiwan, ait été depuis longtemps vendu et traité aux USA, puis en Allemagne et au Japon, ce dernier interdisant d'exporter le plasma japonais, toujours maintenu hors commerce et utilisé seulement pour les besoins de l'archipel. On estime que, au cours de la décennie 1970, de 20 % à 25 % du plasma traité aux USA provenait du tiers-monde, et, en 1980, la Fédération panaméricaine des donneurs bénévoles estimait à 2 millions de litres par an la quantité de plasma prélevée en Amérique du Sud et pénétrant de façon plus ou moins régulière en Amérique du Nord. Quant aux volumes fournis par l'Asie ou l'Afrique, ils sont toujours demeurés inconnus.

Les réseaux

La plupart des firmes commerciales disposent de leurs propres centres de plasmaphérèse. Soucieuses de respectabilité, elles appliquent les règles édictées par les États et surveillent d'assez près la santé de leurs donneurs. Mais il est arrivé souvent que cette source de ravitaillement ne leur suffise pas. Sans trop le dire, elles ont alors sous-traité avec des officines dont le seul rôle était de fournir du plasma. Certaines d'entre elles travaillaient avec sérieux, s'entourant d'un minimum de garanties quant à la qualité du produit délivré. D'autres, plus ou moins clandestines, se sont montrées moins exigeantes. Elles ont opéré dans les pays les plus pauvres, ce qui leur permettait de s'assurer des bénéfices rapides et massifs. Et les règlements, quand ils existaient, étaient facilement tournés par la corruption des fonctionnaires locaux. Des complicités ont même parfois été ménagées à l'échelon le plus élevé de l'État. Et les filières clandestines n'étaient pas très éloignées de celles qui étaient empruntées par les armes, l'or ou la drogue.

D'ailleurs, on a souvent fait appel aux mêmes hommes, rompus à ce genre d'action secrète, bénéficiant de complicités un peu partout, s'attachant les consciences par l'argent, la menace ou le chantage. Des itinéraires précis ont été mis sur pied avec, à chaque point sensible, un ou plusieurs « honorables correspondants » chargés de surveiller l'acheminement de la marchandise et de parer à tout incident. Au départ, la véritable destination et la nature du produit n'étaient pas indiquées sur les caisses. On les acheminait vers un aéroport international où les étiquettes étaient changées, sous l'œil des douaniers rendus complaisants puis complices du système.

C'est ainsi que du plasma qualifié de « jus de fruit » a atteint plusieurs fois les USA sans encombre. Il est arrivé que les services d'espionnage, toujours à l'affût de bons indicateurs et pour lesquels compte avant tout le renseignement, soient en relation avec ces réseaux polyvalents qui se révèlent souvent efficaces dans le recueil d'informations. Ils sont protégés par certaines polices, qui font toujours passer la lutte contre la drogue avant celle qui vise à contrôler l'origine du plasma. D'où l'importance, pour le FBI et les services spécialisés, d'utiliser certains indicateurs, quitte à fermer les yeux sur des activités illégales mais jugées par eux secondaires...

Les courtiers

Dans le commerce international du plasma, le courtier joue un rôle important : on choisit un personnage connu et distingué, installé dans un pays au-dessus de tout soupçon, la Suisse par exemple, qui offre entre autres avantages celui du secret bancaire et d'une certaine tradition de respectabilité. N'est-ce pas à Genève que siègent l'OMS et la Ligue internationale des sociétés de Croix-Rouge et du Croissant-Rouge ? Le courtier est en rapport constant avec les grandes firmes, dont il connaît les besoins au jour le jour. À l'autre bout de la chaîne, il est en contact étroit avec les officines de prélèvement, clandestines ou non, dont il connaît la capacité de débit et les délais de livraison. Son rôle se borne, si l'on peut dire, à ajuster sans cesse l'offre à la demande. Maîtrisant quotidiennement les données des deux éléments de l'équation, il lui suffit de donner l'instruction de prélever tant de plasma à X et de l'envoyer à Y : le réseau en place exécute immédiatement ses instructions, assure la collecte, le transport, la livraison, sans que le courtier ait à intervenir matériellement à quelque moment que ce soit. Mais il demeure le maître du jeu, et, bien entendu, prélève au passage une commission. Travaillant par télécopie codée dans un pays neutre, il ne prend guère de risques. Et il évite aux firmes qui l'utilisent d'en prendre à leur tour. Elles ne connaissent que lui, et ignorent (ou veulent ignorer) d'où provient le plasma livré. Comment d'ailleurs s'y retrouver dans un écheveau aussi volontairement emmêlé ?

Le plasma, comme l'argent, n'a pas d'odeur. Bientôt, les produits sanguins ne pourront plus faire l'objet d'un commerce clandestin lucratif du fait des biotechnologies, ce qui ôtera peu à peu beaucoup de son intérêt au plasma humain. Mais il ne fait pas de doute que les réseaux en place se convertiront pour acheminer quelque autre marchandise interdite. Dans le monde actuel, où le trafic en tout genre est quasiment devenu une activité d'État, ces réseaux ne risquent pas le chômage... Cent fois détruits, ils renaîtront toujours de leurs cendres, aussi sûrement que le Phénix de la mythologie.

TROISIÈME PARTIE

Les maladies transmises par l'hémothérapie

CHAPITRE IX

Petite histoire des grandes maladies

Le sang imprègne tous nos tissus ; il leur apporte les nutriments et en ôte les déchets au cours d'un mouvement circulatoire perpétuel sans lequel aucun organe ne vivrait. Il peut aussi véhiculer des agents pathogènes, et en particulier des virus contaminants. Ainsi, par le truchement de la transfusion, de seringues, de simples instruments mal stérilisés (ceux des dentistes, des acupuncteurs, des tatoueurs) ou de matériel d'investigation médicale agressive (endoscopie, etc.), le sang peut être contaminant. Aussi, dès que la transfusion sanguine s'est généralisée, s'est-on attaché à dépister les donneurs qui pouvaient transmettre certaines infections.

La syphilis

Une syphilis latente fut longtemps la grande crainte des transfuseurs (surtout à l'époque du bras à bras). Cet inconvénient disparut avec la transfusion différée. En effet, outre que celle-ci permet d'effectuer un dépistage sur chaque poche qui doit être injectée, dans celles conservées au réfrigérateur le froid lui-même tue le tréponème pâle, qui ne survit pas plus de 72 heures à une température de + 4 °C et est détruit plus vite encore (en 24 heures) dans le plasma frais congelé[1].

Aujourd'hui, le seul risque est lié aux concentrés de plaquettes (ou éventuellement de leucocytes) nécessairement

---

1. B. Chataing, « Intérêt du dépistage sérologique de la syphilis à l'occasion des dons du sang (ou prévention de la syphilis transfusionnelle) », *Rev. Fr. Transf. Immuno-hématol.*, n° 31, 1988, p. 71-88.

injectés aussitôt après leur préparation, en raison de leur durée de survie assez brève. Cliniquement, la syphilis post-transfusionnelle présente les symptômes classiques de la phase secondaire de la maladie : éruption cutanée, signes cutanéo-muqueux, réactions splénoganglionnaires. Autrefois, chaque donneur de sang portait sur sa carte les résultats de ses derniers examens sérologiques (BW+ ou BW-)[1], et les non-initiés pensaient que les sujets BW- ne pouvaient transmettre l'infection, ni par voie sexuelle ni par voie sanguine, seuls les BW+ étant considérés comme dangereux. En fait, la réalité est plus complexe : des individus récemment contaminés, n'ayant pas encore effectué leur séroconversion mais portant déjà le tréponème dans le sang, peuvent se révéler provisoirement BW- ; à l'inverse, de « vieux malades » ayant atteint le stade II ou le stade III de la syphilis se présentent toujours comme des BW+, alors que leur pouvoir contaminant est à peu près nul. En effet, à ce stade, les lésions locales sont sclérosées ; elles « piègent » en quelque sorte le germe, qui demeure dans l'organisme mais n'a guère la possibilité de diffuser, d'où son absence quasi constante dans le sang du malade, qui continue toutefois à véhiculer des anticorps décelables par les examens sérologiques.

La pratique très répandue autrefois de la « carte du don » portant les résultats et la date des examens eut des conséquences inattendues. Ainsi, on l'a dit, certaines prostituées « de luxe » venaient donner leur sang régulièrement afin d'avoir une carte attestant la négativité de leur BW, ce qui, à l'époque où la « grande vérole » était la maladie sexuellement transmissible la plus redoutée, semblait constituer une garantie aux yeux du client. Et quelques dames de petite vertu ne manquaient pas de faire valoir à l'amateur potentiel à la fois leur bon état sanitaire et leur sens du dévouement en tant que volontaires pour offrir du sang.

---

1. Réaction de Bordet-Wasserman ou de déviation du complément, qui permet de dépister les sujets porteurs du tréponème pâle (ou *Treponema pallidum*, protiste agent de la syphilis : sujets BW+).

Le paludisme

Dans les zones d'endémie qui, depuis quelques années, ne cessent de s'élargir à la suite de l'apparition de souches de *Plasmodium* résistantes à beaucoup d'antimalariques de synthèse, mais aussi grâce à la diffusion des lignées d'anophèles insensibles aux insecticides de contact (DDT), le risque est certain. Chez un sujet déjà affaibli par une intervention chirurgicale, le paludisme post-transfusionnel peut être redoutable. Le parasite le plus souvent en cause (84 % des cas) est *Plasmodium falciparum,* responsable de la fièvre tierce maligne qui peut donner lieu à des accidents de la plus haute gravité. Il est suivi d'assez loin par *Plasmodium vivax et Plasmodium ovale* (agents d'une fièvre tierce bénigne), plus rarement encore par *Plasmodium malariae.* Ce dernier s'exprime par la fièvre quarte, qui passe volontiers à la chronicité et peut durer des années.

Quelle que soit l'espèce en cause, les hématies du paludéen que l'on transfuse sont porteuses des parasites du type mérozoïte : ils ont la faculté de se multiplier dans la cellule en donnant l'image classique de « corps en rosace ». L'hématie « bourrée » finit par éclater, relâchant ses mérozoïtes fils dans le sang circulant. C'est ce qui provoque l'apparition de la « crise paludéenne », caractérisée par des frissons intenses, des tremblements, une forte élévation thermique qui décroît en même temps qu'apparaissent des sueurs profuses et une sensation de bien-être. Les mérozoïtes libérés vont envahir d'autres hématies, s'y multiplier et les détruire à leur tour, ce qui provoque une nouvelle crise caractéristique des fièvres tierces. La pénétration et la multiplication des mérozoïtes dans les hématies, donnant à nouveau des corps en rosace, vont à leur tour détruire tous les érythrocytes qui les portent au même moment dans le sang circulant, ce qui explique la rythmicité des crises, caractéristique du parasite en cause. *Plasmodium malariae* met 24 heures de plus que les précédents à accomplir son cycle, d'où l'apparition de la fièvre dite quarte. En fait, quel que soit l'agent responsable, cette périodicité est rarement régulière. Dans les formes graves de *Plasmodium falciparum,* la fièvre peut être permanente car le plasmodium envahit massivement les hématies de son hôte, ce qui explique la gravité de cette contamination.

Ce schéma correspond au cycle paludéen post-transfusionnel. Mais dans la nature, tout se passe de façon différente. Le moustique sain (anophèle) pique l'homme parasité, s'infecte, digère toutes les formes de *Plasmodium* (mérozoïtes mûrs en particulier) et ne conserve que des éléments spéciaux sexués : les gamétocytes mâles et femelles, qui vont se féconder dans l'insecte, où ils donnent lieu à des sporozoïtes fusiformes, qui passent dans la trompe du vecteur et sont inoculés à l'homme lors de la piqûre de l'anophèle. Parvenus dans la circulation sanguine, ces sporozoïtes n'y restent guère et vont rapidement se réfugier dans les cellules du foie, où ils se divisent, réalisant ainsi les premiers cycles exoérythrocytaires primaires (ou cycles préérythrocytaires). Leur multiplication (abondante) dans l'hépatocyte déforme la cellule, qui est bourrée de milliers de mérozoïtes repoussant son noyau à la périphérie. Ces cellules éclatent alors en lâchant leur lot de mérozoïtes dans la circulation générale, provoquant ainsi les premières crises d'accès palustre. Chez *Plasmodium falciparum*, toutes ces cellules parasitées se vident d'un coup et il n'y a pas d'autres cycles hépatiques. Seules les plasmodiums présents dans le sang entretiennent la maladie. Quand elles disparaissent, on peut considérer que le sujet est guéri. Toutefois, dans les régions de forte endémie, ce répit n'est souvent que de courte durée et de nouvelles infestations par *Plasmodium falciparum* ne tardent pas à se manifester.

Un sujet qui a été malade n'est pas pour autant à l'abri de nouvelles infections. Chez *Plasmodium vivax* au contraire, certaines cellules hépatiques (cryptozoïdes) demeurent largement infectées sans donner aucun signe clinique. Elles peuvent demeurer ainsi à l'état quiescent des mois, voire des années (hypnozoïtes). Puis, sans qu'on sache pourquoi, certaines se mettent à se multiplier. Bourrées de mérozoïtes, les cellules hépatiques finissent par éclater à leur tour, déversant leur lot de parasites dans le sang circulant. Les cycles érythrocytaires reprennent aussitôt, bientôt suivis de signes cliniques, chez un sujet que l'on croyait guéri depuis longtemps et qui n'avait été soumis à aucune contamination nouvelle. Chez *Plasmodium malariae* en revanche, bien qu'il n'y ait plus de cycles hépatiques, quelques parasites peuvent rester longtemps dans les hématies à l'état quiescent, sans manifester de tendance à la division. Un jour pourtant, ils peuvent « exploser » à nouveau, parfois après des années voire des décennies de silence.

Ainsi, la transfusion sanguine provoque uniquement l'injection de mérozoïtes, parasites exclusivement intra-érythrocytaires. Contrairement à la piqûre du moustique, dont les parasites vont directement dans le foie pour y déclencher des cycles extra-érythrocytaires avant d'aller coloniser les globules rouges circulants, les mérozoïtes sanguins ne font jamais le trajet inverse : ils restent dans le sang et ne gagnent pas le foie. Les paludismes post-transfusionnels ne deviennent donc jamais chroniques. L'individu qui a surmonté ses premières crises peut être considéré comme définitivement guéri. Toutefois, il ne faut pas oublier que si ces atteintes ne sont pas suivies de rechutes, elles peuvent prendre une allure des plus sévères (surtout lorsque *Plasmodium falciparum* est en jeu) et mettre en danger les jours du malade.

En 1981, Saleun avait relevé 79 cas de transmission palustre post-transfusionnelle en France, sur dix ans.

Dans sa récente thèse, Pham Cong Dang[1] a recensé dans la littérature, entre 1911 et 1980, 1 069 cas d'infection malarique par injection de sang (valeur sans doute très en dessous des chiffres réels, un bon nombre de malades ayant pu échapper à l'observateur)[2].

Pour la seule période 1960-1979, Saleun rapporte 110 cas se répartissant de la manière suivante :

---

1. Pham Cong Dang, *Sur la prévention du paludisme post-transfusionnel,* Thèse de doctorat en médecine, CHU-Broussais, Hôtel-Dieu, Paris-VI, 1993.

2. On a même noté des cas de paludisme « indigène » chez des sujets n'ayant jamais quitté la métropole mais qui habitaient près des aéroports internationaux. Ils ont dû être contaminés par des anophèles qui étaient entrés dans l'avion soit au départ, soit au cours des escales dans des pays à forte endémie malarique. T. Giacomini, J. Mouchet, P. Mathieu, J.-C. Petithory, « Étude de six cas de paludisme contractés près de Roissy-Charles-de-Gaulle en 1994. Mesures de prévention nécessaires dans les aéroports », *Bull. Acad. Nat. Méd.,* 1995, 179, 2, p. 335-353.

	P. falciparum	*P. vivax*	*P. malariae*	Espèce inconnue	Total par période
1961-1964	2 (15,5 %)	6 (46 %)	2 (15,5 %)	3 (23 %)	13
1965-1969	5 (45,5 %)	0	5 (45,5 %)	1 (9 %)	11
1970-1974	23 (79 %)	2 (7 %)	4 (14 %)	0	29
1975-1979	42 (84 %)	2 (4 %)	4 (8 %)	2 (4 %)	50

Total de 1960 à 1979	103
+ 7 cas sans mention d'année	110

Les fréquences indiquées ci-dessus doivent être révisées à la hausse, du fait de la massivité et de la rapidité des transports qui provoquent la migration dans le monde entier de nombreux cas de malaria, et qui, depuis la fin du XIXe siècle, n'était vue chez nous que chez des « coloniaux » récemment rapatriés ou venus faire leur cure annuelle dans quelque ville d'eau.

Au départ, en l'absence de toute localisation viscérale, le traitement est simple, efficace et définitif. Le plus important est donc d'établir un diagnostic rapide qui permet de mettre aussitôt le patient infecté sous chimiothérapie antipaludique. La durée d'incubation peut varier de 6 à 10 jours après la piqûre contaminante pour *Plasmodium falciparum* ou *Plasmodium vivax*, à 3 mois ou plus pour *Plasmodium malariae*. Quoi qu'il en soit, devant une fièvre inexpliquée chez un malade qui a reçu du sang d'un sujet vivant en zone tropicale ou chez celui qui en revient (même après un séjour très bref, comme une simple escale aérienne), on doit envisager le paludisme, qui sera rapidement confirmé ou infirmé par le laboratoire. Le malade sera placé sous protection médicamenteuse, aussi bien dans les cas positifs que douteux. La pire erreur pour le médecin serait d'attendre que s'amorce la courbe typique de fièvre tierce ou quarte, dont la périodicité, nous l'avons vu, fait souvent défaut. Dans les cas les plus graves, la hausse thermique est permanente et s'accompagne de myalgies, de vomissements, de signes méningés pouvant suggérer bien des étiologies. Une crise de fièvre bilieuse hémoglobinurique avec insuffisance rénale grave et coma peut survenir à tout moment. Une issue fatale est alors à redouter. Les formes les plus sévères s'observent chez les immunodéprimés et les splénectomisés[1]. En revanche, les injections de fractions plasmatiques ne présentent aucun danger.

Dans la pratique, devant un sujet à risque (voyageur ayant fait escale dans une zone impaludée ou y ayant vécu), on adoptera la conduite suivante (même en l'absence de tout signe clinique) :

– pendant les quatre premiers mois après le retour en Europe, on n'utilisera son plasma qu'aux fins de fractionnement ;

– entre trois et quatre ans, les prélèvements pour plasma n'offrent aucun inconvénient. En revanche, durant cette période, on exigera deux ou trois examens de laboratoire successifs montrant bien qu'aucun *Plasmodium* n'est décelable avant de transfuser les cellules ;

– après un délai de trois ans, le sang du donneur peut être utilisé si tous les examens sont révélés normaux. Toutefois, pour *Plasmodium vivax* il est prudent d'atteindre sept ans. Quant à *Plasmodium malariae*, agent de la fièvre quarte, on a vu qu'il pouvait rester présent dans le sang beaucoup plus longtemps ; aussi, mieux vaut écarter de façon définitive ces sujets comme donneurs. Les conséquences n'en seront pas catastrophiques, dans la mesure où les cas d'infection par *Plasmodium malariae* sont aujourd'hui exceptionnels.

Malheureusement, dans ce domaine comme dans beaucoup d'autres, la transfusion sanguine française a adopté une attitude bien trop laxiste.

---

1. L.J. Bruce-Chwatt, « Transfusion malaria revisited », *Trop. Dis. Bull.*, 1982, 79, p. 827-840.

Les autres contaminations

Elles sont plus rares que les précédentes, peuvent rester paucisymptomatiques ou même cliniquement muettes et ne se révéler qu'à l'occasion d'un déficit de l'immunité (sida, certaines tumeurs solides ou leucémies, traitement immunosuppresseur, etc). Nous en retiendrons deux :

La brucellose

En 1948, Becerra-Garcia rapporte, semble-t-il, le premier cas de transmission de brucellose par transfusion sanguine. Appelée aussi fièvre de Malte, mélitococcie ou encore fièvre ondulante, la brucellose est observée dans l'espèce humaine comme chez un certain nombre d'animaux. L'agent le plus commun est *Brucella melitensis* (chèvre), suivi par *Brucella abortus bovis* (bovins) et, plus rarement, *Brucella abortus suis* (porcs).

Les patients peuvent subir une contamination professionnelle (au contact des chèvres) ou alimentaire (laiterie, fromages non pasteurisés). Dans 80 % des cas, ils ne présentent aucun signe clinique. En revanche, chez les sujets contaminés par transfusion, on peut noter une fièvre vespérale persistante, accompagnée de sueurs et de douleurs ostéo-musculaires, une hépato-splénomégalie et une asthénie, le tout entrecoupé de périodes de rémission au cours desquelles on n'observe aucun trouble. Si la maladie clinique est rare, ses complications sont plus exceptionnelles encore (il s'agit alors de localisations viscérales, d'ostéites de la hanche ou du rachis, d'atteintes neuro-méningées, ou encore d'orchites, etc.). L'évolution est lente, la convalescence prolongée.

Les *Brucella* peuvent résister pendant des mois à la température du réfrigérateur. Toutefois, ces incidents sont trop rares – et d'ailleurs faciles à soigner par antibiothérapie – pour justifier un dépistage systématique chez tous les donneurs de sang. Les régions les plus atteintes sont situées sur le pourtour méditerranéen (Grèce, Italie, France), dans les grandes îles (Chypre, Malte, Corse, Sardaigne, Sicile, Baléares), ainsi qu'au Nouveau Monde (Mexique, États-Unis).

La toxoplasmose

Cette affection, due au protiste *Toxoplasma gondii*, est très fréquente, mais presque toujours bénigne ou inapparente. Depuis quelques années, on la retrouve cliniquement exprimée chez les sujets atteints du sida, et, d'une façon générale, chez les immunodéprimés. Dans la population française, on compte 80 % d'individus contaminés de façon spontanée, par les aliments crus, le gibier, les animaux domestiques.

Le parasite ovale, de 8 μ dans son grand axe, vit dans les cellules mononucléées du sang et des lymphatiques. Il peut être isolé ou former des kystes arrondis, contenant de quelques dizaines à plusieurs centaines d'éléments. La toxoplasmose s'exprime sous deux formes, d'ailleurs rares (surtout pour la seconde).

1) La toxoplasmose congénitale

La toxoplasmose congénitale est acquise *in utero*. Ayant pénétré chez la femme enceinte, le parasite va contaminer son fœtus. C'est la forme la plus grave car elle peut atteindre de façon prioritaire le système nerveux central et entraîner aussi une hydrocéphalie, avec augmentation du volume crânien, distension des fontanelles, etc. Dans d'autres cas au contraire, l'encéphale se développe mal (microcéphalie). La radiographie du crâne révèle des calcifications multiples. Sur le plan fonctionnel, on note des crises convulsives, des troubles du tonus musculaire, voire des paralysies. Dans ces cas, un retard psychomoteur est fréquent. Le foie peut être atteint. Mais on doit redouter surtout les troubles oculaires, avec séquelles graves, parfois irréversibles.

2) La toxoplasmose par infection de l'adulte

Elle apparaît plus tard dans la vie et donne toujours lieu à des formes latentes, exceptionnellement à des adénopathies superficielles accompagnées d'une fièvre modérée, d'asthénie et de céphalées. La formule sanguine révèle une augmentation des mononucléaires. Les autres complications signalées parfois dans la forme congénitale ne se rencontrent pratiquement pas chez l'adulte (encéphalite, hépatite, myocardite, atteinte oculaire, etc.)

Le diagnostic biologique se fait par la détection d'anticorps spécifiques (*dye-test* de Sabin et Feldmann). Le parasite, qui survit jusqu'à 90 jours dans le sang conservé, reste de quelques mois à plusieurs années localisé dans les cellules blanches de l'adulte infecté. Bien que le nombre de porteurs soit élevé, le faible risque clinique encouru par le receveur ne justifie pas de dépistage systématique dans le sang donneur, sauf dans les cas où l'on doit transfuser des patients immunodéprimés (sujets greffés).

Il existe d'autres parasites, mais leur intérêt au regard de la transfusion est le plus souvent très faible. Un mot tout de même des trypanosomes.

En Afrique subsaharienne, on évitera ainsi de prendre comme donneurs des sujets porteurs de *Trypanosoma gambiense* ou *Trypanosoma rhodesiense*, agents de la maladie du sommeil, et en Amérique ceux qui sont infectés par *Schizotrypanum cruzi*, responsable de la maladie de Chagas. Ces protistes peuvent se conserver pendant plusieurs semaines dans le sang total ou dans les concentrés globulaires mis en glacière. Le nombre élevé de porteurs sains, dans toutes les régions où ces maladies sont endémiques, exige un contrôle biologique rigoureux du sang à transfuser. Il faut également signaler les filarioses, tant africaines qu'américaines, qui peuvent susciter (rarement il est vrai) des réactions modérées, surtout d'ordre allergique.

Les maladies virales post-transfusionnelles

Ce sont aujourd'hui les plus fréquentes et les plus redoutées. Leur diffusion mondiale est liée d'abord à la généralisation de la transfusion sanguine et à sa multiplication parfois abusive dans tous les domaines médicaux et plus encore chirurgicaux. On rencontre ces maladies virales essentiellement chez les polytransfusés, soit par des concentrés de globules rouges (thalassémiques, cancéreux chroniques), soit par des produits dérivés du plasma (en particulier, hémophiles recevant de façon régulière du facteur VIII).

La mondialisation du commerce du sang a également contribué à la diffusion de ces maladies. C'est ainsi que des virus traditionnellement localisés dans certaines populations ou même dans quelques isolats ont quitté leur foyer d'origine, essaimant à l'ensemble de la terre des maladies, et non des plus bénignes, comme les hépatites B ou C, cancérogènes, bientôt suivies par le sida. Il faut citer également les virus de la famille HTLV (1 et 2), responsables de lymphomes, de leucémies à lymphocytes T ou de troubles neurologiques du type paraparésies spastiques tropicales. Ces épidémies virales envahissantes sont en voie de généralisation. Elles vont marquer durement notre fin de siècle (en particulier en ce qui concerne le virus HIV, responsable du sida). Et d'autres viroses « nouvelles » non encore identifiées ne sont pas à exclure dans un proche avenir.

Nous envisagerons ici les maladies, non pas sous leur aspect clinique – cela a déjà été fait en de multiples occasions[1] –, mais du point de vue de l'épidémiologie transfusionnelle. Mais auparavant, il convient de définir un certain nombre de concepts nécessaires à la compréhension de ce qui va suivre.

Penchons-nous d'abord sur celui de *coévolution*. Un certain degré d'isolement (jamais ou très rarement absolu, le plus souvent relatif) est nécessaire pour que les espèces vivantes, réparties sur de vastes zones, se différencient dans un premier temps en races autonomes interfécondes, puis, si cet isolement persiste assez longtemps et demeure suffisamment rigoureux, en espèces qui deviennent interstériles. Dès lors, chacune constitue un véritable « ghetto de reproduction ». Cette autonomie, cette « claustration » génétique, leur assure constance et pérennité (du moins pour un temps). Leur stabilité est protégée par la séparation physique des populations qui formaient à l'origine un même ensemble. Ce morcellement secondaire est lié soit à des accidents géographiques (orogenèse, phénomènes volcaniques ou de glaciation, modification du lit d'un fleuve, etc.), soit à des variations écolo-

---

1. Voir J. Ruffié, *Traité du vivant, op. cit.,* et *Naissance de la médecine prédictive, op. cit.*

giques (limites climatiques, apparition d'un prédateur, absence de ressources naturelles) sur une zone donnée : autant de facteurs pouvant dresser une « nouvelle frontière ». De plus, des pressions sélectives différentes s'exerçant sur des groupes génétiquement isolés favorisent leur divergence : il suffit pour cela que les échanges de reproduction avec les voisins ne soient pas suffisants pour maintenir l'homogénéité[1] de l'ensemble, qui tend alors à éclater.

La vie tend à tout envahir, et d'abord le milieu vivant lui-même. Tous les organismes (surtout les organismes supérieurs) représentent autant de niches écologiques favorables à l'invasion par diverses espèces, plus ou moins préadaptées sous l'effet du hasard. Elles deviennent alors des collectivités qui « colonisent » le vivant et s'engagent sans retour dans la voie du parasitisme. Il peut s'agir de vers (ascaris, oxyures, ankylostomes, tænias, bilharzies) ou de protistes, tous suivant des cycles de développement plus ou moins complexes, exigeant parfois, pour arriver à terme, le passage par un ou plusieurs hôtes intermédiaires. C'est le cas du *Plasmodium* du paludisme, des trypanosomes de la maladie du sommeil en Afrique, de la maladie de Chagas en Amérique déjà citées, ou encore de cellules bien plus simples des protocaryotes comme l'immense règne bactérien, ou même de structures acellulaires, les virus et rétrovirus en particulier, et même les prions. Aucune espèce naissante n'est vierge. Toutes arrivent avec leurs lots de parasites, de bactéries, de symbiontes, hérités de la lignée ancestrale et qui vont évoluer avec l'hôte jusqu'à lui devenir parfois étroitement spécifiques. C'est la coévolution, qui fait que chaque espèce nouvelle porte ses propres agents potentiellement pathogènes, soit rigoureusement adaptés et spécifiques, soit ubiquistes ou localisés, ou bien encore communs à plusieurs espèces, tel le virus amaril de la fièvre jaune, rencontré chez l'homme et plusieurs groupes de singes.

De façon générale, une adaptation de plus en plus rigoureuse entre l'hôte et le parasite s'opère au fil des générations, et un tri s'effectue entre agresseurs et agressés, qui aboutit à

---

1. Voir J. Ruffié, *op. cit.*

un certain équilibre, nécessaire à la pérennité de l'infection. Un « bon » parasite (au sens très général de ce terme : virus, champignon, bactérie, ver, etc.) doit être suffisamment agressif pous s'imposer chroniquement et assurer la contagion d'un sujet à l'autre. Il reste ainsi dans la population, soit à l'état endémique, soit sur ses frontières, chez un animal « réservoir de virus » qui permet au germe de revenir à tout moment dans le milieu humain. C'est le cas du bacille de Yersin, agent redoutable de la peste humaine, qui vit chez le rat ou de petits rongeurs asiatiques, le plus souvent sans leur causer de mal. Ce cycle naturel peut se trouver perturbé par l'homme qui vient s'y « encarter » de façon accidentelle ; il joue alors un rôle de comparse. Cette transmission à notre espèce se fait par la puce du rat infecté, qui, initialement, constituait le vecteur normal.

La contagion interhumaine est possible grâce à l'infection pulmonaire, qui disperse le bacille par la toux, les crachats et les gouttelettes[1]. La maladie peut alors prendre une allure épidémique massive et « galoper ». On connaît des centaines d'exemples de « complexes épidémiologiques » qui se déroulent à l'état normal en dehors de nous et dans lesquels l'homme vient accidentellement « s'immiscer[2] ». Le parasite ne doit pas non plus être trop agressif et tuer son hôte avant qu'il ait eu le temps de le transmettre à ses semblables. Un germe hautement destructeur qui empêcherait la contagion de s'effectuer disparaîtrait spontanément par la seule suppression de sa niche écologique : le combat finirait faute de combattants. Ceci montre à quel point il serait utile, sur le plan de l'épidémiologie, de prélever en priorité du sang chez les sujets de la région où les produits sanguins seront utilisés. Dans l'état actuel de l'organisation mondiale de la transfusion sanguine (ou plutôt de sa désorganisation), nous en sommes bien loin.

---

1. Les gouttelettes dites de Flugge, émises par un tuberculeux au cours de la toux et riches en BK, ont longtemps constitué le principal moyen de contamination interhumaine de la tuberculose.

2. Ce sont les zoonoses, maladies animales qui frappent l'homme accidentellement. Devant un syndrome atypique, le médecin devra toujours y penser, surtout dans les régions de grand élevage, chez les chasseurs, etc.

Dans toutes les espèces, il est des sujets qui véhiculent dans leur sang un certain nombre de germes contagieux sans dommage apparent. Ici encore, chacun réagira selon ses aptitudes propres. Quelques-uns ont un patrimoine héréditaire capable de faire face à l'intrus et de le maintenir en deçà du seuil pathologique. L'arrivée de l'assaillant entraîne une réaction immunitaire rapide, efficace, sans la moindre traduction clinique. Seul un examen de laboratoire permettant, par exemple, de déceler des anticorps spécifiques ou des lymphocytes T sensibilisés révélera que le sujet a été en contact, à un moment ou à un autre, avec un agent infectieux. Cette « mémoire immunologique » peut être prolongée, voire devenir définitive. Elle est alors fixée pour la vie entière, ce qui protège le patient de toute nouvelle attaque par le même germe.

L'Antiquité avait déjà noté que certaines maladies, en particulier des fièvres éruptives, n'apparaissent jamais deux fois chez un individu donné, une première atteinte semblant le prémunir contre toute rechute. C'est sur ce principe que fut fondée la vaccination, d'abord de façon purement empirique. Bien avant la technique jennérienne puis les découvertes de Pasteur, les Chinois donnaient à priser des broyats de croûte de varioleux en voie de guérison pour protéger l'individu encore épargné. En dépit de cette protection, il arrivait pourtant que le « vacciné » fasse une variole grave dont certains ne se relevaient pas. Cette méthode se répandit vers l'ouest jusqu'en Turquie, et fut introduite en Angleterre par la femme d'un ambassadeur auprès de la Sublime Porte. Elle fut abandonnée lorsque Jenner[1] démontra, à la fin du XVIIIᵉ siècle, que l'on pouvait immuniser efficacement l'être humain en lui injectant des croûtes de lésions spécifiques d'une maladie des vaches, la vaccine, ou *cow-pox*, sans danger pour notre espèce (phénomène d'immunité croisée). Est-ce à dire qu'une espèce peut évoluer, sempiternellement, avec son lot d'agents pathogènes ? Rien n'est moins sûr. L'équilibre idéal est rarement atteint ; la sélection naturelle peut l'em-

---

1. Voir J. Ruffié et J.-C. Sournia, *Les Épidémies dans l'histoire de l'homme, de la peste au sida, op. cit.*, p. 206-208.

porter dans un sens ou dans l'autre, plutôt vers l'élimination progressive du germe que vers celle de son hôte, sinon toutes les espèces auraient fini par disparaître. D'où ces « maladies mortes » dont l'Histoire a parfois laissé quelques traces. Sous l'effet d'une forte pression négative due au génie humain, certains germes s'éteignent maintenant devant nous. Ce fut le cas du virus de la variole, disparu en 1977.

Ce sera probablement le cas pour le virus de la poliomyélite, dont la disparition est programmée par l'OMS avant la fin du siècle[1]. D'autres maladies, comme la tuberculose, ont fortement reculé, mais persistent à bas bruit, toujours prêtes à exploser de nouveau. Toutefois, des maladies jusque-là inconnues naissent, tels le sida, la paraparésie spastique tropicale, et tout ce que peuvent nous réserver les prions découverts en 1982 par Prusiner, à l'occasion de la « maladie des vaches folles », et que nous évoquerons ultérieurement. Il ne s'agit plus ici de vrais virus mais de particules pathogènes transmissibles à l'homme et à l'animal, constituées par une macromolécule protéique infectieuse autoréplicable[2]. Dans les conditions actuelles, la pathologie infectieuse provoquée soit par l'éclatement des isolats humains, soit par l'apparition de mutations virales, soit encore par le passage de certains germes des animaux sauvages à l'homme, a encore de beaux jours devant elle.

---

1. OMS, « Éradication mondiale de la poliomyélite d'ici l'an 2000 », *Relevé épidémiologique hebdomadaire,* n° 63, 1988, p. 161-162. Un seul cas a été signalé en 1995 pour tout le territoire des États-Unis.

2. S.B. Prusiner, « Novel proteinaceous infectious particles cause scrapie », *Science,* n° 216, 1982, p. 136-144.

CHAPITRE X

Le temps des hépatites

Historique

La « jaunisse » est connue depuis les temps anciens. Elle a été surtout remarquée chez les Blancs, qui présentent un changement de coloration très caractéristique de leur peau et de leur cornée alors que les urines s'assombrissent au point d'avoir parfois la couleur du café, et que les selles pâlissent pour prendre un aspect mastic. Hippocrate et son école faisaient dépendre l'état de santé d'un bon équilibre entre quatre humeurs : la bile noire, la bile jaune, le sang, la lymphe. Selon eux, l'ictère était dû à un excès de bile jaune pouvant entraîner une série de perturbations. Ils dénommèrent cet état « fièvre biliaire », terme repris plus tard par Galien[1]. Il semble qu'il s'agissait essentiellement de « bouffées épidémiques », correspondant à ce que l'on désigne aujourd'hui comme hépatite A, d'origine alimentaire et dont l'agent pathogène est un virus à ARN, dit HAV. La connaissance de sa nature virale est assez récente. Avant d'établir ces données, on a rattaché la jaunisse à certains types de climats, au temps, aux saisons, notamment Sydenham, brillant clinicien surnommé l'« Hippocrate du XVIIe siècle ». On donne des exemples parfois contradictoires : en 1697, l'épidémie de

---

1. Pour un historique complet des hépatites virales, on peut se référer à l'excellente thèse de Jean-Luc Meyer (directeur : Professeur Grmek), *Soixante ans de recherches sur l'étiologie des hépatites infectieuses (1920-1980). Considérations historiques et épistémologiques sur la notion d'agent viral,* Université de Paris-I, UFR de philosophie, 1992. Nous lui empruntons beaucoup des données exposées dans les pages qui suivent.

Presburg[1] est attribuée à la fraîcheur exceptionnelle des matinées, celle d'Oldenburg (1697) aux grandes chaleurs, comme celle de Belgrade en 1717. En fait, la majorité des épidémies semble apparaître vers la fin de l'été. D'autres invoquent des causes très différentes : carences alimentaires, traumatismes psychiques (émotion : « Cela va lui donner la jaunisse »), guerres, changements brusques de mode de vie (passage de la campagne à la ville ou de la condition de paysan à celle d'ouvrier si fréquent au début de l'ère industrielle, etc.).

Ce n'est que vers la fin du XIXe siècle, sous l'influence de la pensée pasteurienne, que la notion de contagiosité s'impose de façon définitive. Avec la mise en service des chemins de fer, les gens commencent à se déplacer massivement[2]. On signale alors de nombreuses épidémies en Europe, au point de faire de la jaunisse un problème de santé publique. D'après Hinsen (cité par Jean-Luc Meyer), on compte, entre 1850 et 1865, plus de 21 épidémies (la plupart il est vrai de caractère local, encore qu'elles puissent atteindre les armées en campagne). Broussais, pour qui toute maladie est inflammatoire, dénie à la jaunisse tout caractère transmissible et la baptise « jaunisse catarrhale » ; elle est due, selon lui, à l'obstruction des canaux biliaires. Virchow, le célèbre anatomopathologiste prussien de la seconde moitié du XIXe siècle, puis bien d'autres après lui, suivront Broussais dans cette vision partiellement erronée dans la mesure où elle ne tient pas compte de l'atteinte directe des cellules hépatiques. Toutefois, William Stokes et plus tard Armand Trousseau, au XIXe siècle, soupçonnent une origine infectieuse et un mode contagieux.

Dès lors, l'ictère catarrhal est considéré comme une maladie spécifique, transmissible, voire épidémique par Bernheim, qui la distingue de l'ictère par rétention lié au blocage du cholédoque par un calcul, un ver parasite (tel que l'*Ascaris megalocephala*), ou une simple inflammation du canal. La

---

1. Nom allemand de Bratislava, capitale de la Slovaquie, au voisinage des frontières de l'Autriche et de la Hongrie.

2. Sur le rôle des chemins de fer dans les contacts interhumains au cours du XIXe siècle et l'éclatement des isolats, voir J. Ruffié, *Histoire de la Louve*, Paris, Flammarion, 1981.

forme catarrhale observée dans les épidémies peut revêtir tous les degrés de gravité. Les discussions étiologiques vont se poursuivre jusqu'à la fin du premier conflit mondial, au cours duquel se déclenche une épidémie massive lors du siège de Sébastopol et de la bataille des Dardanelles, en 1915. Nouvelle poussée lors de la Deuxième Guerre mondiale, où quelque cinq millions de militaires et de civils sont atteints, rien qu'en Allemagne (en particulier sur le front oriental). Les dommages ont été sans doute comparables chez les troupes alliées du théâtre méditerranéen.

Jusque-là, on ne connaît pas avec certitude l'agent causal : on accusera tour à tour la leptospirose ictéro-hémorragique, due à *Leptospira ictero-hemorragiae*, transmise par les déjections du rat, qui provoque une atteinte rénale, hépatique et parfois neurologique, et le virus amaril, agent de la fièvre jaune (mais les signes cliniques et le pronostic sont bien différents). Les études épidémiologiques pratiquées au cours de la guerre de 1939-1945 permettent finalement de distinguer deux types d'ictères. En effet, si la jaunisse « historique », y compris celle de 1914-1918, prenait presque toujours une allure épidémique et était, en général, d'origine alimentaire, les transfusions sanguines pratiquées lors du deuxième conflit mondial ont montré qu'elles pouvaient être ictérigènes, de même que l'application sur plusieurs sujets d'une même seringue stérilisée par simple ébullition. C'est l'« hépatite de la seringue », souvent plus grave que l'hépatite alimentaire, mais qui ne revêt jamais son caractère épidémique.

L'identification des deux types d'hépatite

Une distinction s'impose donc : d'un côté l'hépatite épidémique, due à un agent infecticux qui se propage par les aliments souillés, et d'autre part l'hépatite sérique, ou transfusionnelle, ou « de la seringue », transmise par le sang ou le sperme. La notion de contage à la seringue avait déjà été avancée dès la fin du XIXe siècle. En 1883, on vaccine 1 289 ouvriers des chantiers navals de Brême contre la variole, à partir de vaccins provenant de lymphe humaine. Deux ans plus tard, effectuant une enquête épidémiologique, Lürman constate que, parmi ces sujets, 191 ont souffert d'une jaunisse, et que tous les cas proviennent du même lot de vaccins. Pour lui, la contamination par injection est évidente. Remarquée au début parce qu'elle frappait les armées en campagne, on ne tarda pas à noter qu'elle touchait aussi la population civile. Sa fréquence va augmenter avec la généralisation de l'hémothérapie. Des cas, dont certains mortels, sont signalés dans l'entre-deux-guerres, alors qu'en l'absence d'antibiotiques, encore inconnus, on pratique volontiers l'injection de sérum de convalescent à des patients atteints de maladies infectieuses graves afin de leur apporter un lot supplémentaire d'anticorps actifs contre leurs germes.

C'est ainsi qu'en 1937 McNalty observe, chez une centaine de rougeoleux ayant fait l'objet de sérothérapie, 37 cas d'ictère, dont 7 mortels. Un an plus tard, Propert fait la même constatation chez des handicapés, malades, traités eux aussi par des sérums de convalescent. Au même instant, les actes chirurgicaux se multiplient, de plus en plus longs et hémorragiques. Certains sont suivis d'hépatite sérique, surtout quand ils ont nécessité des transfusions massives. Des cas d'hépatite se déclarent à la suite d'une simple piqûre à visée thérapeutique, qu'elle soit sous-cutanée, intraveineuse ou intramusculaire. Des milieux sont particulièrement atteints, tels les sanatoriums antituberculeux où l'on effectue des séries d'injections de calcium, dans le but assez illusoire de faciliter la sclérose des lésions. On signale des cas dans les services de diabétologie pratiquant l'insulinothérapie chez de nombreux patients. Même constatation chez les rhumatisants recevant de façon régulière des corticoïdes, ou encore au cours de vaccinations de masse contre la fièvre jaune, en particulier aux États-Unis et au Brésil.

Dès lors, on admet que cette hépatite à la seringue est liée à un virus spécifique résistant à l'ébullition. Les données épidémiologiques, cliniques (l'incubation pouvant durer des semaines ou des mois) tout comme les données biologiques (déviation de la formule sanguine vers les monocytes) militent en faveur de cette hypothèse, soulevée par Findlay en

1931[1]. Une vaste enquête menée dans l'armée américaine dès 1942 confirme ce point de vue et fixe la période moyenne d'incubation à trois mois. De nombreux essais seront alors menés tant en Amérique qu'en Europe dans le but d'isoler le virus responsable et de dépister ceux qui le véhiculent, parfois sans présenter de signes cliniques. On va enfin tenter de mettre au point un vaccin. Le problème devient urgent à partir de 1943-1944, alors qu'on utilise largement le plasma sec lyophilisé. Ce plasma sec, préparé à partir du mélange de nombreux échantillons de sang (de plusieurs dizaines à plusieurs centaines) présente une forte probabilité de contagion. Le même problème s'est posé pour la fabrication des fractions antihémophiliques : le facteur VIII notamment, dont chaque échantillon est obtenu par le mélange du plasma de plusieurs milliers d'individus, a largement contribué à diffuser l'épidémie de sida et d'hépatite C.

Mais l'injection de produits sanguins n'est pas seule en cause. Le virus ictérigène est résistant. Des instruments – par exemple des seringues – insuffisamment stérilisés peuvent le propager. Les enquêtes confirment bien que des sujets traités avec le même matériel sont souvent tous atteints par la suite. Par exemple, dans la première moitié de 1944, 50 % des soldats britanniques traités contre la syphilis au centre vénéréologique de l'armée présentaient un ictère dans les six mois qui suivaient. Après qu'on eut modifié et renforcé les méthodes de stérilisation par passage à l'autoclave, la fréquence des infections chuta de 50 % à 5 % – soit dix fois moins.

L'acupuncture a pu transmettre aussi des hépatites B et C, comme cela a été démontré à plusieurs reprises, de même que le virus du sida, au Canada notamment, mais aussi en France. C'est pourquoi certains centres de transfusion (le centre régional de transfusion sanguine de Marseille par exemple) ont été amenés à refuser, au moins un temps, les donneurs ayant subi un traitement par acupuncture, considérés comme constituant un groupe à risque. Aux Pays-Bas, cette règle a été particulièrement stricte et appliquée à tous

---

1. J.-L. Meyer, « History of the research on differentiating Hepatitis A and B », *Publicazioni della Stazione Zoologica di Napoli*, II, n° 14 (1), 1992, p. 93-111.

les cas. En France, la position initiale s'est assouplie vis-à-vis des clients d'acupuncteurs qui stérilisent leurs aiguilles de façon efficace et sont docteurs en médecine. Aujourd'hui, les centres de transfusion français ne pratiquent l'éviction totale des donneurs ayant subi un traitement par acupuncture que pour une durée de six mois, le temps maximal pour qu'un sujet contaminé par le HIV présente une séroconversion et puisse donc être dépisté par les tests de laboratoire. Ailleurs, aux USA en particulier, cette mesure a été étendue aux personnes ayant subi un tatouage, un percement d'oreille ou de l'aile du nez, etc.

En ce qui concerne les hépatites virales, on isola bientôt deux germes, chacun responsable de l'une des formes cliniques déjà reconnues : celui qui provoquait l'« ictère épidémique », puis celui de l'« hépatite à la seringue ». Il apparut assez vite que ces deux virus étaient autonomes. Cette différence avait été déjà pressentie dès 1944, quand McFarlan et G. Chesnay eurent constaté qu'une première atteinte par la jaunisse épidémique ne protégeait pas d'une atteinte ultérieure contre l'ictère de la seringue et vice versa. Cette absence d'immunité croisée fut bientôt confirmée. En 1947, McCallum baptisa la première maladie hépatite A – due à un virus A encore non isolé – et la seconde hépatite B – due à un virus B, lui aussi à découvrir.

La transmission des deux virus à l'animal n'était guère possible, sauf chez nos plus proches voisins : les grands singes africains anthropomorphes, surtout le chimpanzé. Les expériences de contamination par la voie des insectes hématophages, que l'on avait crue un moment possible, donnèrent des résultats constamment négatifs. Le rapport inaugural transmis à l'OMS en 1953 par un groupe d'experts a conclu à l'autonomie rigoureuse des deux germes : le virus B se trouve le plus souvent dans le sang durant une longue période, alors que le virus A ne fait qu'y passer pour aller s'installer dans le tube digestif. Mais tous deux attaquent de façon spécifique la cellule hépatique. À partir de 1960 et jusqu'en 1972, on a connu une véritable « explosion » de l'hépatite B posthémothérapique. Il s'en est suivi une réelle défiance pour l'acte transfusionnel. En effet, nous avons dit que l'hépatite B, généralement plus grave que l'hépatite A, pouvait entraîner de 7 % à 40 % de décès, selon le lot étudié[1]. Toutefois, les formes asymptomatiques sont loin d'être exceptionnelles, et des sujets décelés comme positifs (et donc contaminants) par le laboratoire n'accusaient, à l'interrogatoire, aucun antécédent clinique. Pour les travailleurs médicaux et paramédicaux (ceux en particulier des centres d'hématologie ou des établissements de transfusion sanguine), le risque a été reconnu et l'hépatite B est maintenant considérée comme entrant dans le cadre des maladies professionnelles, et les cas de contamination en milieu à haut risque sont pris en compte comme accidents du travail. Il en est de même aujourd'hui pour l'hépatite C (tout au moins dans à peu près tous les pays de l'Union européenne).

De son côté, l'OMS a demandé d'écarter tout donneur qui présenterait un épisode clinique suspect ou dont le taux de transaminases sériques serait anormalement élevé. Il a, en outre, été interdit d'utiliser deux fois le même instrument d'injection ou d'investigation, à moins qu'il n'ait été soigneusement passé à l'autoclave. On préfère recourir à du matériel jetable que l'on ne peut utiliser qu'une seule fois, notamment lors des campagnes en milieu scolaire par exemple. La mise dans le commerce de ce matériel en plastique que l'on jette après usage conjure tout risque de transmission d'infection nosocomiale[2].

---

1. Les cas les plus sévères correspondent à l'hépatite *fulminans* : ictère gravissime dit de Rokitansky-Frerichs avec nécrose massive du parenchyme hépatique (atrophie jaune aiguë du foie) et mort rapide dans un coma irréversible. Notons que si cette forme suraiguë a été le plus souvent signalée dans l'hépatite B, on peut la rencontrer aussi, quoique plus rarement, dans les autres maladies virales du foie (A, C, E, etc.). Mais beaucoup d'hépatites à la seringue demeurent soit discrètes, soit même (surtout pour C) totalement asymptomatiques et de ce fait passent cliniquement inaperçues, y compris des intéressés eux-mêmes.

2. On appelle nosocomial ce qui se rapporte aux hôpitaux. Les infections nosocomiales, qui représentent aujourd'hui une menace pour les opérés, sont celles qui se contractent à l'hôpital. D'où l'intérêt des nouvelles méthodes diagnostiques qui évitent tout geste agressif (résonance magnétique, scanographe, etc.).

La découverte des deux virus responsables, déjà baptisés A et B, tient à une série d'événements singuliers et mérite d'être rapportée.

Le virus HBV (hépatite B virus)

L'isolement du virus

À partir de 1961, B.S. Blumberg, travaillant à l'institut de recherche du cancer de Philadelphie (USA), tente de découvrir des systèmes génétiques humains polymorphes à partir de réactions immunologiques provoquées par des immuns-anticorps apparus en particulier chez des polytransfusés. Il met ainsi en évidence, dans le sang d'un aborigène australien, un « nouveau » facteur qu'il baptise antigène « Australia » (1965). Ce facteur est bientôt retrouvé chez des indigènes de même origine. Au début, on pense qu'il s'agit d'un « marqueur ethnique », mais, peu après, on le signale dans toutes les populations mondiales, presque uniquement chez des sujets qui avaient subi une ou plusieurs transfusions de sang et présenté ou non un ictère clinique.

Aussi l'antigène Australia était-il fréquent chez des malades atteints d'anémie congénitale comme les thalassémiques, qui exigent des transfusions périodiques, les hémophiles condamnés à recevoir régulièrement du facteur plasmatique VIII, des leucémiques qui voient s'effondrer leur lignée rouge, etc. En outre, on observait cet antigène chez des malades atteints d'hépatite virale mais n'ayant pas reçu de transfusion, chez les trisomiques 21, parfois appelés mongoliens, eux-mêmes souvent porteurs d'ictères. Dans les populations « saines », l'antigène était beaucoup plus rare. Il présentait des variations géographiques notables. Exceptionnel aux USA et en Europe du Nord, il était plus fréquent dans le bassin méditerranéen et en Afrique noire, et très commun en Asie du Sud-Est (de 1 % à 20 % des sujets pris au hasard en étaient porteurs).

Au début, on a émis l'hypothèse qu'il s'agissait d'un caractère génétique, fait de deux allèles : Au_1 (assurant la synthèse de l'Australia) et Au (n'ayant aucune action – gène muet mais dominant sur Au$_1$). Seuls les sujets homozygotes Au$_1$/Au$_1$ auraient présenté ce facteur ; les autres, qu'ils soient homozygotes (Au/Au) ou hétérozygotes (Au$_1$/Au), en auraient été dépourvus. On aurait donc été en présence d'un modèle récessif. Finalement, compte tenu des liaisons indiscutables entre certaines pathologies consécutives à des transfusions suivies de jaunisses virales, Blumberg admit vers 1968 que l'antigène Australia devait être le marqueur d'un agent infectieux viral, responsable des ictères dits « de la seringue ».

Cette hypothèse fut confirmée par différents auteurs. Blumberg établit également une corrélation entre les donneurs de sang Australia positifs et l'apparition d'une hépatite chez le receveur. Par la suite, plusieurs enquêtes ont démontré que cet antigène était présent chez tous les porteurs d'hépatite post-transfusionnelle. Le facteur Australia fut alors identifié comme l'antigène de surface du virus déjà baptisé HBV. La recherche de l'Australia permettait de dépister par des méthodes immunologiques tous les porteurs d'HBV : cet antigène fut nommé HBs. Il correspondait à la capsule externe qui entoure le germe du virus. Par analogie, l'agent responsable de l'hépatite alimentaire, épidémique, viral lui aussi, fut confirmé comme HAV. Bientôt un deuxième antigène propre au virus HBV était mis au jour et nommé HBc : celui-ci représentait la capsule interne hexagonale (ou capside) du germe.

Un troisième anticorps, dit anti-HBe, reconnaissait un fragment de l'ADN circulaire du virus, de petite taille (3 200 nucléotides) et dont le matériel génomique est rassemblé en deux brins parallèles et inégaux, l'un (L-) étant plus long que l'autre (S+). Son génome fut analysé d'abord en 1974 par W.S. Robinson (école de médecine de Stanford) et par Pierre Tiollais, de l'Institut Pasteur de Paris, à qui l'on doit de remarquables découvertes grâce à l'introduction du génome viral puis à sa multiplication dans la bactérie *Escherichia coli*. Il s'agit d'un virus à ADN. HBV présente des sous-types différents, chacun caractérisé par une dominante géographique ; par exemple, *ayu* est fort répandu de l'Afrique occidentale et du Nord au sous-continent indien en passant par la Méditerranée orientale ; *adw*, en Europe septentrionale,

Amérique, Australie ; *adr*, en Indonésie, Nouvelle-Guinée, Thaïlande, Pacifique, etc. Il y a aussi des régions où deux virus peuvent coexister.

Toutes ces découvertes ont permis que soit rendu un diagnostic immunologique de plus en plus précis. On a ainsi pu mettre en évidence des porteurs d'HBs (antigène le plus accessible) et accessoirement d'anti-HBc et d'anti-HBe. Tous les sujets porteurs de l'un d'eux sont potentiellement contaminants, et on peut dès lors écarter du don du sang tous les volontaires suspects d'infection virale. L'hépatite B post-transfusionnelle est désormais exceptionnelle. On peut même dire qu'elle est aujourd'hui en voie de disparition, au moins dans les pays développés, depuis que l'on possède un vaccin efficace, devenu obligatoire pour tous les groupes à risque.

Les autres modes de transmission

En ce qui concerne le virus de l'hépatite B, la contamination par le sang n'est pas toujours en cause : sperme, salive et sans doute aussi sécrétions vaginales véhiculent également le virus et propagent l'infection. L'hépatite virale B est aujourd'hui considérée comme une maladie sexuellement transmissible (MST). La mère donne parfois le virus à son enfant soit *in utero*, soit au moment de la naissance, pas systématiquement, mais dans la moitié des cas, sinon plus. Ces modes de diffusion expliquent l'existence de foyers à hépatite B : dans un couple, une famille, un village, foyers que la transmission par la seringue seule ne saurait expliquer.

Le risque de transmission au personnel soignant

La contagiosité du virus de l'hépatite B est très forte : le risque d'infection est donc élevé à partir des patients ou de leurs produits biologiques porteurs d'AgHBs et plus encore si l'AHBe est présent. Toutefois, ce risque, qui a provoqué un nombre important d'infections chez le personnel soignant, a maintenant très fortement diminué depuis que la vaccination contre l'hépatite B est obligatoire pour les professions de santé – y compris pour les étudiants en médecine. Cette loi du 18 janvier 1991 est assez strictement appliquée au sein du personnel paramédical (surtout les infirmiers), mais elle est franchement négligée par les médecins et chirurgiens : plus de la moitié d'entre eux n'étaient pas encore vaccinés au début de 1995. Le risque de contamination de soignant (chirurgien, dentiste, etc.) à soigné a été évalué de 7 % à 30 %, ce qui constitue une fréquence élevée. En raison du pouvoir très contaminant de ce virus, les sujets qui en sont porteurs devront éviter les métiers où ils pourraient véhiculer le germe chez des sujets sains.

Pathogénie de l'hépatite B

Si l'hépatite B peut donner lieu à des formes très discrètes, ou à des formes moyennes, on rencontre aussi des atteintes suraiguës, *fulminans,* qui peuvent tuer en quelques jours. Ce n'est pas le virus lui-même qui détruit la cellule parasitée (hépatocyte), mais la forte réaction immunitaire cytotoxique, foudroyante, qui élimine toute cellule porteuse de l'antigène HBs, au point que le tissu hépatique, malgré son grand pouvoir de régénération, n'a pas le temps de se refaire. Le malade meurt « déshépatisé » par ses propres réactions de défense. Dans les formes chroniques, ce sont les antigènes HBc et HBe qui jouent un rôle prédominant dans l'activation des cellules cytotoxiques. Un délai, qui peut atteindre plusieurs mois, peut courir entre l'entrée du virus dans l'organisme et l'apparition d'anticorps. C'est au cours de cette « fenêtre » qu'un sujet immunologiquement encore négatif peut être contaminant. Ses transaminases (ALAT) déjà élevées doivent toutefois être considérées comme un signe biologique qui fera refuser le sujet comme donneur.

Les formes mortelles, ou même seulement sévères de l'hépatite B, sont les moins fréquentes (10 % des cas). La maladie peut cependant passer à la chronicité tout en restant cliniquement silencieuse. Dans ce cas, elle sera révélée par les examens biologiques : taux d'anticorps anti-HBs très élevé, transaminases en quantité fort au-dessus de la normale témoignent d'une nécrose du tissu hépatique. Mais comme chez beaucoup de malades le foie se régénère en permanence, les infections chroniques et de longue durée peuvent rester longtemps sans complications majeures, la partie lésée étant remplacée par du tissu neuf au fur et à mesure de sa destruction. Et la cirrhose (l'une des formes, avec le cancer, de ces complications) peut apparaître bien après l'infection, des années voire des décennies plus tard. Elle se compliquera parfois d'un hépatocarcinome. En dehors de tout test systématique de laboratoire, le malade peut se croire guéri depuis longtemps et avoir complètement oublié cet épisode pathologique, surtout si son hépatite ne s'est guère exprimée sur le plan clinique, ne lui laissant aucun souvenir d'une maladie de foie. Contrairement aux localisations métastatiques liées le plus souvent à une tumeur maligne de l'intestin ou à d'autres localisations multifocales, l'hépatome postviral se présente comme un cancer primitif, isolé, et qu'on peut extraire parfois avec succès, tout au moins à son début. Aussi, les sujets offrant des signes d'hépatite chronique B doivent faire l'objet d'une échographie périodique du foie, qui permet d'intervenir chirurgicalement dès la première alerte.

La vaccination contre l'hépatite B

Les premières tentatives de vaccination contre l'hépatite B ont été effectuées en 1970-1971 par S. Krugman. Il inoculait à des volontaires du sérum de malade préalablement dilué au 1/10 et chauffé à 98 °C pendant une minute. Cette préparation, non infectieuse, se révélait immunisante et protectrice dans deux tiers des cas environ. La vaccination ne conférait donc pas une protection absolue, mais les malades qui avaient été vaccinés présentaient généralement une affection peu grave.

Un an plus tard, en 1972, J.-P. Soulier, C. Blatix et A.-M. Couroucé proposèrent une technique un peu différente : le sérum contenant l'antigène HBs était prélevé chez un sujet en bonne santé (porteur sain) et chauffé pendant dix heures à 60 °C. Ainsi traité, le sérum gardait son antigénicité mais était, au moins dans la plupart des cas, incapable de transmettre la maladie. En 1975, Purcell et Gérin montrèrent par injection au chimpanzé qu'utilisé seul l'antigène HBs présent sur l'enveloppe protéique du virus était capable de conférer une solide immunisation.

Finalement, c'est P. Maupas qui, entre 1976 et 1978, prépara le premier vaccin réellement efficace et sans danger, à partir de porteurs chroniques d'HBs, après avoir purifié et inactivé le plasma de ces sujets par le formol ou la chaleur. Peu après, ce vaccin fut commercialisé par Pasteur-Production. La Chine, le Japon, les États-Unis suivirent bientôt, en appliquant des méthodes identiques, à quelques détails près. Les enquêtes épidémiologiques réalisées alors démontrèrent la remarquable efficacité de ces vaccins, assurant une protection totale pour 99,99 % des sujets exposés à la contamination. Ce succès allait d'ailleurs lui-même poser un nouveau problème : celui du tarissement des « porteurs sains » qui fournissaient la matière première (c'est-à-dire l'antigène immunisant). Ce fut encore Pierre Tiollais qui apporta la réponse en fabriquant un antigène vaccinal par biotechnologie. Ce vaccin, fruit du génie génétique, a été commercialisé dès 1983-1984.

L'hépatite B, dite hépatite sérique, qui, depuis la généralisation de l'hémothérapie, était un danger réel, vieux cauchemar des transfuseurs, est aujourd'hui devenue exceptionnelle, du moins dans les pays convenablement équipés sur le plan sanitaire, grâce au dépistage immunologique des porteurs viraux mais aussi à la vaccination des groupes à risque (sujets travaillant sur des produits sanguins, couples dont l'un des partenaires est HBs positif), et à condition de s'entourer d'un certain nombre de précautions (stérilisation rigoureuse des instruments ayant été au contact du sang, utilisation de matériel jetable, etc.). Et des campagnes de masse ont été menées dans des régions à haute contamination (certains pays d'Afrique noire en particulier), avec de bons résultats. La vaccination non seulement protège du virus, mais évite aussi ses conséquences en matière de cancérogenèse hépatique. C'est la première fois qu'on dispose d'un vaccin que l'on peut qualifier d'« anticancéreux ». De telles campagnes devraient être généralisées surtout dans les pays de forte endémie. Malheureusement, elles sont limitées par leur prix de revient et l'infrastructure médicale qu'elles imposent sur tout le territoire à protéger.

L'hépatite D « surajoutée »

Cette hépatite virale est considérée, elle aussi, comme d'origine essentiellement transfusionnelle, même si le HDV est un virus défectif, c'est-à-dire incomplet. Il ne possède pas tout l'équipement nécessaire à sa reproduction. Pour cela, il doit se « brancher » sur un autre virus, dit *helper*, qui lui apporte la fraction de la machinerie manquante (le virus HBV joue ce rôle). Le HDV est incapable à lui seul de déclencher une hépatite virale. En revanche, il se greffe sur une hépatite B déjà constituée dont il peut majorer les signes. Dans beaucoup de cas, la contagion par les deux virus est simultanée. Toutefois, l'infection par HDV peut être postérieure et survenir chez un sujet déjà porteur de l'HBV. Il est évident que le vaccin anti-HBV protège *ipso facto* contre le virus D.

Les hépatites non-A non-B et les hépatites C

Après la découverte du virus HBV, on s'est rendu compte que certains ictères transmissibles à la seringue ou contractés après une transfusion sanguine ne rentraient pas exactement dans le cadre nosologique des hépatites B, mais en différaient par quelques détails caractéristiques et constituaient une maladie autonome, due sans doute à un nouveau germe.

Dès 1974, Prince et ses collaborateurs en signalent les caractéristiques dans un article paru dans la revue anglaise *Lancet*. Si la voie d'entrée est la même, un certain nombre de signes permettent d'isoler les deux entités. Par rapport aux hépatites B déjà bien individualisées, ces nouvelles atteintes du foie correspondent, selon toute vraisemblance, à un germe différent, plus tard isolé sous le terme de virus C ou HCV. Elles présentent une incubation plus courte, une élévation des transaminases souvent plus modérée au moins au début de la maladie, la discrétion ou même l'absence de signes cliniques dans la majorité des cas et une évolution plus fréquente vers la chronicité : 50 % des sujets atteints pourraient rester porteurs du germe et donc rester contaminants durant toute leur vie, même dans les cas cliniques totalement muets.

À côté de l'hépatite A, purement alimentaire (virus HAV), et de l'hépatite B, dite « à la seringue » (virus HBV), il existe donc une troisième catégorie de maladies du foie, due à un ou plusieurs germes non encore identifiés et que l'on avait nommé(s) de façon provisoire virus non-A non-B (par abréviation NANB) avant d'établir que la grande majorité de NANB correspondait à HCV. Durant cette période, et en l'absence de tout test sérologique connu qui aurait permis de dépister les porteurs d'un nouveau virus spécifique, le seul moyen de soupçonner une atteinte hépatique était le taux anormalement élevé des transaminases (ALAT en particulier). C'est en 1989 que Chou et ses collaborateurs isolent le « nouveau » génome viral hépatotrope, qu'ils appellent C (HCV), après que plusieurs auteurs eurent, à tort, cru identifier le coupable. Chou met en évidence la nature infectieuse et le pouvoir contaminant des ictères C post-transfusionnels ou à la seringue, rencontrés surtout chez les toxicomanes. Il démontre que ce génome viral peut donner des infections très chroniques. Il l'inocule de l'homme au chimpanzé, puis du chimpanzé au chimpanzé. La même équipe décrit la structure génomique du germe alors que le virus lui-même n'était toujours pas isolé. Cette phase marque une étape essentielle. En effet, des premiers tests immunologiques pour la détection de sujets porteurs d'anti-HCV, et donc à potentiel contaminant puisqu'ils ont reçu le virus, seront mis au point et commercialisés assez rapidement après ces découvertes. Ils représentent un progrès considérable[1] et renforcent notablement la sécurité transfusionnelle.

---

1. Voir le *Rapport sur l'état de l'hépatite C en France*, demandé le 4 août 1992 par le ministre des Affaires sociales et de l'Intégration, M. René Teulade, au professeur Max Micoud, qui créa dans ce but un groupe d'experts. Ce rapport fut achevé le 2 octobre 1992 et remis au ministre le 23 décembre 1992. Il faisait le bilan complet de ce que l'on savait de l'hépatite C.

Voir aussi, à une date plus récente, les actes de la troisième réunion conjointe organisée à l'initiative du Comité d'interface entre l'Institut national de la santé et de la recherche médicale et la Société de pathologie

Une remarque : depuis longtemps, et en dépit de la mise à l'écart des donneurs qui portaient les marqueurs de l'hépatite B positifs, on savait qu'un sérieux danger de contagion d'une hépatite encore mal connue existait. Nous avons vu comment, en l'absence de test sérologique spécifique, le seul moyen de dépister puis d'éliminer les individus à risque était le dosage des ALAT, qui fut pratiqué de façon systématique en France dès 1980 par certains centres de transfusion, en dehors de toute directive officielle et bien que ce test n'ait pas été remboursé par l'assurance-maladie. Certes on augmentait ainsi le prix de revient de l'examen de sang du donneur, mais on renforçait la sécurité du receveur[1]. Aux USA, qui ont toujours fait preuve d'un grand pragmatisme[2], les recherches des transaminases chez les donneurs de sang sérologiquement HBV négatifs furent rendues obligatoires dès 1986. Dans notre pays, où l'on était aussi bien informé, il a fallu attendre le 15 avril 1988 pour que les mêmes décisions soient prises. À quoi a tenu ce retard ? La question a déjà été posée, en particulier par les associations des nombreuses victimes, et devra recevoir un jour une réponse.

Le virus HCV

Après les travaux de Chou, déjà évoqués, Bradley, du laboratoire des hépatites du CDC (Center for Disease Control) d'Atlanta et l'équipe de Houghton (secteur privé) s'attaquèrent à la structure du HCV. Il s'agirait bien d'un rétrovirus à

---

infectieuse de langue française, intitulés : *L'Hépatite C, Données actuelles,* vendredi 1ᵉʳ avril 1994, Paris, Faculté de médecine Xavier-Bichat.

1. B. Hoang, M. Simonneau, P. Le Xuan, P. Guichoux, E. Terrier et J. Ruffié, « Valeur de l'alanine amino-transférase et réduction des hépatites non-A non-B post-transfusionnelles », *Rev. Fr. Transfus. Hémobiol.,* n° 32, 1989, p. 93-106.

2. On lira Alain Peyrefitte, *La Société de confiance : développement, modernité et facteurs culturels, Essai d'éthologie humaine et comparée,* Thèse de doctorat en sciences humaines, université de Paris-IV-Sorbonne, 1994.

ARN, comportant environ 100 000 nucléotides[1]. Les mécanismes de la nécrose hépatocytaire induite par le virus sont encore mal connus et probablement complexes. Ils doivent associer des mécanismes auto-immunitaires à l'effet directement cytopathogène du virus. Le virus HCV présente des variations importantes, établies en comparant des malades venant de régions différentes, d'où l'existence de plusieurs sous-types de virus, chacun conditionnant la sévérité de la maladie et réagissant de façon inconstante aux traitements (en particulier à l'interféron). Ces variations peuvent même se retrouver chez le même malade.

Le dépistage des donneurs à risque s'imposait depuis longtemps. Dès que l'on a su dépister les sujets atteints de HBV et donc les écarter comme donneurs, le virus HCV devint responsable de 90 % des hépatites post-transfusionnelles, et en l'absence de tout examen, en particulier des transaminases, avant que l'on maîtrise les tests spécifiques, quelque 10 % de sujets considérés comme normaux étaient en fait contaminants et une proportion équivalente (10 %) de receveurs présentaient, après leur transfusion, une hépatite C.

À l'heure actuelle et depuis que des mesures strictes sont appliquées, les chiffres de contagion de l'hépatite C par transfusion ont chuté drastiquement pour le sang (1 pour 200 000), mais demeurent beaucoup plus élevés que le risque du sida transfusionnel, alors que dans nos pays la fréquence de contamination HIV se situerait maintenant à 1 pour 600 000. Chez les toxicomanes utilisant les drogues intraveineuses, la prévalence de séropositivité est de 80 % en Grande-Bretagne. En revanche, des lots contaminés d'immunoglobulines anti-D datant d'avant 1980 ont été signalés en Irlande et en Allemagne de l'Est. Plus récemment, l'administration française a interdit la vente d'immunoglobulines Gammagard produites par la firme américaine Baxter, car plusieurs cas de contamination par HCV ont été signalés dans différents pays, en particulier des dizaines de cas aux États-Unis et une dizaine à Paris.

---

1. C. Bréchot, « Virus de l'hépatite C : structure et variabilité génétique », in *L'Hépatite C, Données actuelles, op. cit.*

Contrairement au HBV, abondant dans le sperme, le HCV passe rarement dans la semence mâle, et ne peut être classé parmi les affections liées à l'accouplement, même si pour certains auteurs la contamination sexuelle pourrait varier de 0 % à 25 % selon les pays, les États-Unis et l'Europe se situant dans une fourchette de 0 % à 6 %. Le simple contact « familial » (cutané ou muqueux superficiel) suffirait à diffuser le virus HCV ; certains l'auraient même isolé dans la salive ; mais ce n'est pas admis par tous. En outre, comme pour les autres viroses à transmission sanguine ou sexuelle, il y a un délai (de 3 semaines à 3 mois, peut-être plus) entre l'entrée du virus dans l'organisme et l'apparition d'anticorps qui permettent un diagnostic sérologique.

Le risque de transmission de l'hépatite C chez le personnel soignant

Le risque de transmission du HCV après une piqûre accidentelle varie de 3 % à 10 % (contre 30 % pour le HBV, et à peine 0,3 % pour le HIV). Le risque de contamination est maximum après une transfusion de sang infecté, mais nettement plus faible après une blessure. Il y a donc un réel danger, le nombre de « porteurs sains » de HCV étant élevé (encore une fois, bien plus actuellement que de HIV).

Cependant, aucun cas de passage de HCV de soignant à soigné n'a été signalé avec certitude, même si le risque existe.

L'avenir de l'hépatite C

Si cette maladie reste presque toujours asymptomatique et guérit dans la moitié des cas, sans que le patient ait eu conscience de son infection, l'autre moitié des sujets porteurs d'HCV passe en revanche à la chronicité. En l'état actuel de nos connaissances, on peut estimer que, sur ce nombre, la moitié présentera une cirrhose susceptible de se déclarer des décennies après l'entrée du virus (3 ans à 40 ans, ou même plus), parfois suivie d'un carcinome hépato-cellulaire, qui, lui aussi, peut éclater longtemps après. Aussi un malade chronique demeure-t-il menacé toute sa vie, même en l'absence de tout signe objectif (autre qu'une fatigue banale, pouvant s'accompagner d'un état dépressif).

Le traitement de l'hépatite chronique est très limité. On a eu recours à l'interféron recombinant selon la tendance évolutive de la maladie, que l'on évaluera par une série d'examens répétés : ponctions biopsies du foie permettant de voir le degré de nécrose du tissu hépatique, taux des transaminases révélant l'intensité et la persistance de cette nécrose ; concentration du virus dans le sang (virémie quantitative). Toutefois cette thérapeutique donne des résultats très inégaux et peut avoir des effets secondaires difficiles à supporter, tels que myalgies, asthénie, fièvre accompagnée du syndrome pseudo-grippal ordinaire, troubles psychiques du type dépressif parfois profonds, crises épileptiformes, insuffisance rénale, accidents cardio-vasculaires pouvant aller jusqu'à l'infarctus, installation de n'importe quelle maladie auto-immune, y compris de celles donnant naissance à des auto-anticorps anti-foie. En fait, les patients traités par l'interféron pour lesquels on peut parler de guérison réelle représentent moins de 30 % des cas. En outre, un certain nombre d'entre eux revenus à des tests biologiques normaux rechutent de façon imprévisible, et si une deuxième série d'interféron peut tout ramener dans l'ordre, une nouvelle rechute, plus ou moins précoce, est toujours à redouter. Une molécule de découverte récente, la ribavirine, semble posséder une certaine efficacité et suscite quelque espoir.

Au stade cirrhotique, on soigne l'ascite et l'hypertension portale comme dans toutes les autres cirrhoses. Le carcinome hépato-cellulaire qui peut survenir à tout moment ne peut être traité que chirurgicalement. Les chances de succès sont aléatoires et d'autant plus grandes que la tumeur est dépistée précocement, quand elle est encore bien localisée. Les résultats sont néanmoins très inconstants.

La transplantation hépatique a été pratiquée avec des résultats assez décevants. En effet, si l'on remplace le foie malade par un organe sain, le virus HCV ne disparaît pas pour autant de l'organisme et peut attaquer le nouvel organe greffé. Le malade se retrouve alors dans la même situation, et a donc subi une intervention grave en pure perte. Chez des sujets ayant subi une deuxième greffe, on a même constaté l'infection de ce nouveau greffon, l'issue fatale étant alors inévitable.

La répartition de l'hépatite C

Le virus HCV existe partout dans le monde, mais il connaît des fréquences variables d'une région à l'autre. Chez les donneurs de sang (échantillon biaisé car déjà en partie trié), on note 0,3 % au Canada et en Europe du Nord, 0,6 % aux États-Unis et en Europe centrale, 1,2 % à 1,5 % dans la zone méditerranéenne, 1 % à 2 % en Chine et au Japon, 0,5 % au Niger, 5 % à 10 % en Afrique centrale. Toutefois, on trouve çà et là quelques foyers de forte concentration : c'est le cas du Gabon et du sud du Cameroun en Afrique noire, de quelques zones de Thaïlande, etc.

En France, le plus grand nombre de cas se trouvent en Corse, dans les régions Provence-Côte d'Azur, Languedoc-Roussillon, Midi-Pyrénées et Île-de-France. Cependant, on ne dispose pas encore de statistiques suffisantes pour dresser une carte très précise de la répartition des fréquences HCV. Des recherches de vaccins sont en cours, mais à l'heure où nous écrivons ces lignes elles n'ont pas encore abouti. Quoi qu'il en soit, on a toutes les raisons de craindre aujourd'hui que l'hépatite C ne pose un problème sérieux à la santé publique dans les années à venir.

Les autres hépatites

En même temps que le HCV était mis au jour, le HEV, un autre virus à ARN constitué de quelque 7 000 à 8 000 nucléotides. Sa transmission semble, comme pour HAV, purement alimentaire, sans guère d'incidence transfusionnelle. Le HEV a été à l'origine de grandes épidémies hydriques en Chine, aux Indes, en Russie méridionale, dans les pays du Maghreb, et il est possible qu'il existe aussi en Europe de l'Ouest, mais sous une forme silencieuse. Il ne passe jamais à la chronicité, et pendant toute la période « infectieuse » ne quitte guère le transit digestif[1].

---

1. H.L. Zaaijer, M.F. Yin, P.N. Lelie, « Seroprevalence of hepatitis E in the Netherlands », *Lancet*, n° 340, 1992, 681.

D'autres virus ictérigènes à transmission sanguine restent encore à isoler. On les rassemble provisoirement sous la rubrique très générale de virus NA NB NC. Leur existence doit être soupçonnée chez tout sujet en bonne santé qui présente un taux de transaminases anormalement élevé, et des réactions immunologiques négatives pour tous les virus connus à ce jour. La recherche des transaminases conserve donc toute sa valeur.

Transaminases et transaminémie

Pour conclure ce chapitre, rappelons que les transaminases sont des enzymes présentes en quantité variable dans tous les tissus de l'organisme, qui catalysent le transfert du radical NH_2 d'une fonction amine sur un récepteur cétonique. Leur rôle essentiel est de désaminer les acides alpha-aminés naturels. L'augmentation anormale de leur taux dans le sang (premier signe permettant de soupçonner l'existence d'une hépatite virale, d'en évaluer l'importance, d'en suivre le cours sans l'aide des méthodes immunologiques spécifiques) indique qu'une nécrose tissulaire se produit quelque part dans l'organisme. Pratiquement, on est surtout confronté à deux cas : soit un excès de transaminase glutamo-oxalo-acétique, en abréviation GOT ou encore ASAT, lié à un infarctus du myocarde récent, soit un excès de glutamate-pyruvate-transaminase (appelé aussi transaminase glutamopyruvique ou GPT ou ALAT, qui signe la nécrose hépatique au moins dans la majorité des cas). La nécrose hépatique, avec forte augmentation des ALAT, peut cependant avoir aussi des causes toxiques, médicamenteuses, bactériennes ou encore immunologiques : maladies auto-immunes liées à des anticorps actifs contre un certain nombre de cellules cibles, dont les cellules hépatiques. D'autres viroses enfin peuvent entraîner elles aussi des hépatites, dont les agents responsables sont parfois le virus d'Epstein-Barr (EBV), le cytomégalovirus (CMV) et certainement d'autres virus hépatotropes, encore à découvrir.

CHAPITRE XI

Le temps du sida

La transmission transfusionnelle du sida

L'épidémie de sida représente sans doute l'un des événements épidémiologiques les plus dramatiques de cette fin de siècle. Mais l'humanité a connu bien d'autres épisodes de contamination massive liée à des germes, longtemps ignorés, et il lui aura fallu attendre les découvertes de l'époque pasteurienne pour les identifier. Les responsables de la variole, du typhus, de la peste, du choléra, de la grippe, de la tuberculose ont été mis au jour. Il faudra tout de même attendre la première moitié de notre siècle, et l'autorité du regretté professeur Robert Debré, pour montrer que la tuberculose interhumaine n'est pas héréditaire mais toujours contagieuse, et mettre fin à une légende qui avait traversé les siècles. Dans l'Allemagne hitlérienne, les tuberculeux étaient encore considérés comme des tarés inguérissables, et donc à éliminer car susceptibles d'altérer la qualité de la race.

Certaines de ces épidémies historiques (peste, variole, choléra) ont pris les allures d'un cataclysme et eurent des conséquences démographiques très lourdes. Naguère, devant ces catastrophes massives appelées pandémies, qui décimaient la population, l'Occident chrétien évoquait l'ire de Dieu et considérait la maladie comme une punition. Notre-Seigneur, infiniment bon et infiniment juste, aurait-il pu laisser souffrir des innocents ? Sa colère ne pouvait qu'être légitime. Dans le but de l'apaiser, on procédait à toutes sortes de cérémonies expiatoires, on offrait des sacrifices, on partait en pèlerinage, on faisait des vœux solennels. Si, malgré tout, l'épidémie persistait, on recherchait les coupables : ceux qui, par leurs fautes, avaient provoqué ce châtiment. Souvent, on dénonçait les juifs, les gitans, les lépreux et, d'une façon générale, tous ceux qui vivaient en marge de la société. Il arrivait aussi que la rumeur accuse n'importe qui.

L'ouverture des esprits consécutive au siècle des Lumières et à la vague de rationalisme qui suivit la Révolution française finirent par influencer l'Europe tout entière. Les mentalités changèrent, désormais fondées sur la raison, la connaissance objective et démontrable. Par voie de conséquence, une vague de scientisme un peu naïf parcourut tout le XIXe siècle. Ailleurs, les vieilles croyances resurgissent, inspirant les pires excès. Le choléra est venu d'Europe centrale, où il est apparu deux ans avant d'atteindre nos frontières. Durant cette période, de violentes réactions de foule se font jour en Russie, en Pologne, où l'on attaque et incendie dispensaires et hôpitaux, tuant les infirmières, les médecins, et parfois même les malades ! Les familles juives sont particulièrement visées. Lors de l'épidémie de choléra qui atteignit Paris en 1832, on ne s'en prit plus aux juifs mais au corps médical, accusé d'incompétence.

Nous avons longuement décrit ailleurs ces mouvements collectifs aberrants devant les épidémies démontrant l'impuissance de l'homme[1].

De tout temps, les grandes affections contre lesquelles on ne savait pas lutter efficacement ont favorisé le développement de « médecines parallèles ». Ce fut le cas pour la tuberculose, avant la découverte d'antibiotiques spécifiques, ou pour le cancer. Périodiquement, on apprenait qu'un « médecin » avait trouvé le remède miracle. Certains, de bonne foi, croyaient avoir sauvé par leur pratique quelques malades qui, probablement, eussent sauvé spontanément. Bien d'autres étaient de purs escrocs exploitant un filon provisoire au gré des circonstances. Quelques paranoïaques s'affirmaient persécutés par le corps médical ou l'industrie pharmaceutique et parvenaient pour un temps à s'assurer la crédulité publique...

---

1. Jacques Ruffié et Jean-Charles Sournia, *Les Épidémies dans l'histoire de l'homme, de la peste au sida, op. cit.*

Les comportements irrationnels

Les civilisations contemporaines ne sont pas exemptes de tels errements. Le drame du sida en fournit l'illustration. Aujourd'hui, toutes les conditions sont réunies pour provoquer des paniques massives. À l'information écrite est venu s'ajouter l'audiovisuel, qui diffuse nouvelles et propagande jusque dans les coins les plus reculés de la planète, là où vécurent des populations longtemps isolées de tout. Désormais, point n'est besoin de savoir lire, de transporter journaux ou brochures, il suffit d'entendre la « voix des ondes » que nulle frontière, nul obstacle ne peut arrêter.

Or, malgré tous ces bouleversements dans le transport de l'information, malgré l'accroissement sensible du niveau de connaissance de l'ensemble des peuples qui composent l'humanité, un certain nombre d'invariants culturels perdurent. Nulle éducation, nulle explication n'a encore mis fin à certains comportements irraisonnés, peur infondée ou folle espérance.

Les groupes « maudits »

Nous ne retracerons pas ici l'histoire du sida, maintes fois et différemment écrite au cours des dix dernières années.

Rappelons toutefois que, bien que le sida soit (et ait été sans aucun doute dès le début) une affection hétérosexuelle entrant dans le cadre banal des maladies sexuellement transmissibles (MST), il a été découvert en juin 1981 sur la côte ouest des États-Unis, à Los Angeles, chez cinq garçons homosexuels. Tous présentaient une pneumopathie rare due à *Pneumocystis carinii*. Il s'agit d'un protiste connu, généralement non pathogène, relevant de la catégorie des nombreux micro-organismes « opportunistes » qui sont présents chez chacun de nous sans provoquer le moindre trouble.

En effet, ces hôtes sont normalement maintenus hors de l'organisme par la « barrière immunologique » qui se trouve sur les muqueuses tapissant nos cavités naturelles : bronches, alvéoles pulmonaires, arbre urinaire, vessie, intestin, sinus, région laryngo-pharyngienne, etc. Ces facteurs peuvent devenir agressifs s'ils ne sont plus contenus par ce barrage, c'est-à-dire chez les sujets, normalement très rares, qui présentent un affaiblissement ou une disparition des défenses immunitaires : soit lors de certaines maladies (leucémies qui peuvent bouleverser la répartition des cellules sanguines et entraîner la raréfaction de certaines d'entre elles), soit à l'occasion de traitements immunodépressifs, destinés à éviter un phénomène de rejet chez un patient ayant reçu une greffe d'organe (rein, cœur, foie, poumon) ou chez un individu atteint de maladie auto-immune. Au cours des douze années précédentes, deux cas seulement de pneumocystose avaient été signalés au Center of Disease Control (CDC) d'Atlanta, organisme fédéral chargé de collecter toutes les informations concernant la survenue de maladies infectieuses dans tous les États de l'Union. Le médicament efficace (pentamide isothionate) n'était pas commercialisé en pharmacie. Le fait que cette maladie, jusque-là exceptionnelle, et normalement non contagieuse, apparaisse en même temps chez des sujets habitant la même ville et ayant les mêmes pratiques d'homosexualité ne pouvait être attribué au hasard.

L'information fut aussitôt diffusée dans le bulletin hebdomadaire du CDC, *Morbidity and Mortality Weekly Report* (MMWR), et immédiatement reprise par toute la presse mondiale. Très vite, d'autres cas furent signalés, sur la côte Est cette fois, à New York en particulier, toujours chez des homosexuels, le sexe féminin semblant alors épargné. Début 1982, on découvre que cette maladie est bien liée à un effondrement des défenses immunitaires, d'où le nom de sida qu'on lui attribue : Syndrome d'immuno-déficience acquise, SIDA en français, AIDS en américain. En même temps, deux découvertes fondamentales sont réalisées. D'abord, il apparaît incontestable que cette affection est contagieuse. Son agent non encore identifié se trouve dans le sang et le sperme, d'où les « groupes à risque » que l'on définit sans tarder : les homosexuels mâles (surtout ceux qui pratiquent la sodomie, car la muqueuse du sphincter anal est richement vascularisée par les réseaux hémorroïdaires, qui saignent très facilement) ; puis les drogués par injection de narcotiques du type héroïne, qui, à l'époque où la vente des seringues était strictement réglementée, s'échangeaient le matériel d'injection intraveineuse au cours d'*acid-parties* réunissant parfois un nombre élevé de participants : il suffisait que l'un d'eux soit contaminé pour que tous ceux qui se piquaient après lui le deviennent.

L'enquête épidémiologique menée aussitôt a montré que le mal avait dû être importé aux États-Unis par des prostitués mâles venant de Haïti. Désormais, on tenait pour responsables les « 3 H » : « Homosexuels », « Héroïnomanes », « Haïtiens », c'est-à-dire, conformément aux conceptions pudibondes et quelque peu racistes d'une bonne partie de la société d'outre-Atlantique, des sujets marginalisés par le sexe, la drogue, la race. Comment ne pas voir dans ces drames la volonté divine de punir des coupables, des déviants, des inférieurs ? Un quatrième H allait s'ajouter à cette liste : les « Hémophiles », atteints d'une maladie héréditaire, connue depuis la plus haute Antiquité et restée longtemps mystérieuse, qui empêche le sang de coaguler.

Chez l'hémophile, la moindre blessure peut entraîner une hémorragie mortelle. Le ou les facteurs de coagulation manquant à ces patients leur furent d'abord apportés par injection de sang total, prélevé chez un sujet sain. Par la suite, on apprit à isoler puis à purifier ces « facteurs antihémophiliques » que ces malades étaient incapables de synthétiser. Deux d'entre eux, on le sait, se révélèrent essentiels : le facteur antihémophilique A (dit aussi facteur VIII) et le facteur antihémophilique B (ou facteur IX), ce dernier étant plus rarement en cause. On parvint également, en concentrant ces substances, à les doter d'une grande efficacité, non seulement dans l'arrêt d'une hémorragie, mais aussi dans la prévention de tout saignement chez le patient qui, recevant de façon systématique et prophylactique ce qui lui manquait, allait désormais pouvoir mener une vie normale.

Ces concentrés doivent être préparés à partir d'un lot important de donneurs (plusieurs milliers), et il suffit que l'un d'eux soit contaminé par le virus du sida pour que tout le lot le soit à son tour et transmette la maladie. Le risque était d'autant plus grand que le sida était plus répandu chez les donneurs, donc susceptible de passer chez les receveurs. Le premier cas de sida chez un hémophile (à noter qu'il n'était ni homosexuel, ni drogué, ni haïtien) fut signalé par le CDC d'Atlanta dès le mois de janvier 1982. Une deuxième constatation, elle aussi fondamentale, a montré que cliniquement le sida (associé, on l'a vu, à l'intrusion de germes opportunistes qui suit une immunodépression) ne se manifeste pas uniquement par des accidents pulmonaires (pneumocystose) mais peut revêtir de multiples formes : par exemple, des épisodes digestifs du type diarrhéique, récidivants et profus, accompagnés d'un amaigrissement spectaculaire, des syndromes urinaires, oto-rhino-laryngologiques ou même cutanés (lésions herpétiques), etc.

Précédant tous ces signes, une atteinte ganglionnaire (adénopathies) plus ou moins précoce a été fréquemment notée. En outre, certaines lésions depuis longtemps en sommeil, passées totalement inaperçues ou même considérées comme cicatricielles, peuvent se réveiller : une vieille tuberculose fibreuse se mettant à flamber, une colibacillose oubliée donnant des accès aigus, difficiles à juguler. Dans d'autres cas, la maladie se présente sous la forme d'un syndrome neurologique, en rapport avec un ancien foyer de toxoplasmose due à un protiste parasite : *Toxoplasma gondii,* qui, nous l'avons vu, vit chez beaucoup d'animaux sauvages mais aussi fréquemment chez l'homme. Sa présence n'a jamais de traduction clinique, sauf si l'infection se fait *in utero*. En effet, chez l'adolescent ou chez l'adulte, la toxoplasmose se limite à des zones cicatricielles intéressant le tissu nerveux, sans provoquer de troubles fonctionnels. Toutefois, ces lésions peuvent se réveiller au cours du sida ; on observe par exemple une crise d'épilepsie chez un sujet n'ayant présenté aucun antécédent. De la même manière, on a vu survenir une leishmaniose viscérale chez l'homme adulte, ce qui est exceptionnel dans notre espèce et sous nos climats. À l'heure actuelle, on a décrit quelque 500 cas de leishmaniose chez des sujets adultes HIV positifs. La maladie correspondrait au réveil de foyers contractés dans l'enfance, mais longtemps restés fibrosés. On estime aujourd'hui que de 1 % à 3 % de séropositifs présenteraient aussi une leishmaniose viscérale clinique[1].

Les cancers du sida

Un autre aspect de la pathologie sidéenne, lié lui aussi au déficit immunitaire, est l'apparition de tumeurs malignes. On sait aujourd'hui que certains tissus, qui se divisent durant toute notre vie, engendrent parfois des cellules anormales, monstrueuses. Elles sont reconnues comme telles grâce aux antigènes particuliers qu'elles portent à leur surface, et le système immunitaire, qui sait reconnaître le soi, toléré, du non-soi, rejeté, les élimine aussitôt. Ainsi est maintenue l'intégrité de l'organisme.

Chez le sujet normal, cette surveillance constitue une protection permanente, à la fois vis-à-vis des agents extérieurs (virus, bactéries, champignons, parasites) et des agents intérieurs, c'est-à-dire la plupart des cellules devenues accidentellement aberrantes. Cependant, quelques-uns de ces éléments parviennent à « passer entre les mailles » du barrage immunitaire. Ainsi libérées, ces cellules transformées n'obéissent plus aux ordres intégratifs de l'organisme, elles se dédifférencient, c'est-à-dire se déspécialisent et acquièrent des caractères jeunes, parfois embryonnaires. Elles se multiplient de façon anarchique et s'en vont créer de nouveaux foyers à distance. C'est ainsi qu'apparaissent des tumeurs malignes puis des métastases. Toute chute de nos défenses immunitaires peut donc laisser se développer des lignées à potentiel cancéreux qui, chez le sujet normal, auraient été éliminées.

La tumeur la plus fréquente chez les sidéens est le sarcome de Kaposi, qui, à New York, en particulier dans les premiers temps, a provoqué une véritable flambée chez les homosexuels. La maladie se caractérise par des plaques brunâtres infiltrées, affectant la peau et les viscères. On connaissait cette affection, d'ailleurs assez rare, en Afrique subsaha-

---

1. S. Matheron, « Paludisme et parasitoses opportunistes », *Option-Bio,* n° 135, 1995, p. 3-4.

rienne chez les adultes des deux sexes. Son apparition fréquente sur la côte est des États-Unis chez des sujets jeunes, blancs, appartenant à des groupes à risque, et d'abord les homosexuels mâles, a constitué un phénomène nouveau. D'autres formes de tumeurs furent signalées, telles que des lymphomes non hodgkiniens, des lymphosarcomes, des papillomes ano-génitaux (plus rares) ou des carcinomes squameux.

La découverte du virus du sida

Le virus responsable de l'immunodépression[1] a été découvert à l'Institut Pasteur de Paris par Luc Montagnier et son équipe en 1983, à partir du suc ganglionnaire prélevé par le professeur Marc Gentilini (service des maladies infectieuses et tropicales du CHU La Pitié-Salpêtrière) chez un malade atteint d'adénopathies multiples, dont l'étiologie demeurait obscure. Le virus fut d'abord baptisé LAV (pour Lymphadenopathy Associated Virus), puis virus de l'immunodéficience humaine (VIH en français, HIV en nomenclature internationale que, dans un but de simplification, nous adoptons ici). Au même moment, Robert Gallo, éminent virologue qui travaillait au Centre du cancer de Bethesda, près de Washington, se lançait sur une fausse piste.

Quelques années auparavant, en 1978, Gallo avait découvert le premier rétrovirus humain, virus porteur non pas

---

1. Bien d'autres rétrovirus induisant l'immunodéficience ont été décrits dans le règne animal. La plupart sont aussi tumorigènes. Citons : HTLV1 et HTLV2 (Human T Lymphotrophic Virus), BLV (Bovin Leukemia Virus), HFV (Human Foamy Virus), SIV (Simian Immunodefiency Virus), etc. Certains de ces virus ont une transmission essentiellement horizontale (tel le virus BLV, propre à la vache et au mouton, qui attaque les lymphocytes B et les rend « immortels », c'est-à-dire cultivables *in vitro*). Il semble que la présence d'une protéine virale empêche la cellule infectée de mourir par apoptose. L'identification et le blocage de cette protéine pourrait peut-être arrêter la maladie. Par ailleurs, l'infection par ce type de virus, et en particulier par les HIV, réduirait la production des interleukines. Un rééquilibrage de ces dernières obtenu par thérapie génique permettra peut-être de traiter le sida.

d'ADN mais d'ARN. Cet ARN est incapable de se fixer directement dans le génome de la cellule. Pour cela, il doit d'abord être transcrit en ADN, seul apte à une telle fixation. Cette transcription se fait grâce à une enzyme déjà évoquée, la transcriptase inverse. Dès lors, l'ADN ainsi néoformé vient s'inclure dans un chromosome de l'hôte et sera transmis de génération en génération, au cours des divisions cellulaires. Le rétrovirus ainsi transmis entraîne donc successivement deux flux d'informations : l'un ascendant (ARN du rétrovirus recopié en ADN sur le noyau de la cellule), l'autre descendant, lorsque cet ADN chromosomique donne à son tour une copie d'ARN qui va se fixer au niveau des ribosomes en portant un programme qui présidera aux synthèses peptidiques. Les premiers rétrovirus signalés chez l'homme en 1978 par Robert Gallo semblaient être à l'origine d'une double pathologie : des processus de prolifération maligne, leucémies, lymphomes, surtout fréquents dans le sud du Japon, les Caraïbes, l'Afrique centrale (d'où le nom de « Human T Cell Leukemia Virus » ou HTLV donné par les découvreurs), et des troubles neurologiques importants (surtout aux Antilles et en Afrique noire) du type paraparésie spastique tropicale. Deux ans plus tard, Kalyaniraman, toujours dans le même laboratoire, découvrit un virus voisin, semblant provoquer les mêmes symptômes. Pour les différencier, on les numérota : le premier fut appelé HTLV1 et le second HTLV2.

Peu après Luc Montagnier, Robert Gallo isola un nouveau rétrovirus chez des malades atteints de sida clinique qu'il crut appartenir à la même famille que les précédents et qu'il baptisa HTLV3. Par la suite, un HTLV4 était identifié par Essex, de Boston. Il fallut pourtant bientôt se rendre à l'évidence : les virus du groupe HTLV ne jouaient aucun rôle dans l'apparition du sida, dont le seul responsable était bien le virus HIV mis au jour par Luc Montagnier. Il n'appartenait d'ailleurs pas à la même famille que les HTLV, mais à celle des lentivirus. Après quelques discussions, tout le monde reconnut que la découverte de Luc Montagnier avait bien l'antériorité, et que le HIV décrit initialement sous le nom de LAV était le seul responsable de la « nouvelle » maladie.

Signalons qu'un sous-type du virus semble être un variant de HIV1. Il a été découvert par l'équipe de l'institut tropical d'Anvers chez une patiente camerounaise asymptomatique, et appelé HIV1 sous-type 0. Son existence a été confirmée par les experts du Center of Disease Control (CDC) et signalée dans un article de *Lancet*[1]. Il serait présent à l'état endémique au Cameroun et au Gabon. Une dizaine de cas cliniques auraient été signalés en France. En 1991, une autre souche a été décrite par Pettenkoffer, de Munich, en collaboration avec les médecins camerounais et l'institut Behring. On l'a appelée provisoirement MVP5180. Ces deux souches, qui ne sont pas strictement identiques, sont considérées comme des variations de HIV1 en raison de leur organisation génomique (l'une et l'autre montrent 50 % d'homologie avec le HIV1 déjà séquencé). À l'heure où nous écrivons ces lignes, des mesures ont été prises pour disposer de réactifs reconnaissant d'une façon constante les HIV1 sous-type 0. Il est possible que d'autres types soient découverts ou apparaissent spontanément par mutation, ce qui complique encore la lutte contre l'épidémie de sida. Aussi, à titre de précaution, vaut-il mieux ne pas retenir comme donneurs de sang, au moins à titre provisoire, les donneurs provenant de zones hautement contaminées.

Les ravages du virus du sida

Le mode d'action des virus HIV est relativement bien connu, et nous n'y reviendrons pas ici. Rappelons toutefois qu'ils prennent pour cible spécifique les lymphocytes dits T4 (autrefois appelés *helpers*), qui jouent un rôle essentiel tant dans l'immunité humorale (anticorps fabriqués par des lymphocytes contre un agresseur) que dans l'immunité cellulaire (sensibilisation des cellules « tueuses » allant au contact de l'intrus, l'entourant puis le détruisant). Le virus se fixe électivement sur les récepteurs de membranes propres à ces cel-

---

1. I. Loussert-Ajaka, T.D. Ly, M.L. Chaix, D. Ingrand, D. Saragosti, A.-M. Couroucé, F. Brun-Vézinet, F. Simon, « HIV1/HIV2 seronegativity in HIV1 subtype 0 infected patients », *Lancet*, n° 343, 1994, p. 1393.

lules et appelés CD4. Si les T4 disparaissent, les cellules immunologiquement compétentes ne sont pas mobilisées et aucune réaction de défense ne se produit : la porte de l'organisme est alors ouverte à tous les virus, à toutes les bactéries, champignons, parasites que nous portons constamment sur ou en nous. Au début de l'infection des T4 par le virus HIV, le système immunitaire est efficace, et des anticorps anti-HIV ne vont pas tarder à apparaître. Le processus s'accélère peu à peu, car les T4 atteints « attirent » à leur contact des T4 sains qui, soudés les uns aux autres, forment des amas cellulaires en perdant leurs membranes respectives. Ainsi, des cellules T4 encore indemnes vont disparaître. Une fois amorcé, le « cycle infernal » ne cesse plus, et l'organisme, confronté à un véritable « désastre immunitaire », perd toutes ses défenses et sera soumis à toutes sortes d'agressions. On estime qu'au-dessus de 1 000 T4 par millilitre de sang aucun danger d'immunodépression n'existe dans l'immédiat. L'alerte est donnée quand le nombre de T4 tombe en dessous de 400. À 200 ou moins, les premiers signes du sida clinique sont à peu près inéluctables. En même temps, le chiffre du rapport T4/T8 est inversé. On peut cependant noter de fortes variations individuelles. Le diagnostic de l'infection virale se fait au laboratoire par la mise en évidence d'anticorps anti-HIV dans le sérum du patient, qui apparaissent au cours des semaines ou des mois (3 à 6 au maximum) suivant l'entrée du germe. C'est la *séroconversion*.

Pendant tout le temps qui s'écoule entre l'arrivée du virus dans l'organisme et l'apparition des anticorps dans le sérum, le sujet est contaminant tout en demeurant « HIV négatif », et donc sérologiquement indétectable. Aussi est-il dangereux, non seulement en tant que donneur de sang, mais aussi comme partenaire sexuel, puisqu'au cours de cette période il peut transmettre le virus sans le savoir. Soulignons toutefois que des contaminations transfusionnelles survenues en phase présérologique sont aujourd'hui exceptionnelles : elles doivent présenter une fréquence de 1 sur 500 000 à 1 sur 1 million, ou moins selon les régions. Et encore peut-on diminuer le risque en soumettant le donneur à un entretien médical précis. De la sorte, la transfusion de sang ne présente quasiment plus de danger.

La résurgence des vieux démons

Nous avons dit comment la constatation des premiers cas de sida chez les « 3 H », bientôt suivis par un quatrième H, avait réveillé les vieux démons culturels, faisant apparaître la maladie comme un châtiment divin et les malades comme des marginaux, des coupables, des « inférieurs ». Pour les trois premiers H, le raisonnement paraissait évident à certains. Pour le quatrième, l'hémophile, souffrant d'une maladie grave mais héréditaire, ne fallait-il pas invoquer la « solidarité » de générations et rechercher une faute chez les parents, en particulier chez la mère, dite « conductrice » responsable mais ignorante de la transmission de la « tare » à la moitié de ses fils ? On en vint à culpabiliser des couples qui n'avaient pourtant aucune responsabilité dans l'existence ou l'apparition des gènes conditionnant les différents types d'hémophilie. Surtout aux États-Unis, une véritable hystérie collective s'empara de certains milieux : le sida nous ramenait au temps de la peste et pouvait déclencher les comportements les plus absurdes, sinon les plus odieux. L'un de nous, qui a participé aux premières enquêtes épidémiologiques menées sur la côte est des États-Unis dans les années 1982-1983, a rencontré une famille qui avait changé son fils d'école sous le prétexte qu'il y avait dans la même classe un petit hémophile – qui devait d'ailleurs se révéler séronégatif quand les tests immunologiques furent appliqués. Les ligues de vertu, si nombreuses outre-Atlantique et quelque peu démobilisées depuis la fin de la guerre du Viêt-nam, retrouvaient enfin une raison d'être. Et il a fallu plusieurs années pour faire entrer dans les esprits que le sida était une maladie virale, hétérosexuelle, non mystérieuse, sans doute plus fréquente dans les groupes à risque mais susceptible de frapper n'importe qui. Ce qui n'empêche pas qu'à l'heure actuelle on rencontre encore des gens, même dans les milieux les plus instruits, qui persistent de façon plus ou moins consciente à assimiler le sida à un châtiment du ciel.

Le « génie épidémique » singulier du sida

Sécurisés par les immenses progrès de la médecine et de la biologie au cours de ce siècle, beaucoup de nos contemporains ont été choqués par l'apparition d'une nouvelle maladie, surtout dans les pays occidentaux. Ils croyaient le temps des épidémies révolu. La peste n'était qu'un lointain souvenir, l'hygiène protégeait du choléra et on vaccinait contre la grippe ; la variole avait disparu. Et voici qu'une épidémie inconnue, que la médecine ne parvenait pas à maîtriser, se manifestait un peu partout dans le monde, de façon presque simultanée. En réalité, par son allure, par son mode de transmission, le sida n'était en rien comparable à ce que nous avait appris l'histoire. Comment le mal avait-il pu revêtir d'emblée une telle ampleur ?

Parmi les causes – biologiques, technologiques, socioculturelles – du sida, on retiendra ici la lenteur de l'incubation. Si certains sujets présentent un sida clinique dans les mois qui suivent la contamination, la plupart attendent des années (jusqu'à 15 ans et peut-être plus) avant de présenter les premiers signes de l'affection. Un examen va donc révéler une séropositivité peut-être déjà ancienne. Et, dans l'ignorance de l'état où ils étaient jusque-là, ces porteurs « sains » ont eu le temps, surtout par voie sexuelle, de diffuser largement le virus HIV, principalement les sujets à partenaires multiples. Au contraire, nos épidémies « familières » comme la peste, la grippe, le choléra n'ont que quelques heures à quelques jours d'incubation. C'est pourquoi une partie non négligeable de la population est atteinte au même moment, et ceux qui ne sont pas atteints (ou pas encore) sont pleinement conscients du danger qui les guette.

> *Le pauvre en sa cabane où le chaume le couvre*
> *Est sujet à ses lois*
> *Et la garde qui veille aux barrières du Louvre*
> *N'en défend point nos rois*

écrivait déjà Malherbe dans sa *Consolation à Dupérier*. En outre, les épidémies « traditionnelles » offrent chacune un tableau pathologique original. Les signes en sont connus et facilement repérés. Souvent, le patient porte le diagnostic avant même d'avoir consulté le médecin.

Rien de tel pour le sida, dont l'incubation est très discrète et parfois fort longue, ne s'accompagnant d'à peu près aucun signe. Aussi l'épidémie s'étend-elle à bas bruit. Des sérums congelés, venus d'Afrique subsaharienne, démontrent que le virus avait déjà atteint des populations vivant au cœur de la forêt équatoriale dès 1970 et peut-être avant (1954 ?). Or, les premiers cas cliniques n'ont été identifiés qu'en 1981, aux États-Unis, donc bien loin du lieu d'origine du germe et bien après les débuts de sa dissémination. Par ailleurs, sur le plan clinique, le sida peut revêtir le masque de toutes les maladies opportunistes, rendant tout diagnostic aléatoire en l'absence d'étiologie commune (déficience immunitaire) et de test immunologique vraiment fiable pour mettre en évidence une séroconversion. (Les tests n'ont été possibles qu'en 1984-1985.) D'où les hésitations ou même les erreurs d'orientation commises au cours des premières années.

Une autre cause de l'extension épidémique tient à la multiplication des actes transfusionnels. Depuis le début du siècle, la transfusion a fait notablement progresser la médecine, et plus encore la chirurgie. On ne saurait dire le nombre d'anciens patients qui lui doivent d'être encore en vie. Mais elle fut souvent pratiquée de façon systématique au cours des interventions chirurgicales à des fins de confort. Il est même arrivé que de grands malades se retrouvent en surcharge circulatoire après une opération au cours de laquelle ils avaient perdu beaucoup de sang, mais en avaient reçu plus encore !

Et cette tendance s'est considérablement aggravée dès que l'on a su préparer les produits sanguins stables. Dans le cas de transfusion simple de sang total, comme on les faisait autrefois, le patient ne prenait pas grand risque de contamination puisqu'il recevait du sang d'une seule personne (ou d'un petit nombre de donneurs quand on lui injectait plusieurs flacons). Le danger a été en revanche beaucoup plus grand dès que l'on a utilisé des produits sanguins stables, obtenus à partir du sang de milliers de sujets. Et la situation est devenue dramatique quand on a distribué le facteur anti-hémophilique concentré, dit super VIII, avant que les virus dont il pouvait être porteur soient inactivés par la chaleur ou que l'on ait pu écarter les donneurs contaminés. Les hémophiles, déjà durement touchés par leur trouble de coagulation, allaient payer un lourd tribut au sida, et avec eux bien d'autres patients à l'hépatite C.

La dispersion rapide tient également, on l'a dit aussi, à la commercialisation de produits sanguins stables contaminés expédiés et vendus à travers le monde entier.

La question du risque de transmission du sida par le personnel soignant infecté

Cinq patients contaminés en Floride par un même chirurgien-dentiste ont été rapportés. Ces accidents ont donné lieu à de nombreuses discussions. Aucun autre cas n'a été signalé avec certitude. Toutefois, cette transmission demeure théoriquement possible, même si, dans la pratique, elle reste exceptionnelle. Selon le CDC d'Atlanta, la probabilité pour qu'un chirurgien HIV positif infecte un opéré est de l'ordre de 0,0024 %, donc extrêmement faible.

Certaines mesures contraignantes ont été prises dans quelques pays occidentaux, tels les USA (où le Sénat américain a voté un texte obligeant les personnels soignants séropositifs à informer leurs patients) ou l'Allemagne. En France, le Conseil national du sida a estimé en 1992 que, jusqu'à plus ample information, de telles actions discriminatoires étaient injustifiées, tout en rappelant l'importance des mesures « universelles » que doivent respecter tous les praticiens. En fait, la responsabilité du soignant HIV+ est engagée vis-à-vis du malade qui lui est confié. Aussi serait-il bon que chaque membre du personnel de santé connaisse exactement son statut sérologique vis-à-vis du HIV. En cas de positivité, les activités de soin comportant des procédures à risque (en particulier chirurgicale) doivent être écartées. Outre la question morale, il convient de rappeler qu'en cas d'accident le contamineur est juridiquement responsable. On doit cependant éviter toute règle trop rigide qui exclurait le séropositif de certaines professions. Il faut avant tout informer l'intéressé, qui, une fois conscient du risque qu'il représente, devra prendre sa décision en toute liberté.

Infection à cytomégalovirus (CMV)

La cytomégalovirose entre souvent dans les viroses post-transfusionnelles. Son responsable, le cytomégalovirus, appartient à la vaste classe des herpès virus. Comme eux, il contient une double bande d'ADN entourée d'une capside protéinique, le tout enfermé dans une enveloppe lipoprotéique. Il peut engendrer soit une lyse rapide de la cellule infectée, soit, au moins momentanément, de grosses inclusions nucléiques ou intracytoplasmiques plus petites qui augmentent la taille de la cellule, d'où le nom de cytomégalovirus donné à l'agent pathogène. Il se rencontre chez des sujets de tous âges, créant les désordres les plus variés — atteintes asymptomatiques (surtout chez le jeune), infections générales, foyers très localisés (hépatites, pneumonies interstitielles, encéphalites, myocardites, pancréatites, choriorétinites, hémorragies profuses et spontanées surtout digestives), etc.

On ignore les causes des variations de la gravité de la maladie. Elle s'accompagne toujours d'une poussée de mononucléose sanguine identique à celle que l'on observe dans le syndrome d'Epstein-Barr. Les cytomégaloviroses apparaissent à peu près toujours chez des sujets immunodéprimés par maladie ou par traitement, chez les greffés du cœur, du rein, de la moelle, malades qui doivent impérativement éviter tout rejet immunitaire, plus rarement chez d'autres malades (cancers lymphoïdes, hémopathies génératrices d'immunodéficiences, etc.). Il arrive que les troubles infectieux observés correspondent au réveil d'un ancien foyer, parfois très léger, apparu dans l'enfance et qui se réactive sous l'effet d'un effondrement immunitaire. Dans ce cas, le virus peut alors migrer et provoquer un syndrome clinique nouveau des années après. Ainsi, la varicelle peut rechuter sous forme de zona, caractérisé par des éruptions unilatérales de vésicules, très douloureuses, et toujours situées sur le trajet d'un nerf.

Dans la transfusion sanguine, on évitera d'injecter du sang de donneurs CMV positifs à des sujets à risque : essentiellement les immunodéprimés par maladie ou par traitement. Les donneurs CMV positifs sont écartés pour tous ces patients[1]. On sait aujourd'hui que ce sont les produits sanguins riches en cellules mononucléées qui transmettent essentiellement le virus. En revanche, le sang déleucocyté semble beaucoup moins dangereux, et sa capacité à contaminer un patient peut même être rendue à peu près nulle à condition de s'entourer de quelques précautions : choisir un donneur CMV négatif, s'assurer de l'absence de cellules caractéristiques du germe, de la négativité des anticorps, et injecter du sang soigneusement déleucocyté. Lors de la conservation de la poche au froid pour une durée de plus de 72 heures, le virus qui pourrait avoir échappé à tous les contrôles précédents est très atténué. Enfin, chez les sujets réputés sensibles, on administre à titre préventif des immunoglobulines spécifiques anti-CMV, même si leur effet est encore discuté. En cas de greffe, et malgré toutes ces précautions, le CMV peut être transmis par le transplant, qui joue le même rôle contaminant qu'une transfusion sanguine.

Ainsi les cytomégaloviroses, qui supposent presque toujours un état d'immunodépression provoquée, apparaissent-elles souvent comme des maladies iatrogènes. Notons que 90 % des sujets HIV positifs sont aussi CMV positifs.

Les problèmes posés au transfuseur par la transmission du CMV sont loin d'être exceptionnels. Dans la région parisienne par exemple, Bich Hoang et ses collaborateurs[2] ont trouvé, sur 7 729 donneurs en bonne santé (3 048 hommes et 4 681 femmes), 3 615 sujets porteurs d'anticorps anti-CMV, soit 47 % de séropositifs et 53 % de séronégatifs.

Le virus d'Epstein-Barr (EBV)

D'autres virus, d'une importance pratique moindre pour la transfusion (du moins dans l'état actuel de nos connais-

---

1. Nancy L. Dock, « Post-transfusion cytomegalovirus infection », in *Transfusion Transmitted Infections*, Dennis M. Smith & Roger Y. Dodd (ed.), Chicago, ASCP Press, 1991.
2. Centre de transfusion de l'hôpital Broussais (B. Hoang, P. Le Xuan, P. Guichoux, M. Simonneau), « Prévalence des anticorps anticytomégalovirus dans une population de donneurs de sang de la région parisienne », *Rev. Fr. Transf. Hémobiol.*, n° 34, 1991, p. 119-130.

sances), pourraient être transmis par hémothérapie, tel que le virus d'Epstein-Barr, qui fait partie lui aussi de la famille des herpès virus humains. C'est un virus B lymphotrope découvert par Epstein, Achong et Barr en 1963. Il est largement répandu dans le monde et infecte de 25 % à 70 % des enfants dès l'âge de 2 ou 3 ans. Dans les pays en voie de développement, sa fréquence peut être très élevée et dépasser 98 % ou plus. Sa présence est presque toujours asymptomatique. Chez les sujets les plus sensibles, il peut entraîner une sorte d'état grippal prolongé avec angine, parfois signes méningés et présence constante d'une monocytose sanguine. Chez les sujets contaminés apparaissent assez vite des anticorps orientés contre la capside virale (IgM d'abord, puis IgG). Quand l'infection est bien installée, le malade porte dans son sérum des anticorps « hétérophiles » qui réagissent contre des antigènes hétérologues (par exemple contre les hématies de cheval, de mouton, etc.). C'est la réaction de Paul et Bunnell, assez caractéristique de la maladie.

Dans certaines régions, l'EBV est constamment associé à deux cancers de l'homme : le lymphome de Burkitt en Afrique noire, le cancer du nasopharynx largement présent en Chine méridionale, dans tout le Sud-Est asiatique et, à un degré moindre, dans les pays du Maghreb et chez les Eskimos. En outre, il semble constamment impliqué dans le syndrome de Duncan, affection lympho-proliférative qui allie un élément génétique et l'affection virale EBV. En effet, cette maladie, toujours fatale, est liée au chromosome X et apparaît chez les garçons d'une même lignée. Tous présentent une inaptitude à se défendre contre ce germe. Il est possible que ce virus soit impliqué aussi dans la genèse d'autres cancers.

L'EBV est, comme le précédent, essentiellement présent dans les lymphocytes B. À l'heure actuelle, on est sur la voie d'un vaccin anti-EBV efficace, qui représenterait pour les populations à risque un véritable vaccin anticancéreux[1], au

---

1. Sir Anthony Epstein, « Le programme de vaccination pour la prévention des cancers associés au virus d'Epstein-Barr chez l'homme », *La Vie des sciences, C.R. Acad. Sci.,* Paris, Série générale, n° 11 (1), 1994, p. 11-18.

même titre que le vaccin anti-HBV contre l'hépatome. Bien d'autres virus, surtout en zone tropicale, sont sans doute à l'origine d'encéphalites, de fièvres hémorragiques, etc. Toutefois, aucune certitude n'existe quant à la transmission de ces maladies par transfusion sanguine, non encore absolument démontrée, mais théoriquement possible. Ainsi, la plupart d'entre nous portons dans notre organisme, à un moment ou à un autre de notre vie, des germes « tenus à distance » par les protections immunitaires « rapprochées ». Ces agents, non pathogènes chez le sujet en bonne santé, sont qualifiés d'opportunistes puisque seule une dépression immunitaire grave peut entraîner leur multiplication et leur intrusion.

En fait, le syndrome clinique provoqué par l'immunodépression varie en fonction du microbe opportuniste et de son lieu d'invasion. D'une façon générale, les antibiotiques jugulent les premières crises. Par la suite, les germes en cause deviennent résistants. Puis l'état du malade se dégrade, et il finit par expirer en plein marasme. Cette évolution fatale peut être accélérée par le développement simultané de plusieurs agents infectieux. Ainsi le patient meurt non pas du déficit immunitaire lui-même, mais de ses conséquences, qui revêtent de multiples formes cliniques.

CHAPITRE XII

Les virus HTLV et les autres

Beaucoup d'autres virus peuvent être transmis par l'injection du sang ou de ses dérivés. Nous mentionnerons ici ceux qui sont déjà bien étudiés, mais beaucoup d'autres sont encore à découvrir.

La famille des HTLV1 - HTLV2

Nous avons évoqué au chapitre précédent les HTLV1 et les HTLV2, les premiers rétrovirus décrits chez l'homme avant ceux du groupe HIV. Ces virus HTLV sont infectants par voie sanguine, mais également par voie sexuelle. On les rencontre surtout en Afrique noire, aux Caraïbes, dans le sud du Japon, et aujourd'hui, de façon épisodique, ici et là dans le monde. Identifiés par Robert Gallo et son équipe, à l'institut du cancer de Bethesda, le même virus fut signalé peu après dans le sud du Japon par Hinuma. Nous avons dit comment cette découverte avait influencé Gallo, le conduisant sur une mauvaise piste pour le HIV. En Afrique, les HTLV sont responsables de lymphomes malins et de leucémies, toujours à lymphocytes T. Ils peuvent aussi entraîner des lésions neurologiques graves, réalisant le plus souvent un syndrome de paraparésie spastique tropicale, plus fréquent en Afrique noire et dans les Caraïbes qu'ailleurs. Dès le début de l'affection, le sujet atteint présente une raideur bi- ou unilatérale dans les jambes, bientôt suivie de signes douloureux, puis de troubles sphinctériens. En outre, un syndrome pyramidal est presque toujours observé. Bien que d'évolution lente, cette affection est irréversible. Au Japon, ce sont au contraire les formes hématologiques qui, sans être les seules, prédominent largement. On les rencontre essentiellement dans le sud de l'archipel, où il existe des foyers importants, comme on l'expliquera ci-dessous. Dans les leucémies, les cellules malades prennent un aspect en peigne chevelu, d'où leur nom de *trichocystes*. Le berceau africain du virus paraît aujourd'hui identifié : Ghana, Côte-d'Ivoire, Nigeria, Zaïre, etc.[1]

Il aurait été importé aux Antilles par la traite des Noirs et au Japon par les commerçants portugais qui, dans les premières décennies du XVIe siècle, vinrent commercer avec l'archipel, en particulier dans le Sud, où le port de Nagasaki leur avait été ouvert. Ils amenaient avec eux des esclaves africains comme serviteurs, vraisemblablement responsables de l'introduction du HTLV. Aujourd'hui, on observe environ un millier de nouveaux cas tous les ans dans l'archipel. On sait reconnaître la présence d'un anticorps spécifique anti-HTLV1 : il démontre que le sujet, devenu alors séropositif, a été au contact du virus, même s'il ne présente pas – ou pas encore – de signes cliniques. Les enquêtes systématiques effectuées au cours des dernières années montrent que le virus est le plus fréquent dans la péninsule de Kii, près de Kyoto, ou encore au sud de Okinawa. Certains foyers présentent des fréquences allant de 2,2 % à 12 %, et peuvent même atteindre 30 % à Kyushu.

En Europe, et en particulier en France, les cas de séropositivité et de maladie concernent en premier lieu des sujets originaires des Antilles, parfois d'Afrique centrale, ou ayant un partenaire sexuel issu de ces régions. Toutefois, par suite des déplacements rapides et massifs des populations, de la multiplication des traitements hémothérapiques et de l'envoi de fractions sanguines stables dans tous les pays développés, le virus peut se rencontrer aujourd'hui n'importe où dans le monde.

Deux ans après la découverte du HTLV1, Kalyanaraman, appartenant à l'équipe de Gallo, décrivit chez un malade américain blanc atteint de leucémie un nouveau virus très proche du précédent, qu'il appela HTLV2. Au-delà du

---

1. Antoine Gessain, *Virus HTLV1 et paraparésies spatiques tropicales,* Thèse de doctorat ès sciences, université de Paris-VII, 1992.

germe en cause, les troubles provoqués paraissent identiques à ceux que nous venons de décrire. La phase d'incubation est très longue et peut atteindre parfois des dizaines d'années. On manque encore du recul nécessaire pour pouvoir en évaluer les limites exactes. Quoi qu'il en soit, on a tendance à classer les HTLV dans le groupe des « virus lents ». Dans nos établissements de transfusion sanguine, on observe chez les donneurs de sang venant de la zone caraïbe, de la Réunion, ou chez leurs partenaires sexuels (tous en bonne santé apparente) des taux de positivité atteignant 50,1 pour 10 000, alors qu'ils ne sont que 0,27 chez les métropolitains n'ayant jamais vécu en zone d'endémie. Dans nos régions, la moyenne d'âge des séropositifs est de 47 ans. Bien que la maladie soit hétérosexuelle, elle semble davantage diffusée par les hommes que par les femmes : le sperme est en effet très riche en virus. En revanche, le taux de contamination par le sang (drogués à la seringue, polytransfusés) est identique chez les deux sexes[1]. En ce moment, et sans doute grâce aux campagnes d'information menées en faveur de la prophylaxie, le taux de séropositivité semble diminuer dans tous les groupes.

Depuis le 12 juillet 1991, la recherche systématique des anticorps anti-HTLV1 et anti-HTLV2 est obligatoire chez tous les donneurs de sang. La prévalence de sujets HTLV séropositifs, calculée à partir de plusieurs centres de transfusion français, était de 0,33 pour 10 000 dons de sang en 1991, et est tombée à 0,25 en 1993. Elle est encore plus faible chez les donneurs réguliers, chutant durant la même période de 0,32 à 0,14 (sans doute à la suite de l'élimination de tous les séropositifs qui ne sont plus revenus donner leur sang). Chez les nouveaux donneurs, le taux reste cependant autour de 0,33 pour 10 000. Il faut souligner que tous les porteurs du virus ou presque venaient des zones à forte endémie (Antilles, Guyane, Afrique noire) ou avaient des partenaires sexuels originaires de ces mêmes zones. Aussi, le risque

---

1. Voir « Épidémiologie de l'HTLV chez les donneurs de sang domiciliés en France métropolitaine », *La Gazette de la transfusion,* n° 97, avril 1994. J. Pillonel, A.-M. Couroucé, J.-M. Lemaire, M. Maniez, J.-B. Brunet, « Le dépistage du HTLV dans les établissements de transfusion sanguine (ETS) », *BEH,* n° 3, 1993.

d'infection transfusionnelle par HTLV est aujourd'hui très faible, sinon nul, quand ces contrôles sont appliqués avec rigueur.

D'autres virus

Principalement présents dans les zones tropicales, d'autres virus sont eux aussi transmissibles par transfusion, du moins en théorie. Dans la pratique, ces cas doivent être exceptionnels. Quand ils se produisent, ils peuvent donner des accidents très graves.

Citons : les arbovirus (plus de 350 espèces) dont les deux familles le plus souvent en cause : les tagovirus et les bunyavirus injectés à l'homme dans la nature par des moustiques ; la fièvre de la vallée du Rift (de l'ouest du Kenya à l'Afrique centrale et peut-être jusqu'en Mauritanie et à Dakar). La gravité des troubles observés est très variable, allant d'un syndrome grippal bénin à une nécrose hépatique ou à une méningo-encéphalite, souvent mortelles. On peut évoquer encore la fièvre de Lhassa (Afrique centrale et de l'Ouest), les fièvres hémorragiques de Bolivie et d'Argentine, les maladies dues au virus de Marburg (décrit en Allemagne à partir de singes importés d'Ouganda) qui firent plusieurs victimes dans la population, la contagion directe interhumaine s'étant révélée possible. En Afrique, la consommation de singes mal cuits pourrait également transmettre l'infection, en particulier à partir de *Cercopithecus oethiops*. Le virus de Marburg tue de 25 % à 80 % des sujets contaminés. La fièvre d'Ébola a sévi récemment en Afrique.

Pratiquement, il sera prudent de ne pas retenir comme donneurs de sang les sujets qui viennent des zones endémiques pendant les 4 à 6 semaines suivant leur retour.

Un cas particulier : le parvovirus

C'est en 1942 qu'un jeune hématologiste norvégien, Paul A. Owren[1], soupçonne qu'un virus serait à l'origine de crises

---

1. P.A. Owren, « Congenital hemolytic jaundice. The pathogenesis of hemolytic crisis », *Blood,* n° 3, 1948, p. 231-248.

d'hyperhémolyses. Ultérieurement, l'observation de six patients souffrant de sphérocytose héréditaire montrera que ces crises n'étaient pas dues à une augmentation de l'hémolyse, mais à une brutale diminution de formation de cellules précurseurs de l'érythropoïèse dans la moelle osseuse. En 1975, Cossart et ses collaborateurs décrivirent un virus qu'ils dénommèrent parvovirus B19 humain et démontrèrent que de 30 % à 50 % des sujets adultes étaient porteurs d'anticorps anti-B19 restant le plus souvent asymptomatiques[1]. Le B19 est un petit virus formé d'un simple brin d'ADN possédant une capside composée de trois protéines, une quatrième demeurant indépendante. Il est dépourvu d'enveloppes. Les 5 000 bases qui le composent ont été clonées et séquencées. Il peut envahir de nombreuses cellules et y persister, mais il a une prédilection pour les cellules précurseurs de la lignée érythroblastique. Il passe généralement inaperçu, ne se manifestant par aucun signe clinique, et reste le plus souvent asymptomatique. Cependant, surtout chez les immunodéprimés, il peut provoquer un certain nombre de troubles à dominante hématologique : des hémolyses aiguës, leucémies lymphoïdes aiguës, ou des syndromes plus légers comme l'arthralgie fébrile, l'éruption rosée, parfois érythémateuse. Cette éruption atteint le visage, le tronc, les extrémités, mais disparaît en une ou deux semaines. Après cet épisode pathologique, tout comme dans les formes asymptomatiques, le virus peut disparaître définitivement de l'organisme et laisser après lui des anticorps spécifiques permanents témoins de son passé. Mais il peut aussi demeurer, sans donner aucun signe clinique. Ces porteurs sains présentent un danger de contage pour le receveur auquel ils donnent leur sang. En outre, le virus se transmet non seulement par le sang luimême, mais aussi par ses fractions : plasma, cryoprécipités, facteur VIII, etc. Il ne semble pas être inactivé par les méthodes habituelles (chauffage, solvant, détergent, etc.). Une telle transfusion contaminante peut provoquer chez un

---

1. H.D. William et al., « Transmission of human parvovirus B19 by coagulation factor concentrates », *Vox Sang.*, n° 58, 1990, p. 177-181.

patient déjà affaibli, surtout s'il est immunodéprimé, une réaction dangereuse.

En revanche, la fréquence des contaminations muettes et la rareté des complications qu'elles occasionnent font que, sauf dans les cas d'immunodépression, il n'y a pas lieu de tenir compte de la positivité d'un donneur de sang porteur du parvovirus B19. Si on la prenait en considération, on serait amené à éliminer inutilement la moitié des donneurs[1].

---

1. P.P. Mortimer, N.L.C. Luban, J.F. Kelleher, B.J. Cohen, « Transmission of serum parvovirus likes by clothing factor concentrates », *Lancet*, n° 2, 1983, p. 482-484. L. Coulombel, F. Morinet, F. Mielot, G. Tchernia, « Parvovirus infection, leukemia and immunodeficiency », *Lancet*, n° 1, 1989, p. 101-102.

CHAPITRE XIII

Les agents transmissibles
non conventionnels

Les prions

Découverts récemment, les prions ne sont pas à proprement parler des virus ou des provirus, puisqu'ils ne portent ni d'ADN ni d'ARN. Il s'agit de protéines pathologiques, douées d'un pouvoir d'autoréplication et attaquant de façon élective le système nerveux central. Les prions furent découverts à l'occasion de la « maladie des vaches folles », signalée d'abord en Angleterre et aujourd'hui appelée « encéphalite spongiforme subaiguë transmissible ». Chez l'homme, les maladies à prions semblent rares et on ne peut que soupçonner, toutefois avec quelque vraisemblance, leur transmission par transfusion sanguine. Ce type de contamination est en effet théoriquement possible.

En dehors de leur tropisme pour le système nerveux, ces affections présentent les caractères suivants :

– leur incubation est très longue, de plusieurs mois à plusieurs années, d'où le nom de *slow virus* que l'on donnait naguère à leur agent pathogène (avant que l'on ne connaisse leur nature exacte, qui permet de les qualifier de non-virus) ;

– une évolution aboutissant inexorablement à la mort du sujet en plein délabrement neurologique et psychologique. Le diagnostic est clinique, paraclinique (électroencéphalogramme, électromyogramme, IRM, etc.). Il n'existe pas encore de tests immunologiques rapides et vraiment fiables. Il n'est souvent confirmé que *post mortem* par l'anatomopathologie. Les maladies provoquées par les prions sont exceptionnelles. Nous évoquerons ici celles qui pourraient avoir un rapport avec la transfusion : la maladie de Creutz-feldt-Jakob, le kuru, la maladie de Gerstmann-Straussler-Scheinker.

La maladie de Creutzfeldt-Jakob (MCJ)

Il s'agit d'une encéphalopathie subaiguë, dégénérative du type spongiforme, provoquée par des prions transmissibles encore mal connus. Elle constitue 90 % des maladies humaines à prions. Les formes les moins rares sont du type sporadique ; elles représentent 9 dizièmes des cas décrits à ce jour et offrent une virémie (ou plutôt une « prionémie ») spontanée dès le début de la maladie, y compris pendant la phase d'incubation, cliniquement silencieuse, qui peut durer 35 ans ou plus. Nous venons de souligner sa rareté dans notre espèce. En France, on compte en moyenne tous les ans un cas nouveau par million d'habitants. Cliniquement, étant donné sa longue durée d'incubation, elle apparaît le plus souvent chez des sujets âgés de 55 à 75 ans, mais se rencontre aussi chez les plus jeunes (traités en particulier par extraits hypophysaires humains) et parfois chez de grands vieillards. Elle n'a pas de répartition géographique bien déterminée, mais semble présente partout dans le monde : plus d'une cinquantaine de pays l'ont déjà signalée.

Étant donné l'existence de l'agent pathogène dans le sang pendant une longue période chez des sujets ayant reçu, parfois très longtemps à l'avance, de l'hormone de croissance à partir de cadavres humains, la maladie de Creutzfeldt-Jakob pourrait être transmise par transfusion sanguine : 4 cas post-transfusionnels auraient été décrits en Australie, cinq ans après une injection de sang. Parmi les donneurs, tous asymptomatiques lors du prélèvement, une femme a développé ultérieurement une maladie typique. D'autres cas ont été signalés par la suite[1].

---

1. J.-P. Destys, C. Lasmyas, D. Dormont, « Maladie de Creutzfeldt-Jakob iatrogène et transfusion sanguine », *Médecine-Sciences*, n° 6-7, juin-juillet 1994, p. 734. R. Klein, L.J. Dumble, « Transmission of

Certaines formes de la maladie semblent spontanées (elles sont dites sporadiques), mais le plus souvent la MCJ suit l'injection de matériel humain infecté (on parle alors de maladies iatrogènes). Les formes sporadiques se traduisent par un état démentiel prédominant, alors que les formes iatrogènes présentent un syndrome cérébelleux majeur, avec ataxie, incoordination motrice non paralytique des membres inférieurs, bien visibles chez le sujet debout ou à la marche.

Dans la plupart des pays industrialisés (en France en particulier, où près de 35 cas ont été décrits), l'infection a presque toujours été transmise par injection d'hormone de croissance de provenance humaine, extraite du lobe antérieur de l'hypophyse de cadavre. Ce produit est resté sur le marché de 1963 à 1985, date où le danger fut perçu. Dès qu'il a été connu, la Food and Drug Administration des États-Unis a interdit le médicament à la vente, suivie par de nombreux pays industriels. Elle a demandé en outre que l'on refuse comme donneurs de sang tous ceux ou celles qui avaient reçu un traitement opothérapique par hormone de croissance humaine entre 1963 et 1985. Chez les victimes, l'autopsie a démontré une accumulation de la protéine isoforme anormale constituant le prion de la MCJ (PrPCJP). Leur nombre est proportionnel au degré de l'affection et prédomine sur le cervelet dans les formes iatrogènes, sur le lobe frontal dans les formes sporadiques[1]. Une fois déclarée, la maladie évolue vite (de 2 à 6 mois, exceptionnellement plus). Expérimentalement, l'inoculation cérébrale de prions chez le hamster, par exemple, manifeste le même tropisme que chez l'homme : concentration sur le cervelet et au niveau du tronc cérébral.

Dans la maladie de Creutzfeldt-Jakob sporadique, aucun élément familial n'a été relevé. La présence d'un facteur génétique de susceptibilité est possible mais n'a pas encore

---

Creutzfeldt-Jakob disease by blood transfusion », *Lancet,* n° 341, 1993, p. 768. T.F.G. Esmonde et coll., « Creutzfeldt-Jakob disease and blood transfusion », *Lancet,* n° 341, 1991, p. 205.
1. J.-P. Deslys et coll., « Selection of specific strains in iatrogenic Creutzfeldt-Jakob disease », *Lancet,* n° 343, 1994, p. 848-849.

été prouvée, bien que dans certaines constellations familiales se trouvent des sujets affichant une discrète tendance à divers états psychopathiques, en général légers mais plus fréquents que dans la population prise au hasard. Il existerait donc une prédisposition, mais celle-ci n'est pas encore démontrable[1]. On peut aussi être contaminé par divers instruments ayant été au contact de sang porteur de prions : aiguilles, scalpels, matériel chirurgical, mal stérilisés. Aujourd'hui, se pose le problème des rapports du prion de l'encéphalite spongiforme bovine avec le « virus » de la maladie de Creutzfeldt-Jakob. On a décelé en effet cette affection chez six Anglais (quatre fermiers et deux adolescents) qui n'avaient jamais reçu de l'hormone de croissance mais vivaient au milieu de produits cornés, infectés par l'encéphalite spongiforme. La parenté étroite des deux virus, voire leur identité, pourrait à l'avenir poser un problème grave de contamination de l'animal à l'homme[2].

Il n'existe encore aucun traitement contre cette maladie.

Le kuru

Le kuru (ou tremblement de peur[3]) ne se rencontre que chez les indigènes des hauts plateaux de Nouvelle-Guinée. Elle se manifeste d'abord par une difficulté à marcher, une ataxie progressive, puis des tremblements de la tête, du tronc, des extrémités, suivis de mouvements involontaires. Bientôt apparaît une dysarthrie (difficulté d'élocution), puis des troubles mentaux. Une véritable démence peut survenir dans les dernières phases de la maladie, qui conduit à la mort en quelques mois, le malade présentant alors des escarres et une broncho-pneumonie. L'incubation, très

---

1. J.-P. Deslys, D. Marcé, D. Dormond, « Similar genetic susceptibility in iatrogenic and sporadic Creutzfeldt-Jakob disease », *J. Gen. Virol.*, n° 75, 1994, p. 23-27.

2. J. Brugère-Picoux, « Encéphalite spongiforme bovine et maladie de Creutzfeld-Jakob », *Actualités,* Communication à l'Académie nationale de médecine, le 5 janvier 1996.

3. De l'américain *trembling with fear.*

longue, peut durer une vingtaine d'années ou plus. À la fin, les contractures atteignent les muscles faciaux, ce qui détermine chez le patient un rictus caractéristique qui a donné à la maladie le nom de « mort souriante ». Elle frappe les jeunes des deux sexes, mais s'observe uniquement chez les femmes adultes.

Gajduzek et Zigas (1957) ont démontré que le kuru était transmissible, en l'inoculant à des chimpanzés sains de 10 à 82 mois par suspensions de cerveaux d'humains malades ou par des extraits d'autres tissus. La maladie a été aussi inoculée avec succès à bon nombre de singes de l'Ancien ou du Nouveau Monde. L'agent pathogène, que l'on a mis longtemps à identifier, n'est pas un vrai virus comme on le supposait au début, ce qui donnait à penser qu'il existait une nouvelle catégorie d'agents à incubation très lente, des « virus lents ». Il s'agit en réalité non de vrais virus, mais de particules singulières, protéiques, les prions, qui se développent à bas bruit, et sur de longues périodes, en créant des lésions bien identifiées au niveau du système nerveux central. On les retrouve aussi dans différents viscères.

Or, certaines tribus de Nouvelle-Guinée sont anthropophages. Elles ne tuent pas les vivants, mais font cuire des organes du mort : cerveau, moelle osseuse ou autres organes qui sont mangés par les femmes, seules à pratiquer ce rituel macabre, les hommes n'ayant pas coutume, pour des raisons culturelles, de consommer comme le sexe faible, parce que cela diminuerait leurs forces. Le prion est rapidement tué par la cuisson. On pense donc que l'agent causal est introduit dans l'organisme de celle qui dépèce par les conjonctives, le nez et toute inflammation cutanée, avant la cuisson. À l'heure actuelle, grâce à la pénétration de notre civilisation dans ces tribus, cette coutume traditionnelle est peu à peu abandonnée et le « kuru anthropophagique » tend à disparaître. Le prion responsable pourrait être transmis du donneur de sang contaminé au receveur vierge. Mais aucun cas n'a encore été décrit avec certitude.

La maladie de Gerstmann-Sträussler-Scheinker (GSS)

Cette affection, due elle aussi à un prion spécifique, est souvent familiale et se traduit par une ataxie-spinocérébelleuse accompagnée de démence. Chez les primates non humains, elle provoque une encéphalite spongiforme. Elle évolue assez lentement, en 2 à 10 ans, commence par une ataxie et aboutit à la démence. Elle est surtout fréquente vers la cinquantaine. Il est possible qu'un terrain prédisposant entre en jeu. La GSS pourrait être transmise par transfusion sanguine, bien qu'aucun cas certain n'ait encore été décrit.

Il n'existe aucun traitement contre cette maladie.

On peut encore citer comme affection à prions la maladie d'Alpers, l'insomnie familiale fatale, etc. Bien d'autres maladies de ce type étiologique pour le moment très rares, restent encore à identifier. Et il est probable que la mise au jour des prions inaugurera un nouveau chapitre dans la pathologie transfusionnelle du futur.

CHAPITRE XIV

Les hémophiles

Normalement, le sang demeure à l'état liquide et circule librement dans le lit vasculaire, formé d'un inextricable lacis, le réseau artériel et veineux, irriguant tous nos organes, apportant les nutriments et rapportant les déchets. Toute blessure par choc, coupure, etc., peut léser en un point quelconque la paroi de ce compartiment et « ouvrir une porte » vers le milieu extérieur, permettant au sang de s'écouler. Chez le sujet normal, la blessure qui saigne est aussitôt colmatée, le lit vasculaire retrouve son étanchéité. D'une façon particulièrement nette dans les petits vaisseaux, l'hémostase se déroule en trois temps. Revenons brièvement sur chacune de ces phases.

Le premier temps est dit vasculaire : on observe une vasoconstriction qui intéresse tout le système artériel du territoire lésé ; le sang n'arrive plus ou presque. Le deuxième temps, dit plaquettaire, correspond à la formation, à la hauteur de la blessure, d'un caillot (thrombus blanc) constitué d'un amas de plaquettes : c'est le « clou hémostatique » de Hayem, qui n'a qu'une existence éphémère. En un troisième temps, la coagulation proprement dite, le fibrinogène dissous dans le sang circulant se transforme en fibrine insoluble. Le sang de la région lésée devient alors une masse compacte, composée d'un réseau de fibrine enserrant les globules : voilà constitué le véritable caillot (ou coagulum), qui se forme spontanément chez tout sujet normal présentant une blessure, jusqu'à ce que des tissus de remplacement se développent et restaurent la partie traumatisée. Il tombera ensuite et laissera une cicatrice.

La coagulation est essentielle pour l'hémostase, et, chez un sujet en bonne santé, elle suffit à arrêter tout saignement lié à une excoriation limitée. Dans les cas plus graves, généralement accidentels ou chirurgicaux, qui entraînent des plaies béantes, avec atteinte des gros vaisseaux et perte abondante de sang, le lit vasculaire restreint son volume par vasoconstriction généralisée des artères, de façon à maintenir, dans la mesure du possible, la pression artérielle à un niveau normal, permettant ainsi aux viscères d'être suffisamment irrigués et de ne pas souffrir de manque d'oxygène (hypoxie ou anoxie). Il existe, dans une certaine limite, un rapport qui tend à demeurer constant entre la capacité du lit vasculaire et le volume du sang disponible. Il s'agit là d'un phénomène de régulation qui a reçu le nom de *compliance* ou *capacitance*. Si ce phénomène ne suffit pas à stopper la perte de sang et à maintenir une circulation suffisante, l'intervention humaine se révèle nécessaire et souvent urgente. On procède d'abord à la compression manuelle du pédicule lésé, puis à son tamponnement suivi d'un pansement compressif permanent. Si cela ne suffit toujours pas pour faire cesser l'hémorragie, le blessé, orienté en urgence vers la salle d'opération, subira la ligature des gros vaisseaux qui saignent, puis la suture de la plaie. Si le patient connaît un effondrement de sa tension artérielle, risquant ainsi le coma, on aura recours à une transfusion sanguine.

La coagulation normale implique la mise en jeu de plusieurs facteurs jusque-là passifs, qui deviennent actifs sous l'effet du traumatisme, constituant une sorte de « cascade enzymatique » qui aboutit au coagulum. Il suffit que l'un d'eux vienne à manquer – notamment les facteurs VIII et IX – pour que cette chaîne soit rompue.

Génétique de l'hémophilie

L'hémophilie est une maladie typiquement héréditaire, liée au sexe mâle : les sujets atteints sont dépourvus soit du gène assurant la synthèse du facteur VIII (c'est alors l'hémophilie A, la plus fréquente), soit du gène assurant la synthèse du facteur B (plus rare). Si, dans certains cas, les gènes mutants conduisant à l'hémophilie sont incapables de toute synthèse (gènes muets, responsables de la grande hémophilie

A ou B), dans d'autres cas, en revanche, l'allèle mutant demeure partiellement fonctionnel, et l'on peut trouver chez le malade 10 %, 20 %, voire plus, de facteurs VIII ou IX, ce qui donne lieu à des formes cliniques moins graves. L'intensité de ces hémophilies dites mineures est directement fonction de la quantité résiduelle de facteurs antihémophiliques encore en circulation. Les altérations portant sur les gènes hémophiles sont sans doute très anciennes, puisqu'on les retrouve parmi les animaux domestiques chez le chien – les canidés représentant un groupe éloigné de la lignée humaine.

Ces mutations assez rares sont toutes deux portées par le chromosome X, et sont du type récessif. Aussi la maladie n'apparaît-elle pratiquement jamais chez la femme, toujours pourvue de 2X (formule XX). Si l'un des deux chromosomes présente l'allèle pathologique, l'autre possède à peu près toujours le gène normal, dominant, qui assure seul la synthèse du facteur antihémophilique et permet d'empêcher la maladie. L'homme au contraire porte un seul chromosome X identique à ceux des femmes, et un chromosome Y, bien plus petit (formule XY). Cet Y n'offre qu'un segment réduit correspondant à l'X, le reste étant très différent. Ainsi, chez le mâle, un seul chromosome X souffrant de la mutation pathologique permet à la maladie de s'imposer puisque son Y ne présente pas de locus qui pourrait recevoir l'allèle normal, non muté. Un tel sujet est dit *hémizygote* pour le facteur considéré. Comme la mutation conditionnant l'hémophilie est assez rare, on conçoit que cette anomalie apparaisse presque toujours dans le sexe masculin, la probabilité pour qu'une femme hérite de deux chromosomes X mutés étant extrêmement faible.

La plupart des femmes ayant hérité d'un chromosome X hémophile sont hétérozygotes, c'est-à-dire qu'elles ont l'autre X normal. Bien qu'elles ne présentent jamais de trouble de la coagulation, elles sont « conductrices » de la mutation délétère, qu'elles peuvent, en termes de probabilité, transmettre à la moitié de leurs fils : une moitié pouvant recevoir l'X normal, l'autre moitié l'X pathologique, les paires de chromosomes se dissociant au hasard au moment de la formation des gamètes (méiose). Dans la réalité, et sans que l'on sache exactement pourquoi, les mères conductrices mettent au monde davantage de garçons hémophiles.

Les hommes hémophiles ne transmettent jamais la maladie à leurs fils puisqu'ils leur livrent toujours le chromosome Y, dépourvu du locus porteur du gène. En revanche, ils transmettent leur X pathogène à toutes leurs filles, qui deviennent ainsi des conductrices.

L'hémophilie dans l'histoire

Par son côté spectaculaire et dramatique (hémorragies incoercibles survenant chez les garçons d'une même famille après un traumatisme éventuellement mineur), l'hémophilie fut remarquée très tôt dans l'histoire.

On cite souvent le cas de la reine Victoria, qui régna sur l'Empire britannique de 1837 à 1901, alors que le Royaume-Uni était au faîte de sa puissance. Nièce du roi Guillaume III, elle monta sur le trône à la mort de son oncle, à l'âge de 18 ans. Bien qu'aucun antécédent d'hémophilie n'ait été signalé dans son ascendance mâle, Victoria transmit le gène de l'hémophilie à plusieurs de ses enfants. Tout porte donc à croire que la mutation apparut chez la reine, qui devint ainsi une conductrice inconsciente du danger pour sa descendance mâle.

La gloire victorienne fit que toutes les familles régnantes d'Europe souhaitaient entrer, par mariage, dans l'illustre famille, et vers la fin du siècle Victoria se trouva être l'aïeule vénérée de la plupart des têtes couronnées d'Europe. Elle eut neuf enfants : trois garçons et six filles. Deux seront indemnes (dont le futur Édouard VII, qui lui succédera en 1901). Le duc d'Albany, en revanche, sera gravement atteint et devra se soigner dès sa petite enfance. Il mourra tôt, après de multiples hémorragies (que l'on ne savait pas enrayer à cette époque), et sans doute emporté par un accident hémorragique survenu au carnaval de Nice. Des six filles, deux seront conductrices : Alice et Béatrice. La première épousera le grand-duc Louis de Hesse-Darmstadt. Ils auront sept enfants dont une fille, elle-même conductrice, qui se mariera en 1894 avec Nicolas II, « tsar de toutes les Russies », et qui fera entrer l'hémophilie à la cour de Saint-Pétersbourg. De cette union naîtront cinq enfants : quatre filles, toutes en bonne santé apparente, et un garçon, le tsarevitch Alexis, héritier du trône et porteur d'une hémophilie grave, autour de laquelle se cristalliseront des soucis et des intrigues qui contribueront à affaiblir un régime déjà contesté.

Le petit prince est soumis à une surveillance stricte, on lui interdit tout exercice, et deux matelots (Dererenka et Nagorny) sont chargés de le surveiller en permanence. Le jeune Alexis parvient pourtant à s'emparer d'un vélo, puis d'un canot, afin de connaître les joies des enfants de son âge. Il les paie au prix fort. Hémorragies, hématomes se multiplient, faisant de lui un véritable infirme. Sa mère, totalement désarmée, tombe alors sous la coupe d'un aventurier, Grigori Novykh, dit Raspoutiney[1], qui prétend guérir ou même éviter les hémorragies d'Alexis.

En 1905, après avoir été présenté à la cour comme un véritable thaumaturge, il parvient à « guérir » le prince impérial d'une hémorragie grave (qui aurait sans doute cessé de toutes manières). Ennemi des médicaments, il ordonne d'abandonner l'aspirine, administrée jusque-là au petit malade dans le but d'atténuer ses douleurs articulaires, décision qui contribua certainement à améliorer son état. (On sait aujourd'hui que l'aspirine est un antiagrégant plaquettaire, et qu'à ce titre elle retarde le début de l'hémostase.) Dès lors, Raspoutine jouit de la confiance aveugle du couple impérial. On connaît la suite, le rôle néfaste de Raspoutine dans le gouvernement du pays, jusqu'à la chute du pouvoir impérial.

Un autre drame, lié lui aussi à l'hémophilie, allait frapper la cour de Madrid. Béatrice, fille de Victoria et elle aussi conductrice du gène délétère, épousa le prince Henri de Battenberg. Ils eurent quatre enfants : trois garçons dont un hémophile et une fille, conductrice, qui se maria en 1906 avec Alphonse XIII, roi d'Espagne. De cette union naîtront sept rejetons, dont Alfonso et Alonso, l'un et l'autre hémophiles.

---

1. Ce nom, dérivé de l'adjectif qualificatif russe *raspoutnyi* (qui signifie débauché), lui avait été initialement donné par ses proches.

Ils saignent dès leur petite enfance, alors que leurs sœurs sont en bonne santé. Les meubles des appartements sont capitonnés, les angles supprimés ou rabotés, les arbres du parc entourés d'étoffes. Alphonse XIII fait suivre ses garçons par le docteur Feissly, le meilleur spécialiste de l'hémophilie à cette époque. Mais, à l'instar de leur cousin Alexis, les deux gamins de la cour d'Espagne ne songent qu'à profiter comme les autres des jeux interdits. Les hémorragies se multiplient et ils trouveront bien vite la mort, le premier en 1934, le second en 1938, lors d'un accident de la route. Le père, très préoccupé par la maladie de ses fils, incapable de faire face à une situation politique difficile, avait abdiqué en plein désordre, en 1931.

Clinique

Il existe des familles à hémophilie grave, d'autres à hémophilie moins sévère, mais la maladie ne prend jamais de forme bénigne. Il est possible que l'intensité du trouble tienne aussi à d'autres éléments du génome qui constituent l'« environnement génétique » de la mutation pathologique.

L'hémophilie tue parfois le malade, qu'une simple blessure peut saigner à blanc. L'une des complications les plus communes, sinon la plus redoutable, tient aux hémorragies intra-articulaires pouvant se produire lors d'un traumatisme léger, et qui passent inaperçues, au point que l'hémarthrose peut sembler primitive. Ces épanchements, qui finissent par se fibroser, provoquent une ankylose, et, s'ils surviennent successivement en plusieurs endroits (genoux, coudes, épaules, etc.), ils font du malade un grand infirme voué à une rigidité permanente. Heureusement, le diagnostic d'hémophilie est aujourd'hui réalisé très tôt chez le tout jeune homme qui saigne de façon anormale : l'étiologie est confirmée par le laboratoire qui constate la chute (voire la disparition) des facteurs VIII ou IX, selon qu'il s'agit d'une hémophilie de type A ou B.

Traitement

Le traitement de l'hémophilie a évolué avec les connaissances en physiologie de la coagulation, en particulier avec la découverte du rôle des facteurs plasmatiques VIII et IX.

Au début, chez un sujet incapable de coagulation normale, on cherchait en premier lieu à éviter tout traumatisme (précautions multiples, interdiction des exercices physiques, etc.) ; on a même ouvert des écoles spéciales où les élèves étaient étroitement surveillés. Au moindre saignement, on s'efforçait d'arrêter l'hémorragie tant bien que mal par des moyens physiques, essentiellement la compression prolongée de la zone lésée ainsi que des artères y afférant.

Par la suite, quand on eut bien maîtrisé la transfusion sanguine, on soigna systématiquement les accidents hémorragiques des hémophiles par l'injection de sang frais. Cette méthode avait un double effet : elle remplaçait le sang perdu et apportait en même temps les facteurs de coagulation qui faisaient défaut. Dès lors, le malade devenait capable de former un caillot, au moins provisoirement, et l'hémorragie s'arrêtait quand bien même l'épanchement sanguin déjà constitué ne se résorbait pas, laissant parfois des séquelles fonctionnelles graves. En outre, les facteurs VIII et IX étant très dilués dans le sang, leur apport était limité par le volume de liquide que l'on pouvait injecter au malade, sans qu'il y ait risque de surcharge volémique pouvant entraîner des accidents cardio-respiratoires. L'efficacité de la transfusion était certaine, mais pas totalement satisfaisante, d'autant qu'on n'injectait le sang qu'au moment du saignement. À cette époque, il n'existait en effet aucune méthode prophylactique, aucune « prothèse biologique », à l'inverse de l'injection périodique d'insuline qui, aujourd'hui, maintient la glycémie du diabétique à un taux normal et fait du malade un sujet bien portant ou presque. Ce traitement devait donc être complété par des séances de kinésithérapie orthopédique pour atténuer autant que possible les séquelles articulaires.

Un progrès fut accompli lorsqu'on sut remplacer le sang total par du plasma frais congelé, la congélation permettant de maintenir relativement intacts tous les facteurs de coagulation et de les injecter ainsi en quantité deux fois plus importante pour un même volume liquidien. Une nouvelle étape déterminante allait être franchie grâce à la préparation des cryoprécipités. Leur technique d'obtention est simple. Le plasma frais est d'abord congelé brutalement à − 30 °C. Ensuite, on le décongèle en le maintenant entre 0° et + 4 °C pendant une durée de 18 à 24 heures. Une zone nuageuse riche en facteur VIII et en fibrinogène apparaît alors, qui sera isolée par centrifugation. Souvent, afin d'obtenir une plus grande quantité de produit actif, la préparation résulte du mélange de prélèvements provenant de trois à cinq donneurs. Au moment de l'utiliser, on décongèle rapidement le plasma au bain-marie à + 37 °C, on remet le tout en suspension citratée et on l'injecte aussitôt au patient. La substance ainsi préparée contient une centaine d'unités de facteur VIII, c'est-à-dire 5 unités de facteur d'hémostase par cc, soit cent fois plus que le même volume de plasma ordinaire. Ces cryo-précipités sont utilisés dans un but thérapeutique ou à titre de prévention chez un hémophile devant subir une ablation dentaire ou une intervention chirurgicale. Ces préparations offrent beaucoup moins de risques de contamination que le super VIII, qui, nous le savons, implique le mélange de plusieurs milliers de dons.

La méthode des cryoprécipités congelés a été mise au point en 1964 par Judith Poll : elle a totalement changé le pronostic des accidents hémophiliques en offrant des résultats bien supérieurs à ceux qui avaient été obtenus jusque-là par hémothérapie ou sérothérapie globale. Un nouveau progrès, d'ordre technologique, allait être enregistré par la lyophilisation (c'est-à-dire dessication) de ces cryoprécipités congelés, produits dès lors à l'échelle industrielle. En effet, on pouvait traiter désormais en une seule séance des lots pouvant atteindre facilement 100 litres de plasma. Le mode d'obtention du cryoprécipité est le même, mais au lieu d'être conservé congelé le produit est immédiatement lyophilisé et réduit en poudre, et peut être gardé de 12 à 18 mois à + 6 °C, c'est-à-dire dans un simple réfrigérateur de ménage, au domicile de chaque patient. Lors de l'utilisation, la poudre devait être diluée rapidement dans son solvant (100 cc d'eau distillée) et injectée sans trop tarder, la solution restant stable environ 3 heures après sa remise en suspension. Chaque famille d'hémophile pouvait avoir chez elle sa réserve de facteur antihémophilique capable d'arrêter l'hémorragie dès les premiers signes. Malheureusement, dans la mesure où l'on faisait appel à un plus grand nombre de donneurs, ces cryoprécipités lyophilisés industriels augmentaient les risques de transmission virale. Les cryoprécipités lyophilisés conservent en outre, bien qu'en faible quantité, les facteurs IX, II, V, VII, XII et XIII intervenant eux aussi dans la coagulation. De petits agrégats de fibrinogène pouvant demeurer présents dans la solution, celle-ci était toujours réinjectée au moyen d'une tubulure comportant un écran de filtration.

Enfin, la dernière acquisition, dont les retombées devaient se révéler dramatiques en raison de l'épidémie de sida et de l'hépatite C, a consisté à préparer du super VIII, contenant 250 à 750 unités internationales par flacon de 10 à 30 cc, soit une concentration très élevée. Comme il s'agissait, du moins pour les pays grands producteurs, de produits commercialisés, les détails de fabrication furent gardés secrets pour éviter toute concurrence. À l'origine, la prescription de facteur VIII était limitée aux hémophiles graves : hémophilies majeures dans lesquelles le patient présente spontanément un taux plasmatique de facteur VIII inférieur de 1 % à la normale. Le traitement doit viser à faire monter ce taux de 20 % ou 40 % selon le risque hémorragique encouru[1]. Ce résultat peut être aisément atteint par injection de super VIII, sachant qu'on ajoutera des injections de sang total dans le cas de pertes globulaires graves qui entraînent des anémies pouvant mettre en danger les jours du malade.

L'utilisation du facteur VIII permet en outre d'intervenir avec efficacité quand le sujet présente un anticoagulant circulant. Cet anticoagulant, que l'on peut assimiler grossièrement à un anticorps antifacteur-antihémophilique, apparaît parfois chez les patients dépourvus de facteur VIII, et qui ont donc la faculté de s'immuniser contre cette protéine. Cet

---

1. Rappelons que le taux plasmatique de facteur VIII est de 0 % (c'est-à-dire absent) dans les hémophilies graves. Il atteint de 1 % à 5 % dans les formes modérées et se situe entre 20 % et 40 % dans les hémophilies mineures. C'est donc ce taux qu'il faut atteindre ou dépasser grâce à l'injection de facteur VIII chez le malade qui saigne ou risque de saigner.

inhibiteur circulant peut être neutralisé par l'apport massif de facteur VIII, qui joue alors le rôle d'un antigène de saturation. Pour cela, on utilise des injections de doses dix fois plus élevées que celles pratiquées chez les patients ordinaires. L'anticoagulant une fois neutralisé, la coagulation peut se dérouler dans des conditions normales.

L'utilisation systématique de super VIII à titre prophylactique permet aux hémophiles de mener une vie presque normale. Cette avancée thérapeutique, qui donne la possibilité à des individus naguère condamnés à devenir de grands infirmes de vivre convenablement, explique en grande partie son succès rapide et les positions prises parfois de façon prématurée et hâtive par les médecins, les malades, et même certaines associations. La publicité commerciale s'en est mêlée, en promettant des « vacances à la neige » avec pratique du ski à des sujets contraints jusqu'alors de vivre dans un milieu hautement protégé, qui devaient renoncer à tout sport, voire à tout exercice physique. On sait malheureusement que ce nouveau produit miracle allait se révéler dangereux en tant que véhicule de contamination.

Le risque de contamination transfusionnelle pour les hémophiles

Après l'identification du sida en juin 1981, il apparut dès janvier 1982, soit sept mois plus tard, que la maladie pouvait être également transmise par les produits sanguins, un cas d'infection chez un hémophile venant d'être signalé. En juin 1982, 9 cas de sida furent relevés en France chez les homosexuels et, un mois après, en juillet 1982, le CDC d'Atlanta repéra 3 nouvelles infections chez des hémophiles hétérosexuels ayant tous reçu du facteur super VIII. On en dénombra 21 en 1983 aux USA, et 8 la même année en Europe. La contamination par la transfusion était donc possible, et la découverte du virus LAV, aujourd'hui HIV, viendra désigner le responsable du contage.

Au printemps 1983 (de mars à mai), les grandes firmes commerciales à la pointe des investigations recherchent les méthodes les plus sûres pour inactiver le virus HIV et livrer au commerce du facteur VIII sans danger. C'est la firme américaine Travenol-Hyland qui semble avoir proposé la première un produit chauffé sous le nom de Hémofil Ty[1]. En fait, le chauffage a d'abord été envisagé pour détruire le virus de l'hépatite B. Appliqué à d'autres préparations, il se révéla, dans certaines conditions, capable d'inactiver également le virus HIV. C'est ainsi que le 24 mai 1983 la Food and Drug Administration (FDA) donna l'autorisation à Travenol-Hyland de mettre Hémofil T sur le marché.

Beaucoup n'ont malheureusement pas cru alors à l'innocuité du nouveau produit et certains ont même craint, sans preuve tangible, que le chauffage ne modifie la structure moléculaire du facteur VIII et ne remette donc en cause son efficacité. Cette querelle, plus passionnée que raisonnable, traduisait la rivalité entre firmes à but lucratif et établissements voués au non-profit. Et beaucoup interprétèrent alors l'annonce du produit de Travenol-Hyland comme une opération purement commerciale.

Le corps médical français se divisait à cette époque en trois groupes :

1) Il y avait ceux qui, malgré des présomptions nombreuses, persistaient à ne pas croire à la transmission du HIV par le sang ou pensaient qu'elle n'entraînait la maladie que dans un très petit nombre de cas. Ils estimaient le risque très faible, sinon nul, et affirmaient qu'entre deux menaces (l'hémorragie fatale et un sida improbable) il convenait de parer au plus pressé. Beaucoup ignoraient alors l'évolution elle aussi fatale, à échéance plus ou moins lointaine, d'un sida déclaré.

À mesure que les connaissances ont progressé, la fréquence et la gravité du sida inoculé par les produits sanguins, et en particulier le super VIII, n'ont fait que se confirmer. Aussi, progressivement, un nombre croissant de ces médecins ont renoncé à utiliser le super VIII non chauffé. Certains ont pu se procurer de l'Hémofil T, d'autres sont revenus, du moins provisoirement, à la méthode préconisée

---

1. T pour *treated* (chauffé).

naguère par le professeur Jean-Pierre Soulier, qui consistait à se servir uniquement de cryoprécipités congelés, obtenus à partir d'un tout petit nombre de donneurs (de 1 à 5 en moyenne) et dont les probabilités de contamination demeuraient très faibles.

2) D'autres médecins, qui, très tôt, avaient pris connaissance de la littérature spécialisée, surtout anglo-saxonne, renoncèrent d'emblée au super VIII non chauffé, même si le risque était mal établi. Ils savaient en effet que, quelle que fût sa fréquence, ce danger existait, et qu'aucun malade ne devait y être exposé. Cette position fut celle du corps médical belge tout entier, qui eut très peu de contaminations à déplorer. Ces médecins obéissaient au précepte que doivent suivre tous ceux qui ont prêté le serment d'Hippocrate. D'abord, ne pas nuire ! Et dans le doute, s'abstenir. Cette attitude devait être encouragée par l'Association française des hémophiles, qui, lors de son assemblée générale des 4 et 5 juin 1983, ayant pris connaissance des résultats observés en France, tout en reconnaissant les avantages thérapeutiques considérables apportés aux hémophiles par le super VIII, demanda des contrôles et qu'une « sévérité accrue s'exerce à la fois sur la sélection des donneurs français et sur l'innocuité des produits importés ». En outre, M. Leroux, alors président de l'association, suggéra l'emploi de produits antihémophiliques chauffés, « comme il en existe déjà sur les marchés américain et allemand ». Même si elle n'en mesurait pas toute l'ampleur, l'opinion publique était désormais saisie du danger, et des mises en garde du même ordre furent lancées dans la plupart des pays industrialisés.

3) Il existait enfin une troisième catégorie de médecins, heureusement fort rares, qui, bien qu'avertis du danger représenté par l'injection du super VIII non chauffé, mais sans doute inconscients de la gravité de leur acte, en poursuivirent la distribution jusqu'à ce que les pouvoirs publics – dont on connaît la lenteur sous toutes les latitudes – eussent pris des mesures autoritaires pour arrêter le massacre.

Ces accidents donnèrent lieu, dans la plupart des pays, à des plaintes déposées par les victimes. Certaines devant les juridictions civiles, lorsque le malade demandait réparation (au moins partielle) du dommage qui lui avait été causé par ignorance des conséquences de l'acte thérapeutique. D'autres devant les juridictions pénales, quand on put démontrer que celui qui délivrait du super VIII à des malades savait qu'il leur faisait courir un danger certain.

Finalement, des méthodes sérologiques sûres permettant de dépister en toute sécurité les porteurs du virus furent mises au point, non sans mal, au printemps 1985, et autorisées sur le marché après de multiples contrôles. Il importait en effet de disposer de tests fiables, permettant d'éliminer à coup sûr les faux positifs et les faux négatifs. Finalement, le 1er août 1985, le dépistage des porteurs de HIV (dits sujets séropositifs) fut rendu obligatoire chez tous les donneurs de sang. Cette décision, intervenant après la diffusion de certaines informations sur l'identité et les comportements du donneur, réduisait considérablement les dangers de contage, sans pour autant les exclure, en raison du délai du dépistage et de l'éventualité de tests faussement négatifs.

Aujourd'hui, le taux de contamination HIV post-transfusionnelle ne doit pas dépasser 1 pour 500 000 à 1 pour un million dans les pays occidentaux.

En ce qui concerne le traitement de l'hémophilie B (absence du facteur IX), le problème se posa de façon différente. Dès 1958, le professeur Jean-Pierre Soulier, alors directeur général du Centre national de transfusion sanguine de Paris et éminent spécialiste en matière de coagulation, avait mis au point le PPSB, isolé du plasma frais par un artifice technique : absorption du PPSB sur colonne de DEAE-Séphradex, puis élution par chlorure de sodium. Ainsi récupéré, ce produit représente un concentré de différents facteurs entrant dans la coagulation, essentiellement ceux qui forment ce que l'on a regroupé sous le terme général de « complexe prothrombique ». Ils sont au nombre de quatre : la prothrombine (facteur II), la proconvertine (facteur VII), le facteur antihémophilique B (ou facteur IX), et enfin le facteur Stuart (ou facteur X).

Comme les cryoprécipités desséchés, le PPSB lyophilisé, délivré en poudre, doit être conservé à + 4 °C. Au moment de l'utiliser, il suffit de le remettre en suspension dans l'eau distillée et de l'injecter aussitôt par voie intraveineuse. Ce produit a été appliqué avec d'excellents résultats dans certaines hémorragies du nouveau-né et dans le traitement de l'hémophilie B. Toutefois, comme on vient de le voir, le PPSB apporte, outre le facteur IX indispensable pour traiter ce type d'hémophilie, une série de substances que le malade possède déjà et dont il n'a nul besoin. Il est en outre dépourvu de facteur VIII et demeure donc sans action sur les hémophilies A, de loin les plus fréquentes (9 sur 10). Préparé à partir d'un petit nombre de donneurs, le PPSB s'est révélé peu ou pas contaminant pour ses utilisateurs. Il fut employé sans soulever de grandes difficultés, sauf dans quelques cas exceptionnels que nous n'avons pas à envisager ici.

QUATRIÈME PARTIE

L'affaire du sang contaminé

CHAPITRE XV

Le drame

L'affaire du sang contaminé[1], qui aura assombri cette fin
de siècle, peut être considérée comme l'un des épisodes les
plus douloureux de l'histoire des hommes, de l'histoire de la
médecine en particulier.

Chez ceux qui ont suivi de près le déroulement des faits et
plus encore chez ceux qui en furent victimes, surprise, émotion, colère et indignation se sont tour à tour succédé. Il s'agit
ici d'en analyser les raisons au moyen des chiffres aujourd'hui
publiés, et de démonter un mécanisme qui, dans un climat de
confiance illimitée dans les progrès et la toute-puissance de la
médecine, n'a suscité d'abord que déni, scepticisme et attentisme.

Quatre éléments peuvent d'ores et déjà être avancés, qui
soulignent le caractère singulier du sida et de ses conséquences tragiques.

1) À la fin du XIXe siècle, après les grandes découvertes de
Laennec et de Bayle, puis celles de Claude Bernard, de Pasteur, la mise au point de nouveaux moyens de dépistage précoce (röntgenthérapie, diagnostics immunologiques), la
médecine s'est trouvée profondément bouleversée. Les
progrès se sont encore accentués avec la découverte, juste
avant la Deuxième Guerre mondiale et dans les années qui

---

1. Ce thème a fait l'objet de nombreux ouvrages, entre autres : Mirko
Grmek, *Histoire du sida*, Paris, Payot, 1990 ; Anne-Marie Casteret, *L'Affaire du sang*, Paris, La Découverte, 1992 ; Joëlle Bouchet, *J'accuse*, Paris,
Éd. du Magrie, 1992 ; Michel Massenet, *La Transmission administrative
du sida*, Paris, Albin Michel, 1992 ; Laurent Greilsamer, *Le Procès du sang
contaminé*, Paris, Le Monde-Éditions, 1992 ; Michel Setbon, *Pouvoirs
contre sida*, Paris, Éd. du Seuil, 1993.

suivirent, de nouvelles thérapeutiques : sulfamides, antibiotiques, hormonothérapie, chimiothérapie, immunothérapie. L'avancée des techniques chirurgicales ne fut pas moins spectaculaire : il était désormais possible d'intervenir n'importe où, même sur les organes mobiles – en premier lieu le cœur, mis à l'arrêt un moment et fonctionnellement remplacé pendant la durée de l'intervention par un système de suppléance dit « cœur-poumon artificiel avec circulation extracorporelle », capable de maintenir une circulation normale tout en oxygénant et purifiant le sang du malade. Les greffes d'organe firent leur apparition, impliquant que l'on dispose d'organes frais, en bon état, capables de servir de greffons, et prélevés sur des sujets morts par accident (de la route, du travail, etc.). Le viscère transplanté remplace chez le patient un organe vital irrémédiablement atteint (reins, cœur, poumons, foie, intestins et même pancréas).

La plupart de ces prouesses, qui auraient tenu il y a moins d'un demi-siècle de la science-fiction, sont aujourd'hui d'une pratique courante, et les listes de personnes en attente de greffe s'allongent sans cesse. Seul le prélèvement de l'organe sur un animal transgénique[1], rendu moins sensible au phénomène de rejet, pourrait répondre à la demande : c'est la xénogreffe, étudiée par de nombreuses équipes.

Or, aucune de ces interventions n'aurait été possible sans une maîtrise complète de la transfusion sanguine. Grâce à la transfusion d'urgence, on assiste à de véritables résurrections : sujets morts vivants, au pouls incomptable, à la respiration courte, au visage d'une pâleur de cire et qui, sous l'effet d'une injection de sang, voient leur pression artérielle remonter, leurs mouvements respiratoires s'amplifier, leurs couleurs revenir et leur prostration disparaître au profit d'une conscience vite recouvrée. On ne doit pas oublier le nombre incalculable de patients (grands blessés en particulier) qui ne

---

1. Les porcs et certains singes ayant reçu des gènes humains responsables de la synthèse des récepteurs de membranes (épitopes), ce qui les rend immunologiquement plus acceptables par l'organisme humain et permet de contrôler un éventuel phénomène de rejet (désormais plus atténué et plus sensible au freinage par les immuno-suppresseurs), sont des animaux « transgéniques ».

seraient plus de ce monde si une transfusion sanguine ne leur avait pas été administrée assez tôt. Malgré les risques qu'elle implique, la transfusion doit être considérée comme l'une des plus grandes acquisitions biomédicales de tous les temps et comme responsable de la survie de millions de sujets.

2) Grâce à un réseau international dont le centre se trouve à Genève (Organisation mondiale de la santé), lui-même relayé par des centres régionaux, la santé dans le monde fait l'objet d'une surveillance permanente. Dès qu'un nouveau foyer épidémique est signalé, des mesures de lutte tendant d'abord à limiter sa propagation puis à éradiquer la maladie elle-même sont aussitôt mises en œuvre.

Chaque année, l'Europe ou l'Amérique sont informées du type de virus grippal qui viendra les frapper, avant même qu'il ait quitté son berceau d'Asie centrale. On procède alors à des vaccinations massives, de sorte que le nouveau virus ne trouvera guère de terrain favorable où se développer.

Avec les progrès immenses réalisés en matière de coordination et de prévention, renforcés par l'action des antibiotiques et des vaccinations, la santé est aujourd'hui devenue un acquis, un droit en quelque sorte, protégé au plan tant national qu'international.

L'espérance de vie n'a-t-elle pas doublé en moins de deux siècles ? Une vague scientiste a envahi les pays occidentaux, mais aussi les autres, qui ont eu tôt fait de considérer que les grandes épidémies relevaient d'un passé révolu. Comment s'étonner alors que l'apparition du sida – au début mystérieuse et inexplicable – n'ait suscité d'abord qu'un scepticisme général ? Même lorsque son existence n'a plus laissé de place au doute, beaucoup ont pensé que la médecine allait rapidement terrasser ce nouveau mal, de la même façon qu'elle l'avait fait pour d'autres.

3) Le troisième facteur qui contribua à faire du sida une « épidémie à scandale » tient à la définition, aux États-Unis puis en Europe, de « groupes à risque », en premier lieu de ce que l'on a appelé les trois H. C'est ainsi que resurgirent les vieux fantasmes historiques de la maladie – punition commanditée par Dieu pour châtier les « coupables » – quand bien même il s'agissait non pas d'une maladie contagieuse au

sens rigoureux du terme, comme la grippe ou le choléra, mais d'une affection transmissible soit par le sperme soit par le sang, et qui entrait dans le cadre des maladies sexuellement transmissibles (MST)[1]. L'existence de « groupes à risque », c'est-à-dire de groupes à taux de contamination nettement plus élevé que chez les sujets pris au hasard, n'en est pas moins avérée.

4) Un autre fait, qui renforça plus encore le caractère dramatique du sida, fut le lourd tribut qu'allaient payer les hémophiles. Le choc fut d'autant plus grand pour eux que les progrès réalisés grâce à la découverte du facteur VIII concentré avaient été considérables. On a même pu voir dans ce retournement de circonstances un véritable symbole : le sang lui-même, ou ses dérivés, vecteurs de vie, pouvaient décidément aussi véhiculer la mort.

Ainsi, la valeur technologique d'un acte considéré comme essentiel dans la thérapeutique moderne se trouva mise en doute, et la vision culturelle que l'on avait du sang depuis la plus haute Antiquité se vit brutalement remise en cause : la transfusion devint suspecte.

---

1. Contrairement aux maladies réellement épidémiques : peste, choléra, grippe, tuberculose, que l'on peut contracter n'importe où par simple contact ou même au voisinage d'un malade (en famille, à l'usine, au théâtre, dans les transports en commun, etc.), le sida est une infection *transmissible* mais ne donnant pas lieu à un véritable processus épidémique frappant indistinctement n'importe qui. Un sidéen peut vivre dans sa famille, aller à l'université, à l'usine, au bureau, sans jamais contaminer personne. On peut dormir dans les mêmes draps, partager la même table, utiliser la même vaisselle, sans courir le moindre danger. Linge, ustensiles courants, sièges, etc., ne sont jamais contaminants à condition de ne pas être souillés de sang (faire attention aux brosses à dents et aux rasoirs par exemple). En effet, pour pénétrer dans un organisme vierge, le virus HIV doit emprunter nécessairement la voie sanguine (transfusion, injection intraveineuse avec une seringue prêtée, instrument de dentiste souillé, etc.) ou la voie sexuelle (sperme, sécrétions vaginales). Contrairement à une légende qui a fait long feu, le virus n'existe jamais dans la salive ou la sueur.

L'affaire du sang en France

L'identification d'une nouvelle entité pathologique – le sida-maladie – fut tardive. Le virus était déjà répandu de par le monde lorsque les premiers cas cliniques furent décrits. Le caractère massif de l'infection et le retard dans le diagnostic relèvent de plusieurs causes.

Parmi elles, l'incubation du sida, parfois très longue, puisque plusieurs années et peut-être plusieurs décennies peuvent s'écouler entre l'arrivée du virus HIV et le moment où les premiers signes du mal sont décelés. Entre-temps, le sujet séropositif est un véritable foyer contaminateur par ses rapports sexuels, ses dons de sang, etc.

On l'a dit, les premiers cas de sida-maladie furent décrits sur la côte ouest des États-Unis durant l'été 1981, mais le virus avait certainement été introduit et diffusé bien avant cette date. Fort de sa découverte et conscient de la transmissibilité du LAV, Luc Montagnier écrit, dès le 15 août 1983, à un certain nombre de personnalités médicales et politiques : « Bien que la preuve formelle de [la] responsabilité [du virus LAV] dans le sida ne puisse pas encore être apportée, ce virus doit être potentiellement dangereux pour l'homme. » Cette mise en garde ne semble pas avoir inquiété outre mesure ses destinataires, et les cas se sont multipliés. À cette époque, en l'absence de tests de laboratoire capables de déceler les porteurs de HIV (par la mise en évidence d'anticorps correspondants dans le sérum), le seul moyen de limiter les dangers de contamination était d'écarter du don du sang tous ceux qui relevaient des « groupes à risque ».

C'est à cette fin que le professeur Jacques Roux, alors directeur général au ministère de la Santé, adressa, dès le 20 juin 1983, la fameuse circulaire à tous les directeurs d'établissement de transfusion sanguine les invitant à faire subir à chaque donneur un interrogatoire confidentiel portant sur ses pratiques sexuelles (homo- et hétérosexualité, avec partenaires multiples, drogués à la seringue, sujets issus d'une zone d'endémie ou y ayant séjourné récemment, etc.) et demandant que l'on cesse de prélever dans les prisons. *Ce sera la première mise en garde au monde.* Malheureusement, on le sait, la plupart des responsables de prélèvements, inconscients du danger, ont négligé la circulaire de Roux, alors que son application rigoureuse aurait évité bon nombre de contaminations transfusionnelles.

Beaucoup de centres de transfusion étaient gérés par des associations à but non lucratif (associations dites de la loi de 1901), des organismes privés, donc, sur lesquels les pouvoirs publics n'avaient guère d'autorité. Plus généralement, le milieu médical français dans son ensemble restait sceptique, contrairement à certains de nos voisins qui, d'emblée, ont attaché une grande importance à cet interrogatoire « clinique ».

En outre, la France ne parvenant pas à assurer son autosuffisance, elle avait acheté du plasma et des fractions à des firmes commerciales qui avaient livré – du moins au début – des produits contaminés, et cela, en toute ignorance : ici encore, les conseils n'auront guère été suivis, en dépit d'une nouvelle note adressée le 16 janvier 1985 aux directeurs des centres de transfusion, aussi peu efficace que les avertissements précédents, alors que tous les indicateurs étaient au rouge.

Le 20 juin 1985, le docteur Brunet, épidémiologiste à la direction générale de la Santé, exposa, on l'a dit, devant la Commission consultative de la transfusion sanguine le danger que représentait la poursuite des prélèvements dans les prisons. « Il apparaît actuellement peu raisonnable, déclarait-il, de collecter le sang dans les lieux où la moitié de la population appartient à des groupes à risque. » Cette demande reposait sur des arguments solides. En effet, le docteur Saint-Paul, directeur du centre de transfusion de Versailles, et le docteur Duédari, directeur du centre du Val-de-Marne, s'étant procuré des réactifs non encore officiellement commercialisés, avaient relevé un chiffre élevé de séropositifs parmi les condamnés. Une nouvelle note, publiée le 26 juillet 1985, donnait les résultats accablants d'une collecte effectuée en milieu carcéral par le centre national le 11 juillet. Mais en dépit de tout, les prélèvements dans les prisons continueront jusqu'à la fin de 1985 et même le début de 1986. En fait, le Premier ministre Laurent Fabius avait rendu le dépistage biologique obligatoire à partir du 1er août 1985.

Aujourd'hui, on reste confondu devant de telles négligences. Et si l'on se réfère à ce qui a été déclaré au cours de ces années de forte contamination (1981-1985), il apparaît qu'une large majorité de médecins refusaient de croire au danger.

On se contentera longtemps des déclarations péremptoires et rassurantes émanant de hautes personnalités. Elles pleuvent alors de tous côtés, et rassurent une opinion qui n'aspire qu'à être sécurisée. Certains avancent même l'hypothèse que les anticorps anti-HIV présents chez les séropositifs témoignent de la lutte du malade contre le virus et que seuls les séronégatifs pourraient être dangereux...

Toutefois, à la fin de 1984, certains commencent à prendre conscience du risque, qui, se confirmant en 1985, va provoquer l'affolement. Il faut alors se rendre à l'évidence devant l'étendue du mal et procéder à une sélection plus rigoureuse des donneurs ; mais ces mesures, depuis longtemps préconisées, arrivent trop tard.

Le résultat de cette politique laxiste se révèle désastreux. En effet, si l'on considère le nombre de séropositifs par millier d'habitants, la France arrive en tête des États de l'Union européenne. Et, dans le monde, parmi les pays industrialisés, seuls les États-Unis nous devancent. Au 31 mars 1993, on recense en France 1 182 cas de sida avérés, ce qui représente 57,6 % des 2 053 cas post-transfusionnels identifiés en Europe. À cette date, le taux de séropositifs dans la population générale est 17,3 fois plus élevé dans notre pays qu'au Royaume-Uni, et 6,5 fois plus élevé que dans l'ensemble de l'Union européenne.

Les tableaux suivants, que nous empruntons au rapport trimestriel du 30 juin 1994 du Centre européen pour la surveillance épidémiologique du sida, soulignent ce triste record.

Nouveaux donneurs de sang
Taux des séropositifs pour 1 000 sujets
(la première colonne donne les chiffres en %,
les cinq autres en ‰)

	1988	1989	1990	1991	1992	1993
France	0,83 %	0,54 ‰	0,47 ‰	0,38 ‰	0,28 ‰	0,19 ‰
Allemagne	0,14 %	0,21 ‰	0,31 ‰	0,18 ‰	0,77 ‰	0,09 ‰
Royaume-Uni	0,02 %	0,046 ‰	0,054 ‰	0,032 ‰	0,037 ‰	0,873 ‰
Suède	0,05 %	0,025 ‰	0,075 ‰	0,050 ‰	0,033 ‰	-
Espagne	0,55 %	0,44 ‰	0,51 ‰	0,39 ‰	0,34 ‰	0,36 ‰

Donneurs de sang réguliers
Taux des séropositifs pour 1 000 sujets

	1988	1989	1990	1991	1992	1993
France	0,07 %	0,051 ‰	0,044 ‰	0,031 ‰	0,027 ‰	0,023 ‰
Allemagne	0,015 %	0,009 ‰	0,022 ‰	0,078 ‰	0,079 ‰	0,008 ‰
Royaume-Uni	0,007 %	0,008 ‰	0,007 ‰	0,005 ‰	0,085 ‰	0,004 ‰
Suède	0,002 %	0,005 ‰	0,002 ‰	0,007 ‰	0,004 ‰	-
Espagne	0,08 %	0,058 ‰	0,049 ‰	0,061 ‰	0,056 ‰	-

Notons que les séropositifs sont plus nombreux chez les nouveaux donneurs que chez les donneurs réguliers, ces derniers ayant fait l'objet d'un premier examen.

Plusieurs causes, d'ailleurs liées, peuvent être retenues pour expliquer cette situation.

D'abord, on l'a dit, un certain laxisme de la part des transfuseurs français, installés dans leur certitude que le sang donné bénévolement ne saurait être dangereux.

Une grave imperfection du système ensuite. Les services de transfusion français s'étaient formés spontanément, selon les possibilités de chaque ville, souvent à la faveur d'une association à but non lucratif, et étaient pratiquement demeurés sans contrôle, jusqu'à la restructuration récente[1]. Notre pays se trouvait ainsi caractérisé par une poussière d'établissements transfusionnels de taille et de valeur très inégales (on en comptait plus de 180), chacun jouissant d'une large autonomie sur le plan tant technique que financier. Nul rapport organique, nulle hiérarchie. Certains centres se qualifiaient de « régionaux », sans que ce titre leur confère aucune autorité sur les centres départementaux de la même région, le département étant l'unité de base. Quant au Centre national, il jouissait essentiellement d'un prestige moral, qui se révélera bien illusoire.

Face à cette dispersion des services, toute réglementation demeurait vaine, le Laboratoire national de santé étant trop modestement équipé pour prétendre exercer un contrôle sérieux. Au même moment, il y avait au Royaume-Uni moins de *vingt* centres, tous de haute technologie, couvrant l'ensemble du pays, pour une population comparable à la nôtre.

---

1. Voir annexe p. 385.

Malgré les circulaires du directeur général de la Santé et les avertissements de toutes sortes, les transfuseurs français ont en outre négligé plus que leurs voisins l'interrogatoire confidentiel qui aurait permis d'écarter les sujets relevant des groupes à risque.

La France a fait montre d'une évidente surconsommation de produits sanguins, au point que l'on a pu parler d'« intempérance » transfusionnelle. On a multiplié les injections de sang à tort et à travers, favorisant ainsi les risques de contamination. Voilà pourquoi on a compté en France une moyenne de 2,08 personnes atteintes de sida post-transfusionnel pour 100 000 habitants, contre 0,12 au Royaume-Uni, 0,28 en Allemagne, 0,18 aux Pays-Bas, 0,76 en Belgique, etc. À cet égard, le professeur Georges David a même pu déclarer : « La meilleure transfusion est celle que l'on ne fait pas[1]. »

Il semble que cette surconsommation tienne au manque de connaissance de la grande majorité du corps médical en pratique transfusionnelle, ignorance relative qui s'explique par le fait que celle-ci est demeurée longtemps marginalisée dans l'enseignement officiel.

L'aspect financier de la question doit également être évoqué. Les établissements de transfusion sanguine étaient tenus d'équilibrer leur budget par leurs propres moyens. Or, les seules ressources sur lesquelles ils pouvaient compter provenaient de la cession des produits sanguins – dont le prix était fixé par l'État pour l'ensemble du territoire –, plus quelques examens de laboratoire. Aussi, face à des dépenses en augmentation en raison du coût des nouvelles technologies, beaucoup ont multiplié les prélèvements sanguins, de manière à « soutenir le marché ». On a donc recouru à un plus grand nombre de donneurs, et favorisé ainsi les risques de contamination. Devant cette situation, les pouvoirs publics sont longtemps demeurés indifférents, se préoccupant seulement de réajuster à la hausse le prix de cession du sang et des

---

1. Déclaration faite par le professeur Georges David devant le Haut Comité de santé publique : rapport remis au gouvernement début 1995.

dérivés lorsque les centres faisaient état d'une situation budgétaire inquiétante.

Si, en matière de transfusion proprement dite, la France fut, de tous les pays d'Europe, le plus contaminant, pour ce qui concerne le super VIII, réservé aux hémophiles, la situation fut assez différente. Ainsi, en 1989, le taux d'hémophiles séropositifs, d'après la Fédération mondiale des hémophiles[1], était le suivant d'un pays à l'autre :

États-Unis	90 %
Suède	86 %
Australie	70 %
Allemagne (RFA)	61 %
Danemark	60 %
Autriche	50 %
France	45 %
Royaume-Uni	44 %
Pays-Bas	19 %
Norvège	15 %
Belgique	7,5 %

La France se situe donc ici dans une moyenne (entre l'Autriche et le Royaume-Uni). Cela s'explique par le mode de préparation du super VIII. En effet, pour ce qui concerne les transfusions de sang total ou de purée globulaire ne faisant appel qu'à un ou deux donneurs (rarement plus), la probabilité de contagion est, on l'a dit, directement proportionnelle au nombre de sujets séropositifs. Le problème ne se pose pas dans les mêmes termes pour les hémophiles traités par du facteur VIII concentré (ou super VIII), puisque ce dérivé, préparé à partir du mélange de plusieurs milliers de dons, se trouvait contaminé par la présence d'un seul donneur positif. Dans la pratique, la transmission du HIV s'est donc généralisée dans tous les pays qui préparaient cette fraction.

---

1. Cité par Jean-Pierre Soulier, *Transfusion sanguine et sida*, Paris, Éditions Frison-Roche, 1990.

Dès le début de 1983, le professeur Jean-Pierre Soulier[1], savant unanimement respecté par la communauté internationale et qui restera quelque trente ans à la direction du Centre national de transfusion sanguine, mettait en garde le corps médical et conseillait d'abandonner, au moins provisoirement, le super VIII pour en revenir aux injections des cryoprécipités préparés à partir de un à trois donneurs, ce qui réduisait très fortement les risques de contamination. Certes, les cryoprécipités avaient une action moins spectaculaire que le super VIII, mais ils parvenaient presque toujours à arrêter – voire à prévenir – une hémorragie. Ces avertissements ne furent hélas guère entendus en France. La Belgique, qui renonça tout de suite au facteur VIII pour revenir aux méthodes traditionnelles des cryoprécipités, présentera en 1989 un taux de séropositivité de 7,5 %, soit, de loin, le plus faible du monde[2]. Ce chiffre prouve, s'il en est encore besoin, que si le corps des transfuseurs français s'était montré prudent, bien des drames auraient été évités.

Les cris d'alerte n'ont pourtant pas manqué. Dès les premiers mois de 1983, les tests biologiques effectués par différents chercheurs[3] grâce à des réactifs non encore commercialisés (Elisa de l'Institut Pasteur de Paris et certaines firmes américaines) avaient confirmé les propos de Jean-Pierre Soulier : à cette époque, on observait en France de 3 ‰ à 5 ‰ d'individus séropositifs chez les donneurs de sang présumés en bonne santé, après avoir écarté de façon plus ou moins rigoureuse les « sujets à risque » (Anne-Marie Couroucé, Christian Rouzioux, Jean-Pierre Allain, etc.). Ces résultats seront confirmés par François Pinon et Jacques Leibowitch :

---

1. Jean-Pierre Soulier, *Rev. fr. Transfus. Immuno-hématol.,* t. XXVI, n° 5, 1983, p. 437-445.

2. Le calcul de la probabilité de contagion est simple. Soit une population pour laquelle le taux de séropositivité est de 1 ‰. Une transfusion pratiquée à partir d'un seul donneur présente un risque sur mille d'être contaminante (en vérité, moins encore si l'on a procédé à un interrogatoire sérieux du donneur et à un test biologique). En revanche, dans la même population, un lot de super VIII fabriqué à partir du mélange de 4 000 dons assure pratiquement une contamination dans 100 % des cas. On voit donc la différence de risque qu'offrent les deux méthodes.

3. Voir notamment *New England Journal of Medicine,* 13 janvier 1983.

dès janvier 1985, ils signalent que, selon les mêmes techniques de dépistage sérologique, ils ont observé 5 ‰ de séropositifs sur un lot de 2 000 donneurs en bonne santé apparente[1]. Dès qu'il a connaissance de ces résultats, le 9 janvier 1985, François Pinon – qui dirige alors le centre de transfusion de Cochin – écrit à tous ses collègues pour les informer du danger et les inciter à réduire au maximum la thérapeutique par les produits sanguins.

Pour le facteur VIII, très contaminateur, une nouvelle parade apparut bientôt, celle du chauffage des fractions stables, déjà tentée pour neutraliser le virus de l'hépatite B, et qui se révéla également efficace dans l'inactivation du virus du sida.

Le 26 octobre 1984, le *Mortality and Morbidity Weekly Report* (MMWR) du Center of Disease Control (CDC) d'Atlanta recommanda ainsi de chauffer les facteurs antihémophiliques. En effet, la contamination des hémophiles traités par du facteur VIII non chauffé n'avait cessé de croître de 1981 à 1984, et à cette époque près de 75 % d'hémophiles américains étaient séropositifs. Toutes les grandes firmes privées adoptèrent alors la technique du chauffage : Travenol-Hyland, Alpha, Cutter, Armour – et les médecins américains ne prescrivirent plus que ces nouveaux produits réputés sans danger. En janvier 1985, les firmes privées allemandes firent de même.

De son côté, la France allait accuser un retard inexplicable, alors que les avertissements continuaient à pleuvoir. Dans une note publiée en février 1985, Luc Montagnier recommanda à nouveau le chauffage, soulignant que 18 patients qui avaient été traités par Hemophil T Hyland (produit chauffé depuis 1982) étaient tous séronégatifs. Cette avance de la firme Travenol-Hyland était, en partie, le fait du hasard. C'est Jean-Pierre Soulier qui avait été le précurseur[2] de la méthode du chauffage ; elle visait à l'origine la destruction du virus de l'hépatite B, HBV. Cependant, sur cette lancée, dès le 4 mai 1983, la firme Hyland, l'un des plus importants pro-

---

1. Cité par Anne-Marie Casteret, *L'Affaire du sang, op. cit.*, p. 119.

2. J.-P. Soulier, C. Blatix, A.-M. Couroucé *et al.*, « Prevention of virus B Hepatitis », *Amer. J. Dis. Child.*, n° 123, 1972, p. 429-434.

ducteurs mondiaux des dérivés sanguins commercialisés, avait écrit à tous les directeurs des centres de traitement des hémophiles une lettre assez prudente par laquelle elle proposait son nouveau produit : « Récemment, notre firme a mis sur le marché un facteur antihémophilique traité par la chaleur (Hemophil T) afin de réduire le risque viral. Nous ne pouvons dès à présent affirmer que le produit chauffé élimine le risque de transmission du sida. Cependant, nous pensons que l'utilisation d'Hemophil T ne peut qu'accroître la sécurité des patients. » Travenol-Hyland allait convertir très rapidement toute sa production afin de ne plus offrir que des facteurs antihémophiliques traités par la chaleur[1].

En mai 1984, un colloque de l'American Red Cross apportait la confirmation que le virus HIV présent dans le plasma ou ses fractions était indiscutablement détruit par un chauffage de plusieurs heures à 52 °C ou par les détergents.

En France, le Centre national de transfusion sanguine – seul habilité pour la distribution et les importations de produits sanguins – n'importera massivement des produits chauffés qu'à partir de juillet 1985. Pourquoi ?

Dans la pratique, le Centre national de transfusion sanguine jouait le rôle de conseiller technique en matière de transfusion auprès du ministère de la Santé, lequel prenait des décisions d'après ce que lui suggérait le CNTS : autrement dit, celui-ci se conseillait lui-même. C'est dans cette situation, commandée par l'ignorance technique et les intérêts matériels, qu'un retard dramatique fut pris.

En juillet 1984, lors d'un congrès international de transfusion tenu à Munich – aucune session n'avait été officiellement consacrée au sida post-transfusionnel –, la transmission possible du virus par le sang et ses dérivés avait été évoquée et la procédure de fabrication du facteur VIII par chauffage encouragée. Aussi, le professeur Allain, responsable de la recherche au CNTS, tenta-t-il de relancer des négociations avec la firme autrichienne Immuno, qui recourait depuis longtemps au chauffage des produits afin qu'elle lui « vende » ses techniques de fabrication. Il semble qu'à la suite de diver-

---

1. Cité par Anne-Marie Casteret, *L'Affaire du sang, op. cit.*, p. 73-74.

gences matérielles ces tractations n'aient pas abouti, et le CNTS renonça à poursuivre la discussion : ici les considérations économiques ont une nouvelle fois primé sur l'intérêt des malades.

Le 1er août 1984, à la suite du congrès de Munich, le professeur Maurice Goudemand, directeur du centre régional de transfusion sanguine et de fractionnement de Lille, soucieux d'utiliser au plus vite des produits sans danger, écrit à la direction du CNTS de Paris : « À la suite du congrès, je pense que vous serez d'accord pour estimer, comme nous, qu'un des problèmes majeurs qui se posent en matière de fractionnement est celui de l'inactivation des virus dans les fractions plasmatiques et en toute priorité dans le facteur VIII. C'est pourquoi je me permets de prendre l'initiative de vous proposer une coopération technique et scientifique. »

Lille était en effet à la veille de mettre au point une méthode de chauffage originale, qui sera d'ailleurs appliquée très vite (entre octobre 1984 et janvier 1985). Après avoir rapatrié d'urgence tous les produits non chauffés encore inutilisés, Lille délivra alors uniquement du facteur VIII chauffé, non contaminant, comme Luc Montagnier l'avait plusieurs fois préconisé[1], et dont il contrôla la validité. Bientôt la technique de chauffage fut appliquée par presque tous les autres centres de fractionnement. Mais pour des raisons encore mal élucidées, le CNTS, qui restait le principal fournisseur du pays, continua, seul ou presque, à diffuser des produits non chauffés, donc hautement dangereux. Sans doute beaucoup d'hémophiles étaient-ils déjà contaminés au moment où le chauffage se généralisa, mais en poursuivant la distribution des facteurs non chauffés on prenait le risque d'infecter par le virus HIV des sujets encore indemnes, ou de surcontaminer ceux qui étaient déjà séropositifs.

Devant les interrogations suscitées par le problème des produits délivrés par le CNTS et les difficultés financières dudit organisme, cette question fut évoquée devant un conseil d'administration réuni le 25 février 1985 par son

---

1. Luc Montagnier et al., « Inactivation of LAV by heat, gamma rays and ultraviolet light », *Lancet*, 1985, p. 188-189.

nouveau président, Jacques Ruffié. Mais le doyen Streiff de Nancy, lui-même directeur d'un centre de fractionnement qui devait être bientôt fermé par mesure administrative, se voulut très rassurant et répondit de façon péremptoire[1] : « Des propos alarmistes ont été tenus sur la situation financière, les hommes et la production. Cette situation conflictuelle ne peut plus durer. »

« M. le professeur Streiff, poursuivait le procès-verbal, souhaite répondre indirectement aux critiques du professeur Ruffié concernant la qualité des produits fabriqués par le CNTS. Concernant les immunoglobulines, nous avons eu affaire à des interventions malveillantes dont le but non dissimulé était de faire acquérir des immunoglobulines à l'étranger, alors qu'il est prouvé que les immunoglobulines françaises sont les meilleures, et aucun directeur de centre ne peut le contester. Concernant l'albumine en échange plasmatique, il faudrait, avant de mettre en doute la qualité du produit, se pencher sur la manière dont est utilisée cette albumine. À propos du facteur VIII, M. le professeur Streiff témoigne que s'il y a un modèle de fabrication, c'est le CNTS, qui assure la meilleure production du facteur VIII et peut-être demain du facteur VIII chauffé et joue le rôle massif de producteur et de pilote. Toutes les critiques portant sur les produits fabriqués par le CNTS ne sont en aucun cas fondées[2]... »

Le conseil d'administration fut certainement très influencé par cette forte déclaration. Seul, le directeur général de la Santé, le professeur Jacques Roux, soutint avec courage la nécessité d'une évaluation immédiate. Mis en minorité, le nouveau président fut prié d'abandonner son mandat.

À nouveau, des considérations matérielles ont certainement pesé dans cette position d'attentisme. L'équilibre financier du CNTS – déjà fragile – risquait en effet d'être remis en cause par la destruction des lots contaminés, à laquelle avaient déjà procédé le centre de fractionnement de

---

1. Procès-verbal officiel de la séance du 25 février 1985, ouverte à 14 h 30, de la fondation Centre national de transfusion sanguine, p. 12.
2. À nouveau la légende selon laquelle la transfusion sanguine française est la meilleure du monde...

Lille et la plupart des firmes commerciales. En somme, en livrant des produits suspects, la direction du CNTS agissait davantage dans une optique industrielle et commerciale – à courte vue – qu'en conformité avec la règle déontologique qui doit inspirer tout acte médical, selon l'adage : *primum non nocere* (d'abord ne pas nuire).

Le 9 novembre 1985, Michel Garretta, directeur général du CNTS, écrit enfin au ministère de la Santé, *via* Mme Marie-Thérèse Pierre, sous-directrice des Actions de soins et programmes médicaux – qui, à ce titre, suit les réunions de transfusion : « La fréquence des anticorps anti-LAV indiquant la présence du virus est d'environ 50 % chez les 4 000 hémophiles polytransfusés. À partir du modèle américain et des éléments recueillis en France, on peut estimer la progression annuelle de la contamination à 10-20 % ; environ 16 % de ces sujets développeront dans les cinq ans un sida fatal. De plus, il est établi que les contacts hétérosexuels des sujets anti-LAV positifs sont susceptibles de transmettre le virus avec une fréquence de 5 % à 10 % par an, avec la même probabilité de développer un sida fatal. Conscients que trois mois de retard signifient à terme la mort de 5 à 10 hémophiles et d'un certain nombre de leurs proches, l'équipe de direction du Centre national de transfusion sanguine estime que c'est maintenant une urgence absolue d'interrompre la propagation de cette contamination chez les hémophiles[1]. »

Désormais, *tous* les responsables – tant administratifs et techniques que politiques – sont informés de la gravité de la situation. Malgré cela, ni les uns ni les autres ne prennent les mesures drastiques qui s'imposent, tandis que le centre de Lille recourt à la technique du chauffage depuis longtemps.

Il semble en fait que chacun se soit déchargé sur l'autre de la décision à prendre, le CNTS souhaitant être couvert par les autorités gouvernementales – qui combleraient le nouveau trou budgétaire ainsi creusé –, et ces autorités laissant aux transfuseurs le soin de prendre les mesures nécessaires.

---

1. Anne-Marie Casteret, *L'Affaire du sang, op. cit.*, p. 138-139.

Seul le professeur Jacques Roux essaiera de faire avancer les choses.

Le 19 juin 1985 le Premier ministre, Laurent Fabius, annonce la décision de rendre le dépistage d'anticorps anti-HIV obligatoire dans les dons de sang. L'arrêté est pris le 23 juillet et appliqué à partir du 1er août. On laisse cependant distribuer les produits non chauffés jusqu'au 1er octobre, date à laquelle ils ne seront plus remboursés par l'assurance-maladie. Mesure au caractère dissuasif bien limité, alors qu'une interdiction formelle et une obligation de détruire les stocks eussent été nécessaires.

C'est à partir de 1989 qu'une trentaine de plaintes, émanant d'hémophiles infectés par le facteur VIII, sont déposées au parquet de Paris : neuf pour empoisonnement, vingt-trois pour fraude sur la marchandise. D'autres suivront, à Paris et en province. Elles vont déclencher une longue et minutieuse enquête qui débouchera, dans un premier temps, sur quatre inculpations et quatre condamnations, dont deux purement symboliques.

Ce procès a laissé, dans l'ensemble, une impression de malaise et des questions sans réponse. Les inculpés étaient-ils les seuls coupables ou même les plus coupables ? Michel Garretta était-il le seul et le plus responsable, au sein d'un organigramme extrêmement complexe et parfois confus ? Pourquoi le milieu médical – qui ne saurait évidemment échapper à toute responsabilité – fut-il seul attaqué, alors que devant ce désastre le gouvernement aurait dû prendre, d'urgence et par voie autoritaire, des mesures capables de faire cesser immédiatement le massacre ? Et que fit l'Ordre des médecins ? Le Centre national de transfusion sanguine était certes, juridiquement, une fondation privée sur laquelle, en temps ordinaire, les pouvoirs publics n'avaient pas grande prise. Mais ne vivions-nous pas un temps exceptionnel qui commandait des mesures exceptionnelles ?

Les responsabilités en fait sont largement partagées, et certaines proclamations « officielles », connues de tous, sont là pour en témoigner.

Le corps médical dans son ensemble, dès la fin de 1984, avait eu vent d'un danger possible. Dès lors, n'aurait-il pas dû limiter les indications transfusionnelles et renoncer à utiliser du super VIII non chauffé au profit des cryoprécipités en attendant que le problème d'inactivation virale soit résolu ?

Les responsables de la fabrication du facteur antihémophilique concentré se réduisaient-ils à un ou deux dirigeants du CNTS, quand des dizaines de médecins, ingénieurs, techniciens participent au travail ? Certains – en particulier parmi les représentants syndicaux – soupçonnèrent le danger et en avisèrent leurs supérieurs : ils ne furent pas entendus.

Aujourd'hui, avec les règlements actuels (dépistage systématique par les méthodes biologiques des sujets séropositifs), la transmission du sida par voie transfusionnelle est devenue rarissime. Elle n'est pourtant pas nulle, en particulier lors d'injections de produits labiles (un cas sur un million de transfusions de ces produits), et concerne des donneurs récemment contaminés, mais qui n'ont pas encore effectué leur séroconversion.

Quant au super VIII, fabriqué maintenant par biotechnologie (à partir de bactéries recombinées qui ont reçu le segment d'ADN correspondant à la synthèse dudit facteur), son danger de transmission virale est nul dans la mesure où les cellules recombinées synthétisent uniquement ce qui correspond à l'information qu'elles viennent de recevoir.

La contamination par le sang dans les pays étrangers

Si, en Europe, la France a le triste privilège d'avoir eu le plus grand nombre de sujets séropositifs contaminés à la suite d'une transfusion sanguine, les autres pays ont traversé des épreuves comparables aux siennes. Certes, pour ce qui concerne les fractions stables, la plupart des nations industrialisées ont adopté progressivement les techniques du chauffage (Autriche, Suisse, Danemark, Royaume-Uni, et bientôt Allemagne ; Canada, États-Unis). Mais le mal était déjà fait. D'où l'ouverture d'actions judiciaires, le plus souvent au civil (les victimes demandant à être indemnisées pour le dommage subi), très rarement au pénal (lorsqu'une négligence du fournisseur a pu être démontrée).

En **Allemagne**, il semble que la première alerte sérieuse ait été donnée en avril 1983 par la clinique universitaire de Bonn. Elle signale à l'Office fédéral de la santé (BGA) qu'elle a observé un cas d'hémophile mort du sida en 1982. En dépit de cet avertissement, le BGA n'ordonne pas le retrait des produits potentiellement dangereux – pour la plupart importés des États-Unis – et omet de recommander (ou de rendre obligatoire) la fabrication du facteur VIII par chauffage, procédé que certaines firmes ont pourtant déjà adopté. C'est au mois de mars 1985 que les États-Unis introduisent le premier test sérologique pour diagnostiquer les porteurs du virus HIV, mais ce n'est qu'en octobre 1985 que le BGA fait obligation de tester tous les donneurs et de ne préparer les fractions qu'à partir des prélèvements de sujets séronégatifs[1]. Quant à la technique de fabrication par chauffage, elle demeure facultative.

L'absence de contrôle jusqu'en 1985 apparaît d'autant plus grave que l'Allemagne a été très tôt concernée par l'épidémie. En juillet 1981, en effet, le journal allemand *Bild Zeitung* (en ex-RFA) avait révélé qu'un mandat de recherche international avait été lancé par la police judiciaire contre des trafiquants de sang humain. Ce sang, dit-on, avait été collecté au Zaïre puis importé en Belgique sous la rubrique « sang animal », échappant ainsi aux contrôles anti-HIV. Revendu ensuite en Allemagne sous la même rubrique, il avait été diffusé dans plusieurs pays européens sans avoir été soumis à un quelconque test de dépistage.

À l'automne 1986, le BGA est avisé du premier cas de sida après injection de PPSB. Rappelons que le PPSB est un mélange de plusieurs facteurs de coagulation : le facteur II

---

1. En réalité, les autorités allemandes avaient demandé d'effectuer le dépistage sérologique de tous les donneurs à partir de décembre 1984, mais la mesure ne devint effective qu'en octobre ou novembre 1985, alors qu'en France elle était devenue obligatoire depuis le 1er août de la même année.

(prothrombine), le facteur VII (proconvertine), le facteur X (facteur Stuart), le facteur IX (facteur antihémophilique B). Le PPSB a longtemps été utilisé pour lutter contre les saignements présentés par les hémophiles du type B et, accessoirement, chez les sujets – plus rares – montrant un déficit en prothrombine, proconvertine, facteur Stuart. Depuis que l'on sait obtenir du facteur IX à l'état purifié, le PPSB est beaucoup moins utilisé. En mai 1987, le parquet de Berlin-Ouest ouvre une enquête contre M. Karl Ueberla, ex-responsable de l'Office fédéral de la santé (BGA) de Berlin-Ouest, accusé d'être responsable de la transmission du virus du sida à des hémophiles à partir de lots humains contaminés. La justice reproche en outre à M. Ueberla d'avoir fait retirer trop tard du marché les échantillons de sang importé, alors qu'aucune vérification n'avait été faite. Il porterait ainsi la responsabilité de la transmission sanguine du virus à quelque 2 000 hémophiles.

De leur côté, en juillet 1987, les laboratoires Immuno signalent la gravité des conséquences du non-chauffage du PPSB, la plupart des firmes ne recourant pas encore (ou mal) à cette technique de neutralisation du virus. En janvier 1989, la Croix-Rouge découvre avec indignation que du plasma du Zaïre transitant par les États-Unis ou la Suisse a été vendu à des firmes allemandes[1]. En 1990, il apparaît probable que le PPSB fabriqué par telle firme a provoqué au moins 12 décès par sida. Ce produit est enfin retiré du marché.

---

1. Rappelons ici encore que si les États-Unis arrivent largement en tête pour la quantité de fractions plasmatiques mises sur le marché, l'Allemagne suit de près et bat tous les pays d'Europe. Aussi les firmes privées allemandes sont-elles conduites à importer du plasma des pays du tiers-monde, qui coûte moins cher que le plasma acheté en Allemagne même. Cette surproduction entraîne une surconsommation, seule capable de maintenir le marché ouvert. Récemment, le centre expérimental sur l'hémophilie de Bonn traitait plus de 800 hémophiles, recevant chacun 800 000 unités internationales de facteur VIII, à raison de deux ou trois injections systématiques par semaine. Au même moment, les hémophiles américains recevaient en moyenne 55 000 unités internationales. Or, l'espérance de vie – et la sensation de confort – étaient aussi grandes chez les patients américains que chez les allemands.

Mais le facteur VIII contaminé a lui aussi fait des ravages[1]. En 1992, *Stern* considère qu'en plus des 2 000 hémophiles devenus séropositifs au cours de la décennie 1980 beaucoup d'autres patients, non hémophiles, mais qui ont reçu des concentrés de plasma, présentent une séroconversion. Les plaintes des sujets séropositifs commencent à affluer. Le BGA estime pourtant que ces chiffres sont exagérés, et reconnaît à peine 65 cas probables de sida post-transfusionnel.

En octobre 1993, le BGA avoue à Hans Seehofer, le ministre fédéral de la Santé, qu'il a comptabilisé 373 cas de sida post-transfusionnel, dont certains témoignent d'une infection contractée après 1985. Le président du BGA, le docteur Grossklaus, et le responsable du ministère, Manfred Steinbach, sont alors contraints de démissionner. Le Parlement fédéral nomme une commission d'enquête.

Le 3 novembre 1993, Hans Seehofer conseille à tous les sujets ayant subi une transfusion depuis 1982 de se soumettre à un test de dépistage. Cette campagne touchera plusieurs millions de personnes qui, pour la plupart, avaient subi une intervention chirurgicale pendant les dix ans écoulés. Simultanément, un Fonds de dédommagement en faveur des victimes est mis en place, office alimenté conjointement par le gouvernement fédéral, les Länder, les assurances, l'industrie pharmaceutique et la Croix-Rouge.

En décembre 1993, le Fonds de dédommagement indique que 1 249 sujets devenus séropositifs après injection de produits sanguins ont été pris en charge. En janvier 1994, un Fonds d'urgence humanitaire voit le jour ; le BGA est dissous au mois de juillet suivant.

L'origine du drame une fois établie, des plaintes nouvelles sont déposées par les victimes ou leur famille. Un certain nombre d'actions judiciaires s'ensuivront. Il sera ainsi rapidement établi qu'une entreprise de Coblence, l'UB Plasma, a vendu jusqu'à une date récente – et donc en pleine connaissance de cause – des produits contagieux.

---

1. Le 17 mars 1987, la firme Bayer révélait qu'elle était poursuivie devant les tribunaux par une vingtaine d'hémophiles qui avaient subi une séroconversion après avoir reçu du facteur VIII de sa fabrication.

L'enquête conduira à inculper quatre responsables de la firme (novembre 1993), dont son directeur, Ulrich Kleist, et trois de ses collaborateurs, parmi lesquels un médecin. (Chefs d'accusation : coups et blessures involontaires, fraude aggravée et infraction de la loi sur les médicaments[1].) Mais il se trouve qu'une collaboratrice de l'UB Plasma avait, dès 1986, avisé du danger les autorités régionales de la santé (Rhénanie-Palatinat) ; or, celles-ci n'avaient pris aucune mesure et il avait fallu attendre l'ouverture de cette information judiciaire pour que 800 clients de l'UB Plasma commencent à retirer du marché les produits suspects.

C'est en fait pour des raisons budgétaires que l'UB Plasma avait négligé les contrôles[2]. L'enquête révéla par exemple que, sur 7 000 prélèvements effectués récemment, seulement 2 500 (soit le tiers) avaient été contrôlés. Ainsi, pendant six ans (1987-1993), alors que les moyens d'analyse étaient parfaitement disponibles, l'UB Plasma avait négligé de tester les produits sanguins qu'elle vendait en Allemagne même (une soixantaine d'hôpitaux de Saxe, de Francfort, de Berlin, et plus d'une centaine de cliniques), mais aussï à l'étranger, en particulier à la Grèce et à l'Arabie Saoudite.

Toujours fin 1993, le ministre des Affaires sociales de Basse-Saxe, Walter Hiller, fit savoir qu'une autre firme, Hæmoplast, située près de Hanovre, avait produit des fractions réalisées à partir de plasmas non testés et distribuées pour la seule année 1993 à 64 hôpitaux répartis sur l'ensemble du territoire allemand. Le ministre décréta aussitôt

---

1. Les deux premières inculpations eurent lieu le 29 octobre 1993. L'enquête avait révélé qu'au moins quatorze cliniques avaient utilisé ces produits suspects. Toutes ne les avaient pas achetés directement au fabricant, l'UB Plasma, mais par l'intermédiaire de distributeurs, ABO Munich, Octopharm, Biotest, Pharma-Dessau, etc.

2. Dans ce domaine, une concurrence acharnée peut jouer, d'où le souci des marchands de produits sanguins d'offrir une marchandise à des prix très compétitifs. C'est ainsi qu'une « conserve » de la firme UBP était vendue 70 marks, alors que la même, en provenance de l'Institut central de transfusion de Hambourg, était facturée 86 marks. Il est certain que la multiplicité des contrôles diminuait les risques mais augmentait le prix de revient. La sécurité a un coût avec lequel on ne doit pas tricher.

l'arrêt immédiat de ces livraisons et exigea le rapatriement et la destruction des produits vendus mais non encore utilisés.

Pendant ce temps, la plupart des pays qui avaient commercé avec l'UB Plasma (la France, la Suisse, l'Autriche, l'Italie, la Suède) ordonnaient l'ouverture d'une enquête. Le Royaume-Uni décidait de son côté de retirer aussitôt de la circulation les produits provenant de plusieurs laboratoires allemands ainsi que ceux fabriqués par la firme autrichienne Immuno.

Le jeudi 11 novembre 1993, le ministère de la Santé de Roumanie (État où le virus HIV semble assez largement répandu) reconnaissait avoir autorisé l'exportation en Allemagne de 1 550 litres de plasma infecté. Les prélèvements avaient été effectués par UB Plasma Rom – filiale roumaine de la maison mère UB Plasma installée à Coblence. Quelques mois plus tard, le ministre Julian Mincu, ancien médecin de la famille Ceaucescu, niera toute négligence, estimant que la préparation industrielle effectuée en Allemagne excluait toute contamination virale des produits finis – ajoutant même que « le contrôle des antigènes revenait en exclusivité à la partie allemande, qui porte donc toute la responsabilité ». Finalement, la direction de l'UB Plasma Rom avoua qu'elle ne disposait pas des réactifs nécessaires pour détecter le virus du sida ni celui de l'hépatite C. Et le ministre décida – mais un peu tard – de suspendre toutes les activités de la firme UB Plasma Rom jusqu'à ce qu'elle « remplisse les normes techniques nécessaires à son fonctionnement en toute sécurité ». Le scandale déborde alors largement les frontières de l'Allemagne, pays considéré comme l'un des principaux marchands de produits sanguins dans le monde.

En Suisse, le directeur de l'Office confédéral de la santé de l'époque, Thomas Zelner, signifie aux organismes de soin l'interdiction de vendre un certain nombre de dérivés importés dans le pays par l'intermédiaire de deux firmes allemandes s'approvisionnant auprès de l'UB Plasma. L'Italie prend la même décision, tout comme l'Autriche.

La Suède interdit elle aussi l'importation des produits UB Plasma, alors qu'aux États-Unis le département de la Défense demande à tous ses ressortissants (civils et militaires) ayant été hospitalisés en Allemagne de se soumettre à un test de dépistage HIV.

Attaqué par la presse allemande (*Die Welt* en particulier), le ministre fédéral de la Santé, M. Seehofer, accusé d'avoir provoqué par ses déclarations une vague d'hystérie et de panique, répond qu'il a voulu « briser la stratégie du silence » devant une épidémie mortelle. Par ailleurs, on accuse non sans raisons l'Office fédéral de la santé de ne pas avoir informé les patients du risque que présentait toute transfusion.

L'enquête avait démontré que deux sociétés étaient à l'origine de la vente de produits contaminés. La première reçut une sévère mise en garde ; la seconde, UB Plasma-Labor GmbH (Coblence), fut fermée. Son procès s'ouvrit le 4 août 1994. Les responsables étaient accusés de graves blessures corporelles et de violation de la législation sur les médicaments, susceptibles de lourdes amendes et de peines de prison pouvant aller jusqu'à dix ans de détention. Cependant, dès le début du procès, les avocats des coïnculpés demandèrent sa suspension afin de s'assurer qu'aucun des juges n'était contaminé.

D'un autre côté, la société Hæmoplast d'Osterode, près de Hanovre, qui ne contrôlait pas tous les lots de sang et avait vendu, en 1993, des produits suspects à plus de soixante hôpitaux allemands, dut cesser son activité par décision administrative du 9 novembre 1993.

M. Seehofer demanda à tous ceux qui avaient été transfusés depuis 1980 ainsi qu'à leur(s) partenaire(s) sexuel(s) (ce qui représentait plus de 15 millions de sujets) de subir un test de dépistage pour détecter ceux qui étaient HIV positifs. Il exigea en outre que tous les lots déjà livrés soient rapatriés et détruits.

L'enquête avait également révélé que la Croix-Rouge allemande elle-même avait laissé circuler du sang contaminé en 1985, tandis que les responsables étaient conscients du danger : ainsi, le scandale du sang ne concernait plus les seules firmes privées et le système administratif (en particulier l'Office fédéral de la santé, dont trois fonctionnaires furent limogés), mais le bénévolat lui-même...

L'exemple de l'Allemagne – réputée pour sa rigueur et sa qualité technique – souligne bien à quel point l'affaire du sang contaminé a impliqué tous les milieux : médecins, industriels et gouvernants. Et le résultat de ce laxisme généralisé est tragique : on compte aujourd'hui plus de 61 % d'hémophiles séropositifs outre-Rhin.

L'**Autriche** connaît un taux d'infection des hémophiles par le HIV relativement bas.

Le test de dépistage pour la séroconversion chez les donneurs a en effet été appliqué dès mars 1985 (soit quatre mois avant la France), en même temps que le chauffage et la méthode solvant-détergent pour préparer les produits devenaient obligatoires.

Une plainte fut néanmoins déposée contre la firme Immuno par l'avocat de vingt-quatre hémophiles contaminés[1]. Une enquête fut alors ouverte pour déterminer si certains hauts fonctionnaires de la Santé s'étaient ou non rendus complices de cette firme en fermant les yeux sur certaines de ses pratiques. Le ministre de la Santé, Michael Ausserwinkler, demanda lui-même que toute la lumière fût faite sur les éventuels responsables administratifs qui auraient « reçu des cadeaux de la firme pharmaceutique Immuno, qui

---

1. À la suite d'informations venues d'Allemagne dans les premiers jours de novembre 1993, la filiale Immuno-France fit savoir qu'elle n'avait jamais eu recours à du plasma ayant pour origine la firme UB Plasma. Le 6 novembre, à la suite d'une décision du ministre français de la Santé, la firme suspendait toute livraison afin que puisse être menée une enquête rapide sur l'origine et la quantité du plasma utilisé par elle dans la préparation des fractions plasmatiques. Cette enquête ayant abouti à des conclusions favorables, la suspension fut levée le 12 novembre (soit six jours plus tard). Au reste, tous les produits d'Immuno étaient soumis à l'Agence française du médicament pour autorisation de vente. Ces demandes étaient toujours accompagnées d'un dossier très complet réunissant toutes les informations relatives à chaque produit. Ainsi fut fait pour les fractions plasmatiques, ce que le directeur général de la Santé semble avoir ignoré. Et l'on peut se demander si cette mesure suspensive, prise dans un moment d'ignorance ou d'affolement, était vraiment justifiée.

a produit et commercialisé des plasmas sanguins infectés, ou bien se sont laissé financer des voyages [...] ».

Johann Eibl, l'un des dirigeants d'Immuno, nia avec fermeté ces accusations, soulignant qu'aucun agent du ministère n'avait été soudoyé par le secteur privé.

Les personnes infectées par transfusion touchent une indemnité versée par un fonds spécial, créé en 1988 et alimenté par l'industrie pharmaceutique, le ministère fédéral de la Santé, des Sports et de la Protection des consommateurs, ainsi que par des donations privées. Les allocations versées par ce fonds s'élevaient en juin 1992 à 1 000 schillings par mois pour un sujet séropositif ne présentant aucun signe clinique ; à 3 000 schillings par mois pour une personne parvenue au stade de sida-maladie, et, en cas de décès, à 30 000 schillings remis en une seule fois à la famille. Dans le préambule, les statuts de ce fonds indiquent clairement que l'aide ainsi apportée ne peut en aucune façon être assimilée à une quelconque reconnaissance de responsabilité.

Le cas de l'**Italie** est encore différent. Après qu'eut éclaté en France le scandale du sang contaminé, le ministre italien de la Santé, M. Francesco de Lorenzo, déclarait : « La législation italienne fournit le maximum de garanties. Nous sommes parmi les pays les plus sûrs du monde, plus sûrs même ques les États-Unis [*sic !*]. » Cet optimisme officiel était partagé par Elio Guzzanti, vice-président de l'Association nationale pour le sida : « Un scandale comme celui qui frappe la France est impensable en Italie, où le sang destiné aux transfusions est l'objet, depuis 1985, des tests et des examens les plus rigoureux. » Or, en 1993, les statistiques officielles relevaient 25 % d'hémophiles séropositifs – chiffre sans doute sous-évalué.

Il est vrai que diverses précautions avaient été prises après que des chercheurs eurent adressé une note au ministère, en février 1985, demandant que ne soient désormais utilisés que des produits traités par chauffage. Le 18 juillet 1985 (soit quinze jours avant la France), une loi rendit ainsi obligatoire le contrôle de la séronégativité de tous les donneurs de sang.

Cette loi ne sera pourtant pas immédiatement appliquée, et le dépistage systématique ne commencera qu'en 1986 sur le sang importé et en 1988 sur le sang d'origine italienne. Il semble en outre que les produits chauffés n'aient été utilisés systématiquement qu'en 1987. Ainsi, comme c'est souvent le cas dans les pays latins, des décisions prises furent appliquées avec retard.

Le ministre de la Santé proposa de verser une indemnité aux victimes : d'abord 18 millions de lires (environ 90 000 francs), puis 50, voire de 300 à 600 millions, avant que l'affaire ne soit portée au tribunal de Gênes, en décembre 1991.

Le 29 octobre 1993, le syndicat CGIL, d'obédience communiste, saisit le parquet de Naples, fort d'un dossier dénonçant les contrôles insuffisants sur les plasmas sanguins. Des ampoules de produits sanguins non testés avaient été mises sur le marché jusqu'en février 1987, soit un an après que le ministre de la Santé eut interdit leur diffusion. Ainsi, plus de 3 000 patients avaient reçu des injections de fractions provenant de plasmas non contrôlés pour le HIV. Le syndicat accusait de négligences graves certains responsables des services pharmaceutiques du ministère de la Santé, dont l'ancien directeur général, Duilio Poggiolini, déjà emprisonné depuis trois ans pour avoir touché des pots-de-vin de la part de l'industrie pharmaceutique. À la suite à cette dénonciation, le parquet de Naples ouvrit une enquête.

L'Espagne est l'un des pays d'Europe les plus touchés par le sida. Les premières victimes, ici comme ailleurs, furent les hémophiles et les polytransfusés.

Le mardi 20 avril 1993, sous la double pression de l'opinion publique et des associations, le ministre de la Santé et de la Consommation, José Antonio Grinán, a annoncé qu'un accord venait d'être conclu avec les représentants des hémophiles pour indemniser tous ceux qui avaient été infectés par injection de facteur VIII, cette convention s'appliquant aussi à ceux qui avaient reçu le virus HIV par transfusion. Selon la Fédération espagnole des hémophiles (FEH), près de la moitié des malades auraient été contaminés. Selon les termes de cet accord, chaque patient recevrait 10 millions de pesetas (à cette époque 470 000 francs), leurs enfants bénéficiant d'une pension (jusqu'à la fin de leurs études) de 30 000 à 120 000 pesetas chaque mois (de 1 400 à 5 600 francs), selon la situation familiale et selon que le parent atteint sera en activité, inactif ou décédé. Les contrôles immunologiques du sang transfusé n'ont été rendus obligatoires dans la péninsule Ibérique qu'à partir du mois de février 1987. Le Syndicat des médecins de Madrid (SMM) estime, par la voix de son président, le docteur Samuel F. Vega, qu'il y a eu négligence de la part des pouvoirs publics responsables de la santé, et que le sang des donneurs aurait dû être testé dès le mois de mars 1985, quand les réactifs commençaient à être disponibles. Une plainte pour clarifier les éventuelles responsabilités pénales a été déposée.

En revanche, le problème de la contamination par voie sexuelle fut plus difficile à traiter, les associations de catholiques intégristes bloquant toute action de propagande en faveur des préservatifs, et affirmant que « l'abstinence et la fidélité réciproques et perpétuelles » entre partenaires non contaminés éliminent tout risque d'infection...

En **Suède,** où les dérivés sanguins furent testés dès l'automne 1985, le nombre de séroconversions post-transfusionnelles est resté très bas. C'est l'un des rares pays (avec la Belgique) où il n'y a pas eu de scandale. Les hémophiles ont tous reçu du facteur VIII chauffé (d'origine suédoise ou étrangère) à partir de 1987. Aussi, fin 1991, on comptait moins de 3 000 cas de séropositivité et moins de 400 décès.

La **Confédération helvétique** – berceau de la Croix-Rouge –, qui s'est toujours présentée comme un exemple de rigueur et de désintéressement, n'a pas échappé au drame.

Les 7 et 8 août 1993, *La Tribune de Genève* taxait de laxisme les préparateurs et distributeurs de produits sanguins. Les responsables de la Croix-Rouge suisse reconnurent avoir découvert que 5 800 lots de plasma non testé avaient été livrés pour soigner des patients jusqu'en avril 1986. Cette révélation suscita stupeur et indignation chez les hémothérapeutes et leurs patients. Le nouveau directeur de la Croix-Rouge suisse dénonça de son côté l'inconscience et l'incompétence de ceux qui avaient pris la décision de distribuer de tels produits jusqu'en 1986. Le docteur Pierre Sprumont, vice-président de la Croix-Rouge suisse, affirma : « À l'époque, on avait l'impression que le sang suisse était plus pur et moins contaminé que celui des autres pays. » En outre, il est possible que certains aient redouté une rupture du stock de facteur VIII – ce qui aurait pu mettre en danger la vie de quelques patients. En fait, depuis 1984, certaines firmes avaient proposé sur le marché des concentrés chauffés (en particulier la société allemande Behring). Mais les lenteurs administratives retardèrent l'enregistrement et la distribution des produits sanguins dont le virus avait été inactivé.

Aussi le chroniqueur du *Nouveau Quotidien* put-il affirmer en 1993 : « Quelle différence entre le docteur Garretta et ses amis, à qui on a reconnu la circonstance moralement aggravante d'avoir envisagé comme possibilité et accepté pour autrui le risque de mort, et nos bons experts suisses, qui ont préféré liquider leurs stocks mortels plutôt que d'envisager toute autre solution[1] ? »

Le 4 mai 1994, on apprit qu'Alfred Hæssig, ancien directeur de la Croix-Rouge suisse, venait d'être inculpé pour lésions corporelles graves et intentionnelles, suite aux plaintes déposées par sept patients. C'est lui qui serait responsable de la mise sur le marché, entre 1985 et 1986, de fractions plasmatiques contaminées par le HIV. En 1986, la Suisse et l'Espagne seront les deux derniers pays d'Europe occidentale à rendre obligatoire le dépistage systématique de tous les échantillons de sang afin d'éliminer les séropositifs. L'Office fédéral de la santé publique avait refusé en 1985 au centre de transfusion d'Interlaken l'autorisation d'utiliser le test de dépistage américain Abott. Et les années suivantes, les autorités helvétiques avaient décidé de garder le silence sur la

---

1. *Le Monde,* 14 août 1993.

réalité du sang séropositif, dans la crainte, semble-t-il, d'affoler l'opinion.

C'est une émission télévisée intitulée « Le sang qui tue » qui déclenchera l'ouverture d'une enquête en 1993.

Le Conseil fédéral avait prévu, dès le début de 1990, d'accorder une indemnité de 50 000 francs suisses (environ 180 000 francs français) à tous les receveurs de produits sanguins porteurs du HIV, qu'ils soient hémophiles ou non (soit 200 personnes environ).

Au **Danemark,** le nombre de contaminations post-transfusionnelles est faible. Les hémophiles séropositifs ne semblent pas dépasser le taux de 25 %.

Dès le début du printemps 1985, le danger de transmission du virus HIV par le sang a été signalé aux autorités sanitaires, et, après une attente inexplicable, la Direction de la santé a décidé, en octobre 1985, qu'à partir du 1er janvier 1986 seuls les produits sanguins testés et chauffés seraient autorisés, l'achat à l'étranger demeurant interdit. Des dérogations, prévues en cas de manque, furent accordées à l'hôpital central de Copenhague ainsi qu'aux laboratoires Nordisk Gentofte, apparemment inconscients du risque ainsi couru. Mais il y a plus grave : les laboratoires Nordisk Gentofte apposaient sur leurs marchandises des étiquettes attestant que ces lots étaient HIV négatifs, alors qu'aucun n'avait été testé. Il s'agit là d'une tromperie délibérée, dont beaucoup d'hémophiles furent victimes. Finalement, l'Association des hémophiles, inquiète de la multiplication des cas de contamination, fit une enquête et découvrit l'affaire en 1987. Une commission parlementaire fut mise sur pied et l'on accorda une indemnité de 250 000 couronnes (soit 215 000 francs) à chaque patient[1]. Mais les sanctions furent légères : cinq médecins furent « blâmés », tandis que la firme Nordisk Gentofte était

---

1. Il convient de noter qu'après un premier refus du ministère de l'Intérieur (qui gère aussi la Santé publique) le gouvernement danois avait décidé, en 1987, d'accorder une indemnité provisoire de 100 000 couronnes (85 000 francs) à tous les hémophiles devenus positifs. À ce moment, le tiers environ des hémophiles devait avoir été contaminé.

condamnée à une amende de 250 000 couronnes (215 000 francs).

Toutefois les choses n'en restèrent pas là, et, en 1992, l'Association danoise des hémophiles porta plainte contre Britta Shall Holberg, ministre de l'Intérieur libéral de 1982 à 1986, et deux responsables de la Direction de santé, Soeren K. Soerensen et Jan Overoe, pour avoir autorisé l'emploi de sang non testé et non chauffé – ce qui avait entraîné la mort par sida de plusieurs dizaines d'hémophiles danois.

La décision de rendre obligatoire le chauffage des fractions a été prise le 1er janvier 1986. Mais la contamination ne fut pas enrayée dans la mesure où une « période transitoire » couvrant toute l'année 1987 fut tolérée, alors même que les responsables étaient informés des risques majeurs liés à l'utilisation de produits non contrôlés et non chauffés.

Le test de dépistage de l'hépatite C fut rendu obligatoire le 1er juin 1991.

Le **Royaume-Uni** a importé des produits sanguins chauffés durant les derniers mois de 1984, soit un an avant la France. Cependant, de 25 % à 30 % de ses hémophiles étaient déjà séropositifs, et le taux a atteint aujourd'hui 44 %.

Le gouvernement britannique refusa d'abord d'indemniser les victimes, estimant qu'aucune négligence ne pouvait être reprochée au Service national de santé (NHS). Il en résulta une longue bataille juridique entre les séropositifs et l'État, qui ne prit fin que le 10 juin 1991, lorsque la Haute Cour britannique trancha en faveur des victimes.

Environ 42 millions de livres (420 millions de francs) seraient consacrés aux hémophiles atteints du sida (soit quelque 1 200 sujets), chaque patient recevant – selon son âge, sa situation de famille, etc. – entre 21 000 et 80 000 livres (de 210 000 à 800 000 francs). Le 17 février 1992, l'indemnité fut étendue à tous les patients devenus HIV positifs des suites d'une injection de produit sanguin ou d'une greffe d'organe, cette décision touchant environ 80 sujets non hémophiles, 25 autres étant déjà morts. Jusque-là, le gouvernement britannique s'était refusé à considérer que la situation des malades non hémophiles contaminés par transfusion entrait dans ce cadre.

En outre, un gros effort pour l'autosuffisance (et donc la non-importation des produits sanguins) fut réalisé. Alors qu'à la fin de 1984 les îles Britanniques importaient 80 % des fractions qu'elles utilisaient (surtout des États-Unis), elles en fabriquent aujourd'hui suffisamment pour couvrir près de 90 % de leurs besoins. Les tests de dépistage des donneurs porteurs de HIV ont été rendus obligatoires au printemps 1985, soit plusieurs mois avant la France.

Nous avons dit comment la **Belgique** avait refusé d'utiliser le facteur VIII, dont on n'était pas sûr, et avait eu recours, pour soigner ses hémophiles, aux cryoprécipités, selon la méthode préconisée par le professeur Jean-Pierre Soulier. Cette décision fut prise dès 1983. Par la suite, à partir de 1986, les lots de plasma belges destinés au fractionnement furent adressés en toute confiance au centre régional de transfusion sanguine de Lille, le premier en France, on l'a dit, à préparer du facteur VIII chauffé selon la méthode originale mise au point par le professeur Goudemand. Les tests sur les donneurs furent rendus obligatoires à partir du 1er août 1985 (comme en France).

Le résultat de cette prudence est indiscutable : de tous les pays industrialisés, la Belgique a présenté le taux le plus faible de contamination des hémophiles (de 5 % à 7 %). Malgré ces précautions, quelques cas de séroconversion furent observés, principalement chez les hémophiles. Le 23 juin 1993, on apprenait que neuf d'entre eux assignaient la Croix-Rouge belge en justice – pratiquement le seul organisme à produire du sang. À ce moment, il semble qu'une trentaine de patients aient été contaminés, chiffre très faible pour l'Europe. Il est d'ailleurs vraisemblable que certains d'entre eux avaient été touchés lors de voyages à l'étranger. À cette occasion, les autorités sanitaires belges ont dit leur inquiétude au sujet de la directive européenne adoptée en 1984 qui classe les dérivés du sang comme médicaments, produits par conséquent susceptibles de circuler librement à l'intérieur du marché de l'Union européenne à partir du 1er janvier 1993. Elles ont confirmé leur intention de ne pas appliquer ce règlement aussi longtemps que les dérivés sanguins ne seraient pas collectés partout avec les mêmes précautions qu'en Belgique. Cette position fut réaffirmée le 15 mai 1993 devant le Conseil des ministres de la Santé européen.

Les deux premiers pays à rechercher l'autosuffisance et à prendre des mesures de contrôle sévères sur les plasmas prélevés furent la Finlande et la Belgique (où l'on relèvera les taux de contamination des hémophiles les plus faibles, 2,5 % pour la Finlande), alors qu'aux États-Unis le taux de contamination atteindra ou dépassera 90 %. Cette disparité suggère deux remarques fondamentales :

1) La Belgique et la Finlande furent parmi les rares pays à ne pas importer du facteur VIII étranger et à assurer leur autosuffisance par les cryoprécipités.

2) Malgré les précautions prises en Finlande et en Belgique, on compte quelques rares cas de séroconversion chez les hémophiles, ce qui démontre que certains malades « passent entre les mailles » et que la sécurité absolue est, dans l'état actuel de nos techniques, difficile à atteindre.

Quoi qu'il en soit, l'autosuffisance totale en matière de fractions stables paraît actuellement hors de portée, au moins pour la plupart des pays d'Europe, et les États-Unis demeureront encore un certain temps les pourvoyeurs de plasma pour tous ceux qui en manquent.

Avec 90 % d'hémophiles HIV positifs, les **États-Unis** arrivent largement en tête pour le taux de contamination des hémophiles.

En effet, si la pratique du chauffage dans la préparation des fractions stables fut appliquée par certaines firmes dès 1983 (dans le but de neutraliser le virus des hépatites), la méthode n'a été généralisée qu'au début de 1985 ; encore s'agissait-il davantage d'une « recommandation » à l'usage des fabricants que d'un règlement officiel... Le dépistage systématique n'a été introduit qu'au cours de l'été 1985.

L'opinion publique fut tout particulièrement alertée par les déclarations du champion de basket « Magic » Johnson :

la transmission hétérosexuelle du sida devint une réalité, et dès lors la notion de « groupes à risque » passa au deuxième plan.

Menacées par des actions judiciaires (une plainte collective avait été déposée en septembre 1993), les firmes implantées en Amérique ont su réagir rapidement. Dans les derniers mois de 1994, deux sociétés multinationales, la division Hyland de la firme Baxter International and Armour Pharmaceutical et la filiale Rorer du groupe français Rhône-Poulenc, proposeront de créer, à parts égales, une caisse d'indemnisation destinée aux contaminés par produits sanguins. On régla ainsi à l'amiable un différend qui risquait de traîner devant les tribunaux quand certains malades, en arrêt de travail, avaient besoin d'une aide rapide. Cette proposition fut approuvée par la cour fédérale de Chicago.

Les enquêtes allaient toutefois démontrer que beaucoup de firmes privées, jusqu'en 1985, avaient écoulé leurs restes de produits non chauffés, alors que, maîtrisant la technique du chauffage, elles auraient pu fournir à tous des produits sans danger.

Il existe un document datant de 1986, non diffusé aux États-Unis mais révélé par une dépêche de l'AFP, qui est particulièrement accablant. Il s'agit d'un compte rendu d'une réunion de la Public Health Service (PHS) Executive Task Force on Aids, tenue le 6 mai 1985 sous la présidence de J.O. Mason, directeur du Center of Disease Control (CDC) d'Atlanta. Tous les responsables des grands organismes engagés dans la lutte contre le sida (NIH, National Institute of Health, FDA, Food and Drug Administration, etc.) s'étaient ce jour-là retrouvés autour de la même table. Or, on peut lire dans le procès-verbal de cette réunion : « En ce qui concerne l'utilisation des facteurs antihémophiliques chauffés, la Fondation nationale pour l'hémophilie a affirmé que, quand on se trouve confronté à un cas de donneur atteint de sida, le rappel du facteur antihémophilique n'est plus nécessaire s'il est traité par la chaleur. Les fabricants rapportent que des facteurs antihémophiliques non chauffés continuent d'être utilisés, bien qu'il n'y ait pas de rupture de stock de produits chauffés. La FDA prévoit de faire pression sur les fabricants pour arrêter la distribution de produits non chauffés. »

Ainsi, bien que parfaitement informées de la distribution du facteur VIII non chauffé et du danger que l'on faisait ainsi courir aux malades, les plus hautes instances américaines en matière de santé publique n'ont réagi que par une « pression » sur les fabricants. Aucune mesure d'autorité ne fut prise et les contaminations se poursuivront (le docteur James O. Mason, qui présidait cette réunion, sera par la suite nommé secrétaire d'État adjoint à la Santé). Aucun arrêt de distribution, aucun rappel des médicaments contaminés n'a été décidé par les autorités nord-américaines. On a continué à distribuer des produits non chauffés aux hémophiles qui en avaient déjà reçu. Seuls les « nouveaux malades » en début de traitement ont reçu de façon systématique du facteur VIII chauffé. Toutefois, selon le docteur Gerald Quinman, de la FDA, « cette sélection de deux catégories de malades a été faite sans que soit pris en compte leur état sérologique. La période transitoire s'est prolongée jusqu'à ce qu'il n'y ait plus de produits non chauffés sur le marché ».

En fait, l'attitude des Américains est comparable à celle des dirigeants du Centre national de transfusion sanguine de Paris, avec une notable différence toutefois : si, en France, les pouvoirs publics sont restés longtemps dans l'ignorance du drame qui se déroulait, les autorités fédérales américaines étaient parfaitement informées et n'ont pas réagi.

Jusqu'à la révélation de ce document, la plupart des procès intentés aux États-Unis par des hémophiles contaminés portaient sur l'absence de test de dépistage des donneurs et mettaient de ce fait en cause les fabricants du facteur VIII et les médecins utilisateurs. En fait, les tribunaux américains furent les premiers à condamner les firmes qui avaient contaminé des malades par des lots infectés[1].

Le 27 septembre 1991, la FDA allait plus loin encore et « recommandait » enfin la recherche d'autres virus respon-

---

1. En fait, dès le 16 mars 1987, les autorités fédérales de la Santé avaient invité tous ceux qui avaient reçu une transfusion aux États-Unis entre 1977 et 1985 à subir un test pour rechercher leur séropositivité éventuelle. On était donc informé au niveau ministériel.

sables du sida, et d'abord du HIV2. Genetic System, filiale américaine de Diagnostics Pasteur, venait de mettre au point un test combinant la recherche simultanée des séropositifs pour HIV1 et HIV2, et ce test reçut alors l'autorisation de mise sur le marché américain.

Ainsi, répétons-le, malgré sa haute technologie et ses possibilités multiples de contrôle (FDA, NIH, CDC, etc.), l'Amérique du Nord n'a pas davantage que la France échappé au scandale du sang contaminé. Dans les deux cas, entre la menace d'un déséquilibre budgétaire et le danger à faire courir au malade, on a fait le mauvais choix, moralement insoutenable.

Au **Canada,** les hémophiles n'ont pas été épargnés par la contamination, puisque plus de 43 % d'entre eux seraient actuellement HIV positifs. La plus grande partie du facteur VIII utilisé a été importée des États-Unis, surtout du laboratoire Armour Pharmaceutical, dont les produits, non chauffés jusqu'en 1987, avaient pourtant été interdits dans plusieurs pays européens, en particulier le Royaume-Uni et les Pays-Bas. On compterait en outre aujourd'hui plusieurs centaines de contaminations post-transfusionnelles.

La Croix-Rouge canadienne a rendu obligatoire le test Elisa pour dépister les donneurs séropositifs à partir du 1er novembre 1985 (alors que la France l'avait imposé dès le 1er août, la Nouvelle-Zélande depuis un an, les États-Unis depuis huit mois). Une enquête diligentée par le ministre fédéral de la Santé affirma que ce retard était dû à une bureaucratie paralysante. Il en est de même pour la préparation du facteur VIII, dont le chauffage ne fut exigé qu'en novembre 1984, la Croix-Rouge canadienne important encore à cette époque 45 % des fractions antihémophiliques qu'elle utilisait, et dont la quasi-totalité provenait des États-Unis. Et il fallut attendre huit mois (1er juillet 1985) pour que cette mesure soit vraiment appliquée. Pendant ce temps, de nombreux hémophiles avaient été contaminés. Cette situation est d'autant plus paradoxale que certaines firmes américaines fournissaient du facteur VIII traité par la chaleur, et donc non contaminant.

En 1989, à la demande de la Société canadienne d'hémophilie (SCH), le gouvernement fédéral accorda une indemnité de 20 000 dollars à tous ceux qui présentaient une séroconversion consécutive à un acte transfusionnel effectué entre 1978 et 1989, à condition que les intéressés renoncent à toute action judiciaire. Selon la directrice (très active) de la section québécoise de la SCH, qui a étudié en détail le mode de contamination des patients, la situation du Canada fut comparable à bien des égards à celle de la France. En s'appuyant sur des documents indiscutables, elle a démontré que des considérations économiques (manque à gagner si l'on ne vendait pas le facteur VIII non chauffé, le facteur chauffé revenant en outre plus cher) et politiques (incurie administrative, retard dans la transmission des dossiers, etc.) ont primé.

Un Comité canadien du sang, composé d'un fonctionnaire fédéral et de représentants de chaque province, fut mis sur pied. En 1991, ce comité fut remplacé par une Agence canadienne du sang (ACS), jouissant de pouvoirs beaucoup plus étendus. Une nouvelle usine de fractionnement fut programmée et, en janvier 1993, le secrétaire général de la Croix-Rouge canadienne, M. George Weber, déclara que si le Canada avait à l'époque disposé d'une usine de fractionnement suffisante et alimentée uniquement par du plasma collecté dans le pays, la plupart des hémophiles auraient été épargnés par le sida.

En 1993, l'ancien ministre de la Santé, Mary Collins, demanda une nouvelle enquête sur les produits sanguins contaminés et leur distribution poursuivie alors que tous les signaux d'alerte étaient « au rouge ». Sur les seules années 1981 à 1985, on a compté plus d'un millier de Canadiens séroconvertis, et, parmi eux, une grande majorité d'hémophiles (8 sur 10), dont 25 % déjà décédés. En même temps, la Croix-Rouge canadienne fut invitée à rapatrier et à détruire les produits fabriqués dans le pays à partir de plasma acheté à l'étranger, en particulier à la firme allemande UB Plasma, déjà rendue responsable de nombreux cas de contamination en Allemagne même.

En mai 1989, au **Japon,** deux hémophiles contaminés par le facteur VIII engagèrent une procédure contre l'État et les firmes productrices. En juin 1991, l'un d'eux mourut du sida. Les hémophiles reprochaient à l'État d'avoir tardé à rendre obligatoire le dépistage des sangs séropositifs, y compris quand les produits provenaient de l'étranger. Bien d'autres plaintes suivront.

Beaucoup de patients étaient déjà contaminés quand, en juillet 1985, le gouvernement japonais décida d'imposer le plasma chauffé. Ceux qui étaient victimes d'une séroconversion post-transfusionnelle se groupèrent en association. Leur avocat répondit à Philippe Pons, venu l'interroger[1] : les procès intentés au Japon « sont différents des problèmes qui se posent en France. Les produits mis en cause au Japon sont en effet des produits importés. En ce sens, la négligence des autorités japonaises est plus grave : c'est faute d'un contrôle sur des produits importés, et alors qu'aux États-Unis des mesures étaient prises pour utiliser des produits chauffés, que les hémophiles japonais ont été contaminés. C'était l'époque où le sida n'avait pratiquement pas encore touché le Japon. Si le ministère de la Santé avait arrêté les importations de produits non contrôlés, l'infection des hémophiles aurait pu être enrayée ». Le ministre japonais avait péché par optimisme.

Une loi, votée en 1989 seulement (soit quatre ans après la plupart des pays européens), habilite le ministère de la Santé à dépister le sida ; mais le test n'est pas remboursé par la Sécurité sociale.

Les fractions incriminées provenaient toutes des États-Unis, le Japon n'ayant pas accédé à l'autosuffisance malgré le nombre élevé de donneurs (près de 8 millions). Ce décalage tient à la forte consommation – sans doute abusive – de produits sanguins. Ainsi, en 1985, le Japon consommait 3,6 millions de litres de plasma (dont 95 % étaient importés d'Amérique du Nord). Cinq ans plus tard – et malgré une politique du sang rigoureuse –, il en utilisait encore 2,7 millions de litres, et l'objectif était de descendre à 2 millions.

---

1. « Les affaires du sang contaminé par le virus du sida à travers le monde », *Le Monde,* 20 novembre 1991.

C'était surtout une banque de sang d'Osaka, Green Cross, qui dominait le marché du plasma. Possédant une filiale en Amérique du Nord, il lui était facile d'en importer, d'autant plus qu'elle avait organisé un réseau de prélèvements très efficace sur l'autre rive du Pacifique. Cela lui valut d'être l'une des principales firmes contre lesquelles furent déposées les plaintes des patients contaminés (surtout les hémophiles).

M. Yoshiako Ishida, président du groupe de défense des victimes de transfusions sanguines, a estimé que la politique de Tokyo avait été longtemps trop laxiste et parfois douteuse : le directeur de Green Cross avait en effet entretenu des relations « privilégiées » avec le ministère de la Santé publique. En 1988, la firme fut exclue de l'Association des fabricants de produits pharmaceutiques pour ses pratiques commerciales. Elle est maintenant assignée en justice par les hémophiles contaminés. Déjà physiquement handicapés et exclus d'une société japonaise qui intègre difficilement ses malades, ils sont encore plus marginalisés par séropositivité (réelle ou supposée). Cette double discrimination fut évoquée par M. Yoshiako Ishida, qui déclara à Philippe Pons : « Dans les procès intentés à l'État et aux sociétés pharmaceutiques, les plaignants demandent des dommages et intérêts non seulement pour les atteintes à la santé, mais aussi pour les préjudices psychologiques et sociaux qu'ils ont subis, notamment l'ostracisme dont leur famille et eux-mêmes sont victimes. »

Remarquons toutefois que, parmi les pays à niveau socio-économique comparable, le Japon se situe à un niveau de contamination assez bas. Officiellement, au mois d'août 1991, le nombre de sujets atteints s'élevait à 405 patients présentant des signes cliniques du sida et 1 853 séropositifs, pour 202 morts, dont 145 infectés par transfusion sanguine. Mais, depuis cette date, l'épidémie a flambé aussi rapidement qu'ailleurs, et à l'heure actuelle le nombre de malades pourrait dépasser 20 000.

En dehors des pays industrialisés, l'utilisation thérapeutique du super VIII est rare, en raison des exigences de fabrication et du prix de revient élevé. La **Tunisie** en a néanmoins importé une certaine quantité.

En novembre 1992, le ministre de la Santé tunisien, M. Hedi-Mhenni, lança une enquête pour savoir si les produits importés de France étaient ou non contaminants. Jusqu'en 1985, moins d'une centaine de flacons non chauffés provenant de l'Institut Mérieux avaient été vendus en Tunisie.

CINQUIÈME PARTIE

Anthropologie

CHAPITRE XVI

Le polymorphisme humain

Les races n'existent pas

Longtemps, le monde occidental vécut sur la pensée fixiste. Dieu, comme il était dit dans la Bible, avait créé les espèces vivantes, et rien n'avait changé depuis. Jusqu'au XVIIIe siècle, il fut dangereux de contester les Écritures : Galilée en fit l'amère expérience.

Après la Révolution française et le règne de Napoléon, la révélation n'est plus un acte de foi et l'on se tourne vers la science rationnelle. À la fin du XVIIIe siècle et au début du XIXe, on commence à parler d'évolution. Lamarck (1744-1829) sera le premier à affirmer l'existence du transformisme et à en chercher le moteur. Malheureusement, il l'attribue à l'usage ou au non-usage des organes, ce qui revient à faire passer dans le processus héréditaire les caractères acquis. Or, bien que l'on ignore encore les lois de la génétique, cette hypothèse paraît déjà inacceptable et ne sera pas retenue.

Tout change quelques années plus tard avec les découvertes d'un jeune Anglais, Charles Darwin (1809-1882), qui a fait un long périple sur le *Beagle* – navire anglais venu faire les relevés des cartes d'Amérique du Sud et du Pacifique. Au cours de son voyage (plus de quatre ans : 1831-1836), Darwin circule dans tout l'hémisphère Sud. Il accumule des observations, prend des notes, recueille du matériel qu'il mettra plusieurs décennies à étudier. Finalement, il publie en 1859 l'ouvrage dans lequel il expose ses théories et arguments en faveur de son schéma évolutif sous le titre de *L'Origine des espèces par voie de sélection naturelle*. Pour lui, toutes les populations sauvages, même les plus uniformes, présentent de temps à autre quelque variante. Si cette modification est avantageuse, celui qui en est pourvu va prospérer, avoir une descendance plus nombreuse qui finira par supplanter la population mère moins bien lotie. Darwin, influencé par l'économiste Malthus, voit dans la lutte pour la vie *(struggle for life)* le moteur du progrès. Pour lui, la compétition est principalement d'origine alimentaire, dans la mesure où les ressources naturelles augmentent moins vite que l'effectif des populations : c'est la compétition qui assurera le triomphe des meilleurs. La lutte entre les espèces, la guerre entre les nations sont donc des phénomènes naturels, que rien ne saurait empêcher. Elles conditionnent d'ailleurs les progrès en mettant toujours les meilleurs à la première place.

Darwin aura de nombreux disciples, parmi lesquels son cousin, Francis Galton, qui créera la Société d'eugénisme, dont le but est d'améliorer l'espèce humaine en favorisant la reproduction des plus doués. Cette société existe toujours à Londres. Darwin, et plus encore ses épigones groupés autour de Galton, vont jeter ainsi les bases d'un racisme pseudo-scientifique qui connaîtra d'abord un vif succès.

Ces théories apaisent les consciences. Darwin écrit au moment où la Grande-Bretagne, en plein développement industriel, enfante, à côté de fortunes fabuleuses un prolétariat plongé dans la misère matérielle et morale. Or, pour Galton, si la haute bourgeoisie est à la tête de la société anglaise c'est parce qu'elle est seule capable d'occuper les postes à responsabilité. Ses représentants ont les qualités mentales appropriées pour gérer les affaires ainsi que des fortunes qui ne cessent de s'accroître. Quant aux prolétaires, s'ils se trouvent au plus bas de l'échelle sociale ce n'est pas parce que le régime socio-économique est injuste, mais en raison de la sélection naturelle.

Cette époque est aussi celle des grandes aventures coloniales, et le même raisonnement est appliqué aux peuples d'outre-mer. Si les indigènes de couleur se laissent gouverner par les Blancs, c'est qu'ils sont inaptes à se gouverner eux-mêmes. Les Noirs sont biologiquement faits pour être esclaves, les Jaunes pour servir de manœuvres, de portefaix (coolies), et pour fumer l'opium. Ainsi se renforce l'idée de race.

Le darwinisme vient à son heure et satisfait tout le monde, mis à part quelques irréductibles qui s'en tiennent à la tradition et acceptent mal l'idée que, par des ancêtres communs aux hommes et aux singes, la reine Victoria alors à l'apogée de sa gloire et fierté du monde blanc soit aussi la cousine germaine des singes du zoo de Londres !

Quand Gregor Mendel, en 1865, publie sa modeste note sur les résultats qu'il a obtenus en croisant des pois de différents types, sa découverte passe presque inaperçue. Ce n'est qu'en 1900 que l'on « découvrira » les lois mendéliennes et que l'on rendra hommage au génial moine morave.

Mendel postule que tous les caractères héréditaires sont contrôlés par deux particules matérielles, l'une venant du père, l'autre de la mère, particules (qu'on appellera gènes) qui peuvent exister soit sous leur forme banale « sauvage » soit sous une forme modifiée : les mutations, qui modifient le caractère héréditaire qu'elles contrôlent. Gène sauvage et mutation constituent des allèles. Les darwinistes adaptent leur théorie aux découvertes de Mendel. Ils voient, dans les modifications survenues au hasard dans les populations naturelles, l'effet de mutations.

Le néodarwinisme, fondé sur le mendélisme, transpose la compétition au niveau des gènes : entre le sauvage et son (ou ses) allèle(s) récemment apparu(s). Désormais, on considère que, dans une situation donnée, lorsqu'une mutation survient, la sélection naturelle choisit entre le gène mutant et le sauvage, et retient finalement celui qui est le plus avantageux. Après un certain temps (variable avec la valeur sélective du gène retenu – c'est-à-dire l'importance de l'avantage qu'il confère), ce gène aura éliminé son allèle moins favorable.

Ainsi, dans la vision darwinienne, tout comme dans le néodarwinisme, la sélection naturelle est uniformisante. Soumis au même moment aux mêmes contraintes, tous les individus qui composent une population donnée seront porteurs des mêmes allèles et se ressembleront étroitement. Pour chaque espèce, le modèle idéal, appelé l'holotype, est représenté par le sujet porteur de toutes les mutations favorables qui ont éliminé les allèles qui ne l'étaient pas. Il est le mieux armé pour répondre aux contraintes de l'environnement. Donc, en toute logique, les individus d'une même espèce soumis aux mêmes pressions sélectives devraient avoir le même patrimoine génétique. Ils formeraient une race dont tous les sujets seraient identiques et ressembleraient à l'holotype. Or, de tels groupes éminemment monomorphes n'existent pas.

La première brèche dans la théorie néodarwinienne (et dans la pensée qui en découle) fut ouverte par l'étude des groupes sanguins humains. Très tôt après avoir été mis en évidence, il apparut que les facteurs A, B, O correspondaient à un système génétique composé de trois allèles. Ces facteurs représentent le produit immédiat des gènes correspondants. Si le néodarwinisme correspondait à la réalité, tous les sujets appartenant à une même « race » seraient du même type sanguin – par exemple les Européens blancs nordiques : A ; les Négro-Africains de la forêt : O ; les Extrêmes-Orientaux des rizières : B. Or, il n'en est rien. Ces différents types, comme beaucoup d'autres, se rencontrent partout, avec, il est vrai, des fréquences variables d'une région à l'autre. Et ces variations sont toujours progressives ; elles suivent des gradients qui militent en faveur de l'hypothèse de migrations prolongées et très anciennes.

La première preuve du polymorphisme humain fut apportée par deux transfuseurs polonais, Ludwig et Hanna Hirszfeld, venus en stage à l'Institut Pasteur et qui furent surpris à Paris par le premier conflit mondial. Ardents patriotes, souhaitant la réunification de leur pays si souvent découpé au cours de l'histoire, ils s'engagèrent dans l'armée française en tant qu'étrangers et furent envoyés dans les Balkans, où la guerre était moins violente que sur le front de l'Ouest.

La France et la Grande-Bretagne avaient rassemblé aux Dardanelles des troupes recrutées dans leurs empires coloniaux respectifs. C'est ainsi qu'à côté de métropolitains français et britanniques on trouvait des unités de l'armée des Indes, des tirailleurs noirs venus d'Afrique, des Maghrébins, des Extrême-Orientaux et des soldats de la Légion étrangère originaires d'un peu partout.

Désireux d'organiser la transfusion d'urgence de la façon la plus efficace, Hirszfeld et son épouse commencèrent à étudier les groupes sanguins des soldats appartenant à des ethnies différentes afin d'être en mesure d'intervenir très vite en cas de blessure grave. À cette occasion, ils découvrirent qu'aucun peuple n'avait l'exclusivité d'un groupe sanguin, mais que tous les types se retrouvaient partout. À partir de ce moment, il apparut que les compatibilités ou incompatibilités sanguines transcendaient les « races » traditionnelles fondées essentiellement sur la couleur de la peau, des yeux, la couleur et la forme des cheveux. Par exemple, un Irlandais grand et blond du groupe O qui venait d'être blessé ne pouvait rien attendre de son brancardier, lui aussi irlandais, grand et blond, mais appartenant au groupe A. En revanche, un tirailleur sénégalais noir d'ébène mais du groupe O pouvait le sauver. Les Hirszfeld multiplièrent les tests et constatèrent que le polymorphisme immunologique était une constante.

La Deuxième Guerre mondiale montra plus encore combien la transfusion est utile. La paix revenue, elle tendit à se généraliser : on équipa ainsi les principaux hôpitaux de petits services d'hémothérapie. Un peu plus tard, les anciennes colonies devenues indépendantes voulurent disposer elles aussi de leurs services de soins généraux et d'un centre de transfusion. On se mit en quête de donneurs volontaires ou payés, selon la tradition métropolitaine. Et l'on fut bientôt capable d'établir des cartes de répartition mondiale des marqueurs sanguins[1].

La variété dans la répartition allait à l'encontre de la théorie darwinienne, puisque celle-ci considère les modifications spontanées comme une étape provisoire destinée soit à s'imposer (si elle est avantageuse), soit à disparaître (si elle est défavorable). C'est pourquoi l'établissement scientifique du polymorphisme de notre espèce entraîna l'effondrement du concept même de race et invalida toutes les théories racistes.

Par la suite, l'étude des enzymes démontra que le polymorphisme était un caractère constant du vivant. Et si la sélection naturelle laisse subsister la variation, c'est qu'elle

---

1. J. Bernard et J. Ruffié, *Hématologie géographique,* 2 t., Paris, Masson, 1966-1972. A.E. Mourant, A.C. Kopec, K. Domaniewska-Sobczak, *The Distribution of Human Blood Groups and Other Polymorphisms,* Londres, Oxford University Press, 1976. L. Cavalli-Sforza, P. Menozzi, A. Piazza, *The History and Geography of the Human Genes,* Princeton University Press, 1994.

est avantageuse. Aujourd'hui on sait pourquoi. Dans une population très uniforme (une « race », qui ne peut exister que grâce au tri imposé par l'éleveur), le moindre changement écologique (température, alimentation, environnement faunistique) peut avoir un effet désastreux pour l'avenir du groupe si celui-ci n'a pas dans son patrimoine héréditaire le gène capable de fournir une réponse appropriée. Au contraire, dans un groupe polymorphe aux allèles très variés, se trouvera toujours une combinaison génétique apte à faire face à cette nouvelle contrainte. Après une phase d'adaptation (nécessaire pour multiplier les génomes utiles), la population reprendra son évolution progressive au prix d'une fluctuation des fréquences géniques.

Aujourd'hui, on doit considérer que ce n'est ni l'individu ni le gène qui constituent la cible de la sélection naturelle, mais la population dans son ensemble, faite d'individus capables de se croiser et constituant ce que l'on appelle un « pool de gènes intercommunicants ».

Ainsi, l'unité vivante n'est pas l'individu mais le groupe auquel il appartient – c'est-à-dire la population. Et *c'est en termes de population – et non de race – qu'il faut penser la nouvelle anthropologie biologique.*

L'origine du polymorphisme humain

Une étude exhaustive de tous les marqueurs sanguins n'entre pas dans le cadre de cet ouvrage. Nous nous limiterons ici à résumer ce que l'on sait aujourd'hui des principaux groupes sanguins qui interviennent dans l'hémothérapie. Les spécialistes intéressés par le détail des fréquences des divers systèmes dans les grandes aires géographiques pourront se référer au volumineux ouvrage de Luca Cavalli-Sforza et de ses collaborateurs[1].

Le polymorphisme du système ABO s'explique probablement par quatre raisons : un héritage ancestral ; les migrations ; la pression sélective ; le hasard.

---

1. L. Cavalli-Sforza, P. Menozzi, A. Piazza, *The History and Geography of the Human Genes, op. cit.*

1) L'héritage ancestral

Les hominiens ont vu le jour en Afrique il y a cinq ou six millions d'années. Ils sont issus d'un clivage du tronc commun donnant de l'autre côté la lignée des *paniniae*, dont descend la famille des grands singes anthropomorphes africains : chimpanzés et gorilles. Mais les paléontologistes sont remontés bien plus haut encore et ont dressé un arbre généalogique des primates dès le début de leur séparation d'avec d'autres mammifères. Beaucoup de formes de transition ont disparu. Certaines nous sont révélées à l'état de fossiles plus ou moins complets, d'autres font l'objet d'hypothèses. Mais toutes les espèces actuellement vivantes trouvent leur place dans cette généalogie.

Si l'on considère le système ABO, les gènes de structure A, B ainsi que le gène H (assurant la synthèse de H, surtout abondant dans le groupe O) sont apparus très tôt puisqu'on les retrouve sur les singes du Nouveau Monde (platyrhiniens) comme sur ceux de l'Ancien Monde (catarhiniens)[1]. Mais ces facteurs s'expriment alors dans la salive : ils ne passeront sur les hématies que chez les anthropomorphes.

Remarquons que certaines mutations n'affectent pas certaines espèces : le groupe B, par exemple, semble ne pas exister chez les chimpanzés, qui sont O ou A, alors que B est quasi constant chez les gorilles ; les gibbons portent tous A ou B ou les deux (le groupe O n'y a pas été signalé), tandis que chez les macaques les trois allèles sont présents, etc. Mais avant de tirer des conclusions de ces résultats, deux remarques s'imposent.

a) Par rapport au nombre d'humains étudiés sous tous les climats (plusieurs dizaines ou centaines de millions), celui des singes ayant fait l'objet d'un groupage est ridiculement faible : 721 chimpanzés, 42 gorilles, quelques centaines de macaques, et, dans beaucoup d'autres espèces, seuls quelques animaux sauvages ont pu être testés. Quelle vision sérologique aurait-on du groupe humain si une dizaine d'Européens seulement avaient fait l'objet d'un groupage de

---

1. W.W. Socha et J. Ruffié, *Blood Groups of Primates, op. cit.*

sang ? Il y aurait de fortes chances pour que le groupe B, par exemple, n'ait pas été identifié.

b) L'hominisation est apparue en Afrique orientale et du Sud. Elle dut intéresser d'emblée un certain nombre d'individus préhominiens qui s'engagèrent dans la voie qui conduit jusqu'à nous. L'existence d'un seul couple de géniteurs (la légende de l'Ève africaine) n'est guère crédible. Nés vraisemblablement dans une population déjà génétiquement polymorphe, nos premiers ancêtres durent hériter d'un ensemble génétique varié. Certes, d'autres mutations ont pu intervenir par la suite sur des groupes génétiquement isolés, mais elles ont dû être rares étant donné la faiblesse des effectifs et la rapidité relative avec laquelle les étapes ont été franchies jusqu'à *Homo sapiens*.

À partir des marqueurs utilisables, on peut admettre le principe que plus les lignées sont voisines sur le plan physiologique, plus leur profil immunologique ou enzymatique est proche, alors que plus les populations se sont séparées loin dans le temps, plus les différences qu'elles présentent sont nombreuses.

Peut-on, en acceptant le postulat du polymorphisme originel et à partir de la répartition actuelle des groupes sanguins chez l'homme, se faire une idée de notre préhistoire et de notre histoire ?

2) *Les migrations*

Sauf cas exceptionnellement favorable (celui des Basques envisagé plus loin), l'étude de la répartition des différents systèmes sanguins ne recoupe pas exactement l'histoire des migrations. Pour tenir compte de toutes les données disponibles et perdre le moins d'informations possible, Luca Cavalli-Sforza a appliqué un modèle mathématique assez complexe, dit des composantes principales, qui permet de situer les populations actuelles les unes par rapport aux autres. Nous y reviendrons. Contentons-nous ici d'en donner les résultats globaux, en nous attardant un peu sur l'Europe de l'Ouest.

Ces résultats confirment que l'homme « moderne », *Homo sapiens sapiens*, a vu le jour dans le Sud-Est africain. Il aurait commencé à migrer il y a plus de cent mille ans. Il envahit alors toute l'Afrique et le Proche-Orient, puis l'Extrême-Orient (– 60 000 ans). De là, un autre flux migratoire passant par l'Asie du Sud-Est est allé peupler l'Indonésie et l'Australie (– 50 000 ans). Une autre branche, partie d'Afrique, serait venue en Europe il y a 40 000 ans, tandis que les Nord-Orientaux asiatiques traversaient à pied le détroit de Bering, provisoirement asséché par la glaciation de Würm, qui, retenant une importante quantité d'eau glacée sur les deux calottes polaires et autour des massifs montagneux, avait fait baisser le niveau de la mer de 200 à 300 mètres, découvrant ainsi de larges territoires aujourd'hui immergés.

Mais ces migrants correspondaient à des groupes de faible effectif, sans doute relativement isolés les uns des autres et au sein desquels la dérive génétique, c'est-à-dire le hasard, a dû jouer fortement.

Le mode de vie des hommes de cette époque (appelée paléolithique en raison de la façon très rudimentaire dont ils fabriquaient leurs outils de pierre) ne différait pas fondamentalement de celui des autres grands mammifères qui les entouraient. Ils se comportaient en prédateurs, se nourrissant de fruits, de jeunes pousses de végétaux, de tubercules, de racines, mais aussi de gibier et de poisson. Ces chasseurs-cueilleurs de la préhistoire étaient des semi-nomades. Ils occupaient un territoire de chasse limité et l'abandonnaient dès qu'il était épuisé pour s'en aller vivre sur un nouveau territoire et l'épuiser à son tour.

Ce type d'existence devait changer fondamentalement, il y a 10 000 ans, lorsque des chasseurs-cueilleurs apprirent à cultiver les plantes les plus profitables et à élever les animaux qui leur étaient le plus utiles pour la consommation ou le travail. Cette révolution néolithique (du grec : *pierres nouvelles*, car donnant, par polissage, des outils bien plus affinés et efficaces que les objets paléolithiques) allait être lourde de conséquences. D'abord, elle mit fin au nomadisme. Désormais, les hommes du néolithique se fixèrent sur les terrains bien exposés, faciles à cultiver, à irriguer, à surveiller, voire à protéger des grands prédateurs sauvages ou de voisins envieux. Des villages se créèrent, puis des bourgs, ensuite des cités, enfin des empires.

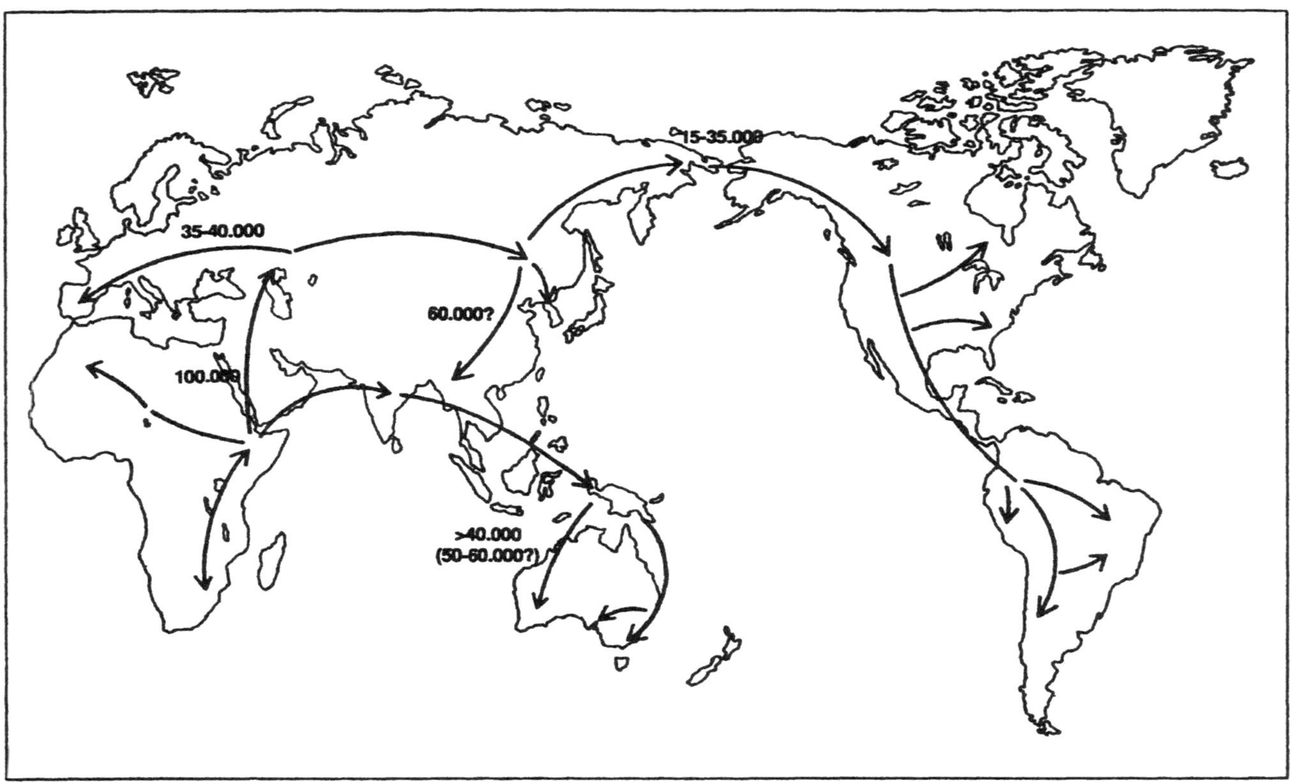

Migration du début du paléolithique et expansion de l'humanité primitive.
(extrait de Luca et Francesco Cavalli-Sforza, *Qui sommes-nous ? Une histoire de la diversité humaine*, Albin Michel, 1994.)

La société se modifia. Le paléolithique ne connaissait guère la spécialisation, tout individu étant interchangeable et pratiquant les mêmes techniques rudimentaires. Avec la néolithisation, les sociétés se structurent, le travail des membres du groupe se différencie. Certes, les agriculteurs et les éleveurs composent la majorité de la population. Mais vivent à leurs côtés des potiers, des tisserands, des maçons, des menuisiers et, quand viendra l'ère des métaux, des forgerons. Parallèlement, cette société se hiérarchise : on y trouve des princes et des prêtres (parfois confondus) au pouvoir absolu, des soldats, des citoyens libres (surtout artisans ou commerçants) et des esclaves.

Mais les conséquences les plus lourdes de la néolithisation sont démographiques. Car les populations paléolithiques, limitées en ressources, condamnées à se déplacer, se reproduisaient modestement. D'après ce que l'on sait aujourd'hui, un couple pouvait avoir quatre ou cinq enfants. Parmi eux, la moitié mourait avant d'atteindre l'âge de procréer. Aussi, chaque couple pouvait espérer conserver deux ou trois enfants « utiles » – ce qui assurait à peine le renouvellement de l'effectif.

Tout explose avec le néolithique. L'agriculture se répand, multipliant par 100 ou 1 000 le rendement du même territoire autrefois conservé à l'état sauvage comme territoire de cueillette ou de chasse. Les ressources abondent et le surplus peut être mis en réserve (silos pour les grains, troupeau sur pied pour les viandes, que l'on peut aussi saler ou fumer). Par ailleurs, les grossesses ne constituent plus une gêne périodique mais un besoin permanent, la terre exigeant un nombre élevé de travailleurs. Ainsi, les premiers isolats touchés par la révolution néolithique voient exploser leur démographie. Sous l'effet de la sédentarisation, de l'abondance des ressources, du besoin en bras, ces groupes se multiplient et tendent à occuper les zones voisines. La densité du peuplement devient telle que les migrations s'imposent : les néolithiciens s'en vont à la recherche de terrains à exploiter, c'est-à-dire encore vierges d'habitants.

Les régions néolithisées ne se consacrant pas toutes aux mêmes productions, des courants d'échanges commerciaux et techniques s'établissent, qui s'accompagnent toujours d'échanges biologiques. Il convient de remarquer toutefois que la diffusion biologique d'un gène, même doué d'une forte valeur sélective, est longue, et, à partir du porteur, demandera des générations pour toucher l'ensemble de la population, alors que la transmission culturelle peut être très rapide, un seul sujet pouvant en un temps très bref apprendre de nouvelles techniques à des centaines d'autres sujets « neufs » qui iront l'enseigner à leur tour à l'ensemble de la tribu ou même aux tribus voisines.

Lorsqu'elles sont avantageuses, ces connaissances nouvelles font « boule de neige » et s'étendent suivant une progression géométrique. Un prédicateur, à lui tout seul, peut instruire des milliers d'auditeurs attentifs qui iront à leur tour porter la bonne parole. Un mutant, fût-il prestigieux, n'aura que quelques descendants susceptibles d'hériter de la mutation favorable et de la transmettre à leur tour à leur descendance.

La migration s'effectue là où elle est le plus facile. Des obstacles géographiques, une chaîne de montagne, par exemple, peuvent la freiner, voire l'empêcher. En revanche, elle suit volontiers les côtes, remonte les bras des grands fleuves. L'invention du gouvernail et de la voile a multiplié les possibilités de communications et d'échanges entre les peuples riverains. Pendant des millénaires, la *Mare Nostrum* sera le grand carrefour de notre civilisation occidentale.

Prenons un exemple simple. La fréquence du facteur Rh⁻ est quasi nulle en Extrême-Orient, faible en Europe centrale, mais augmente notablement vers l'ouest, pour atteindre un maximum dans les provinces basques actuelles, tant en France qu'en Espagne. Le gène B se raréfie pour tomber à zéro dans ces mêmes populations, surtout les moins métissées (populations rurales de la montagne). D'ailleurs, dans le pays basque tant français qu'espagnol, on trouve des traits originaux qui recouvrent exactement la zone des groupes sanguins typiques. Nous en citerons trois :

1) il existe des traits de droit coutumier pré-romains que l'on observe par ailleurs, comme on peut le voir sur la figure ci-dessous :

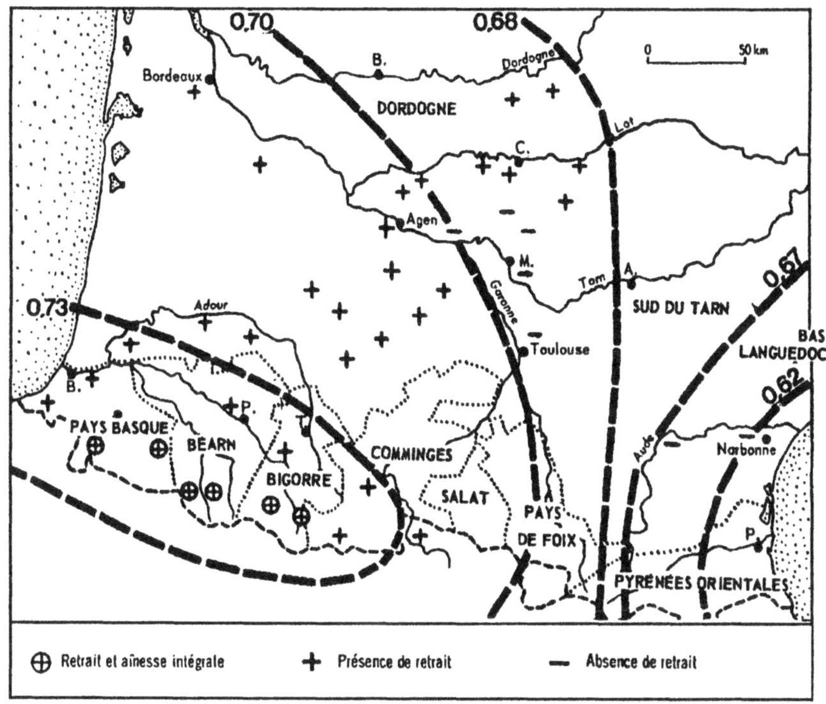

Courbes de la fréquence de O dans le Sud-Ouest de la France (d'après J. Ruffié) et présence
du retrait lignager et du droit d'aînesse intégral (d'après Mlle Bordeaux).
(extrait de « Hématologie et culture. Le peuplement de l'Europe de l'Ouest », *Annales, Économie, Sociétés, Civilisations*, n° 4, juillet-août 1976, p. 665.)

2) un certain nombre de lieux (toponymes) ont une origine qui n'est ni celtique, ni romaine, mais euskaroïde, ce qui
montre la présence lointaine d'une population parlant le
basque (ou un proto-basque) dans cette région. Cette particularité ressort bien de la carte p. 364.

Or, quand on étudie les langues autochtones de la même
région (occitan archaïque issu du bas latin), on observe certaines anomalies du type euskaroïde (basque) qui trahissent
l'existence d'un dialecte qui a laissé des traces. Bien que
les envahis acceptent généralement la langue de leurs
vainqueurs, ici le bas latin (dont sont issues les langues
romanes) présente quelques anomalies laissées par les
langues primitives (c'est le phénomène dit du « substrat linguistique »).
Ces concordances du biologique et du culturel rendent
assez vraisemblable l'hypothèse selon laquelle, bien avant

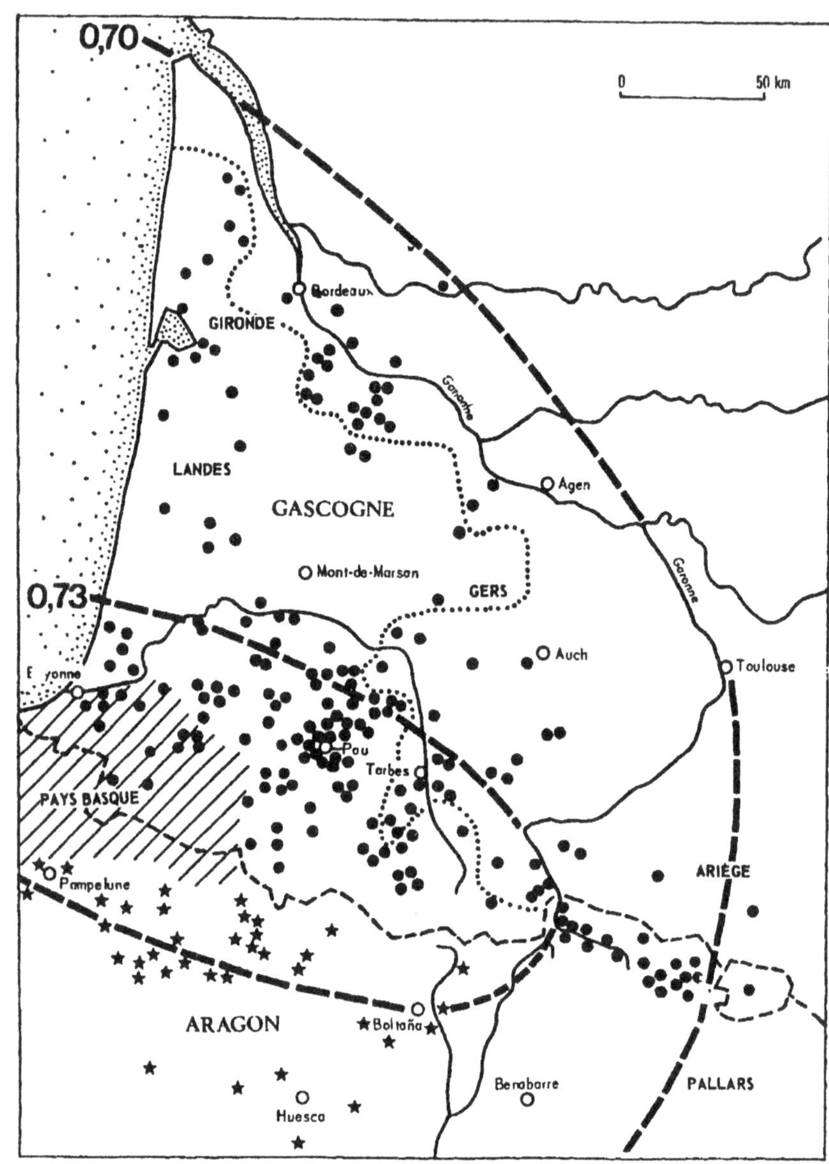

Courbes isogéniques de la fréquence de O dans le Sud-Ouest de la France (d'après J. Ruffié) et toponymie (d'après Gerhard Rohlfs et J. Séguy).
(extrait de « Hématologie et culture. Le peuplement de l'Europe de l'Ouest », *op. cit.*, p. 668.)

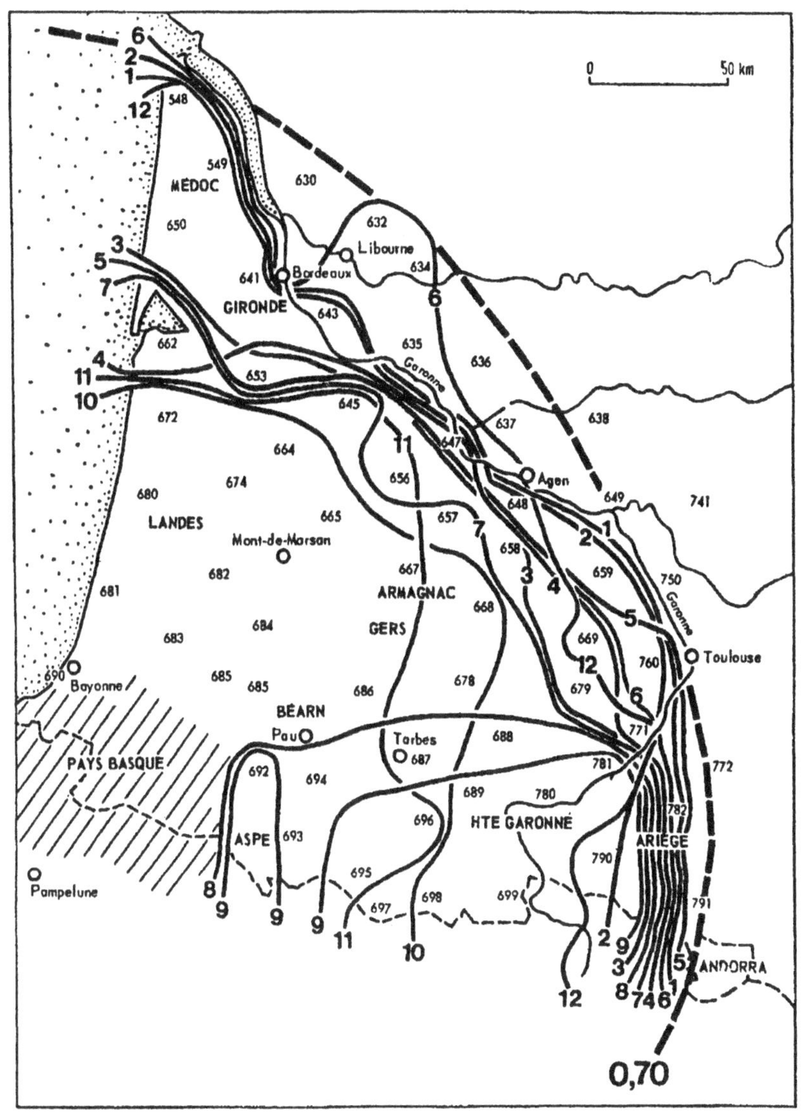

1. *-ll > -t, -ll > '-r- (agnèt, agnèro :* c. 11)
2. *f > h (harïo 'farine' :* c. 539)
3. *r- > arr- (arrè 'rien' :* c. 1158)
4. *-n- disparaît (lùo 'lune' :* c. 788)
5. *nd > n (toune 'tondre' :* c. 1724)
6. *praube 'pauvre'* (c. 981)
7. *que bieni 'je viens'* (c. 1361)
8. quand mon fils *soit* grand (c. 514)
9. *et 'le', era 'la'* (c. 386 et 727)
10. *machèro 'joue'* (c. 724)
11. *tòs 'auge'* (c. 70)
12. *que bam 'nous allons'* (c. 27)

Courbes isogéniques de la fréquence de O dans le Sud-Ouest de la France (d'après J. Ruffié) et limites linguistiques (d'après G. Rohlfs et J. Séguy).
(extrait de « Hématologie et culture. Le peuplement de l'Europe de l'Ouest », *op. cit.,* p. 669.)

l'invasion romaine et même celtique, l'Europe devait appartenir à un groupe parlant un basque ancien, ayant ses propres règles, son « code » particulier, et, du point de vue biologique, riche en types Rh⁻ et très pauvre en B (ou qui en était même dépourvu).

Au cours des âges, l'aire culturelle s'est rétrécie sous le coup d'invasions apportant des techniques supérieures, alors que l'aire biologique, bien plus lente à se modifier, persiste encore de nos jours, comme le montrent les cartes ci-dessus. En somme, les Basques auraient reculé aussi loin qu'ils le pouvaient, dans cette région du sud-ouest de l'Europe où ils se trouvaient coincés entre la montagne et la mer. Pour conserver leur culture, ils n'eurent d'autre alternative que de défendre leur « sanctuaire ».

Le cas des Basques est exceptionnel. En réalité, dans la plupart des cas, la situation est plus complexe, car la répartition des différents gènes étudiés ne se recoupe pas exactement. Il faut donc chercher une valeur qui représente une sorte de « moyenne » entre tous les systèmes étudiés afin de perdre le moins d'informations possible. Dès lors, chaque population sera visualisée par un seul point, véritable « synthèse génétique » qui permet de dresser une carte – comme on le ferait avec des courbes isogéniques banales. Cette méthode, dite des analyses en composantes principales, permet de retirer une information globale pour chaque population étudiée. Ces opérations mathématiques furent mises au point dans les années 1930 par un mathématicien américain, Harold Hotelling. La complexité même de la méthode fit qu'elle fut longtemps réservée aux seuls mathématiciens et physiciens. Elle put ensuite être appliquée à la biologie avec la mise en service d'ordinateurs puissants.

En appliquant cette méthode, Cavalli-Sforza obtient une remarquable carte figurant les parentés génétiques des populations humaines. Retenons le « paysage génétique » des populations européennes composé à partir de 95 gènes. Le Proche-Orient y apparaît comme le point de départ de migrations allant peupler l'Europe.

On remarquera que cette parenté se dilue à mesure que l'on s'éloigne du foyer initial. Par ailleurs, si l'on dresse la carte de l'expansion de la culture néolithique selon les sta-

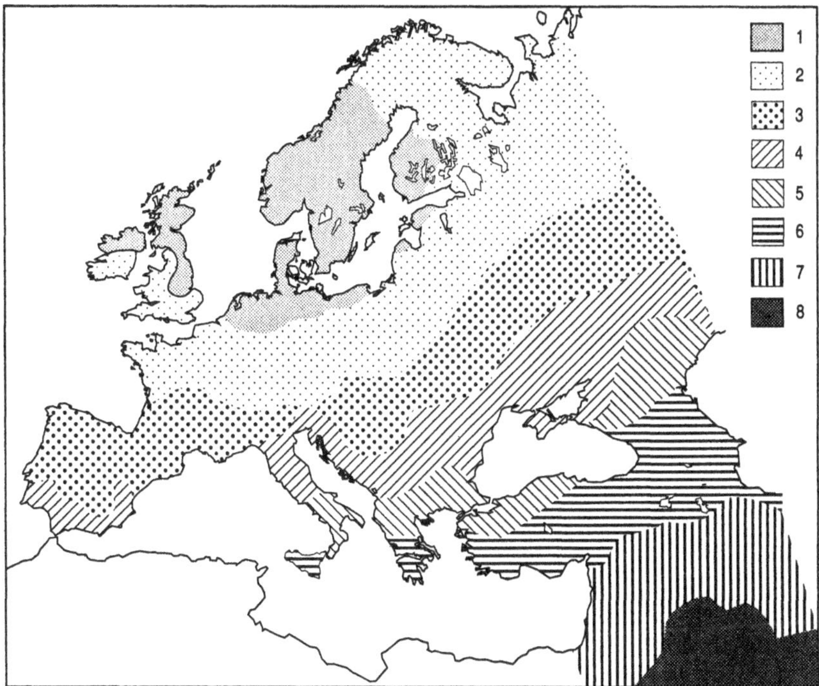

Le plus important paysage génétique d'Europe (première composante principale des fréquences de 95 gènes). Il reflète de manière extrêmement fidèle la diffusion géographique de l'agriculture néolithique. Les deux phénomènes sont vraisemblablement liés.
(extrait de Luca et Francesco Cavalli-Sforza, *op. cit.*, p. 207.)

tions fouillées et datées, on obtient une carte tout à fait comparable. Les facteurs sanguins ont donc permis, par leur fréquence relative, de « remonter » le cours de l'histoire et de confirmer ou de préciser les hypothèses des préhistoriens.

Par ailleurs, les multiples migrations – surtout massives depuis l'ère néolithique – ont entraîné des flux géniques interpopulationnels qui se sont opposés à la création d'isolats et ont homogénéisé l'espèce humaine. Ce mouvement s'est opposé à l'apparition de vraies races. Et l'on peut dire que chez le *sapiens* les forces de déraciation l'ont depuis longtemps emporté sur les forces de raciation.

3) La pression sélective

Il est difficile de connaître avec exactitude la valeur sélective des groupes érythrocytaires courants, que nous envisageons ici : ABO et Rh. Certes, on connaît d'autres systèmes

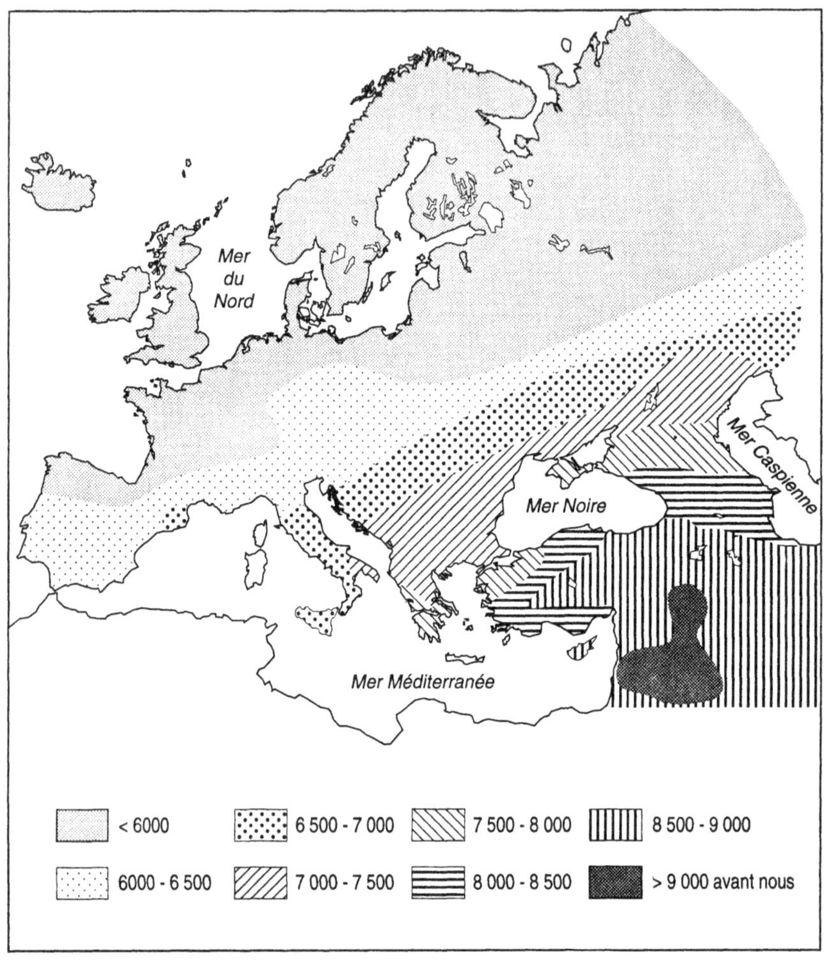

Diffusion de l'agriculture en Europe, basée sur la datation archéologique – à l'aide du radio-carbone – de la première arrivée des agriculteurs néolithiques dans différentes régions du monde (recherches menées par Ammermann et Cavalli-Sforza).
(extrait de Luca et Francesco Cavalli-Sforza, *op. cit.*, p. 190.)

de marqueurs dont la valeur sélective est incontestable. Par exemple, les sujets dépourvus des facteurs membranaires Duffy (a) ou Duffy (b) sont relativement résistants au paludisme, à *Plasmodium vivax*, car le parasite doit pénétrer dans l'hématie à leur niveau. En milieu très impaludé, le nombre de sujets Duffy⁻ augmente, alors que le nombre de sujets parasités diminue. Quand *Plasmodium vivax* fut éliminé, on peut penser que *Plasmodium falciparum*, forme plus redou-table du parasite, fit son apparition dans ces populations devenues immunologiquement vierges. Entre-temps, des pasteurs-agriculteurs descendus du nord-ouest avaient défriché la forêt, transformée en champs de culture. À la saison des pluies, ces champs laissaient subsister de larges flaques d'eau favorables au développement de l'anophèle vecteur. Or, l'homme était devenu le mammifère le plus fréquent dans ces zones. Aussi fut-il la principale victime du parasite. Mais l'apparition de l'hémoglobine S, agent de l'anémie drépanocytaire, allait protéger de la malaria ceux qui en étaient porteurs. Les homozygotes HbS/HbS étaient victimes d'une anémie congénitale grave. Les homozygotes normaux HbA/HbA payèrent un lourd tribut au paludisme, alors que les sujets porteurs de l'hémoglobine S à l'état hétérozygote HbS/HbA ne souffraient pas d'anémie congénitale de type drépanocytaire grâce à la présence d'une quantité suffisante d'hémoglobine A sur leurs hématies et résistaient bien au paludisme grâce à leur fraction d'hémoglobine S. Les populations qui ont introduit ce *Plasmodium falciparum* en Afrique portaient vraisemblablement avec elles l'hémoglobine S comme facteur adaptatif. Ce sont elles qui y amenèrent les troupeaux de zébus, dont la répartition s'arrête au Zambèze, comme l'hémoglobine S.

Le paludisme, pour ne citer que lui, maladie la plus répandue dans l'espèce humaine, constitue donc un puissant facteur sélectif vis-à-vis de certains gènes. En revanche, pour les systèmes ABO et Rh, aucune force de sélection n'a été mise en évidence avec certitude. La seule cause établie de variation (à long terme) de fréquence génique tient à l'allo-immunisation fœto-maternelle. Nous avons vu précédemment que les sujets O portent dans leur sérum des anticorps anti-A et anti-B, parfois très puissants. Il peut arriver que ceux-ci traversent le placenta et aillent léser fortement le fœtus A ou B (qui tiendrait ces facteurs de son père). Souvent, il ne survivra pas. La mère étant O, donc génétiquement homozygote puisque les facteurs A et B sont dominants sur O qui reste récessif, deux gènes sont éliminés à chaque grossesse, d'où un conflit immunitaire entre un gène O (nécessairement) et un gène A ou B d'origine paternelle. Dans ce cas, c'est le gène le moins fréquent qui disparaîtra le premier de la population. Or, dans la plupart des groupes humains, c'est le gène O qui arrive en tête. C'est donc lui qui persistera le dernier et, à la longue, si aucune force sélective n'intervient pour favoriser A ou B, tous les sujets de cette population appartiendront au groupe O.

Mais des auteurs ont pensé – sans preuve vraiment définitive – que les sujets des groupes A et B pourraient mieux résister à quelques grandes pandémies (type variole, grippe, typhus, peste, choléra) que ceux du groupe O, ce qui favoriserait le maintien du polymorphisme en faveur de A ou de B. Certains ont même cru devoir expliquer par ce mécanisme de sélection allo-immunitaire l'étonnante homogénéité des Amérindiens, qui appartiennent tous (quand ils ne sont pas métissés) au groupe O – à l'exception toutefois d'une tribu, les Pieds Noirs (Black Feet), localisée au nord-ouest des États-Unis et dont tous les membres appartiennent au groupe A.

Nous avons vu plus haut que les Amérindiens étaient venus d'Extrême-Orient (Est sibérien) entre – 40 000 et – 10 000 ans avant notre ère. Sans doute sont-ils arrivés par petits groupes qui se sont isolés sur de grands espaces, et sans beaucoup de relations entre eux (ce qui expliquerait, au moins en partie, l'extraordinaire explosion linguistique présentée par ces populations). Ces sujets ont dû véhiculer le stock génique de leurs ancêtres, certainement très polymorphes. Mais ils étaient trop peu nombreux pour conserver les maladies infectieuses de l'Ancien Monde, qu'ils avaient dû, à l'origine, amener avec eux. En effet, pour qu'une maladie persiste à l'état endémique, il faut une concentration démographique suffisante pour qu'un microbe, présent chez un patient, ait une probabilité non nulle de passer chez d'autres, qui le transmettront à leur tour. Or, l'isolement dans lequel ont vécu dès le début les Amérindiens a pu favoriser la disparition des groupes A et B par l'absence de facteurs sélectifs épidémiologiques. Et l'allo-immunisation de certaines mères O dut jouer à plein et éliminer peu à peu les facteurs portant A ou B. En revanche, pour ce qui concerne un certain nombre d'autres systèmes qui échappent peut-être à la sélection naturelle, les Amérindiens ont conservé un certain polymorphisme.

Le même processus a pu jouer sur les populations isolées à la périphérie de l'Europe occidentale et dans quelques massifs montagneux, comme le montre la carte de la page 371, empruntée à Gavin de Beer.

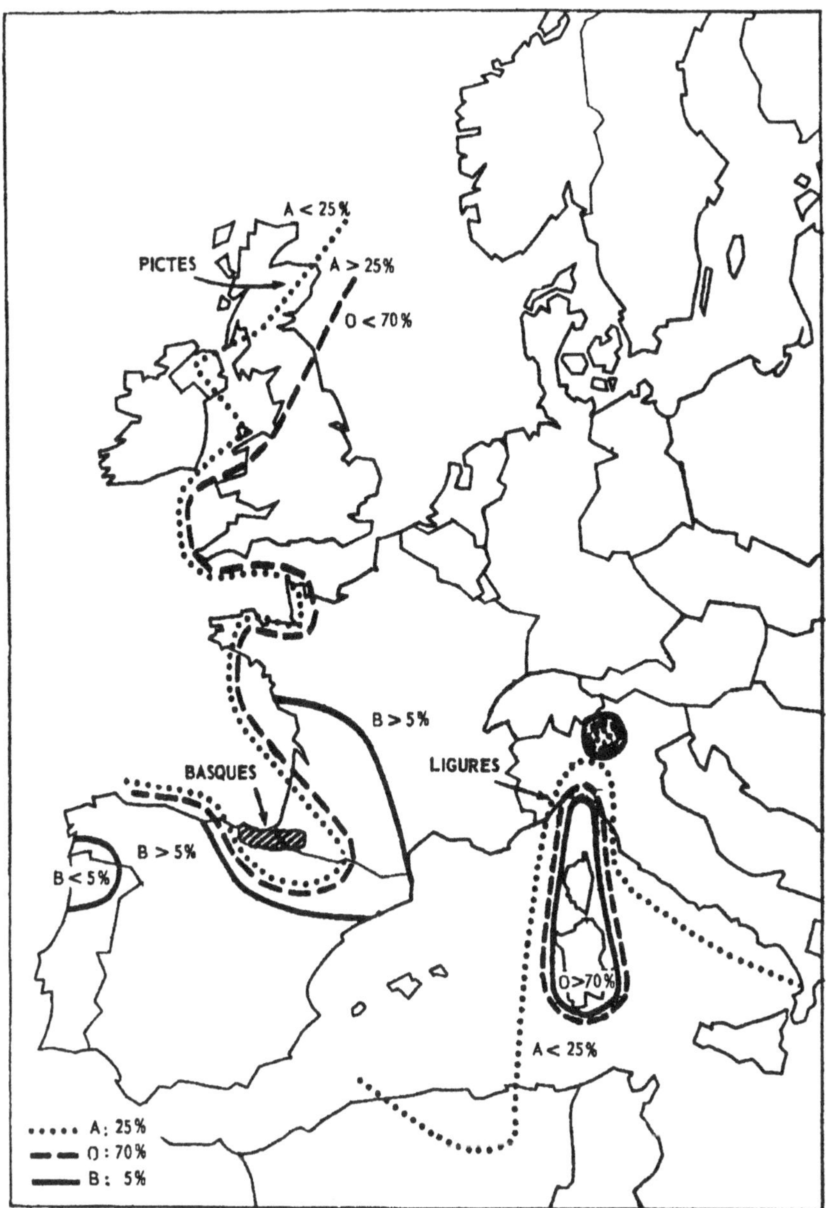

Répartition des gènes A, B, O, dans l'ouest de l'Europe et en Méditerranée (d'après Gavin de Beer, modifiée).
(extrait de « Hématologie et culture. Le peuplement de l'Europe de l'Ouest », *op. cit.*, p. 671.)

4) *Le hasard*

Il a pu jouer un rôle important dans la répartition actuelle des marqueurs génétiques, surtout lorsque la migration initiale a été le fait d'un petit nombre de sujets, voire d'un seul couple, ou même d'une seule femelle gravide.

Il est exclu que ces ancêtres aient emporté sur eux un échantillonnage complet du polymorphisme de la population dont ils étaient issus. Aussi, plusieurs petits groupes détachés à des moments différents du bloc ancestral auront de fortes chances d'être dissemblables et donneront chacun naissance à des populations qui, issues de leur propre stock génique, auront de fortes probabilités de diverger.

Tout ce qui précède démontre bien que chez l'homme les races n'existent pas. Elles sont d'ailleurs rares dans le règne animal et impliquent à peu près toujours une barrière géographique puissante. Or, rien n'a arrêté le *sapiens* dans son errance, dans sa quête de nouveaux territoires.

En vérité, on a souvent confondu « race » (ensemble d'individus ayant en commun un grand nombre d'allèles), « ethnie » (ensemble d'individus ayant la même culture) et « nation » (entité purement politique). Et le racisme tel que l'ont vécu et le vivent encore un certain nombre de nos contemporains, n'est qu'une manifestation d'ethnocentrisme, chacun prenant comme référence sa propre culture et considérant les autres comme « inférieurs », voire malfaisants. En fait, il n'y a ni race, ni culture, ni nation supérieure ou inférieure ; il n'y a que des gens qui souffrent et d'autres qui peuvent les aider.

Il n'y a pas de race juive

On sait tous les débats ouverts au cours des siècles sur l'« origine », le « comportement » et la « nature » des Juifs. Ethnie assez fermée, pratiquant peu le prosélytisme, redoutée des chrétiens, qui voyaient en eux des « déicides », les Juifs furent souvent parqués dans des ghettos et rendus coupables

de tous les malheurs du monde (peste, famines, inonda-
tions), ce qui leur valut d'être bien des fois massacrés au long
de l'histoire.

Le judaïsme naquit au Proche-Orient, dans un groupement de tribus sémitiques, les Hébreux, ou Israélites, qui
étaient venus se fixer en Palestine. Ils avaient quitté l'Égypte
sous la conduite de Moïse, qui les amena en « Terre pro-
mise », la Palestine, où ils établirent leur capitale : Jérusalem.
Ce fut une nation prospère, qui, sous le règne de Salomon,
fils de David, fit construire le premier temple. Mais à sa mort,
des querelles survinrent. En – 587, Nabuchodonosor, roi de
Chaldée, s'empara de Jérusalem, détruisit le temple et
déporta une partie des Juifs à Babylone. Certains d'entre eux
migrèrent alors vers l'est, jusqu'au golfe Persique. D'autres
s'en iront vers l'ouest pour atteindre les rivages de l'Asie
Mineure ou vers le sud-ouest : l'Égypte, la Cyrénaïque, en
suivant les côtes du Maghreb. Finalement, en – 583, Cyrus,
roi de Perse, accepte le retour des exilés. Pendant plusieurs
siècles, la paix régnera.

Mais en 70 de notre ère, les Romains s'emparent de la
région, la Palestine est décrétée « province romaine » par
l'empereur Titus, qui élargit ainsi les territoires de l'Empire
vers l'est. Le temple est détruit une seconde fois, et les Juifs
doivent à nouveau s'expatrier. C'est la deuxième diaspora,
qui les poussera loin vers l'est (où ils vivront en petites
communautés) et l'ouest (où ils formeront des groupes plus
importants).

Jules César leur ayant octroyé la citoyenneté romaine, les
Juifs s'étendent en petites communautés dans tout le Maghreb, l'Espagne, la Gaule (jusqu'au Rhin), l'Italie, la Grèce.
Mais les migrations se poursuivent aussi vers le nord-ouest,
parfois très loin.

Cette paix, qui a permis aux Juifs d'étendre leur influence
grâce aux services qu'ils savent rendre et à leur haut niveau
culturel, prendra fin avec l'adhésion de l'Empire au christianisme au IVe siècle. Dès ce moment, les persécutions
reprennent. On expulse les Juifs, on les tue parfois. C'est
finalement la domination musulmane (prépondérante pendant plusieurs siècles) qui leur rendra la liberté : les Arabes

apprécient en effet les connaissances qu'ont les Juifs en matière de finance, de négoce, de science, de médecine, d'astronomie, etc.

Les Arabes établiront dans le califat de Cordoue un climat culturel où les Juifs joueront un rôle important, diffusant par ailleurs les connaissances médicales et scientifiques au monde chrétien.

Mais l'antijudaïsme n'est pas mort pour autant. Il va enflammer l'Europe chrétienne, surtout l'Espagne, lors de la Reconquista, qui renvoie les Arabes chez eux et traque les Juifs. Ceux-ci se réfugient alors au Portugal, qui fait preuve à leur égard d'un certain libéralisme. Le reste de l'Europe chrétienne leur interdit périodiquement son territoire. Aux XIIe et XIVe siècles, des massacres ont lieu en Europe centrale (Saint Empire germanique). Ailleurs, les Juifs n'auront d'autre choix que de se convertir au christianisme ou de disparaître.

La répression est particulièrement sévère en Espagne, du fait de l'Inquisition : même les Juifs réfugiés au Portugal seront contraints de fuir en Amérique latine après une fausse conversion.

Les Juifs eurent donc à connaître des phases de persécution plus ou moins violentes et des périodes de tranquillité – surtout dans les pays sous domination arabe ou, après la Réforme, dans les nations protestantes. C'est ainsi qu'Amsterdam devint, grâce à l'émigration juive, la capitale du commerce des diamants et de la fourrure. Mais se sentant menacés tout au long du XIXe siècle, beaucoup de Juifs émigrèrent en Amérique, ce qui stimula le commerce du pays, la banque, la science – et fit de New York la première place financière du monde. Beaucoup s'installèrent définitivement dans le Nouveau Monde, où ils se sentaient en sécurité.

Considérée dans son ensemble, on peut, *grosso modo*, diviser la migration juive dans l'histoire en deux courants essentiels : séfarades et ashkénazes.

Les séfarades partirent vers le sud-ouest, traversèrent (en s'arrêtant çà et là) tout le Maghreb et l'Europe méditerranéenne (Espagne, Italie, France, Grèce, Turquie). Quand l'Espagne reprit sa politique antisémite dure, les séfarades fuirent au Portugal, on l'a vu, ou revinrent en Afrique du Nord. Certains se retrouvèrent même au Proche-Orient, qui, relevant de l'Empire ottoman, leur permit de remonter vers l'Europe centrale et du Nord. Ils y retrouvèrent un autre groupe, les ashkénazes, descendants des Juifs qui avaient émigré vers le nord et s'étaient surtout installés en Pologne, en Lituanie, et dans toute l'Europe centrale. Ils évitèrent la Russie, parce qu'elle menait de temps à autre des politiques répressives d'une extrême violence (sauf toutefois dans certaines provinces méridionales tel le Kazakhstan, qui furent plus accueillantes et autorisèrent le développement de communautés ashkénazes prospères). Mais les persécutions reprennent après 1825, sous le tsar Nicolas Ier, et beaucoup de Juifs vont devoir quitter la Lituanie, la Biélorussie, l'Ukraine, la Bessarabie, la Pologne, pour migrer à nouveau vers l'ouest : l'Autriche-Hongrie, l'Allemagne, et la France, qui, depuis la Révolution, leur avait consenti une citoyenneté à part entière.

Le pire bien sûr restait à venir. Il advint sous le régime nazi, qui interna les Juifs dans des camps de concentration avant de les exterminer.

Le peuple juif n'avait jamais oublié la promesse du retour ; mais il lui fallut attendre deux mille ans et les atrocités de la Seconde Guerre mondiale pour que ce rêve séculaire devienne réalité avec la création de l'État d'Israël, où tout Juif eut le droit de s'installer.

À la suite de ces va-et-vient incessants, les Juifs ont créé des communautés un peu partout dans le monde : en Europe, autour de la Méditerranée, au Proche-Orient, en Amérique, en Océanie. Même l'Asie profonde accueille des communautés juives. C'est le cas notamment en Inde (Bombay, Delhi, Calcutta), à Singapour, Manille, Hongkong, Taiwan.

Dès lors, on conçoit que d'importants métissages se soient produits au cours de ces deux millénaires entre les Juifs et les populations non juives au sein desquelles ils vivaient.

Ce problème a été particulièrement étudié par Mourant et ses collaborateurs[1]. Des diagrammes dressés à partir des fré-

---

1. A.E. Mourant, A.C. Kopec, K. Domaniewska-Sobczak, *The Genetics of the Jews*, Oxford, Clarendon Press, 1978.

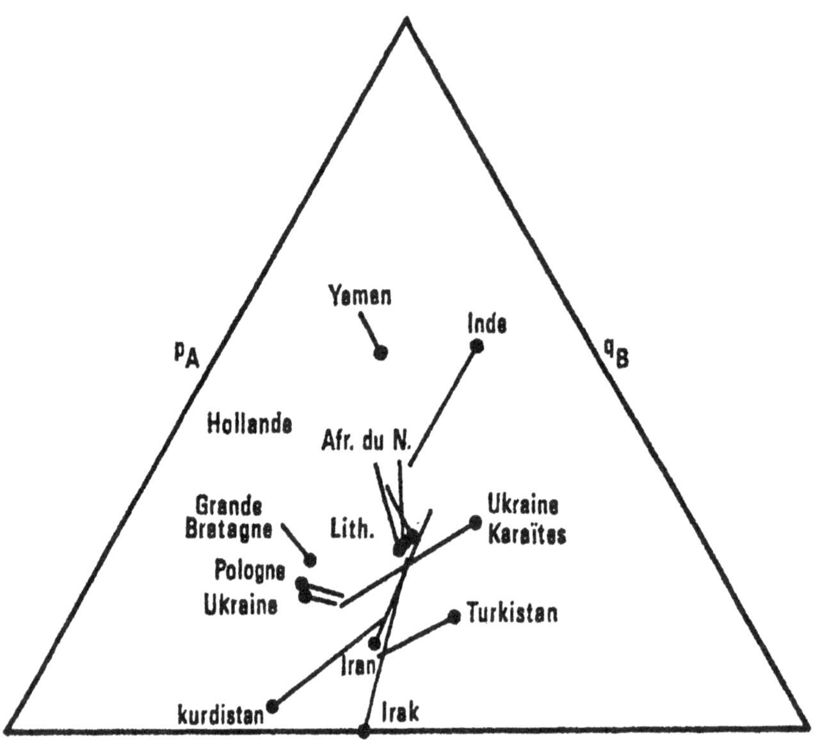

Ce diagramme, dressé par J. Thoday à partir des chiffres de A.E. Mourant montre bien la dispersion des fréquences de groupes sanguins des communautés juives vivant dans différents pays. Chaque communauté (représentée par un point) est génétiquement beaucoup plus proche des communautés non juives vivant à son contact (jointes au point précédent par une ligne) que des autres communautés juives. (« Racial variation in man », in *J. Inst. of Biol. Symp.*, n° 22, 1975, p. 61.)

quences des gènes ABO dans chaque pays démontrent sans ambiguïté que *chaque communauté juive est génétiquement plus proche des populations non juives au milieu desquelles elle vit que des communautés juives vivant dans d'autres pays.* Par exemple, les Juifs polonais ont un profil sérologique bien plus proche de celui des Polonais non juifs que de celui des Juifs marocains. Ces derniers, au contraire, se rapprochent beaucoup des Marocains musulmans. Nous rapportons ici – à titre d'exemple – le diagramme dressé par J. Thoday[1].

Toutefois, cette panmixie n'est pas complète puisque des différences (minimes) subsistent entre les Juifs et les populations environnantes. Comment s'explique cette différence ?

---

1. *In* J. Ruffié, *De la biologie à la culture, op. cit.,* t. II, p. 184.

Il est possible que les Juifs aient conservé certains traits immunologiques de leur ascendance proche-orientale. Mais ce dénominateur commun n'a jamais pu être démontré, alors que la comparaison avec les populations d'accueil souligne une parenté étroite. En d'autres termes, il n'existe pas, sur le plan des groupes sanguins, un type particulier qui ferait des Juifs un groupe à part.

En revanche, l'endogamie a pu jouer fortement en faveur d'une dérive génétique, dérive « corrigée » par les flux géniques venus des populations non juives voisines. Les anciens Juifs étaient des Sémites : ils appartenaient au même groupe humain que les Arabes au milieu desquels ils vivaient. Il s'agissait de tribus qui furent tour à tour déistes, juives, chrétiennes, musulmanes. Les Juifs parvinrent, au moins dans quelques cas, à sauvegarder leur religion et leurs coutumes. Par la suite, les diasporas successives auxquelles ils furent soumis imposèrent une grande variété de types sanguins.

Bref, tout le prouve : la « race juive » n'existe pas.

CONCLUSION

L'avenir de la transfusion sanguine

La France, qui fut l'un des premiers pays d'Europe occidentale à mettre sur pied un équipement transfusionnel national, a depuis longtemps perdu son rang. Cela s'explique notamment par le mode de recrutement du personnel des centres. Et c'est par la question du recrutement et de l'enseignement que nous souhaitons ouvrir ce petit bilan prospectif. Nous aborderons ensuite celle des donneurs et de la réforme indispensable de leur statut.

Bien peu de responsables, dans notre pays, ont eu conscience de la révolution transfusionnelle qui s'est produite au cours des dernières décennies à partir de la division du sang en fractions de plus en plus puissantes, nombreuses, et obéissant chacune à des indications précises. Oubliée par la réforme Debré – qui fit pourtant accomplir à la médecine française un progrès considérable –, la transfusion sanguine est ainsi restée presque partout artisanale et marginalisée.

C'est ainsi que le recrutement des chefs de service a continué de s'opérer selon des modalités peu contraignantes, le candidat se présentant sans concurrent devant un jury taillé sur mesure et sensible aux influences locales – en particulier celles des préfets *via* leurs représentants de la Santé, les DRASS (Directions régionales de l'action sanitaire et sociale) et les DDASS (Directions départementales de l'action sanitaire et sociale). Pendant ce temps, dans les pays où la transfusion sanguine était libre (c'est-à-dire en partie livrée au secteur commercial) comme l'Allemagne ou l'Autriche, la concurrence aidant, les firmes faisaient appel à des techniciens de haut niveau à l'affût des dernières innovations transfusionnelles...

C'est pourquoi, quasi inexistantes à la fin de la Deuxième Guerre mondiale, les transfusions allemande et autrichienne se classent aujourd'hui parmi les premières d'Europe, et même du monde. Et c'est vers elles (ou vers les firmes américaines privées) que se tournent les pays à bénévolat intégral qui ne parviennent pas à couvrir leurs besoins. Les Pays-Bas eux-mêmes, modèle du bénévolat rigoureux et organisé, n'ont pu s'autosuffire et échapper à l'aide du secteur commercial étranger.

Aujourd'hui, à l'ère des biotechnologies, la complexité est telle qu'il est devenu indispensable de séparer la préparation des produits finis de l'enseignement et de la recherche.

La préparation des produits finis doit être réservée à un petit nombre de services et confiée à des spécialistes dûment formés. Ce sera le domaine des ingénieurs et des pharmaciens plus que celui des médecins. Ces praticiens seront responsables de leur livraison. Il ne s'agit plus, comme autrefois, de mettre en œuvre une série de « recettes », mais de mobiliser toutes les ressources et connaissances des biochimistes, physiciens, biologistes moléculaires, virologues, immunologistes, etc.

Il est également indispensable de mettre en place une médecine transfusionnelle, véritablement hospitalo-universitaire, ouverte à l'enseignement et à la recherche, inscrite dans le cursus des études médicales, attentive aux disciplines nouvelles (en particulier le génie génétique).

Malgré l'opposition de certains « patrons » craignant sans doute qu'une fois officialisée la médecine transfusionnelle ne vienne rogner leurs prérogatives, un premier pas – encore trop timide il est vrai – a été fait dans le sens de l'instauration d'une discipline hospitalo-universitaire à part entière permettant de recruter des transfuseurs par la voie des CHU – c'est-à-dire par un concours national au même titre que toutes les autres disciplines médicales. Jugés par un jury insensible aux influences ou aux critiques locales, les candidats retenus offriraient une véritable garantie de compétence. En ce qui concerne les autres niveaux (hôpitaux non universitaires), les futurs praticiens seraient eux aussi recrutés par un concours largement ouvert au terme duquel ils seraient nommés praticiens hospitaliers (PH). Il faut en finir avec cet ostracisme que rien ne justifie et dont les événements récents ont montré le danger.

La loi votée à la hâte en février 1993 va également dans la bonne direction. Mais c'est insuffisant. En créant l'Agence française du sang, on a résolu – en partie – le problème du contrôle de la qualité des produits fabriqués et garanti le fonctionnement des services, rassemblés dans des groupements d'intérêt public. Mais cela ne suffit pas. Les vrais problèmes se situent en amont. Aujourd'hui, il s'agit de former des techniciens capables d'assurer une bonne production et des hospitalo-universitaires aptes à dispenser un enseignement rigoureux et à effectuer une recherche de bon niveau.

À l'heure actuelle, une bonne partie de la recherche avancée se fait à Paris, à l'Institut national de la transfusion sanguine, organisme entièrement indépendant du réseau transfusionnel et qui a pu se développer grâce à l'intervention de la Caisse nationale d'assurance maladie. Lui seul peut rivaliser avec les meilleurs centres de recherche étrangers. Il serait souhaitable de lui assigner un rôle de pilote en matière de recherche et d'enseignement dans tous les programmes de transfusion, puis de l'étendre en un véritable réseau national, dont les différents constituants pourraient être intégrés dans les CHU.

Faudra-t-il attendre un nouveau scandale du sang contaminé pour que l'on se décide enfin à entreprendre les vraies réformes ?

Certains ont cru pouvoir affirmer que les donneurs de sang seraient bientôt inutiles. C'est aller un peu vite en besogne. Si, comme nous l'avons dit, il est probable que tous les produits stables seront à terme industrialisés, il est exclu que les plaquettes puissent à moyen terme faire l'objet d'une synthèse en laboratoire : leur machinerie est en effet beaucoup trop complexe. Ici, les donneurs de sang sont et seront longtemps irremplaçables : ce n'est pas en quelques années que le génie humain reproduira à volonté ce que la sélection naturelle a mis des centaines de millions d'années à faire[1]...

Mais c'est précisément parce que la place du donneur reste centrale dans le système transfusionnel que son statut doit être redéfini.

Ne serait-il pas conforme à la justice ou au simple bon sens de rembourser au donneur les frais qu'il a engagés pour venir au service de prélèvement et couvrir la perte éventuelle de salaire que peut entraîner cet absentéisme passager ? Autrefois, dans une phase de prospérité économique et de croissance soutenue, les responsables des firmes privées comme les directeurs de services publics faisaient preuve de générosité et encourageaient le bénévolat en accordant une demi-journée (voire une journée) de congé au donneur, sans aucune retenue de traitement. Nous avons dit que ce temps était révolu, et d'autant plus que les prélèvements, parce qu'ils sont de plus en plus sélectifs, imposent pratiquement cinq à six heures d'absence. C'est pourquoi il faut changer les choses.

Un mot du problème de l'anonymat. La loi française de 1952 exigeait l'anonymat absolu du donneur. En d'autres termes, en aucun cas le receveur ne devait savoir qui lui avait donné son sang, ceci afin de ne pas créer de problèmes psychologiques entre l'un et l'autre. Cette règle fut formulée il y a plus de quarante ans, à une époque où l'on utilisait presque toujours du sang total et où la transfusion, avec un seul donneur, n'avait pas grand-chose à voir avec les prélèvements sélectifs que l'on pratique aujourd'hui. Le risque de contamination par voie sanguine était bien faible à cette époque.

À l'heure actuelle, cette disposition, toujours appliquée, est devenue obsolète. Elle est d'ailleurs transgressée chaque jour. Ainsi, au cours d'une greffe de moelle osseuse ou d'une transfusion plaquettaire, est-on conduit à faire appel d'abord aux membres de la constellation familiale du patient, car c'est là que l'on a les meilleures chances de trouver des hémotypes identiques à ceux du receveur, ou au moins les plus proches.

---

1. Les premiers vertébrés (ostracodermes) remontent à l'ordovicien (début de l'ère primaire, faisant suite au cambrien) et ont dû apparaître en mer il y a quelque six cents millions d'années.

De la même manière, depuis que l'on a pris conscience des risques de contamination virale post-transfusionnelle, de plus en plus de malades pour lesquels l'autotransfusion risque d'être insuffisante demandent que des parents ou des amis (que l'on sait en bonne santé et non contaminants) soient acceptés comme donneurs. Beaucoup de pères et de mères, de frères et de sœurs sont, de leur côté, disposés à donner leur sang à un patient qui leur est proche. Comment ne pas répondre à cet élan, certes contraire à la loi française mais conforme à la Déclaration des droits de l'homme tels qu'ils ont été proclamés à Bruxelles ?

Faciliter tous les élans spontanés vers l'entraide, telle est la règle d'or que devraient s'assigner les responsables de la transfusion sanguine, toutes responsabilités confondues. Tout simplement parce que, si la route de la générosité est malaisée, ce n'est qu'en l'empruntant que les peuples assureront à l'espèce son intégration mondiale, seule capable d'assurer à terme la survie de l'humanité.

ANNEXE

L'organisation de la transfusion
sanguine dans le monde

Si la transfusion sanguine poursuit partout le même but, obéit aux mêmes indications et implique *grosso modo* les mêmes actes, le système de transfusion, tant par ses modalités que par son organisation, varie d'un continent à l'autre pour des raisons technologiques, historiques, éducatives, économiques et politiques.

Nous allons envisager ici comment chacun d'entre eux s'est mis en place, et fonctionne aujourd'hui, en soulignant la singularité propre à certains États.

Si l'on jette un regard global sur le monde, il apparaît qu'un peu partout le bénévolat tend à progresser. Cette évolution est largement due aux amicales des donneurs de sang, qui suscitent de nouveaux donneurs et fidélisent les autres. Nous avons évoqué la FIODS (Fédération internationale des organisations de donneurs de sang) qui constitue aujourd'hui un réseau mondial influent, respecté et reconnu de tous. À cela s'ajoutent les efforts des ligues nationales de la Croix-Rouge ou du Croissant-Rouge, dont l'action ne se limite pas toujours à la publicité en faveur du don gratuit, mais qui, sur décision des gouvernements, administrent souvent l'ensemble de la transfusion sanguine et assurent la direction exclusive de ses établissements, etc., comme en Belgique, en Hollande, au Canada, en Australie, en Indonésie, aux Philippines notamment. On peut dire que cette formule donne d'heureux résultats, même si elle n'est pas toujours parvenue (en particulier dans certains pays du tiers monde) à couvrir tous les besoins, et donc à pouvoir complètement se passer du secteur commercial.

Europe

Europe occidentale

Dans la majorité des cas (Grande-Bretagne, Belgique, Pays-Bas, France), la transfusion sanguine est confiée à des organismes à but non lucratif, tandis que dans certains États, comme l'Allemagne, l'Autriche, l'Italie, l'Espagne, le Portugal, le bénévolat coexiste avec le système commercial.

Allemagne

Dans l'Allemagne nazie, seuls les « Aryens » avaient le droit de donner leur sang. À cette époque, tous les donneurs étaient payés. Après la guerre, la liberté fut laissée de payer ou non. Aussi le bénévolat se développa-t-il peu à peu, les commerciaux n'ayant plus recours qu'à des professionnels, de même que quelques hôpitaux, qui à leur tour s'orientèrent bientôt vers le bénévolat, aidés grandement par les campagnes de la Croix-Rouge en faveur du don gratuit.

À l'heure actuelle, on peut estimer que 80 % des produits cellulaires (y compris le sang total) proviennent de donneurs non rémunérés. Le plasma obtenu par plasmaphérèse et les fractions qui en découlent font l'objet d'un commerce, tant sur le plan national qu'international, l'Allemagne étant l'un des pays exportateurs de fractions stables.

Il existe trois principaux organismes à but non lucratif :
1) La Croix-Rouge allemande (DRK), créée en 1950, compte près de 3 millions de membres, dont quelque 400 000 actifs. Dès 1952, elle organisa des services de collecte du sang sur la base du bénévolat et reçut une aide relativement importante de la part du gouvernement fédéral, aux fins de s'équiper et de lancer des campagnes d'information et de recrutement dans tout le pays. Les comités de la Croix-Rouge des Länder eurent chacun leur centre de transfusion, la DRK se chargeant de coordonner leur activité sur le plan national. En 1982, on comptait 17 centres de Länder (correspondant à nos centres régionaux) et plus de 78 centres locaux. Tandis qu'en 1980, ils avaient collecté près de 1,7 million d'unités et en

1982 dépassé les 2 millions (soit les 2/3 de la consommation de sang total), ils prélèveraient aujourd'hui plus de 2,6 millions d'unités, ce qui demeure insuffisant pour couvrir les besoins en produits labiles. La Croix-Rouge de RFA a en outre participé au programme Euroblood consistant à envoyer au centre de transfusion sanguine de la Croix-Rouge de New York des concentrés de globules rouges excédentaires en échange desquels New York a fourni du facteur VIII. À l'heure actuelle, on constate un certain tassement (1,5 million de donneurs pour 1994).

2) Les hôpitaux, qui ont le plus souvent leurs propres services de sang alimentés par des bénévoles.

3) Des associations, ou communautés, sans but commercial, la plupart rattachées à des hôpitaux. Ces associations, avec les hôpitaux, totalisent plus de 80 services.

Bien entendu, le pays est quadrillé de réseaux dont le seul but est de recruter des donneurs de sang hors des circuits lucratifs. Le premier vit le jour à Düsseldorf en 1952, et était essentiellement animé par la Croix-Rouge. Aujourd'hui, ces réseaux disposent de 30 centres modernes qui couvrent l'ensemble du pays et lui fournissent les trois quarts de ses besoins en sang total. Déjà en 1991, plus de 3 millions de prélèvements avaient été effectués par cette voie à la faveur de 30 000 collectes. Ce résultat reste cependant insuffisant et ne peut éviter l'importation massive de plasma étranger pour préparer industriellement des fractions stables. Ces réseaux tentent en outre d'encourager la recherche pour améliorer la qualité des produits et améliorer la sécurité transfusionnelle. Ils ont joué un grand rôle dans la mise en place de l'interrogatoire confidentiel des donneurs.

Ces réseaux travaillent toujours en étroite collaboration avec les autorités sanitaires de l'État fédéral et des Länder ainsi qu'avec le corps médical, et en particulier avec la Chambre fédérale de médecine, qui assure à la fois les fonctions remplies en France par l'Ordre des médecins et les syndicats médicaux. Ils sont surtout en contact permanent avec la Fédération des sociétés de la Croix-Rouge et du Croissant-Rouge à Genève et avec l'Organisation mondiale de la santé. Ce million et demi de volontaires recrutés par les réseaux donnent plusieurs fois par an. Certains consacrent en outre tous les mois de 10 à 15 heures de leur temps libre pour assurer la propagande, préparer les collectes (plus de 200 000). Depuis la réunification de l'Allemagne, ce système a été étendu à l'ex-RDA. Mais cette activité coûte cher et pose un problème de financement, difficile à résoudre.

En définitive, c'est la Croix-Rouge allemande qui joue le rôle le plus important dans la transfusion et demeure responsable aussi bien du donneur que du receveur.

Un système industriel très puissant s'est développé dans ce secteur. Bayer (qui possède Cutter aux USA), Behring (filiale de Hoechst), Biotest à Francfort (qui a racheté Mérieux en 1975) sont les trois plus grosses entreprises d'origine allemande. L'Allemagne fabrique et exporte des produits finis, en majorité réalisés à partir du plasma acheté aux USA, celui prélevé à l'intérieur des frontières ne suffisant pas.

Sang et produits sanguins sont vendus aux organismes de soins (hôpitaux et cliniques), mais leur coût est entièrement pris en charge par les assurances sociales. En outre, l'exportation et la vente des produits finis à l'étranger est libre, alors que l'importation de la matière première (plasma) est soumise à certaines règles.

La consommation, favorisée par le système du tiers payant, a donné lieu à des abus. Face à une offensive sévère du marketing, le bénévolat ne pouvait que reculer. Ceci a conduit le Conseil de l'Europe à réagir par la voix du Comité européen de santé publique qui, en 1980, a publié un rapport suivi d'une série de recommandations appelant chaque État membre à assurer ses propres besoins en facteurs antihémophiliques, et à éviter tout gaspillage.

On se souvient du scandale qui avait éclaté à l'institut d'hématologie expérimentale et de transfusion sanguine de l'université de Bonn, et qui illustre bien ces problèmes. Le facteur VIII d'origine américaine (Baxter-Travenol) fabriqué en Belgique ou aux États-Unis était vendu quatre fois plus cher en RFA qu'en Amérique du Sud. Les compagnies allemandes d'assurance maladie se sont émues de cette différence, que rien ne semblait justifier. Et cela d'autant plus que l'institut de Bonn pratiquait le traitement massif de l'hémophilie par injection de 200 000 unités par an et par malade (coût : presque 200 000 marks) alors que la thérapeutique américaine, qui se limite à 60 000 unités, revient à un prix nettement inférieur (environ 15 000 marks par sujet) et donne des résultats comparables. Dès lors, les caisses demandèrent que l'institut achète directement le facteur VIII purifié aux firmes américaines, sans passer par des intermédiaires. En fait, Bonn s'adressait à une société « fantôme », dite Pro-Plasma, de Cologne, simple boîte aux lettres, dont le principal actionnaire était une société, fantôme elle aussi, Medizinalia, créée le 29 mars 1979. Dès le lendemain (le 30 mars), Pro-Plasma recevait le mandat d'approvisionner l'institut d'hématologie expérimentale et de transfusion sanguine de Bonn en facteur VIII. Presque aussitôt, Pro-Plasma livra à son client 6 millions d'unités de concentrés en facteur VIII et 10 millions et demi en 1980. Compte tenu du prix d'achat, faible aux USA, élevé en RFA, le bénéfice estimé pour l'exercice 1979 et 1980 aurait été d'environ 10 400 000 marks. On a demandé au docteur Egli, directeur de l'institut de Bonn, pourquoi il avait recours à des intermédiaires. Il ne put répondre. Mais l'on découvrit peu après que l'un de ses collaborateurs, le docteur Etzel, avait encaissé des pots-de-vin de l'ordre du million de marks. Finalement, après enquête, le tribunal de Bonn condamna le docteur Etzel à 22 mois de prison et 600 000 marks d'amende. Le docteur Egli n'était pas été informé du trafic qui se déroulait dans son service. En 10 ans, les caisses d'assurance maladie de RFA ont en tout cas versé, pour le traitement des hémophiles, au moins 500 millions de marks en trop, peut-être plus.

Les connaissances de base sont acquises à l'université par tous les étudiants en médecine. Par la suite, l'enseignement est beaucoup plus poussé pour ceux qui souhaitent se spécialiser. Mais cela ne s'est pas fait spontanément, et il a fallu tous les efforts de la Société allemande de transfusion médicale et d'immuno-hématologie pour qu'un programme décent soit intégré au cursus des futurs médecins. Un enseignement post-universitaire est assuré par le German Medical Council, et les découvertes les plus récentes communiquées par les sociétés scientifiques où elles sont discutées. Tous les départements universitaires de transfusion sanguine, ainsi que les plus gros services consacrés à cette spécialité, sont dirigés par des spécialistes à temps plein, hautement compétents. Il faut noter aussi que les différents centres de la Croix-Rouge s'emploient à recycler périodiquement leur personnel.

Un mot de l'ex-RDA. Elle possédait quelque 20 centres de transfusion, tous d'État, la plupart de petite dimension, chargés de fournir sang et produits sanguins à leurs propres zones. L'organisation sur le plan national fut achevée en 1950. Au début, tous les donneurs étaient payés (comme dans la plupart des pays communistes), mais par la suite la Croix-Rouge fit d'importantes campagnes pour inciter au bénévolat, avec, semble-t-il, de bons résultats. Le chiffre des donneurs bénévoles paraît avoir régulièrement augmenté au cours des vingt dernières années, assurant à la RDA son autosuffisance (entre 800 000 et 1 million de donneurs), seules les plasmaphérèses se pratiquant à titre onéreux.

Une fois le pays revenu dans le giron de la mère patrie en 1989, la structure de la transfusion sanguine de l'ex-RDA s'est calquée sur celle de l'ex-RFA.

Autriche

La récolte, la préparation, la vente des produits y sont libres. Aussi, à côté d'un système à but non lucratif essentiellement animé par la Croix-Rouge autrichienne à travers sept centres régionaux, existe-t-il d'importantes firmes commerciales qui achètent du plasma n'importe où et le transforment en fractions, exportées en grande partie à l'étranger. Ce commerce est très prospère. Le nombre de prélèvements annuels (dont une fraction est payée) se situe aux alentours de 700 000, ce qui représente un pourcentage de donneurs relativement élevé, environ 6,87 % de la population. L'Autriche, qui dispose de bonnes techniques, se classe parmi les pays qui alimentent le plus le marché des produits sanguins dans le monde. Quant à la Croix-Rouge, ses responsabilités sont variables d'un centre à l'autre, mais elle travaille toujours en étroite collaboration avec les laboratoires hospitaliers.

Belgique

Ce fut l'un des pays pionniers en matière de transfusion. Comme les Pays-Bas et le Luxembourg, la Belgique est organisée sur le modèle du bénévolat et du non-profit.

En 1934, la Croix-Rouge avait créé un service de transfusion sanguine disposant d'une cinquantaine de donneurs. Rapidement, d'autres centres s'organisèrent, d'abord dans les hôpitaux, auprès des départements chirurgicaux, afin de couvrir leurs propres besoins opératoires. Bientôt, toutes les villes eurent leur service du sang, mais aucune coordination n'existait entre eux. La Croix-Rouge belge réussit à les réunir en un vaste réseau : le Service national du sang. Ce réseau couvrait tous les établissements, et donc des organismes à régimes différents, les uns s'appuyant uniquement sur des donneurs bénévoles, les autres faisant appel à des donneurs rémunérés. Assez vite, à l'exemple des centres de la Croix-Rouge, les bénévoles y devinrent majoritaires. C'est seulement après la Deuxième Guerre mondiale que la loi du 7 février 1961 généralisa le bénévolat et que les produits sanguins furent mis hors commerce. On donnait 50 francs belges seulement pour couvrir les frais de transport du donneur. Cette somme, demeurée constante, ne représente plus rien aujourd'hui et presque tout le monde la refuse ou en fait don à une œuvre.

En 1984, on comptait 342 018 volontaires, qui venaient en moyenne deux fois par an. On préleva, en 1985, 612 286 unités et on effectua cette année-là 196 523 plasmaphérèses. Ces chiffres sont montés à 467 000 donneurs avec 628 500 unités de sang prélevées en 1994, alors que les plasmaphérèses atteignent le chiffre de 224 500. Tous les besoins en facteurs labiles (cellules, cryoprécipités) sont couverts ; quant aux facteurs stables, ils sont fabriqués par le Département central de fractionnement. Il n'y a que deux services du sang en région bruxelloise ; leur statut bicommunautaire a précédé le nouveau statut institutionnel de ladite région. En ce qui concerne les facteurs labiles, il existe des surplus que la Croix-Rouge exporte. Et celle-ci a su instaurer une excellente coopération entre donneurs, médecins et malades.

L'arrêté royal du 10 novembre 1971 est venu préciser les modalités de prélèvement, de conservation, de contrôle, de délivrance des produits sanguins, assurés par les seuls établissements agréés. À peu près tous appartiennent maintenant à la Croix-Rouge belge, chargée depuis lors de prendre en main toute l'activité transfusionnelle du pays. Elle gère aujourd'hui plus de quarante services. Pendant un certain temps, il n'y a eu qu'un seul service national de la Croix-Rouge. Aujourd'hui, il y en a trois, du fait que les deux communautés sont restées très soucieuses de conserver leur spécificité et leur langue. La capitale, Bruxelles, est devenue un territoire « mixte », considéré comme culturellement neutre. D'où un troisième groupe.

La quantité prélevée par les trois organisations est aujourd'hui d'environ 800 000 unités, y compris les plasmaphérèses (effectuées dans des postes spéciaux). Au début, les donneurs de plasmaphérèse avaient lancé à Louvain, avant le schisme linguistique, le « club des 6 000 », afin d'atteindre le chiffre de 6 000 bénévoles, pensant que cela suffirait à couvrir les besoins du pays. Par la suite, ils devinrent 20 000 volontaires donnant en moyenne deux fois par mois, ce qui fournissait environ 100 000 litres de plasma dans l'année. Ici un volontaire ne peut pas offrir plus de 12 litres par an et 500 cc pour chaque prise. À l'heure actuelle, ce nombre est dépassé.

En outre, on a installé dans les zones rurales une série de petits postes de 7 à 8 lits, chacun s'efforçant de s'intégrer à la vie de la région. Pour cela, on tient compte des moments de liberté des donneurs (ces postes restent ouverts de 26 à 32 heures par semaine). En Belgique, on prête beaucoup d'attention à l'accueil du donneur, à l'instauration d'un climat de confiance, de sécurité, d'écoute.

Le marché n'est pas fermé aux produits étrangers, mais comme ils sont plus chers et mal remboursés par les caisses d'assurance maladie (qui paient les fractions importées à un prix plancher), les Belges ont intérêt à utiliser en priorité ce qui est fabriqué chez eux. Par exemple, pour l'unité de facteur VIII importée, les prix varient de 10 à 20 francs belges alors que l'unité du marché intérieur est à 5 francs belges (portée à 7,50 francs belges au moment où le chauffage a été rendu obligatoire pour inactiver le virus du sida). Le surplus de facteur VIII est confié à la transfusion sanguine néerlandaise. En revanche, la Belgique couvre à peine ses besoins en albumine. Mais elle vise à atteindre l'autosuffisance et a réalisé pour cela une nouvelle unité de fractionnement capable de traiter 200 000 litres de plasma, au lieu de 120 000 litres précédemment. Pendant un temps, les centres de Lille et d'Amsterdam, établissements à but non lucratif, géographiquement voisins, ont fractionné du plasma pour Bruxelles. Notons enfin que la France a importé, il y a quelques années, du plasma venu de Belgique.

Si la Croix-Rouge gère presque tous les établissements transfusionnels de Belgique et couvre 95 % des besoins du pays, la loi prévoit cependant que tout organisme à but non lucratif peut être agréé par le gouvernement. Il en est ainsi de quelques hôpitaux qui possèdent de petits centres autonomes, en particulier le centre de transfusion sanguine de l'armée, et une Association des services de transfusion sanguine libres de Belgique créée par M. Steens, dissident de la Croix-Rouge. Cette association a couvert quelques communes, mais les prélèvements qu'elle réalise représentent une très faible proportion de la consommation nationale. De façon constante, les pouvoirs publics exigent que ces organismes coopèrent étroitement avec la Croix-Rouge afin que l'action de chacun s'intègre dans le programme national et qu'il n'y ait pas de pertes (en particulier, ces petites unités bénévoles livrent souvent leurs excès de plasma aux centres de fractionnement). Autre exemple, le centre hospitalier Hustin (du nom de l'un de ceux qui appliquèrent le citrate de soude à la conservation du sang en bouteille) compte jusqu'à 120 000 donneurs, dont certains furent rémunérés pendant assez longtemps. Il existe aussi le centre Cesar de Pape, qui appartient à une société mutualiste d'inspiration socialiste.

Les pharmaciens belges sont autorisés à vendre des produits étrangers, ceux-ci n'étant remboursés qu'aux tarifs belges par les assurances sociales, une partie du prix restant à la charge du malade. De grosses firmes font des sacrifices pour occuper le marché et y vendre éventuellement d'autres facteurs. Elles livrent surtout de l'albumine à 20 %, des immunoglobulines intraveineuses ou intramusculaires (Mérieux, Behring), de l'anti-Rhésus (Ortho, Kabi). L'apparition du sida a fait monter le coût de l'albumine, tempéré par la chute du dollar américain. Quelques unités de fractionnement de grandes firmes (comme Travenol par exemple) travaillent en Belgique à partir de plasma importé, mais réexportent la grande majorité des produits finis. Seule une petite partie est revendue sur place, pour faire face aux besoins, surtout en albumine à 20 %.

À l'heure actuelle, la politique de la Croix-Rouge belge est de favoriser plus encore la coopération entre les services de transfusion sanguine afin de ne pas faire trop de plasma frais congelé mais d'augmenter les fractions, qui sont les plus précieuses (en particulier le facteur VIII chauffé).

La Croix-Rouge belge est un organisme ouvert, qui collabore avec les pays étrangers (par l'intermédiaire des autres sociétés de la Croix-Rouge ou même du privé). Deux exemples :

– Le programme Euroblood, déjà évoqué. Il arrive que des pays d'Europe, dont le réseau de plasmaphérèse est insuffisant, prélèvent du sang total pour couvrir leurs besoins en plasma : ils disposent alors d'un excès de globules rouges. La Belgique a mis sur pied un programme Euroblood qui regroupe les établissements de transfusion sanguine de Suisse et la Croix-Rouge allemande, ce qui a permis : d'envoyer de la purée globulaire au centre de transfusion sanguine de la Croix-Rouge de New York qui en manquait et qui, en retour, a expédié du facteur VIII à l'Europe ; de donner, sans contrepartie, des purées globulaires en Grèce pour traiter les thalassémiques, nombreux dans le pays ainsi qu'au Portugal, ces malades exigeant des transfusions sanguines régulières.

– Les accords avec Biotest. Des accords ont été signés avec Biotest, firme commerciale de fractionnement, installée à Francfort mais également implantée en Amérique, d'où elle reçoit une bonne partie du plasma traité.

En conclusion, soulignons que la Belgique est le premier pays voué au bénévolat intégral qui soit parvenu à couvrir ses besoins d'une façon à peu près complète. Bel exemple d'autosuffisance sans recours ou presque au secteur commercial, bel exemple aussi de rigueur technique puisque l'on sait que c'est dans ce pays que l'on a déploré le moins de sujets contaminés par le sang.

Il existe un contraste frappant entre la qualité technique de la transfusion belge et la pauvreté de son enseignement officiel, en particulier dans les universités médicales, qui l'ont longtemps négligée. Dans un pays où les études médicales de base durent sept ans, alors que toute spécialisation post-doctorale dans le secteur biologique exige quatre ans de plus, la transfusion sanguine n'est pas encore reconnue comme une spécialité médicale autonome. En dehors de quelques notions de base enseignées dans les facultés, la transfusion s'apprend sur le terrain, au chevet des malades ou en salle d'opération. En dépit de cela, la transfusion sanguine belge demeure dans l'ensemble d'excellente qualité. Il est vrai que sur la quarantaine de centres principaux, sept ont pris l'initiative d'assurer un enseignement de bon niveau. Et bien qu'il n'existe pas de discipline spécifique, tout directeur de centre doit posséder un certain nombre de diplômes réglementaires et justifier d'au moins 10 ans d'activité dans un service transfusionnel.

Par ailleurs, surtout chez les Belges francophones (Wallons), beaucoup de transfuseurs ont passé le DUTS (diplôme universitaire de transfusion sanguine) français, en particulier à Paris. Et pour les néerlandophones, deux organismes tels que le Medische Raad voor Vlamse Transfuce geneeshren et le Vlaamen Dienst Voor kot blood (BRC) organisent tous les trois ou quatre ans des cours du type post-doctoral.

Certaines universités délivrent également, sous leur propre responsabilité, des cours optionnels (15 heures à Anvers par exemple). D'autres, comme l'université de Bruxelles, rendent un tel enseignement obligatoire pour les candidats au certificat d'anesthésie-réanimation. Ceux-ci acquièrent alors les connaissances indispensables pour avoir une bonne maîtrise des techniques transfusionnelles, bien que leur compétence ne soit sanctionnée par aucun diplôme national. Ainsi, en matière d'enseignement, la Belgique n'a pas encore appliqué les recommandations du Conseil de l'Europe qui tendent à officialiser les enseignements et à les unifier dans les différents États membres. Soulignons enfin que la Société belge d'hématologie n'a jamais pris une position très ferme dans ce domaine.

Danemark

Il n'existe pas d'entité transfusionnelle nationale indépendante, cette activité étant confiée aux hôpitaux. Le pays possède 11 centres régionaux et 77 banques du sang, prélevant chacune de 20 000 à 50 000 donneurs. Contrairement à l'Allemagne, son grand voisin, le Danemark interdit le commerce du sang total, sauf en matière de préparation de fractions stables, où deux structures se font face : le State Serum Institute, organisme d'État, non commercial, et une firme privée, le Laboratoire de Nordisk-Novo. Tous les donneurs des organismes d'État composant le réseau transfusionnel sont bénévoles et fournissent environ 450 000 prélèvements par an, ce qui couvre les besoins du pays. Par rapport à la population totale, le taux de donneurs volontaires est d'environ 8,8 %, ce qui place le Danemark en deuxième position en Europe (après la Suisse : 9,8 %).

Les donneurs danois ont commencé à s'organiser en 1932, date à laquelle le mouvement scout a constitué une brigade de bénévoles, prêts à tout moment à répondre à un simple appel de l'hôpital. Aujourd'hui, cette brigade est composée de plus de 350 000 sujets, de 18 à 60 ans. Ses membres approvisionnent quelque 88 hôpitaux qui financent leur activité au niveau des brigades locales. Ils peuvent couvrir ainsi leurs frais de publicité (affiches, insignes, tenue des fichiers, convocations, etc.).

Espagne

En Espagne, les premières transfusions furent effectuées à Barcelone vers 1930. Puis au cours de la guerre civile (1936-1939), le pays acquit l'expérience des transfusions sanguines de masse.

La Croix-Rouge espagnole, abandonnant alors sa neutralité traditionnelle, était passée du côté des insurgés, grâce à quoi les franquistes n'avaient guère manqué de sang. Toute la partie transfusionnelle était sous la direction du professeur Carlos Elozegui, le médecin personnel des princes royaux hémophiles. Par la suite, il fut nommé par le nouvel État directeur général de l'Institut espagnol d'hématologie et d'hémothérapie. On lui doit un certain nombre de techniques qui portent son nom, comme l'amélioration du liquide conservateur des globules rouges en bouteille.

Tandis qu'au début tous les donneurs de sang espagnols étaient payés – Barcelone comptait notamment l'une des firmes les plus importantes de produits sanguins de l'Ouest : les laboratoires Grifols –, peu à peu, le bénévolat commença à se développer, en particulier pour le don du sang total en faveur des organismes non commerciaux. Aujourd'hui, le sang total est presque toujours offert gratuitement ; seuls les sujets se soumettant à une plasmaphérèse reçoivent le plus souvent une indemnité. Cependant, juridiquement, les produits sanguins espagnols ne sont pas hors commerce.

On compte maintenant plus de 2 250 000 dons annuels, ce qui fait un taux de donneurs d'environ 2,65 %, chiffre plutôt faible en comparaison des autres pays de l'Europe de l'Ouest.

De nombreuses associations de donneurs ont vu le jour (environ 88) portant pour la plupart le nom d'*hermandades* (fraternités). Elles sont regroupées en 17 fédérations régionales, elles-mêmes réunies en une Fédération nationale, officiellement reconnue par la loi (FENADOSE). À côté existent quelques unités juridiquement indépendantes, mais qui poursuivent toutes le même but : l'organisation et le développement du don du sang bénévole et gratuit. Ces associations, qui reçoivent une aide économique des hôpitaux publics de la zone dont elles couvrent les besoins traditionnels, ne demandent rien d'autre à leurs membres que de donner un peu de sang. Les fédérations sont financées par leurs propres membres, mais reçoivent également une contribution des gouvernements autonomes des régions.

La Fédération nationale bénéficie d'une aide des autorités de la santé publique. Le contrôle des donneurs et les règles de sécurité transfusionnelle sont prévus par la loi. Le 15 septembre 1990, l'Espagne a proposé de créer, d'abord avec l'Italie et la France (principaux partenaires méditerranéens de l'Union européenne), le groupe Eurosang. Le Portugal fut aussi contacté. Cette initiative n'a pas eu de suite, tout au moins jusqu'à présent. Étant donné l'activité de la FIODS, on peut s'interroger sur l'utilité réelle d'un tel groupement.

En ce qui concerne l'enseignement de la transfusion sanguine, l'Espagne n'a pas encore développé le programme proposé par le Conseil de l'Europe en 1984, mais la Sociedad Española de Transfusion Sanguinea (SETS) est *grosso modo* en accord avec ce document. Créée en 1988, la SETS est maintenant reconnue par le ministère de la Santé publique avec qui des réunions ont été tenues. Si, pour le moment, le personnel de base reçoit une bonne formation transfusionnelle liée à celle de l'hémothérapie, rien n'est encore réalisé au niveau post-doctoral pour préparer des spécialistes de haut niveau. La même carence se retrouve dans les écoles d'infirmières et de techniciens. Le problème se complique du fait que, au moins pour le stade post-doctoral, les programmes dépendent à la fois du ministère de la Santé publique et de celui de l'Éducation nationale. Le premier a formé des comités nationaux, chargés de définir les programmes pour les spécialités médicales, qui ont inclus timidement tout ce qui concerne la transfusion sanguine dans les disciplines d'hématologie et d'hémothérapie. Mais il n'y a pas d'enseignement vraiment spécifique (bien que l'on ait prévu dans cette dernière spécialité une section concernant l'usage thérapeutique du sang et de ses fractions sur les bases physiologiques et ses aspects techniques). Un projet existe actuellement pour porter cet enseignement à une durée de cinq ans. C'est dire toute l'importance qu'attache aujourd'hui l'Espagne à disposer d'une transfusion de qualité. Dans cette perspective, la SETS se préoccupe depuis longtemps de former de bons spécialistes à la faveur d'un enseignement bénévole et officieux. Son but est d'obtenir l'application des recommandations promulguées en 1984 par le Conseil de l'Europe en matière d'éducation transfusionnelle. Un futur transfuseur devrait faire d'abord un stage de médecine interne, suivi d'un stage de chirurgie, pédiatrie, obstétrique, et, dans le domaine des sciences fondamentales, bien connaître les activités des laboratoires d'hématologie, d'immunologie, de génétique, de microbiologie et de biochimie générale. Cette première phase durerait au moins trois ans, après quoi l'enseignement serait focalisé pendant deux ans, sinon plus, sur les problèmes de la transfusion vue sous tous ses aspects, depuis le recrutement et le contrôle des donneurs jusqu'à la fabrication des produits et à leurs indications respectives. Il ne s'agit encore que de projets, mais c'est à ce prix que l'on doit obtenir une transfusion de qualité, garantissant une sécurité maximale.

Finlande

On y a pratiqué les premières transfusions sanguines juste après la fin de la Grande Guerre, dans les années 1920, grâce au professeur Ludvig Lindström, à Vaasa, selon la technique directe de bras à bras. Par la suite, les besoins s'étant considérablement accrus, c'est l'armée qui prit en charge l'organisation de la transfusion sur le plan national, ce qui explique son système très centralisé. L'armée avait réussi à rassembler un fichier de 200 000 donneurs. Dans les années 1950, la Croix-Rouge prit en main le service transfusionnel, sur décision du gouvernement.

La transfusion est totalement hors commerce. La Croix-Rouge s'efforce d'obtenir un chiffre suffisant de donneurs. Pour cela, elle dispose d'un réseau national de prélèvements très efficace. Son activité est réglée par une série d'arrêtés signés par la direction générale de la Santé. À sa tête, un Centre national de transfusion sanguine de la Croix-Rouge contrôle directement des centres régionaux et locaux. Les donneurs, bénévoles, viennent tous les trois ou quatre mois (maximum autorisé : tous les deux mois). En 1986, ils fournissaient 59 409 unités pour le seul centre national (contre 315 383 pour l'ensemble du pays), ce qui signifie que le pourcentage de donneurs est bon, 6,2 % de la population environ. L'unité de plasmaphérèse du Centre national de transfusion sanguine (qui possède aussi un laboratoire de fractionnement) avait traité 7 000 litres de plasma en 1986. Les donneurs de plasmaphérèse viennent au plus deux fois par mois et subissent une surveillance médicale avec bilan biologique partiel tous les dix dons, un bilan complet tous les vingt dons.

Grâce à ce système parfaitement intégré et hiérarchisé, malgré l'étendue du pays et une population dispersée, la Finlande couvre ses besoins, tant en sang total qu'en fractions. Il lui arrive même d'aider ses voisins par le biais de leurs organismes non commerciaux. Elle offre aujourd'hui, dans ce domaine, un contraste frappant avec la Grande-Bretagne. De plus, elle mène des enquêtes tendant à définir une stratégie à long terme pour le don de sang.

France

Dès 1920 et dans les années qui suivirent, la technique transfusionnelle qui, dès 1916, avait permis de sauver nombre de grands blessés, pénétra la médecine civile. Toutefois, elle constituait encore un acte isolé, utilisé à l'occasion des hémorragies graves (en particulier du post-partum) et des interventions chirurgicales très sanglantes ou prolongées. On pratiquait alors surtout la technique dite du bras à bras. On a vu comment les médecins transfuseurs, encore rares, disposaient chacun d'une liste de donneurs de sang réguliers, dont on avait déterminé le groupe sanguin et que l'on convoquait en fonction des besoins. Parmi eux, on recrutait surtout des sujets du groupe O, réputés « donneurs universels » et qui, en cas d'urgence, pouvaient offrir leur sang à un receveur dont on n'avait pas eu le temps d'identifier le type. D'une façon générale, ces donneurs étaient rétribués.

En 1923, le docteur Arnault Tzanck créa, grâce à l'aide de la fondation Raba Deutch de la Meurthe, l'Œuvre de transfusion sanguine d'urgence. Il implanta d'abord un petit service dans l'hôpital Saint-Antoine, bientôt baptisé Centre national de transfusion sanguine et de recherches hématologiques. Les donneurs recrutés par Arnault Tzanck percevaient alors une indemnité de « contrainte », très modeste. Le sang n'étant pas encore conservé en bouteille de façon courante, ces donneurs étaient astreints à prendre des gardes soit à l'hôpital, soit chez eux près de leur téléphone, où l'on pouvait les appeler à tout moment, de jour comme de nuit. Peu après, suivant l'exemple parisien, le corps médico-chirurgical des grandes villes voulut disposer d'un service de transfusion permanent. Dans la plupart des cas, il fut créé en milieu hospitalier. Bordeaux, Strasbourg, Toulouse figurent parmi les premières villes à posséder un vrai centre de transfusion fonctionnel. À Toulouse, ce fut le docteur André Stilmunkés, médecin des hôpitaux, qui prit lui-même l'initiative de créer un service de transfusion dans les locaux, alors fort modestes, de l'hôpital de la Grave. Il y préparait aussi du sérum de convalescent pour soigner les différentes maladies infectieuses, naguère fréquentes et contre lesquelles on ne possédait pas encore de thérapeutique spécifique. Les initiatives de ce genre étaient toutefois rares et le fait de personnalités qui avaient compris ce que l'on pouvait attendre de la transfusion. André Stilmunkés fut l'un de ces pionniers qui, par leur seule action et sans grande aide extérieure, organisèrent des services du sang.

Bientôt, la plupart des grands hôpitaux furent dotés d'un centre transfusionnel. Dès lors, ils allaient contribuer à sauver de nombreuses vies. Dès 1938, et devant les menaces du conflit qui allait éclater en septembre 1939, on envisagea la mise sur pied d'un Service national de transfusion sanguine, destiné à couvrir tout autant les besoins des combattants que ceux des populations civiles. C'est ainsi qu'en 1940 les efforts conjoints du service de santé de l'armée et des centres de transfusion civils ont permis la mise en place d'une structure habilitée à préparer du sang conservé dans tout le pays. La débâcle de juin 1940 empêcha le système de fonctionner vraiment, et, pendant les années d'occupation chacun se « débrouilla » avec les moyens locaux. On en revint, *grosso modo,* à la situation d'avant guerre.

Toutefois, deux faits importants méritent d'être signalés.

Après le débarquement du 9 novembre 1942 en Afrique du Nord, la transfusion sanguine s'est organisée dans les territoires nouvellement libérés selon les techniques importées par les Américains et avec l'aide de leur matériel : au Maroc par le docteur Julliard, à Alger par le professeur Benhamou, qui créera avec l'assistance des services de santé des armées alliées le premier centre de dessication du plasma. Ainsi seront couverts, grâce à cette nouvelle « route du sang », les besoins des troupes d'Afrique du Nord, puis d'Italie, enfin, à partir d'août 1944, du sud de la France. Cette route ira jusqu'en Alsace pour franchir finalement le Rhin.

En 1943, les maquis de la résistance voient leurs effectifs s'étoffer, et se posent des problèmes chirurgicaux. Les blessés sont conduits clandestinement dans les cliniques privées, moins faciles à surveiller que les hôpitaux publics. Pour les transfuser, on prélève des volontaires en cachette. À Lyon, Charles Mérieux eut une idée géniale : il convoqua des donneurs clandestins dans les abattoirs. Les flacons, passant plus facilement inaperçus dans ce milieu où l'on était habitué à voir circuler le sang des animaux abattus, seront regroupés et acheminés dans les établissements où étaient soignés les résistants. Ce fut là le premier centre de transfusion « de l'ombre » sous l'Occupation. Le corps médical était pourtant étroitement surveillé, une loi du gouvernement de Vichy faisant une obligation impérative à tout médecin de déclarer les blessés par arme à feu, sous peine de sanctions très graves. Certains, pris sur le fait, seront arrêtés, torturés et même déportés.

À la Libération, alors que la guerre se poursuit en Alsace et en Europe centrale, le gouvernement du général de Gaulle envoie Charles Mérieux aux États-Unis pour étudier le fonctionnement de la transfusion sanguine civile outre-Atlantique.

La paix revenue, la nécessité d'organiser un réseau transfusionnel sur le plan national se fait impérativement désirer. Ce sera l'œuvre du professeur Eugène Aujaleu, qui, à Alger, était déjà chargé des problèmes de santé publique au Comité de libération nationale présidé par le général de Gaulle. Devenue bientôt Gouvernement provisoire, installée à Paris, la nouvelle administration dut faire face aux multiples problèmes qui se posaient dans un pays ruiné par cinq ans de guerre et d'occupation. Devant tant d'urgences, la transfusion sanguine ne fut pas inscrite au tableau des priorités de l'État. D'un autre côté, le directeur général Aujaleu, qui avait vécu la guerre depuis le débarquement anglo-saxon en Afrique du Nord, avait pu observer la manière de procéder de nos alliés sur le plan médico-chirurgical, et se rendit compte de l'intérêt d'organiser une transfusion nationale au service de tous. Du reste, il était harcelé par les jeunes médecins qui, venus des Forces françaises libres ou de l'armée d'Afrique, étaient désireux de faire profiter leurs patients des techniques, nouvelles pour eux, apprises chez les Américains et les Anglais. Dépourvu de budget spécifique, mais très pragmatique et soucieux de répondre à ces demandes le plus vite possible, Eugène Aujaleu décida de s'appuyer d'abord sur les moyens déjà existants, de les renforcer, puis de les organiser afin de couvrir sans tarder le pays d'un vaste réseau transfusionnel. Dans le cadre de la réglementation qui sera bientôt complétée, on laissa d'abord une grande initiative aux réalisations locales.

Là où rien n'était encore fait, on encouragea la libre organisation de structures capables d'animer la nouvelle transfusion. D'où les variations de statuts d'une institution à l'autre. La plupart des services vont se former alors soit au sein d'un centre hospitalier, soit à la faveur d'une association à but non lucratif (loi de 1901) ; plus rarement, c'est le conseil général, la Croix-Rouge, la Caisse de sécurité sociale ou d'autres sociétés mutualistes qui en assument la charge. Une première circulaire de caractère général, datée du 6 janvier 1947, est envoyée par Aujaleu, alors directeur général au ministère de la Santé publique, aux centres déjà en place ou en voie de l'être. Elle sera complétée par l'arrêté du 11 septembre 1947 et les circulaires d'application des 29 janvier et 23 juillet 1948, puis par une circulaire du 22 avril 1949 sur le prix du sang. On définit les normes à respecter dans l'organisation des services, les précautions à prendre pour choisir les donneurs, faire les prélèvements et traiter les produits sanguins.

Le cadre définitif est mis en place avec le vote, par le Parlement, de la loi du 21 juillet 1952. Cette loi, promulguée par Vincent Auriol, président de la République, et Antoine Pinay, président du Conseil et ministre des Finances, avait pour but de favoriser le développement de la transfusion et d'assurer le bénévolat du don et son anonymat, l'un et l'autre d'ailleurs relatifs dans la mesure où l'on pratiquait encore le bras à bras (dit transfusion de sang frais) et que le donneur était presque toujours indemnisé. Il fallait avant tout encourager le mouvement, pour faire face à une demande rapidement croissante (on consomma environ 500 000 litres de sang en 1952 et 1,2 million en 1991, avec un léger tassement depuis lors). Aussi la loi fut-elle rapidement discutée (une demi-heure) à l'Assemblée nationale, plus vite encore devant le Conseil de la République, ancêtre du Sénat. Son texte, très bref et volontairement général, ne comprenait qu'une douzaine d'articles et occupa une demi-page du *Journal officiel* du 22 juillet 1952. Elle devait être complétée par plusieurs arrêtés d'aspect essentiellement technique et un décret, pris le 16 janvier 1954, qui, en 27 articles, réglait tous les problèmes relatifs à l'application de la loi. Ce texte ne concernait que les deux seules substances utilisées à l'époque : le sang total et le plasma sec, celui-ci devant faire l'objet d'une autorisation spécifique des établissements appelés à le fabriquer. La notion de fractionnement était encore inconnue (à l'exception des sérums de convalescents, depuis longtemps utilisés, qui échappaient d'ailleurs à cette réglementation).

Dès lors, la transfusion ne fut plus pratiquée que par des médecins secondés par des infirmières qualifiées, tant au stade du prélèvement qu'à celui de l'injection. Quant à la préparation des produits sanguins, elle fut du ressort exclusif des organismes agréés par l'État. Leur délivrance ne se fit plus que sur ordonnance médicale.

Le décret de 1954 pose en outre le principe de l'organisation départementale de la transfusion (en fait ces centres naîtront au gré des conditions locales sans trop tenir compte des divisions administratives). Le ministre de la Santé publique se réserve le droit de fixer, périodiquement, un prix unique de cession de ces produits pour l'ensemble du territoire, prix calculé selon les frais moyens réellement engagés, à l'exclusion de tout profit.

Mais cette loi devait se révéler peu réaliste. En effet, le prix de revient d'une même quantité de sang n'était pas le même pour toute la France : il pouvait varier de 1 à 6 selon que le centre opérateur était situé dans une zone urbaine, à forte densité démographique, ou que le service se trouvait dans une zone rurale, faiblement peuplée, à l'habitat dispersé et où il fallait parcourir de grandes distances pour prélever peu de flacons de sang. Les frais engagés étant les mêmes (équipes mobiles identiques) dans tous les cas, le rendement était donc très différent. En outre, tout centre était censé équilibrer son budget par la seule cession de produits sanguins, alors qu'il ne maîtrisait pas leur prix. Aussi un service en difficulté était-il conduit à diminuer ses dépenses de fonctionnement en économisant sur ses frais de laboratoire, quitte à livrer des produits imparfaitement contrôlés et donc potentiellement dangereux pour le receveur.

Ce système est en partie à l'origine de la crise que la transfusion sanguine française vient de connaître et qui n'est pas encore totalement résolue. Des voix autorisées s'élevèrent périodiquement pour dénoncer le danger d'une situation qui assurait des bénéfices aux uns, des déficits chroniques aux autres, ces derniers étant condamnés à se « débrouiller » par leurs propres moyens, soit en diminuant les examens de laboratoire (ce qui pouvait mettre en cause la sécurité transfusionnelle), soit en poussant à la surconsommation du sang, avec tous les inconvénients que cela comporte (augmentation inutile des dépenses de santé, probabilité plus grande de diffusion des maladies transmissibles par transfusion, etc.).

Le décret du du 16 janvier 1954 définissait l'organisation générale de la transfusion sanguine, en mettant un terme à l'existence des derniers centres privés qui fonctionnaient avec des donneurs rétribués[1]. Désormais, la cellule de base était constituée par le centre départemental, qui siégeait en principe au chef-lieu du département. Quand les circonstances locales le justifiaient, un ou plusieurs postes de transfusion pouvaient coexister dans un même département. En 1993, il y avait environ 185 établissements de transfusion sur l'ensemble du territoire employant quelque 10 000 agents (médecins, techniciens, infirmiers, administratifs, etc.), ce qui était beaucoup trop. Mais toutes les tentatives menées pour réduire le nombre des agences sont restées longtemps infructueuses : on se heurtait souvent aux collectivités locales désireuses de conserver « leur » Centre de transfusion, même quand la nécessité ne s'en faisait pas sentir. Quels que soient leur importance et leur statut juridique, tous ces établissements demeuraient sous le contrôle du préfet, par l'intermédiaire du directeur départemental de la santé (actuellement directeur départemental de l'action sanitaire et sociale, DDASS). Chaque service était

---

1. Pendant un certain temps, on assista çà et là à un régime de transition où le donneur régulier recevait une indemnité une fois sur deux. Par la suite, le don payé, contraire à la loi, disparut complètement.

placé sous l'autorité d'un directeur, nommé par la collectivité dont il relevait, mais agréé par le ministre de la Santé publique après avis d'une Commission nationale consultative de la transfusion sanguine. Il disposait d'un budget arrêté par le ministère. Enfin, un médecin conseiller régional était désigné pour chaque zone sanitaire, assurant la coordination de l'activité transfusionnelle dans les départements voisins, à une époque où les régions n'avaient pas encore d'existence légale.

Les arrêtés du 22 avril 1954 définissaient quant à eux la composition et le fonctionnement de la Commission nationale consultative de la transfusion sanguine, ainsi que la nomination et les attributions des conseillers régionaux. Ils prévoyaient également qu'un comité consultatif entourerait chaque centre et assisterait le directeur sur le plan technique et administratif. Ces arrêtés furent complétés par la circulaire du 21 juillet 1954, qui précisait tous les points abordés en donnant des instructions complémentaires sur l'organisation, le personnel, etc. D'autres arrêtés ou décrets définirent ensuite la nature et la teneur des différents produits sanguins délivrés par les centres de transfusion, leur mode de préparation, les contre-indications au don du sang, etc., et toutes les normes que devait respecter chaque établissement pour être agréé (arrêté du 15 septembre 1958).

La grande innovation du système français fut de soustraire pour la première fois le sang et tous ses dérivés au trafic commercial. Le don du sang était un acte bénévole, anonyme et gratuit, dont nul ne pouvait tirer de bénéfice financier.

On ne saurait assez souligner le rôle joué, dans la mise en place du nouveau système, par la création en 1948 de la Fédération française des donneurs de sang bénévoles (FFDSB), sous la présidence d'honneur d'Arnault Tzanck et la présidence effective de Roger Guénin, auquel succéda en 1957 le regretté Pierre Grange, victime d'un accident d'aviation à Rabat tandis qu'il se rendait au Maroc pour organiser le congrès international des donneurs de sang bénévoles. Aujourd'hui, la Fédération regroupe 2 314 amicales, qui couvrent l'ensemble du pays et touchent la plupart des administrations ou des grandes entreprises (préfectures, mairies, la Poste, Télécom, SNCF, Éducation nationale, RATP, etc.). Elle avait ses représentants à la Commission nationale consultative de transfusion sanguine, qui était l'organe-conseil du ministre de la Santé en la matière.

En 1949, l'instauration d'une sorte d'impôt du sang fut envisagée : tous les appelés auraient été soumis à un ou plusieurs prélèvements obligatoires pendant leur service militaire. Un projet de loi fut même préparé dans ce sens. Mais il n'est jamais sorti des cartons du ministère de la Défense nationale, les premières réactions du Parlement n'ayant guère été favorables : le bénévolat devait être respecté de façon scrupuleuse.

Le don du sang a en outre été réglementé par l'arrêté ministériel du 17 mai 1976 prévoyant que les prélèvements peuvent être effectués chez tous les sujets en bonne santé, âgés de 18 à 60 ans, à raison de trois fois par an pour les femmes, de cinq fois pour les hommes ; l'âge limite a été porté à 65 ans par arrêté du 3 novembre 1986 à raison de trois dons par an pour les deux sexes. Chaque prélèvement doit être précédé d'un examen médical, dont l'arrêté fixe les modalités et auquel est venu s'ajouter en 1983 un interrogatoire (circulaire du 20 juin 1983) destiné à écarter les « sujets à risque ».

Dans les pays étrangers, des réglementations plus ou moins comparables ont été promulguées. L'American Association of Blood Bank (AABB) accepte les dons entre 17 et 66 ans ; au-delà, la décision est laissée à l'appréciation du médecin préleveur. En France, l'arrêté du 28 mai 1956 prévoit que la quantité de sang donnée est en principe de 350 cc ; elle peut être exceptionnellement moindre, mais en aucun cas supérieure à 400 cc. En vérité, il serait logique de tenir compte du poids corporel de chaque donneur, la masse sanguine variant comme lui[1]. L'Organisation mondiale de la santé a d'ailleurs recommandé de prendre en compte divers paramètres que l'on peut résumer ainsi[2] :

1) La quantité prélevée une fois sera généralement de 450 millilitres, mais elle pourra varier d'un pays à l'autre. Dans tous les cas, la fréquence des dons ne peut excéder un tous les deux mois (avec un maximum de cinq par an). Les femmes préménauposées seront prélevées un peu moins fréquemment que les hommes.

2) S'il y a eu refus d'accepter précédemment le sang du donneur, on en demandera les raisons.

3) On ne prélèvera pas le sang des femmes enceintes, ni dans les six mois qui suivent l'accouchement ainsi que pendant toute la période d'allaitement (sauf au bout d'un an).

4) On ne prélèvera pas sur les sujets ayant subi une intervention chirurgicale depuis moins de six mois, ni ceux qui ont été malades durant la même période.

5) Il faut être particulièrement sévère avec les malades du cœur, des poumons, du foie ou des articulations (toutefois, une tuberculose bien guérie ne constitue pas une contre-indication).

---

1. C'est ainsi que raisonne l'OMS, qui recommande de peser chaque donneur avant toute prise de sang (la présence d'une bascule de pesage est désormais obligatoire dans tout lieu de prélèvement). Elle suggère de prélever 8 ml (8 cc) par kilo de poids corporel qui varie, en général, selon les sujets, dans une fourchette comprise entre 350 et 500 cc par donneur.

2. W.N. Gibbs, A.F.H. Britten, *Guidelines for the Organization of a Blood Transfusion Service*, Genève, OMS, 1992.

6) Les diabétiques et thyroïdiens stabilisés pourront faire l'objet de prélèvements.

7) On éliminera les porteurs d'adénopathies, les sujets présentant une perte de poids inexpliquée ainsi que ceux qui montrent des signes pouvant évoquer une infection au virus HIV, de même que les sujets à risque (hétérosexuels à partenaires multiples, prostitués, homosexuels, drogués à la seringue, polytransfusés).

8) On éliminera aussi les patients soumis à certaines médications : antibiotiques, hypotenseurs (diurétiques ou β-bloquants au long cours), antalgiques non narcotiques. En outre, chaque donneur sera soumis à un examen clinique précis, impliquant :

– la prise de poids. On ne prélèvera 450 cc de sang qu'à ceux qui pèsent au moins 50 kilos (ne pas dépasser le 1/13 du volume de sang estimé chez le volontaire) ;

– l'état général. Par exemple, on ne retiendra pas les sujets trop nerveux ;

– la température interne. Elle ne doit pas dépasser 37,5 °C. Pulsations : entre 50 et 100 par minute. Pression artérielle maximale de 90 à 180 mmHg ; minimale de 50 à 100 ;

– la peau. S'assurer qu'il n'y a pas de lésions dans la zone où l'on effectue la prise de sang.

9) Le taux de l'hémoglobine devra être de 135 g/litre pour un homme, 125 pour une femme. L'hématocrite (volume des hématies par rapport au sang total) devra se situer aux alentours de 41 % pour un homme, de 38 % pour une femme.

D'autres paramètres physico-chimiques destinés à une analyse plus fine ont aussi été indiqués[1].

Le Conseil de l'Europe a adopté à peu près les mêmes normes[2].

La transfusion sanguine a longtemps souffert de la départementalisation, si caractéristique de la France. Toutefois, la loi Defferre (1982) – transformant les régions en véritables collectivités territoriales et assurant ainsi une certaine décentralisation – commença à mettre un peu d'ordre dans une administration hétérogène, dont les différentes strates s'étaient sédimentées au cours du temps, selon les besoins et le plus souvent de façon anarchique. Cette loi fut bénéfique – quoique insuffisante – en ce qu'elle conféra une existence officielle aux centres régionaux

---

1. Programme d'assurance de la qualité pour les services de transfusion sanguine : principes directeurs, Organisation mondiale de la santé, Genève, 1994.

2. *Guide pour la préparation, l'utilisation et l'assurance de qualité des composants sanguins.* Édition du Conseil de l'Europe, nouv. éd., 1995.

implantés dans les chefs-lieux des régions, qui comptaient généralement un ou plusieurs centres hospitalo-universitaires (CHU). Désormais, ces services transfusionnels remplirent non seulement le rôle de centres départementaux pour la préfecture où ils se trouvaient, mais ils furent en outre chargés de conseiller, de coordonner et, dans une certaine mesure, de contrôler l'activité des centres départementaux de la région : ils devinrent ainsi de véritables unités fonctionnelles. Le rôle de conseiller régional, naguère chargé d'arbitrer les différends entre centres départementaux voisins, fut désormais assuré par les directeurs du centre régional de transfusion sanguine.

Bientôt, avec la demande de fractions plasmatiques de plus en plus complexes, un échelon supplémentaire, interrégional, va s'imposer : des centres interrégionaux de fractionnement. En effet, les techniques de séparation des composants du plasma humain sont délicates et onéreuses. Jusqu'à l'arrivée des biotechnologies, elles exigeaient de grandes quantités de matière première (surtout de plasma des donneurs) ; des prélèvements massifs étaient indispensables pour obtenir des quantités de corps purs concentrés, physiologiquement actifs, et cela exigeait beaucoup de volontaires. Sept zones de fractionnement sont donc créées, chacune couvrant le territoire de plusieurs centres régionaux fournissant au centre de fractionnement le plasma : par ordre d'importance, Paris (150 000 litres de plasma traités), Lille (120 000 litres), Strasbourg, Lyon, Nancy, Montpellier (chacun environ 45 000 litres), enfin Bordeaux (20 000 litres).

Dans la pratique, cette organisation se révélera mal adaptée pour faire face aux questions posées par la gestion et la technologie. Sans compter que les tentatives de coopération entre centres de fractionnement ont toutes échoué. Un redécoupage des « territoires transfusionnels », établi non plus selon les divisions administratives mais en fonction des besoins réels, apparaît donc bientôt indispensable : ce sera l'un des enjeux essentiels de la loi du 4 janvier 1993.

Cette loi, que le gouvernement fit voter après l'affaire du sang contaminé, vise à faire de la transfusion, toujours fondée sur la gratuité, l'anonymat et le bénévolat, un véritable service public ; elle est à la fois plus directive et plus détaillée que celle de 1952. Elle comprend 14 articles ; suivront une cinquantaine de textes d'application, dont 22 décrets, des arrêtés, soit plus de 200 pages du *Journal officiel* (contre une dizaine pour la loi précédente) en tout. Désormais, la législation distingue nettement les produits labiles (cellulaires : globules rouges, plaquettes, globules blancs), dont la durée de vie est très limitée, et les produits stables (fractions plasmatiques), de durée beaucoup plus longue, et qui peu à peu seront fabriqués par biotechnologie, échappant alors à l'éthique du sang, pour être considérés comme des médicaments banals. Il s'agit d'une véritable révolution. Celle-ci met en place quatre nouvelles structures :

1) L'Agence française du sang (AFS)

Instaurée par une première loi, votée en juillet 1992, et devenue établissement public d'État placée sous la tutelle du ministre de la Santé, par la loi de 1993, cette agence a d'abord pour rôle de contribuer à définir la politique de transfusion et à surveiller son application, puis de contrôler la qualité des services et de coordonner leur activité. L'AFS a également pour mission d'améliorer l'organisation territoriale de la transfusion, de veiller à ce que les services respectent rigoureusement les normes réglementaires, d'habiliter leurs responsables, de favoriser la coopération entre tous les acteurs de l'acte transfusionnel. Ce travail (et en particulier tout ce qui concerne l'hémovigilance) implique l'inspection régulière des établissements par les agents de l'AFS. En outre, l'agence gère un Fonds d'orientation de la transfusion sanguine destiné à encourager la recherche scientifique dans les centres qui ont les moyens de la pratiquer. À cet égard, les programmes de recherche les plus importants sont effectués par l'Institut national de la transfusion sanguine (INTS), qui travaille auprès de l'AFS, mais en est indépendant, administré par un groupement d'intérêt public (GIP)[1] entièrement autonome, financé essentiellement par la Caisse nationale d'assurance maladie. Le projet de l'INTS est de créer un véritable réseau de recherche transfusionnelle sur l'ensemble du pays à partir des services capables de réaliser certains programmes ou d'y collaborer efficacement.

En outre, une convention a été signée entre l'Institut national de la santé et de la recherche médicale (INSERM) et l'AFS en vue de soutenir des projets sélectionnés par une commission mixte formée des représentants de ces deux organismes.

2) Le Laboratoire français du fractionnement
et des biotechnologies (LFB)

Le Laboratoire français du fractionnement est, lui aussi, un GIP dans lequel l'État détient la majorité des parts, et qui regroupe en une seule formation et sous une direction unique les centres de fractionnement du pays les plus performants (les autres ayant été fermés), chargés de la préparation des fractions à partir de plasma collecté en France, et de celui-là seul.

---

1. Rappelons que les GIP sont des structures de droit public constituées par l'union d'organismes privés à but non lucratif et d'organismes d'État, ces derniers majoritaires, liés les uns aux autres par une convention approuvée par un décret ministériel ou interministériel. Chaque GIP, qui regroupe un nombre de partenaires variable, constitue une personne morale. Celle-ci conserve une large autonomie, mais demeure soumise au contrôle de l'État.

3) L'Agence du médicament (AM)

Totalement indépendante de l'AFS, elle a pour rôle essentiel de délivrer l'autorisation de mise sur le marché des médicaments (AMM) après avoir contrôlé leur innocuité et leur activité : aucun produit pharmaceutique ne peut aujourd'hui être commercialisé sans ce feu vert. Or, compte tenu de leur entrée progressive dans le domaine des biotechnologies, les produits stables, obtenus par des bactéries recombinées ou des cellules transformées, seront considérés et traités comme des produits pharmaceutiques courants. Les fractions provenant de plasmas étrangers et vouées uniquement à l'exportation sont elles aussi soumises au contrôle de l'AM.

Le Laboratoire français de fractionnement et tous les centres de transfusion sanguine (désormais agréés), à la condition qu'un pharmacien responsable des fractions participe à la direction, et pour une durée de deux ans renouvelable, pourront délivrer directement les produits sanguins stables par dérogation à l'article 5 du code de la santé publique, qui accordait aux pharmaciens l'exclusivité de la distribution des médicaments.

La loi de 1993 a également mis en place des « plateaux techniques » : il s'agit d'un petit nombre de centres de haute technologie, capables d'assurer le contrôle des produits prélevés soit en sang total, soit en plasmaphérèse ou aphérèse, et de délivrer à la consommation des produits à peu près sûrs. Chaque « plateau technique » couvre donc un territoire donné, et a dans sa mouvance un certain nombre d'établissements de proximité médicalisés (EPM), qui prélèvent les produits sanguins et envoient ces échantillons au plateau technique de la zone qui les contrôle (en particulier sur le plan virologique et sur celui des groupages). Lorsqu'ils sont reconnus bons à l'usage, le plateau technique les retourne aux EPM, qui les distribuent et assurent le suivi des transfusions.

Le découpage a été réalisé après une longue enquête diligentée par l'Agence française du sang, qui a défini les schémas territoriaux d'organisation de la transfusion sanguine (STOTS). Certains centres de proximité médicalisée, sans disposer d'un plateau technique complet, sont toutefois autorisés, quand les conditions locales l'exigent, à effectuer des examens spécialisés. Enfin, les dépôts de sang existent toujours mais n'ont plus qu'un rôle de distributeur. Ils peuvent être implantés là où le débit le justifie et quand ils doivent répondre à des urgences.

4) Le Comité de sécurité transfusionnelle
et le Comité d'hémovigilance

Dans le même esprit de rigueur, un dispositif de surveillance a été mis en place dans le but de dépister immédiatement les maladies transmissibles par transfusion. Ce dispositif comprend d'une part un Comité de sécurité transfusionnelle qui travaille en étroit contact avec le Conseil scientifique de l'Agence française du sang, et d'autre part un Comité d'hémovigilance inspiré des principes qui animent le Comité de pharmacovigilance. Ainsi, grâce à cette multiplicité de contrôles, aucun produit suspect ne pourra être mis sur le marché.

Cependant toutes ces dispositions, pour utiles qu'elles soient, ne règlent pas l'ensemble des problèmes, et en particulier celui du financement des établissements de transfusion. Aussi la loi de janvier 1993 devrait-elle être complétée par d'autres textes actuellement à l'étude.

Pour couvrir ses besoins, la France devait récolter jusqu'à une date récente environ 4,2 millions d'unités par an (ce qui représente 7,6 % de donneurs parmi la population, norme supérieure à celles de tous les autres pays européens, à l'exception de la Suisse et du Danemark). À quoi il convient d'ajouter 180 000 plasmaphérèses et quelque 28 000 cytaphérèses. En 1961, 11 % des Français avaient donné du sang au moins une fois dans leur vie. Ce chiffre était monté à 30 % en 1975.

L'activité de prélèvement a subi, au cours de ces dernières années, un fléchissement. Le déclin s'est amorcé en 1993, où l'on ne préleva que 3 367 475 unités (cytaphérèses et plasmaphérèses comprises), et seulement 3 millions l'année suivante (contre plus de 4 millions de 1983 à 1985, années particulièrement fastes il est vrai). On a observé une baisse de 6,57 % de 1992 à 1993, précédée d'une chute de 7,69 % entre 1991 et 1992.

Cette diminution semble tenir à deux causes, d'ailleurs complémentaires :

1. Des donneurs de sang bénévoles, choqués par l'affaire du sang contaminé et les désordres financiers révélés à cette occasion, se sont découragés. En outre, une confusion s'est glissée dans certains esprits, qui ont cru que donner du sang pouvait transmettre le sida au donneur, ce qui est totalement faux. Toutes ces rumeurs injustifiées firent considérer à tort les Centres de transfusion comme des lieux à haut risque, dont il était prudent de s'éloigner. Les changements introduits par la loi de 1993 devraient les inciter à revenir ;

2. Un nombre croissant de patients, sur lesquels une intervention a été programmée, exigent, quand cela est possible, d'être autotransfusés. En effet, si les mesures prises depuis 1983 (en particulier par le professeur Roux) et celles qui ont suivi ont diminué très fortement la probabilité d'une contamination post-transfusionnelle (surtout d'origine virale), celle-ci n'est pas absolument nulle (surtout pour l'hépatite C). Comme on l'a dit plus haut, l'autotransfusion a connu moins de succès dans les zones rurales (où elle dépasse rarement 10 %) que dans les hôpitaux des grandes villes (où elle atteint 70 %, voire 80 % et plus).

Notons enfin que le corps médical est plus rigoureux que naguère dans les indications de la transfusion sanguine. On a renoncé aux transfusions dites « de confort ». On connaît maintenant l'extraordinaire polymorphisme de l'espèce humaine. Aussi, un donneur quel qu'il soit porte toujours, à côté des protéines présentant un même profil génétique, des macromolécules que le receveur ne possède pas. Celles-ci peuvent être amorphes, neutres, ce qui ne présente aucun danger. D'autres sont actives et plutôt bénéfiques (immunoglobulines, enzymes, albumine). Mais certaines se révèlent capables de se fixer dans une cellule cible et de la mettre à mal, provoquant une virose post-transfusionnelle. Si l'on va très loin dans l'analyse biochimique du sang de tout individu, il apparaît qu'il n'existe pas d'êtres humains, en dehors des jumeaux vrais, totalement identiques. Toute transfusion implique donc, quelles que soient les précautions prises, l'introduction dans l'organisme du receveur de molécules « étrangères ». Seule l'autotransfusion assure une identité parfaite entre donneur et receveur, puisque le sang prélevé et le sang injecté appartiennent au même sujet. En dehors de ces cas, « la meilleure transfusion, rappelons-le une fois encore, est celle que l'on ne fait pas ».

Si la loi du 4 janvier 1993 a permis de faire progresser l'organisation, la qualité, la coordination des établissements de transfusion sanguine, l'enseignement de cette discipline dans les facultés de médecine ou les écoles du personnel paramédical demeure peu important. À ce titre, l'INTS a pour mission de développer les activités de formation initiale et continue.

Longtemps il fut rattaché au programme de physiologie, et l'on se bornait alors à apprendre aux étudiants (ainsi qu'aux techniciens et aux infirmières) l'existence des groupes sanguins et les incompatibilités immunologiques qui en résultaient. La pratique de l'acte transfusionnel lui-même n'était expliquée qu'à l'hôpital, au lit du malade, et exposée comme on commente une préparation culinaire. Les incidents et les accidents possibles étaient évoqués, mais les indications thérapeutiques des fractions du sang, ainsi que l'effet qu'on pouvait en attendre, faiblement précisés. Aujourd'hui, l'étude des groupes sanguins est toujours au programme de physiologie. Par la suite, quelques heures (de 4 à 9 heures en tout), réparties sur plusieurs années, sont consacrées à l'enseignement des techniques transfusionnelles et à leur rôle précis, ainsi qu'aux indications respectives des produits labiles (surtout hématies) et des fractions stables. Les cours sont plus intensifs à l'intention des cancérologues (gros utilisateurs), des anesthésistes-réanimateurs et des responsables des soins intensifs. Hormis les rares volontaires qui désirent se spécialiser, peu d'étudiants ont l'occasion d'effectuer un vrai stage dans les centres de transfusion, presque toujours coupés administrativement et plus encore psychologiquement des CHU. Chez les auxiliaires médicaux, l'enseignement est tout aussi pauvre, chaque responsable étant libre d'organiser ses cours comme il l'entend.

L'enseignement universitaire et de formation continue est essentiellement dispensé par l'INTS, en association avec l'université Pierre-et-Marie-Curie ; officiellement, certaines universités de province délivrent une capacité en technologie transfusionnelle, dont la mise sur pied dépend des bonnes volontés locales. Mais cet enseignement, géographiquement limité, ne s'adresse qu'à un petit nombre d'étudiants. Il faut avouer qu'à l'heure actuelle, si tous les futurs médecins reçoivent un enseignement précis en immunologie, en hématologie et en génétique, la transfusion sanguine est encore traitée en parent pauvre. Une véritable réforme doit en faire une discipline autonome, intégrée au cursus des études et à l'activité des CHU, au même titre que les autres sciences médicales, et enseignée par des spécialistes ayant suivi les mêmes voies de recrutement, c'est-à-dire le système normal des concours. Un premier pas vient d'être franchi grâce à la création d'une option transfusion au concours de l'agrégation. Désormais, la discipline transfusion sanguine figure dans la section n° 47 du CNU[1] à côté de l'hématologie, de l'immunologie, de la cancérologie et de la génétique, ce qui devrait faciliter l'embauche des futurs professeurs ayant la charge des centres de transfusion des CHU, puisque la carrière est reconnue en tant que telle. Quoi qu'il en soit, chacun doit bien comprendre que la réhabilitation de la transfusion sanguine passera nécessairement par l'université.

Grande-Bretagne

L'Angleterre fut l'un des premiers pays à pratiquer la transfusion de bras à bras. Jusqu'à une date récente, deux structures découpaient le paysage transfusionnel. La première regroupait l'Angleterre, le pays de Galles et l'Irlande du Nord avec 16 centres régionaux, la seconde correspondait à l'Écosse avec 5 centres. Toutefois, dès 1938, devant l'imminence du conflit mondial, le gouvernement de Londres institua un service national du sang destiné à toutes les populations, tant civiles que militaires. La guerre terminée, le système transfusionnel « provincial » reprit ses droits, et ce cloisonnement entre services fut un frein au développement de la transfusion anglaise dans l'après-guerre.

Entièrement fondée sur le bénévolat, épuisée par des années de conflit, elle ne tarda pas à relâcher ses efforts et à prendre du retard, face aux USA ou même à des pays comme la RFA ou le Japon stimulés par l'entrée des produits sanguins dans le circuit commercial. Toutefois, le volontariat continuait à donner de bons résultats. Entre 1938 et 1981, le nombre de donneurs quadrupla, passant de 500 000 à 2 millions, pour atteindre aujourd'hui 2 millions et demi. Malheureusement, les progrès techniques

---

1. Conseil national des universités.

n'ont pas suivi. C'est ainsi que les hôpitaux et le corps médical continuèrent à recourir principalement au sang total, comme à l'époque des bombardements, sans faire suffisamment appel aux fractions. De plus, la coordination entre centres de fractionnement et centres régionaux resta mauvaise, d'où la pénurie de certains composés, au moins à certaines périodes et dans quelques régions.

En Grande-Bretagne, toute la transfusion sanguine est étatisée et les centres sont intégrés au service national de santé. Mais il n'existait pas jusqu'à une date récente de centre national de transfusion sanguine susceptible de coordonner l'activité de tous les services. Peu à peu les inconvénients de ce cloisonnement historique sont apparus au grand jour ; ainsi, sur le plan technique, la transfusion anglaise ne cessait de perdre du terrain. Il fallut attendre le mois d'avril 1993 pour qu'une structure de coordination soit mise sur pied au niveau national, vraisemblablement inspirée du modèle français défini par la loi du 4 janvier 1993. Le National Blood Authority fut créé : il dirige et coordonne l'activité des 13 centres régionaux préexistants, par l'intermédiaire de trois Administrative Centers. Quant aux produits stables, outre l'activité des trois centres de fractionnement (Elstree, Oxford et Edimbourg), ils sont fabriqués par le Blood Products Laboratory, organisme d'État qui travaille parfois en partenariat avec le secteur privé.

En Angleterre, on utilise peu de facteur VIII (bien moins que dans l'ancienne Allemagne fédérale, par exemple) : 24 000 unités par malade et par an. 60 % du facteur VIII est importé, ce qui est onéreux. En fait, depuis l'étatisation de la médecine, il semble que les autorités sanitaires aient longtemps négligé la transfusion, considérée comme une simple affaire de bénévolat. Le ministère de la Santé reste l'organisme de tutelle et a délégué une partie de ses pouvoirs à un directeur national des services de transfusion sanguine. Il existe aussi un directeur national, médecin-conseil nommé par le ministre, assisté d'un *deputy-director* (directeur adjoint), lequel s'occupe surtout du recrutement des donneurs. Un numéro de téléphone vert est mis à la disposition d'éventuels volontaires, qui ont ainsi toute liberté de prendre contact avec un centre de transfusion et de s'informer sur les conditions du don. Ils peuvent communiquer leur adresse pour recevoir une documentation écrite. Ce système, mis en place dans l'ensemble du pays, s'est révélé très efficace : il a mobilisé jusqu'à 4 000 nouveaux donneurs par mois. Par ailleurs, une publicité régulière est faite au cinéma, à la télévision. La vedette en est le prince Charles donnant son sang. D'autres moyens sont mis en œuvre : le centre de Manchester, par exemple, a envoyé à titre expérimental des cartes d'invitation à venir donner son sang à toute personne atteignant sa dix-huitième année (âge minimum). Dans l'ensemble, les résultats ont été positifs.

L'enseignement a longtemps été disparate. C'est seulement en juin 1990 que le Royal College of Pathologists, à Londres, a approuvé un programme scientifique portant sur la transfusion sanguine, largement inspiré des recommandations du Conseil de l'Europe. En fin de cours, un examen, sanctionné par un diplôme, évalue les candidats.

Mais la transfusion sanguine montre toujours de réelles faiblesses. Malgré les promesses réitérées des pouvoirs publics, la Grande-Bretagne est loin d'atteindre l'autosuffisance. Le cloisonnement fut longtemps tel que si, à certains moments, une province présentait des excédents, elle les transférait rarement à des voisines déficitaires. Cet obstacle semble maintenant en grande partie levé. Mais les mentalités restent très « régionalistes ». Un gros effort de propagande est entrepris auprès des enfants des écoles (nombreuses affiches, films réalisés par les Studios Walt Disney, etc.), mais les résultats ne se feront sentir qu'à terme. Et le retard technologique qui a été pris est tel qu'il faudra beaucoup de temps et d'argent pour le rattraper.

Lorsque Margaret Thatcher était au pouvoir, des propositions furent avancées, en particulier pour lier le système national de transfusion sanguine et l'industrie, afin que tous les produits indispensables à la population soient fabriqués sur place au lieu d'être importés, quitte à en confier la préparation au secteur privé national, plus compétitif que les firmes étrangères. Mais ce projet a soulevé de sérieuses difficultés et on a préféré agrandir l'usine d'Elstree, afin de doubler la production de facteur VIII et d'accroître de 60 % celle des autres protéines plasmatiques. Ce but n'a pas été entièrement atteint et on a continué d'importer. Comme cela revient très cher, les autorités sanitaires tentent de limiter la demande au strict minimum.

Toutes ces circonstances ont fait que la transfusion sanguine anglaise n'a pu conserver la place de premier plan qu'elle occupait pendant la guerre et dans les quelques années qui suivirent. Au cours des trente dernières années, on a vu les grands laboratoires anglais de recherches, qui avaient naguère accueilli les transfuseurs du monde entier venus pour apprendre leur métier, fermer un à un par manque de moyens, et les meilleurs spécialistes s'exiler en Amérique du Nord. La Grande-Bretagne, qui fut le chef de file des pays transfuseurs, dépend aujourd'hui des pays étrangers pour couvrir une partie de ses besoins. Peut-être la nouvelle réglementation arrêtée en avril 1993 lui permettra-t-elle de remonter la pente.

Grèce

Longtemps, la transfusion sanguine y a été complètement libre, sang et produits sanguins faisant l'objet d'un commerce. Toutefois, le nombre de donneurs bénévoles n'a cessé d'augmenter par rapport aux donneurs payés, jusqu'à devenir très largement majoritaire. S'appuyant sur les recommandations du Conseil de l'Europe, le gouvernement a alors interdit tout bénéfice sur les produits sanguins, n'autorisant que le don bénévole et gratuit. Toutefois, l'anonymat n'est pas obligatoire et l'on pratique souvent le « don dirigé » en faveur d'un malade précis (parent, amis, compagnon de travail, etc.).

Dans tous les centres de prélèvement, les hommes sont plus nombreux que les femmes (celles-ci demandant à être sécurisées), mais chez tous on note le désir d'aider son prochain et de participer à l'autosuffisance du pays.

À l'heure actuelle, le coût d'une unité de sang en Grèce se situe entre 40 et 45 dollars. On en prélève moins de 450 000 par an, chiffre correspondant à un pourcentage de 4,2 donneurs pour 100 habitants, ce qui dépasse le Portugal, mais se situe loin derrière la Suisse, la France, la Hollande, la Belgique, l'Autriche. Aussi, bien que le nombre de dons ait beaucoup progressé, la Grèce est encore loin d'assurer son autosuffisance. Toutefois, un effort sérieux se poursuit en vue d'atteindre ce but. L'été, des équipes mobiles vont sur les plages pour inciter les touristes à donner du sang. En outre, des campagnes « ciblées » sur un thème précis semblent attirer les bénévoles, plus sensibles à la solidarité quand il s'agit d'un groupe bien défini (les thalassémiques[1] par exemple).

On peut schématiquement diviser les donneurs grecs en quatre catégories :

– l'armée : les militaires viennent volontiers se faire prélever, ce qui leur donne droit à une dispense de 4 à 6 jours de service ;

– les collectivités : électricité, télécommunications, assurances sociales, administration, qui accordent deux jours de vacances après chaque don ;

– les volontaires pour un don dirigé, qui lève l'anonymat ;

– les sujets membres des associations de donneurs bénévoles qui ne reçoivent ni congés, ni gratification après leurs dons. Ce sont les seuls à pouvoir être classés parmi les vrais bénévoles, les trois premiers groupes constituant plutôt des « donneurs gris » récompensés par des jours de repos.

Ces associations jouent un rôle important dans le recrutement des jeunes donneurs qui viennent remplacer ceux qui ont atteint l'âge limite.

---

1. La thalassémie : type d'anémie héréditaire décrite d'abord chez des sujets d'origine méditerranéenne, d'où son nom.

Dans chaque ville, elles disposent de leurs propres locaux de prélèvement et occupent une partie de leur temps libre (vacances, fin de semaine, jours fériés) à faire de la propagande (films, conférences) en vue du don du sang bénévole et gratuit. Elles tiennent un fichier des groupes rares et couvrent elles-mêmes leurs dépenses de fonctionnement grâce à de petites cotisations versées par les membres. Le ministère de la Santé d'Athènes ne leur apporte aucune aide, malgré l'importance du travail accompli et bien que la transfusion sanguine grecque soit sous sa dépendance. Ces associations sont devenues membres actifs de la FIODS en octobre 1994. Elles ont sollicité l'aide de Bruxelles (UE), en particulier pour développer l'éducation en faveur du don bénévole.

Un véritable « réseau » transfusionnel couvre le pays avec ses centres régionaux (six dans la zone sanitaire d'Athènes, d'autres se trouvant en Thessalonique, à Patras et en Crète). De plus, chaque grand hôpital dispose de son poste de transfusion sanguine fonctionnant en permanence, de jour comme de nuit. Les budgets des centres de transfusion sont modestes et servent pour la plus grande part à payer le personnel. Dans ces conditions, il reste très peu de moyens pour renouveler le matériel et pour animer la publicité.

Il existe depuis peu un Comité de transfusion sanguine qui a préparé tous les règlements en vigueur et en particulier les décrets d'application de la loi fondamentale. Après avoir constaté qu'il y avait pléthore de services, d'où un suréquipement et des dépenses aussi excessives qu'injustifiées, on a essayé d'en diminuer le nombre, tout en renforçant ceux que l'on estimait utiles.

L'enseignement de la transfusion est rattaché à la spécialité « hématologie » et nécessite deux ans d'études post-doctorales, neuf mois de stage dans un laboratoire d'hématologie suivis de six mois dans un service régional de transfusion sanguine. La société grecque d'hématologie a un groupe spécialisé en transfusion qui organise des séminaires et symposiums périodiques pour recycler tous ceux qui sont concernés. L'assistance y est obligatoire pour eux, après quoi ils reçoivent un certificat. La Grèce appartient à l'Union européenne, qui finance deux programmes éducationnels : le premier pour le recrutement des donneurs de sang, l'autre pour la formation du personnel paramédical. Des séances ont lieu dans les divers centres de transfusion sanguine. Mais il reste encore à inclure un enseignement de base aux études médicales : trop de jeunes qui sortent des facultés ignorent pratiquement tout de la transfusion.

Islande

La transfusion y est étatisée. Le seul service important se trouve dans la capitale, Reykjavik. C'est un établissement public relevant directement du ministère de la Santé. Tous les donneurs sont bénévoles et les règles suivies sont celles qui furent édictées par le Conseil de l'Europe. Les donneurs sont réunis au sein de la Société de donneurs de sang d'Islande. Ils subissent en moyenne 4 prélèvements par an. En 1985, 12 400 unités de 450 cc environ ont été prélevées. Autant en 1986. Cela signifie que les donneurs représentent 4,7 % de la population. Le nombre de prélèvements doit être du même ordre aujourd'hui. Quelques postes secondaires et de faible débit existent dans les hôpitaux d'autres agglomérations, tel l'hôpital d'Akureyri qui, longtemps, n'a pas dépassé le chiffre de 300 unités par an (obtenues sur place). Le pays couvre ses besoins en sang complet. Certains dérivés (facteur VIII, facteur IX) sont fournis par la Croix-Rouge finlandaise.

Italie

Le don du sang y est bénévole et le commerce interdit. Il s'agit là d'une tradition ancienne, puisque la première association de don de sang anonyme et gratuit (AVIS) fut créée en 1927. C'est sans doute la plus vieille société européenne de bénévoles. Pour se développer, elle exalta le sens de la solidarité, ce qui donna de bons résultats puisque AVIS compterait maintenant plus de 800 000 donneurs réguliers fournissant chaque année 1,4 million d'unités environ. Avec ses comités, AVIS est omniprésent dans les 22 régions, les 87 provinces et dans 2 400 municipalités (ou peut-être plus).

Au début, aucun centre de transfusion n'existait dans les hôpitaux. Mais assez vite, on s'est aperçu que, dans un but d'efficacité et de rapidité, on avait intérêt à installer les services de transfusion sur le lieu même de l'utilisation du sang, seul moyen de répondre à toutes les urgences. AVIS commença alors à implanter des unités dans quelques centres de soins, puis la loi du 14 juillet 1967 généralisa le système et obligea pratiquement tous les hôpitaux à disposer de leur propre centre. AVIS n'a plus aujourd'hui l'exclusivité de la transfusion, le nombre de ses services a chuté, mais le réseau a continué à prélever et à fournir du sang à tous ceux qui en avaient besoin. Entre-temps, d'autres associations de donneurs bénévoles sont nées, obéissant à des critères professionnels, géographiques, fonctionnels (aider tel hôpital) ou seulement sous l'effet du hasard. Mais comme il n'existait pas de planification nationale du don du sang, le désordre s'est installé, chacun œuvrant de façon indépendante, sans concertation. Aussi le rendement est-il resté faible compte tenu des moyens mis en œuvre, certaines zones n'étant jamais prospectées tandis que d'autres l'étaient trop.

En 1970, la Croix-Rouge, reconnue comme organisme public, a tenté de mettre un peu d'ordre dans cette anarchie. Pour cela, elle a créé sa propre association, Gruppi Donatori di Sangue, à laquelle pouvaient adhérer aussi bien les organismes préexistants que des individus isolés. En 1985, elle rassemblait déjà plus de 30 000 membres et leur nombre n'a cessé d'augmenter depuis.

Le sang, toujours gratuit, est collecté par la Croix-Rouge et envoyé aux établissements gouvernementaux (hôpitaux) ou à des associations de soins, parfois privées, mais toujours à but non lucratif. L'association Gruppi Donatori di Sangue est organisée sur une base professionnelle : industrie, banques, administration, police, etc. Les responsables des branches de ce réseau national (c'est-à-dire les présidents de chaque corporation) sont démocratiquement élus à tous les niveaux : régional, provincial, national. Désormais, une programmation nationale de prélèvements a pu être envisagée *via* la Croix-Rouge.

Un autre réseau, FRATRES, parti de Toscane, a rayonné lui aussi sur toute l'Italie. Il prit la suite d'une œuvre caritative très ancienne appelée Miséricorde. FRATRES est assez populaire et rassemble actuellement 450 associations représentant au total quelque 50 000 volontaires (1989). Ces donneurs se font prélever en moyenne une fois par an, ce qui fournit 50 000 unités. D'autres réseaux, de moindre importance, ont vu le jour au gré des circonstances (Associazione Amici Del Polyclinico ; Federazione Nazionale ; Asso Ospedaliere, etc.). Leur importance est très variable. Par exemple FIDAS, Federazione Italiano Associazioni di Sangue, n'aurait rassemblé dans ses débuts qu'environ 320 donneurs. Mais un gros effort de publicité lui a permis de regrouper un certain nombre d'associations locales ou même régionales : 6 dans le Piémont, 2 en Lombardie, 4 en Ligurie, 8 dans la province Veneto-Trentino, autant à Venise, 4 en Émilie Romagne, 3 dans les Abbruzes, 7 en Sicile, 3 en Sardaigne, etc. Il existe également, à côté de ces réseaux quasi nationaux, quantité de petits centres de transfusion autonomes, véritables annexes caritatives au service d'un seul hôpital.

En fait, ni l'opération FIDAS, ni celle de la Croix-Rouge avec Gruppi Donatori di Sangue n'a totalement réussi, et l'éparpillement des organismes transfusionnels demeure encore considérable. Pour compliquer le tableau, il faut signaler que si toutes les associations de donneurs de sang sont régies par une même loi nationale, les règlements provinciaux peuvent varier beaucoup d'une région à l'autre.

Chez l'homme, la moyenne d'âge du donneur se situe entre 35 et 40 ans. Elle est légèrement plus élevée chez la femme (40-49 ans). Les donneurs viennent surtout en groupes (associations, entreprises publiques ou firmes privées). Le volontaire qui se présente de façon individuelle et spontanée est plus rare. La fréquence du don n'est pas la même selon les régions : l'Italie du Nord, plus peuplée, plus riche et mieux instruite que celle du Sud, fournit davantage de sang, compte tenu du nombre d'habitants. Au total, l'Italie doit produire 1,8 million d'unités annuelles, ce qui signifie que les donneurs représentent en moyenne 3,15 % de la population (chiffre relativement bas pour l'Europe de l'Ouest).

Les associations publient un journal, *La Gazzetta del donastre,* initialement imprimé dans le Piémont mais distribué partout. Les grandes campagnes publicitaires n'ont pas été inutiles. Un seul exemple : la FIDAS, qui avait fait un gros effort de propagande tant sur le plan local (par l'intermédiaire des 53 petites associations qui lui sont rattachées) qu'au niveau national, vit le nombre de donneurs augmenter de 5,2 % (mais le nombre de dons seulement de 0,4 %, avec une moyenne de 1,4 unité de sang par volontaire).

Dans ce système très individualiste, chacun a tendance à travailler pour soi, et les échanges entre services excédentaires et services en état de manque ne sont pas toujours aisés. L'hôpital Maggiore de Milan qui, comme la plupart des grands hôpitaux, possède son service transfusionnel, pratique aussi des plasmaphérèses, des plaquettophérèses, mais non pas d'aphérèses destinées au fractionnement. Le service reçoit environ 16 000 donneurs par an et effectue 27 000 prélèvements (certains donneurs venant plusieurs fois). Ce centre sert aussi de banque du sang pour la région et ravitaille de façon régulière les six autres hôpitaux milanais (en fait, il répond aux besoins des 500 000 habitants de Milan « intra-muros »). Malgré une anarchie apparente, la transfusion sanguine italienne joue son rôle et le pays n'a jamais manqué de sang total. Ce n'est pas le cas pour les fractions stables, qui sont achetées pour l'essentiel aux firmes commerciales (bien que les plasmaphérèses aient augmenté de 60 % ces derniers temps). Depuis quelques années, on observe un certain tassement des quantités de sang prélevé et administré (diminution de 10 % entre 1987 et 1990). Cela tient à la peur suscitée par les affaires du sang contaminé et au souci des patients d'avoir recours à l'autotransfusion chaque fois que possible.

L'enseignement de la transfusion sanguine dépend du ministère de l'Éducation nationale. Il est assuré par l'université, bien que le terme de transfusion sanguine ne figure officiellement dans aucun programme. Dans son premier degré, cet enseignement entre depuis 1986 dans les programmes d'immunologie et d'hématologie. Au stade supérieur (spécialisation post-doctorale), il existe une option « hématologie générale » qui dure 3 ou 4 ans, et où la transfusion fait l'objet d'une étude poussée. D'autres filières existent, soit en biologie clinique, soit en clinique pathologique ; elles impliquent chacune 5 ans d'études en option immuno-hématologie-transfusion. Les jeunes assistants qui veulent faire carrière dans cette branche doivent passer plusieurs années dans des services d'immuno-hématologie et de transfusion sanguine. Ainsi, la transfusion italienne est liée *de facto* à l'université, encore qu'aucun règlement ne définisse ces rapports, ce qui permet de faire une carrière (plus lente il est vrai et moins sûre) sans aucun diplôme de spécialité.

L'Italie envisage maintenant de régulariser la situation, et en particulier d'établir avec l'Union européenne un programme commun d'enseignement transfusionnel pour toutes les nations participantes, sanctionné par un examen identique.

Malte

Comme dans beaucoup de territoires qui étaient sous mandat britannique, le commerce des produits sanguins y est interdit.

L'essentiel de l'activité se déroule au Centre national de transfusion sanguine, annexé au principal hôpital (où l'on assure aussi un peu d'enseignement). Ce centre dispose de 13 000 donneurs volontaires, la plupart groupés en une association qui organise des congrès périodiques et assure la propagande en faveur du don du sang, aidée en cela par les autorités sanitaires locales. Le Centre national est chargé de réguler les entrées de facteurs stables et les sorties de facteurs stables ou labiles permises seulement en cas d'urgence. Les donneurs sont surveillés de façon très régulière et subissent un examen clinique et biologique complet lors de chaque prélèvement. On commence aussi à pratiquer des plasmaphérèses.

Les médecins transfuseurs sont formés à l'étranger, principalement en Grande-Bretagne. Il existe aussi un cours par correspondance assuré par Strasbourg. Malgré la modicité de ses moyens, Malte essaie de s'aligner sur les recommandations du Conseil de l'Europe en matière de transfusion et y est déjà parvenue en grande partie.

Monaco

L'activité médico-chirurgicale y est importante (on vient s'y faire soigner de France et d'Italie, en cliniques privées), ce qui suppose un ravitaillement sanguin non négligeable. Le régime est le même que celui de la France et de l'Italie, fondé sur le volontariat, la gratuité et l'anonymat.

Norvège

Contrairement au Danemark et à la Suède, où pratiquement tous les centres de transfusion se trouvent dans les hôpitaux, la Norvège a un système mixte, qui associe les hôpitaux et la Croix-Rouge. On y trouve aussi bien des donneurs bénévoles que des professionnels, mais la norme varie avec les provinces : dans les unes, toute rémunération est interdite ; dans d'autres, la liberté est totale (comme en Suède).

La Norvège prélève annuellement un peu moins de 200 000 unités de sang, soit un taux de 4,8 % de donneurs dans la population. Il existe une structure nationale relativement bien hiérarchisée, ayant à sa tête un National Bank Council qui est le conseiller du gouvernement et le coordinateur des services. Il agit sur l'ensemble du réseau (59 banques de sang) par l'intermédiaire de 5 centres à vocation régionale. Les banques de sang assurent les collectes : de 300 à 30 000 suivant leur importance, à l'exception d'une dizaine qui ne prélèvent pas mais assurent la distribution. En ce qui concerne les facteurs stables, une convention avait été signée avec le centre régional de Lille, qui assurait la préparation des fractions à partir de plasma fourni par la Norvège. Il existait en outre un projet de fabrication nationale.

Un sérieux effort a été réalisé pour l'enseignement. Dès 1959, l'immuno-hématologie fut érigée en discipline autonome, afin de former de bons transfuseurs. En 1975, une autre spécialité a été reconnue : l'immunologie clinique. Puis, on a fusionné les deux filières : « immunologie et médecine transfusionnelle ». Le ministre de la Santé, qui supervise toute l'activité en matière de transfusion, délègue le soin de fixer et d'organiser cet enseignement à l'Association médicale norvégienne, qui, pour cela, désigne une commission de spécialistes. L'enseignement dure 4 ans. Le résultat est évalué par le bureau de l'Association des médecins norvégiens et envoyé à la direction de la Santé, qui délivre alors un certificat de spécialiste à l'intéressé.

Pays-Bas

Comme en Belgique, la transfusion sanguine hollandaise est vouée au non-profit[1], et ici encore c'est la Croix-Rouge qui assure la gestion de tous les établissements. Il s'agit là d'une vieille tradition. Les premières transfusions furent pratiquées en 1930 par le docteur Van Dyk, à Rotterdam. Dès cette époque, la Croix-Rouge tenait un registre des donneurs de sang classés par région. Mais officiellement, les produits sanguins ont été décommercialisés par la loi en 1961 qui donna les pleins pouvoirs dans ce domaine au ministère de la Santé, lequel les délégua à la Croix-Rouge. Son autorité a été encore renforcée par la loi de septembre 1988, qui précise et élargit celle de 1961 : aucun produit sanguin ne peut être payé et les Pays-Bas doivent assurer leur autosuffisance. La loi prévoit en outre des mesures de protection tant pour les donneurs que pour les receveurs.

---

1. Seuls les donneurs de l'armée (personnel aussi bien militaire que civil) sont récompensés du don par un jour de congé.

Toutes les institutions qui prélèvent le sang, préparent et délivrent les produits sanguins doivent être agréées par l'État.

Il existe un Conseil national de transfusion sanguine de la Croix-Rouge, où sont représentés les hôpitaux, le corps médical, les assurances maladie et le gouvernement, et qui veille à la qualité des produits sanguins et coordonne l'activité transfusionnelle sur l'ensemble du pays (préparation annuelle du programme de collectes après évaluation des besoins ; conseils au gouvernement, qui demeure le décideur suprême ; surveillance de l'application de la loi ; amélioration du fonctionnement des établissements, etc.). Ce conseil est assisté de deux comités permanents : un Comité consultatif médical et un Comité consultatif logistique, ainsi que d'un comité temporaire, le Comité de la santé des donneurs.

La Croix-Rouge possède un Laboratoire central des services transfusionnels de grande qualité qui fabrique les fractions stables ; les laboratoires hospitaliers travaillent en étroite collaboration avec lui.

On compte 22 banques de sang régionales[1], où se font les prélèvements, soutenues par plus de 400 comités qui organisent principalement des « campagnes de plasma », plasma que l'on envoie pour fractionnement au Laboratoire central de la Croix-Rouge néerlandaise, créé en 1943 et installé à Amsterdam. En 1985, 725 000 unités de sang étaient prélevées, dont 630 000 dans les banques régionales et 95 000 au Laboratoire central. Pendant la décennie 1970, la Hollande a couvert ses besoins. Mais au cours des dernières années la demande a augmenté, en particulier en facteur VIII, conduisant le gouvernement à autoriser le Laboratoire central à importer des produits, uniquement en provenance d'organismes à but non lucratif : Croix-Rouge suisse, Croix-Rouge américaine. Ces dernières n'ont pas pu répondre en totalité. Il a donc fallu se tourner vers la firme américaine commerciale Baxter-Travenol, qui a comblé le déficit. D'autres sociétés privées ont alors tenté de s'engouffrer dans la brèche. Saisi de plaintes pour violation de la loi antitrust, le Conseil d'État, instance suprême en la matière, a décidé que le gouvernement n'avait pas le droit de privilégier une firme au détriment d'une autre, et devait laisser jouer la libre concurrence dès l'instant où le privé était admis sur le marché. Désormais, les portes des Pays-Bas se sont ouvertes au commerce international. La Croix-Rouge néerlandaise a donc perdu l'exclusivité sur le plan industriel et doit importer du plasma, du facteur VIII concentré, surtout de Travenol et Armour, deux compagnies américaines. Elle a cependant conservé l'exclusivité des prélèvements et de la fabrication en Hollande même. Son Laboratoire central de transfusion sanguine (longtemps dirigé par J. J. Van Loghem) est l'un des

---

1. Ce nombre, jugé excessif par certains, devrait être ramené à 9 et peut-être ultérieurement à 4.

meilleurs du monde. Toutefois, la demande en facteur VIII s'étant accrue plus vite que la production nationale, les entreprises lucratives se sont imposées en adoptant des méthodes commercialement assez agressives.

On a parfois reproché à la Croix-Rouge néerlandaise de prélever plus qu'elle ne pouvait traiter, puis de revendre ces surplus au privé et de faire des profits. Devant ces attaques, la Croix-Rouge a décidé de nommer une commission d'enquête, qui a remis ses conclusions en 1981. Elles lui étaient très favorables. En fait, il y avait eu cession de petites quantités de plasma à Organon et Teknika en Hollande même, et à Biotest en RFA. Ce n'était pas illégal. On conseilla néanmoins de céder plutôt des excédents à des organisations étrangères non commerciales. En même temps, un plan fut arrêté qui devait augmenter la capacité de production du Laboratoire central. Ainsi, les Pays-Bas, longtemps modèles du bénévolat, ont dû finalement passer par les firmes privées. Mais depuis quelque temps, sous l'effet de l'action redoublée de la Croix-Rouge néerlandaise, la situation tend à s'améliorer. Les Pays-Bas disposent actuellement de plus de 450 000 donneurs, ce qui représente 3 % de la population. Certains volontaires venant se faire prélever plusieurs fois dans l'année, c'est en tout 750 000 dons que l'on obtient sur 12 mois, soit en sang total, soit par plasmaphérèse. Les donneurs sont organisés en associations. La première a été créée dans le nord du pays au début de 1980 (Northern Dutch Volontary Blood Donor Association). Elle contribue dans une large mesure à recruter de nouveaux volontaires. Quelque temps après, une deuxième association a vu le jour à Nimègue, qui ne semble pas avoir donné tous les résultats espérés. Une troisième association a été mise sur pied pour couvrir la région Sud-Ouest. Mais la Northern Dutch Volontary Blood Donor Association demeure la plus importante, et c'est elle qui représente les donneurs au sein du Conseil de la transfusion sanguine de la Croix-Rouge néerlandaise.

Si la Croix-Rouge reste le maître d'œuvre de la transfusion sanguine aux Pays-Bas, un certain nombre d'autres organismes y prennent aussi leur part. On peut citer :
– la Dutch Society of Blood Transfusion, ouverte à tout individu s'intéressant à la transfusion sous n'importe quel aspect : social, médical, technique, scientifique, éducationnel, etc. ;
– la Dutch Society of Immuno-hematology and Blood Banking, qui rassemble surtout des chercheurs scientifiques qui travaillent dans tous les domaines de la transfusion (immunologie, génétique, etc.) ;
– la Dutch Society of Hematology, orientée surtout vers la clinique des maladies du sang et leur traitement par transfusion.
Ajoutons que la Dutch Society of Blood Transfusion a défini des standards que tous les services doivent respecter pour assurer au mieux la

sécurité transfusionnelle. Elle a établi par ailleurs un programme d'association entre centres, qui doivent unifier leurs méthodes et subir des inspections périodiques. Le pays est divisé en quatre régions transfusionnelles, chacune dotée d'un comité d'inspection et d'accréditation présidé par un membre du Conseil national. Ces comités régionaux ont aussi pour rôle de coordonner l'activité dans leur région. Quant aux inspections, elles sont faites par des professionnels (souvent des universitaires), toujours issus d'une région différente. Leurs rapports sont envoyés au coordinateur national. Une véritable « toile d'araignée », très unifiée et hiérarchisée, couvre ainsi l'ensemble du territoire.

La transfusion sanguine néerlandaise est un modèle d'organisation, de précision, de coordination, de qualité à la fois technique et financière. Elle est certainement l'une des meilleures au monde. Certes, ces exigences, qui garantissent l'excellence des produits, retardent le moment où l'autosuffisance sera atteinte. Mais la qualité est à ce prix.

Portugal

L'organisation de la transfusion sanguine du Portugal a été longtemps identique à celle de l'Espagne : la plupart des donneurs étaient rémunérés. Il existait aussi un petit nombre de bénévoles. Les deux systèmes coexistent encore, mais le bénévolat progresse peu à peu au détriment du professionnalisme. Le professeur Almerindo Lessa, de Lisbonne, récemment disparu, a joué un rôle essentiel dans ce développement. Il a organisé l'un des premiers congrès internationaux de transfusion sanguine de l'après-guerre, où se sont retrouvés les anciens belligérants. En 1981, une loi a mis le sang hors commerce. Cependant des donneurs rétribués existent encore, et les officines privées n'ont pas entièrement disparu.

Il y a peu, le Portugal n'atteignait pas encore 200 000 dons par an, ce qui fait une fréquence de volontaires inférieure à 2 % (exactement 1,93 %), chiffre le plus faible de l'Union européenne. Mais des progrès sont en cours : depuis 1985, le Portugal a mis en place un programme éducatif en faveur du don du sang qui a porté ses fruits, puisque le pays est maintenant en autosuffisance pour le sang total. Seules les fractions stables sont importées, et pour le moment, il ne semble pas que les autorités de Lisbonne souhaitent avoir un fractionnement autonome, qui coûterait plus cher.

Suède

Comme tous les autres pays scandinaves, la Suède cherche à décommercialiser le sang et ses dérivés. Seul le don bénévole et non payé est encouragé, mais aucune loi ne l'impose : aussi à peine le tiers des donneurs sont-ils bénévoles. Les autres sont des donneurs gris, indemnisés par une petite somme (30 couronnes pour un don de sang banal, davantage pour une plasmaphérèse). Mais le pays ne parvient pas à assurer son autosuffisance et doit importer une certaine quantité de dérivés, malgré les efforts de la Croix-Rouge en faveur du bénévolat.

Il n'existe pas de structure réellement nationale, même si le Swedish National Board of Health, qui dépend du ministère de la Santé, joue le rôle d'organe de tutelle. Le pays possède 9 centres régionaux, une vingtaine appartenant (ou liés) à de grands ensembles hospitaliers et 57 banques de sang, elles aussi situées pour la plupart dans des hôpitaux, et qui assurent les prélèvements et la distribution. La dimension du territoire et son faible peuplement font que seule cette organisation par services autonomes et très décentralisés est concevable. En 1979, l'Agence nationale pour le développement a obtenu des fonds pour organiser, moderniser et contrôler la transfusion sanguine suédoise. On prélève environ 440 000 unités de sang par an, ce qui signifie que les donneurs représentent 4 % de la population, chiffre moyen en Europe occidentale.

L'enseignement de la transfusion sanguine est intégré aux programmes des facultés de médecine, mais les spécialistes doivent recevoir 4 à 5 ans d'enseignement complémentaire. C'est la Société nationale de transfusion sanguine suédoise (branche de la Sweden Medical Association) qui fixe en partie ces programmes. Récemment, elle a pris l'initiative de suggérer aux futurs transfuseurs de se soumettre volontairement à un examen devant un jury de spécialistes confirmés, et ce « volontariat » est devenu une quasi-obligation morale...

Suisse

La Croix-Rouge est née en Suisse en 1859, sous l'impulsion d'Henri Dunant, dans le but initial de venir en aide aux blessés de guerre, quel que soit leur camp. Ce fut la première œuvre humanitaire à vocation internationale. Aussi n'est-il pas surprenant que la transfusion sanguine suisse ait rencontré un terrain favorable et se soit développée rapidement.

La Confédération helvétique compte aujourd'hui quelque 700 000 dons annuels, provenant tous de donneurs bénévoles, ce qui correspond à un taux de 7 % de volontaires, chiffre le plus élevé d'Europe. La Suisse couvre sans mal ses besoins transfusionnels. Toutefois, sa population vieillit et le nombre de donneurs volontaires tend à diminuer. Les perspectives sont de 650 000 dons en l'an 2000, à l'heure où les besoins seront de l'ordre de 700 000, ou peut-être plus.

La Croix-Rouge gère la plupart des centres de transfusion (en principe un par canton) ainsi que le laboratoire de référence pour tout le pays, installé à Berne et qui fabrique aussi les fractions stables. Le tout est supervisé par un comité scientifique et technique, chargé en outre de définir la politique du sang.

La Croix-Rouge suisse réalise actuellement un gros effort publicitaire. La première campagne en faveur du don du sang fut lancée en 1984 par une grande loterie. Il en résulta une augmentation quasi immédiate du nombre des donneurs, de l'ordre de 15,6 %. Dans le but de fidéliser les nouveaux venus et de favoriser le recrutement, 300 000 brochures furent distribuées, expliquant pourquoi le don du sang était devenu un devoir pour chacun et devait faire partie des gestes périodiques de la vie. On diffusa en même temps 14 000 « chartes de la route », soulignant l'obligation de transfuser en urgence de nombreux blessés, menacés d'une mort rapide. La Croix-Rouge a aussi encouragé la création d'associations de donneurs rassemblant certaines couches de la population ayant un intérêt commun, par exemple tous les possesseurs de motocyclettes.

À l'heure actuelle, et tant que l'autosuffisance du pays est assurée, la Croix-Rouge suisse cède au New York Blood Transfusion Center (qui appartient lui-même à la Croix-Rouge américaine et est le plus important des États-Unis, et sans doute du monde) les hématies qu'elle a en excès. Elle reçoit en retour les fractions plasmatiques dont elle peut manquer. Ces échanges s'inscrivent dans le programme Euroblood déjà évoqué.

Union européenne

Les quinze pays qui composent aujourd'hui l'Union européenne (France, Allemagne, Danemark, Italie, Belgique, Hollande, Luxembourg, Grande-Bretagne, Espagne, Portugal, Irlande, Autriche, Suède, Finlande, Grèce) se sont mis d'accord sur un certain nombre de principes afin d'harmoniser leur politique transfusionnelle.

La note du Conseil de l'Union européenne du 13 janvier 1995 recommande la gratuité du sang, mais admet qu'en cas de nécessité absolue le don puisse s'accompagner d'une certaine rétribution. Elle envisage également les normes de sécurité transfusionnelle applicables à tous les États membres et préconise les moyens d'atteindre l'autosuffisance. Le Conseil autorise, en cas d'urgence, les échanges du sang et de ses composants entre les quinze pays (décision 86/346/CEE). Par ailleurs, on a décidé de mettre en place un réseau communautaire en matière d'épidémiologie couvrant toutes les maladies, et en particulier les maladies transmissibles par injection de sang. Le Parlement européen s'est saisi à son tour des mêmes problèmes et a adopté des conclusions identiques, en insistant sur la coordination en matière de lutte contre le sida. L'accent a été mis par les différents organismes sur l'information à diffuser en matière de transfusion.

Une enquête, effectuée en avril 1994 auprès de 13 000 sujets âgés de plus de 15 ans appartenant à l'Union européenne, a démontré que bien des zones d'ombre persistaient quant à la nature et à l'utilité des injections de sang, et donc quant à la nécessité de disposer d'un nombre de donneurs suffisant[1]. En fait, dans ce domaine, il n'existe pas encore de réglementation communautaire, chacun gérant son organisation transfusionnelle comme il l'entend : bénévolat intégral et gratuit, systèmes mixtes faisant coexister des firmes commerciales et des organisations à but non lucratif, dons dirigés, etc.

À l'heure actuelle, l'Union européenne semble assurer son autosuffisance et au total connaît même un excédent de globules rouges, à l'exception de la Grèce, où les anémies d'origine thalassémique sont nombreuses[2]. Toutefois, en matière de fractionnement, la plupart des nations vouées au bénévolat intégral ne parviennent pas à couvrir leurs besoins et doivent importer (facteur VIII, albumine, immunoglobulines : les pays concernés achetant entre 60 % et 100 % de leur consommation). Aussi, bien que tout le monde soit conscient de la nécessité, à terme, d'une réglementation unique au sein de l'UE, celle-ci n'est guère envisageable dans un proche avenir, tant le système commercial apparaît encore indispensable pour fournir aux malades les fractions dont ils ont besoin.

---

1. Selon l'« Eurobaromètre » : 98 % d'Européens connaissent l'existence de groupes sanguins, 90 % savent que le volume du sang prélevé se répare vite et 89 % que le sang est soumis à des contrôles stricts. Mais presque tous ignorent quelle peut être la fréquence des dons. Une minorité (34 %) sait que le plasma peut être prélevé seul (le chiffre tombe à 14 % en Grèce, 18 % au Portugal et au Danemark). Le nombre de personnes qui accepteraient une transfusion provenant d'un donneur anonyme est lui aussi très variable : 46 % en moyenne, mais avec des fluctuations, 80 % au Danemark, 73 % en Grande-Bretagne, 70 % en Hollande, 33 % en Italie, 24 % en Allemagne. 55 % des personnes interrogées pensent que le sang doit être donné par altruisme et seulement 10 % qu'il est nécessaire de le vendre. Depuis qu'a éclaté l'épidémie du sida, 70 % des gens sont inquiets quant à la sécurité des produits sanguins. En moyenne, 27 % redoutent de donner du sang, mais cette fréquence est plus élevée au Portugal (51 %) et en Espagne (41 %). Enfin, une moyenne de 73 % d'Européens redoutent de recevoir une transfusion sanguine, mais ce chiffre atteint 87 % en Italie. Cela entraîne les hésitations croissantes de ceux qui doivent subir une intervention chirurgicale qui impliquera une transfusion provenant d'autrui et les demandes de plus en plus nombreuses d'autotransfusion chaque fois qu'elle est possible.

2. W.G. Akan, *La Collecte et l'utilisation du sang et du plasma humains en Europe*, Conseil de l'Europe, Strasbourg, 1993.

Est européen

Le système de transfusion sanguine des pays de l'Est européen a été largement fonction des options politiques des États, et, après la Deuxième Guerre mondiale, s'est donc organisé et développé bien distinctement du réseau de la transfusion sanguine occidentale. En effet, jusqu'à une date récente, les pays de l'Est accusaient les nations occidentales d'inclure la santé dans leur réseau d'économie de marché, tandis que selon eux la santé était un droit pour tous, comme l'éducation, le logement ou l'emploi. Les soins devaient être gratuits et, au moins en théorie, les mêmes pour tous. La transfusion était elle aussi gratuite, mais les donneurs étaient payés, d'une façon ou d'une autre. La théorie officielle voulait qu'on n'achète pas le sang, mais qu'on « rembourse » les calories prises au donneur et qu'on indemnise ce qui était considéré comme un travail supplémentaire. Le don lui-même était considéré comme un devoir civique.

Les nations de l'Europe de l'Est n'allaient toutefois pas échapper au mouvement en faveur de la gratuité qui se développait un peu partout. Et sous l'effet conjugué de la Croix-Rouge, du Croissant-Rouge, des associations (qui recrutaient mais ne géraient pas les établissements, propriétés de l'État), le bénévolat intégral n'a cessé de progresser au cours des dernières décennies.

Malgré le peu d'informations disponibles, il semble que les pays de l'Est européen aient tendu à l'autosuffisance. Ils échangeaient entre eux la matière première (sang, globules, plasma). Toutefois, ils importaient certaines fractions stables, tel le facteur VIII purifié, qu'ils ne fabriquaient pas en quantité suffisante. Tous les produits sanguins étaient délivrés gratuitement aux malades, mais avec une consommation nettement plus faible qu'en Occident.

Les bouleversements politiques qu'a connus l'Est européen au cours de la dernière décennie ne pouvaient pas être sans conséquences sur le statut et le niveau de la transfusion, dans la mesure où cette activité s'inscrit dans un champ à la fois médical et social. On a été longtemps mal informé sur l'état de cette discipline dans ces États, les demandes de renseignements ne recevant pas de réponse car ce domaine, prétendait-on, était couvert par le « secret défense »[1]. Aujourd'hui, le désir exprimé par le Conseil de l'Europe d'aider à rénover la transfusion sanguine de l'Est

---

1. À l'un de nous, qui, après avoir étudié la répartition des marqueurs sanguins en Extrême-Orient et jusque dans l'île de Hokkaido (extrême nord du Japon), souhaitait effectuer la même recherche en Sibérie orientale, il fut opposé le secret militaire. En réalité, les répartitions desdits marqueurs chez les populations indigènes auraient sans doute montré qu'elles faisaient partie, du point de vue biologique, du groupe mongoloïde... ce qui aurait pu causer des problèmes avec les irrédentistes chinois.

amène la plupart des anciennes démocraties populaires à lever le voile et à laisser entrevoir les besoins des services, presque toujours obsolescents. En fait, si tous ces pays sont en retard, ils ne le sont pas au même degré (par exemple, la Hongrie, la Slovénie et à un niveau moindre la Pologne, se rapprochent davantage des normes occidentales). Pendant la période stalinienne et durant les années qui ont suivi, la transfusion, très bureau-cratisée, était sous la coupe du parti unique qui contrôlait les associations de donneurs de sang. Ceux qui refusaient le don risquaient de se faire mal voir. D'où la forte diminution des « volontaires » dès que ces pays se sont libéralisés. Il s'agit maintenant d'entreprendre une vaste campagne d'in-formation pour expliquer que la transfusion n'est pas un geste politique mais un acte de solidarité, valable sous tous les régimes.

L'ouverture des frontières avec les pays d'Europe occidentale entraîne actuellement deux mouvements opposés.

D'une part, une propagande intense est menée dans les anciennes démo-craties populaires pour que la coutume, longtemps généralisée, d'indem-niser le donneur de sang d'une façon ou d'une autre soit abandonnée au profit du bénévolat. Outre les gouvernements, qui peuvent interdire le commerce des produits sanguins, la Croix-Rouge, désormais libérée de toute contrainte politique, doit jouer un rôle éminent dans la publicité et l'information. L'Église, longtemps force d'opposition à demi tolérée, peut elle aussi aider à amorcer cette mutation.

D'autre part, les quelques nations de l'Ouest où l'industrie des dérivés sanguins est florissante (Allemagne réunifiée, Autriche, USA) peuvent trouver dans les pays de l'Est une source de matière première appréciable (surtout pour les plasmaphérèses) et de meilleure qualité que dans les couches du tiers-monde les plus défavorisées (Mexique, Amérique cen-trale, Brésil, Afrique noire, etc.). Or, les anciens pays communistes ont une économie encore fragile, et la tentation peut être grande de se pro-curer des devises fortes par la vente des produits sanguins. C'est là un tra-vers que l'Occident devra éviter, en particulier en assurant l'autosuffi-sance de tous par le bénévolat strict. On en est encore loin. Un autre obstacle tient à la suppression dans les pays de l'Est des emplois qu'en-traînera fatalement la modernisation de la transfusion, par les transferts de technologies et l'envoi d'experts devenus nécessaires pour rattraper le retard.

Albanie

Le pays est divisé en 26 districts, et la transfusion sanguine respecte cette partition, qui a été mise sur pied en 1957. Elle dépend directement du ministre de la Santé. Le don du sang y est bénévole.

Les principales opérations concernant la préparation des produits san-guins sont effectuées à l'Institut national de transfusion installé dans la capitale, Tirana. Cet institut dirige et coordonne l'activité des 26 centres et postes répartis sur le territoire ; ils assurent surtout les prélèvements et la distribution. 17 % de la population donnait son sang avant la libéralisation, ce qui représente un chiffre très élevé. Mais le « bénévolat » doit être nuancé : en effet, si certains donneurs venaient de leur propre chef, d'autres étaient convoqués d'autorité dans les locaux de la Croix-Rouge chaque fois que l'on manquait de sang. La Croix-Rouge a cependant fait un gros effort de publicité pour augmenter le nombre de vrais bénévoles et diminuer celui des « volontaires désignés ».

Le contrôle le plus sérieux de la qualité des produits sanguins se fait à Tirana, où l'on prépare quelques fractions simples : plasma sec (abandonné partout ailleurs à cause du danger de contamination virale), plasma congelé, plasma riche en facteur VIII (antihémophilique), gamma-globulines, albumine. La cytaphérèse a démarré récemment. Il n'y a pas de don de moelle. Les porteurs éventuels du virus HIV ne se dépistent qu'à Tirana, qui, officiellement, n'avait pas un seul cas de séropositivité jusqu'à une date récente.

Pour obtenir leur qualification en transfusion, les médecins doivent accomplir un certain nombre de stages (pédiatrie, chirurgie, gynécologie, oncologie) puis passer 18 mois dans un laboratoire (chimie clinique, immunologie, hématologie, microbiologie). Les candidats peuvent alors se spécialiser pendant deux ans au Centre national de Tirana. L'enseignement y est organisé en collaboration avec la faculté de médecine. À la fin des études, un diplôme est délivré par le ministre de la Santé. Les directeurs de service sont choisis parmi les meilleurs. Enfin, Tirana a essayé de récupérer le sang de placenta humain, selon la méthode utilisée en France par l'institut Mérieux.

Malgré le peu de données dont on dispose, il semble que la transfusion sanguine albanaise présente encore de nombreuses lacunes et que la sécurité transfusionnelle n'y soit que très partiellement assurée.

Bulgarie

Comme pour les autres pays de l'Est, on possède peu de données sur la transfusion sanguine en Bulgarie. À sa tête se trouve l'Institut national d'hématologie et de transfusion sanguine de l'académie de Sofia, installé à l'Institut d'obstétrique et de gynécologie de l'hôpital général de la capitale. Le travail concernant les examens de laboratoire s'effectue dans des locaux appartenant à l'académie.

L'Institut national garde la haute main sur les centres régionaux, qui se trouvent dans les grands hôpitaux de chaque district et dans ceux des principales villes. Ce sont ces hôpitaux régionaux qui assurent un enseignement de la transfusion, au cours d'une scolarité de quatre ans. Un stage à l'Institut national est obligatoire. Cet enseignement porte sur l'hématologie générale, l'immuno-hématologie, les contrôles de sécurité, la plasmaphérèse et l'organisation pratique de la transfusion. Il existe aussi un niveau post-doctoral. Les diplômés (docteurs) peuvent être nommés dans un centre de transfusion où ils compléteront leur spécialisation. La qualification est accordée par un jury désigné par le ministre de la Santé et formé des membres les plus représentatifs de l'Institut national.

Nous n'avons pas de chiffres globaux concernant le nombre de prélèvements effectués annuellement dans le pays ni sur la qualité des produits fabriqués.

Le système commercial et le système gratuit coexistent. Une enquête a été effectuée sur la motivation des bénévoles. Il apparaît que 68 % donnent leur sang par altruisme, 12 % par souci de respectabilité, les autres n'ayant pas précisé les causes de leur geste. Et parmi ceux qui refusent, 54 % craignent de contracter une maladie, 20 % redoutent la douleur de la piqûre, 20 % craignent que le sang ne soit revendu à l'étranger, 6 % ne donnent pas par manque d'information. La grande majorité estime qu'il ne faut pas vendre le sang, mais l'offrir par solidarité. Seuls 16 % souhaitent être payés et 12 % d'entre eux en font une condition impérative.

Il semble qu'une bonne propagande, assurée par la Croix-Rouge, fasse augmenter le nombre des donneurs de façon significative.

Hongrie

La transfusion sanguine hongroise est récente. Épisodique entre les deux guerres, elle fut organisée officiellement sur le plan national après le deuxième conflit, en 1949. Elle est considérée comme un service d'État et placée directement sous la tutelle du ministère de la Santé. En haut de la pyramide, on trouve l'Institut national hongrois d'hématologie et de transfusion sanguine, implanté à Budapest. Cet institut assure et coordonne l'essentiel de la recherche et des activités de laboratoire en hématologie, immunologie et transfusion sanguine pour l'ensemble du pays. C'est lui qui forme les spécialistes et conseille les services qui ont à soigner par hémothérapie des malades posant des problèmes difficiles. Hiérarchiquement placés au-dessous de l'Institut, on compte 63 centres régionaux de transfusion, auxquels il faut ajouter les postes de transfusion hospitaliers qui, chacun, dépendent d'un centre régional. Tous travaillent en étroite collaboration avec l'Institut. Chaque mois, tous les responsables des centres régionaux se retrouvent à Budapest pour une journée de recyclage auprès des meilleurs spécialistes de l'Institut national, qui reçoit beaucoup de documentation et reste en relation avec les centres de recherche du monde entier en matière de transfusion sanguine.

En outre, les directeurs des centres régionaux et leurs collaborateurs sont tenus de veiller à la bonne marche de tous les centres transfusionnels des hôpitaux de leur région, et d'assurer aussi, à tous les niveaux, l'enseignement de la transfusion sanguine (cursus des études médicales, spécialisation post-doctorale tant pour les médecins que pour les chirurgiens, soit 700 environ par an pour l'ensemble du pays, auxquels il faut ajouter une centaine de techniciens et d'infirmiers). Les candidats aux certificats d'anesthésiologie, de chirurgie, de traumatologie, d'hématologie, de médecine interne, de pédiatrie, de gynécologie-obstétrique sont toujours tenus de faire un stage au centre régional de transfusion sanguine. Il en est de même pour ceux qui aspirent à un poste de « résident hospitalier » (en France : internes et chefs de clinique). Chacun reçoit un diplôme en fin de scolarité. L'Institut pratique des techniques de pointe, en particulier en biologie moléculaire, comme la préparation des recombinants, l'hybridation cellulaire, les fractions obtenues par biotechnologie. Aussi, quand le Conseil de l'Europe a proposé en 1984 un modèle d'enseignement pour la science transfusionnelle, on a constaté que la Hongrie l'appliquait depuis 1978, et à cette époque avait déjà officialisé ce programme.

Au début (en 1949), tous les donneurs étaient payés suivant la coutume régnant en Union soviétique et adoptée par tous les États satellites. Toutefois, dix ans plus tard, en 1959, à l'occasion d'un accord signé avec la Croix-Rouge, cette dernière fut chargée de promouvoir le bénévolat et la gratuité du don de sang. C'était une nouvelle preuve d'indépendance d'esprit que donnait la Hongrie, face à son puissant voisin de l'Est. Cette mesure, très originale pour l'Europe centrale et orientale, ne fit pas diminuer les dons, mais les augmenta au contraire considérablement : on dénombra huit fois plus de donneurs en quelques années. À partir de ce moment, la Croix-Rouge reçut l'appui du gouvernement pour cette nouvelle activité et travailla en collaboration étroite avec l'Institut national de transfusion sanguine. Actuellement, l'Institut tient un registre de tous les donneurs et connaît en permanence les ressources en sang du pays. Il désigne un comité du don du sang spécialement chargé de suivre ces problèmes et qui est représenté dans chaque région par un comité local. Enfin, il existe un Conseil national de transfusion sanguine chargé de superviser l'ensemble du système, et qui approuve ou modifie les programmes de prélèvement selon les besoins prévisibles.

En 1990, le taux des dons annuels du sang par rapport à la population atteignait 5,8 %, ce qui est le chiffre le plus élevé des pays de l'Est. Aussi la Hongrie couvre-t-elle ses besoins en matière de produits sanguins. Aujourd'hui, le nombre de prélèvements plafonne entre 380 000 et 600 000 par an. Depuis 1988, on a observé un léger fléchissement, surtout dans les grandes villes, de l'ordre de 15 % à 20 %, alors que les zones rurales demeuraient stables. Ce phénomène, constaté, on l'a vu, dans d'autres pays, est dû en partie à la crainte injustifiée du sida. Par ailleurs, il est possible que la jeune génération, qui n'a connu ni la guerre ni l'occupation stalinienne, soit devenue plus égoïste. Peut-être faudrait-il adopter un type de propagande moins traditionnel et plus adapté à l'esprit nouveau, plus libéral et moins directif.

L'examen des donneurs est très minutieux, dans le domaine tant clinique que biologique, ce qui les incite à revenir et à en amener de nouveaux. Environ 65 % des unités sont récoltées en équipe mobile, le reste dans les services de transfusion. L'aphérèse des plaquettes est en augmentation. De plus, 5 % des volontaires sont conservés pour les plasmaphérèses. Mais dans ces deux derniers domaines, les donneurs sont encore payés, ainsi que les donneurs de moelle. La plupart des dérivés sont fabriqués dans le pays (jusqu'aux interférons α et γ et l'interleukine 2). Tous les produits finis livrés à la consommation sont rigoureusement testés, et la sécurité transfusionnelle assurée au maximum. Sur 700 hémophiles régulièrement suivis et traités, 28 seulement ont été contaminés par le virus HIV, ces derniers ayant reçu des injections de produits étrangers. Actuellement, seule l'importation de produits inactivés est autorisée. La Hongrie a la possibilité de fabriquer davantage et d'aller plus loin encore dans la technologie, si on lui en donne les moyens.

Une enquête diligentée par une commission parlementaire a conclu que les prix des produits sanguins payés par les hôpitaux étaient inférieurs de 1 % aux prix de revient. Aussi, les fonds mis en réserve tant par la Croix-Rouge que par les établissements transfusionnels ont été peu à peu épuisés. Dès 1990, le Parlement a dû réajuster le prix de cession du sang. L'avenir de la transfusion hongroise se présente maintenant sous un jour favorable.

Pologne

La première loi concernant la transfusion y fut promulguée le 21 février 1935. Elle donnait tout pouvoir dans ce domaine au ministère de la Santé publique. Une seconde loi, le 5 août 1937, décida que le sang ne pouvait être prélevé que sur des personnes enregistrées dans des établissements agréés par le ministère. Elle précisait en outre que les donneurs de sang devaient être en parfaite santé et âgés de 21 à 45 ans. À la suite des destructions subies par le pays au cours de la Deuxième Guerre mondiale, puis de son entrée dans l'orbite soviétique, la réglementation fut entièrement revue en 1951-1952. L'âge du premier don fut abaissé à 18 ans pour les femmes, 20 ans pour les hommes, mais sans limite supérieure. Les hommes pouvaient se faire prélever tous les trois mois, les femmes tous les quatre mois. La prise de sang était plutôt faible : 250 millilitres en moyenne. Toutefois, les femmes ayant un taux d'hémoglobine supérieur à 80 %, et les hommes à 85 % pouvaient aller jusqu'à 450 millilitres par don, comme en Europe occidentale.

Jusqu'en 1958, tous les donneurs étaient rétribués, puis le club de Huta, basé à Varsovie, commença à fonctionner le 17 janvier 1969. Il devint membre de la FIODS et lança des campagnes en faveur du bénévolat. Le club, qui comptait seulement 86 membres lors de sa fondation, en a plus de 1 200 aujourd'hui, surtout des travailleurs. Il fut aidé par l'association italienne AVIS, qui cherchait à rompre l'isolement des pays de l'Est et invita le club à Bologne dès 1974, pour fêter le 45e anniversaire d'AVIS. Le club Huta bénéficia également du soutien de la Croix-Rouge polonaise, qui fut la première organisation à tenter de couvrir l'ensemble du pays d'un réseau transfusionnel de volontaires, mais transféra en 1951 au ministère de la Santé toutes ses réalisations (en particulier les postes de prélèvement) : désormais, le ministre allait gérer les services de transfusion, la Croix-Rouge continuant à œuvrer sans relâche pour généraliser le bénévolat. La direction effective fut assurée par l'Institut national de transfusion sanguine, chargé de diagnostiquer et de traiter les maladies du sang, mais aussi de coordonner tout le réseau transfusionnel du pays, constitué aujourd'hui de 24 centres régionaux et de 479 stations secondaires réparties dans tout le pays, et presque toujours implantées en milieu hospitalier.

De plus en plus de clubs de volontaires virent le jour. On en comptait 4 293 en 1981, fournissant alors 250 000 litres de sang et rassemblant environ 45 % des donneurs gratuits, sur un total de 787 000, après avoir atteint un maximum de 1 035 000 bénévoles. En 1990, la Croix-Rouge regroupa ces nombreuses organisations de bénévoles en une seule Association des donneurs de sang de la république de Pologne. Au même moment, les donneurs professionnels, se sentant menacés, se réunirent dans l'Association des donneurs de sang de la Grande Pologne, divisée en six régions. Toutefois, la somme qu'ils touchaient était relativement modeste et destinée, au moins en théorie, à couvrir les frais qu'ils avaient engagés (transport, absence au travail, etc.).

En fait, le bénévolat a débuté en 1958. La première année, le sang gratuit représentait à peine 2 % des unités prélevées, mais ce chiffre a augmenté rapidement pour atteindre 95 % en ce qui concerne le sang total et 89 % si on prend en compte l'ensemble des produits (mais la plupart des plasmaphérèses, 11 % des prélèvements, continuèrent à être payées). Une loi de 1969 a prévu les obligations des centres de transfusion vis-à-vis des bénévoles. À chaque don, le gouvernement offrait une petite somme, représentant le dixième de ce que l'on payait aux professionnels (17 dollars en 1990). Cet argent n'allait pas au donneur lui-même, mais

75 % étaient versés à la Croix-Rouge pour couvrir ses frais de publicité, de collecte, etc., et 25 % à l'accueil des donneurs dans les centres (les bénévoles ont longtemps eu droit à un café et un gâteau avant la prise de sang et à un bon repas après, soit environ 4 500 calories ; on leur donnait aussi six tablettes de chocolat à emporter). Tous les donneurs pouvaient prendre une journée de congé payé en guise de récupération. C'est ainsi que, la veille de grandes rencontres sportives, beaucoup de donneurs venaient offrir leur sang. Les bénévoles recevaient certificats et médailles qui variaient avec le nombre de prélèvements assurés. Ainsi, ces distinctions, auxquelles les Polonais attachent une grande importance, sont restées hiérarchisées et témoignent de l'assiduité et de l'ancienneté de chaque donneur. Depuis 1969, tout volontaire qui a dépassé six litres de sang jouit d'une priorité en matière de soins, ce qui est appréciable dans les hôpitaux, où les attentes peuvent être fort longues, et, depuis 1981, les visites médicales et les ordonnances sont gratuites.

Les volontaires ont longtemps reçu des gratifications, essentiellement sous forme de victuailles, mais la crise économique sévère que traverse l'Europe centrale a fait suspendre ces dernières générosités, au moins de façon provisoire. Faut-il voir là une cause du tassement du nombre de bénévoles, qui a diminué de 24 % entre 1985 et 1989, passant de 1 035 000 inscrits à 784 000, et la quantité de sang recueillie chutant de 526 000 litres à 424 000 durant la même période ? En fait, les causes de cette diminution sont multiples :

– l'apparition de l'épidémie de sida ;

– le manque de bon matériel de prélèvement et de locaux vraiment appropriés ;

– l'insuffisance du nombre de récipients (les poches) pour les prélèvements ;

– la suppression des avantages ;

– la suppression du jour de congé à la faveur du don du sang ;

– peut-être une diminution de la publicité assurée par la Croix-Rouge, qui considère que les besoins sont couverts.

Même si l'on cherche les meilleurs résultats au cours des dernières années, on atteint 1,3 million donneurs pour 38 millions d'habitants, soit un pourcentage de 3,42 %, chiffre plus bas que la moyenne des pays d'Europe occidentale.

Ainsi, la transfusion sanguine polonaise est obsolète et sous-équipée, sauf pour les analyses de laboratoire, qui sont réalisées avec soin et permettent d'éliminer les échantillons contaminés. Les bouteilles de verre sont encore utilisées, malgré les inconvénients qu'elles présentent. Elles doivent être remplacées peu à peu par des poches en matière plastique. Le verre devait être interdit à partir du 1er janvier 1991, mais ce changement exige de gros moyens financiers. La transfusion polonaise doit être entièrement rénovée, ce qui coûtera cher. Quant à la bataille du bénévolat, elle est en voie d'être gagnée. Cependant, l'influence germanique, déjà grande en Pologne, n'a fait qu'augmenter depuis ces dernières années. Or, nous avons vu précédemment la place que tient l'industrie des produits sanguins en Allemagne. Il est certain que cette industrie privée tentera de s'approvisionner en matière première dans les pays voisins, démunis de devises fortes. Et ces derniers risquent, sous l'effet de la nécessité, de répondre à des propositions alléchantes, mais qui favoriseront le maintien, voire l'augmentation, du professionnalisme transfusionnel, aux dépens du bénévolat.

L'enseignement de la transfusion sanguine est, au moins en théorie, assuré par les facultés de médecine. En fin d'études, pour obtenir le doctorat, le futur médecin doit effectuer un stage d'un an en pathologie interne, gynécologie et obstétrique, chirurgie générale, pédiatrie. Celui qui veut se spécialiser en transfusion sanguine est alors soumis à deux autres stages. Le premier, qui dure au moins deux ans, se divise en deux parties : un an dans un centre de transfusion, un an en médecine clinique. Le deuxième a pour but d'approfondir les connaissances dans ces mêmes domaines. En tout, la spécialisation exige de six à sept ans d'études.

L'Institut national d'hématologie réunit les meilleurs spécialistes. C'est eux qui sont responsables de l'aménagement des programmes d'enseignement transfusionnel, des réglementations, des collectes de sang, des techniques de production des fractions, etc. Ils se retrouvent périodiquement, au sein de la Société polonaise de transfusion sanguine, qui est l'une des deux sections de la Société polonaise d'hématologie. Ses membres ne sont pas seulement des médecins s'intéressant à cette discipline, mais aussi des pharmaciens et des biologistes. Tous souhaitent que la spécialité soit renforcée et officialisée avec l'institution d'un certificat de transfusion sanguine proprement dit.

En somme, beaucoup de chemin reste à parcourir avant d'accéder aux standards modernes, ce qui coûtera très cher. Avec le système actuel, on ne voit pas comment la Pologne seule pourrait assurer cette rénovation dans un avenir prévisible. En 1989, on voulait équiper deux centres de plasmaphérèse avec du matériel américain : mais il n'a pas été possible de réunir les sommes nécessaires pour le payer (3 millions de dollars). Une aide extérieure uni- ou multilatérale sera donc indispensable. Sinon, le pays risque d'être attiré vers une commercialisation intense des produits sanguins.

Roumanie

La Roumanie est sans doute le pays d'Europe de l'Est où les drames de la transfusion ont été les plus graves. Plusieurs facteurs sociaux ou politiques ont joué en même temps. La prétention du pays à l'autonomie alimentaire a provoqué sinon des famines, du moins de très nombreux cas de malnutrition, et pour lutter contre les carences vitaminiques, le corps médical a adopté une thérapeutique consistant à pratiquer sur les enfants dénutris de petites transfusions de sang d'adulte (quelques dizaines de centimètres cubes). Le dispositif nationalisé a fourni du sang d'autant moins contrôlé que l'existence du sida en Roumanie fut niée par le gouvernement : il s'agissait d'une maladie sexuellement transmissible, donc d'origine bourgeoise et qui ne saurait atteindre un pays vraiment socialiste. De surcroît, afin de réaliser des économies, on utilisait plusieurs fois du matériel théoriquement jetable et mal stérilisé : d'où la diffusion des viroses par voie sanguine. Des centaines d'enfants cachectiques[1] sont devenus séropositifs au HIV.

La transfusion sanguine a beaucoup souffert de ce contexte, puisque déjà très élémentaire dans l'entre-deux-guerres elle n'a pas suivi les importants progrès réalisés à la fin du deuxième conflit sous l'influence des Anglo-Saxons. Et la Croix-Rouge roumaine, qui suivait les directives du gouvernement, ne s'est pas intéressée aux problèmes transfusionnels.

À la tête de l'organisation se trouve le Centre national de transfusion sanguine de Bucarest qui, ces dernières années, a fourni de 90 000 à 100 000 unités de sang pour la capitale et sa région immédiate, ce qui est peu. Il coordonne l'activité des centres régionaux, implantés dans chaque province. Les centres de transfusion ne jouissent d'aucune autonomie et dépendent directement du ministère de la Santé publique, qui assure un maigre budget à chaque établissement. Ces derniers n'ont aucune relation organique avec l'université.

Comme dans beaucoup de pays de l'Est, la plupart des donneurs sont payés. Certains, que l'on pourrait classer parmi les « donneurs gris », ne reçoivent pas d'argent, mais ont droit à un bon repas (très appréciable dans un pays soumis à de sévères restrictions alimentaires) et à deux jours de congé. La collecte a lieu dans les hôpitaux. Les tentatives pour passer au bénévolat intégral se sont révélées peu efficaces et n'ont pas été encouragées par l'État.

L'hépatite C est fréquente : on comptait au moins 12 % de donneurs positifs avant que l'on ne procède au dépistage. Aujourd'hui, les chiffres

---

1. Cachexie : disparition de tout le tissu adipeux, fonte musculaire, anémie de carence, retard de croissance...

ont baissé, mais on estime à 0,5 % le nombre des contaminés de Bucarest et à 3 % ou 4 % celui des mineurs. Le virus HIV présente une fréquence de l'ordre de 0,05 % chez les donneurs pris en dehors des groupes à risque. Les statistiques ne sont guère fiables, mais il y aurait, en réalité, dans l'ensemble de la population 0,5 % de sujets séropositifs, soit dix fois plus qu'en Pologne. C'est dire combien la situation infectieuse de la Roumanie est mauvaise.

On ne pratique pas de plasmaphérèse et l'hémophilie est traitée avec du plasma frais. Toutefois, pour les cas très graves, on utilise du facteur VIII, importé d'Italie en petite quantité. Il est payé non en devises, mais par du plasma roumain envoyé deux fois par an au fabricant. Depuis le changement de régime et l'ouverture qui a suivi, l'Union européenne a offert des fractions stables à Bucarest.

Ex-Tchécoslovaquie

Les premières transfusions en Tchécoslovaquie ont été réalisées entre les deux guerres. Jusqu'en 1936, les donneurs se recrutaient parmi la famille et les proches du malade. Ainsi furent créées des associations privées. À partir de 1943, du fait de la guerre (et des besoins de l'armée allemande), le don du sang fut organisé sur le plan national, par les autorités sanitaires. Les donneurs étaient rétribués.

Le service national de transfusion en Tchécoslovaquie fut organisé par un décret gouvernemental de 1948. Il était incorporé dans le système de la santé d'État et mis sous la tutelle directe du ministère. Le rôle du service national transfusionnel était d'assurer un nombre suffisant de donneurs volontaires, de préparer la quantité de sang et de produits sanguins nécessaires au pays (en particulier : fournir les hôpitaux, former les spécialistes, assurer la recherche). On créa des stations appelées aujourd'hui départements, et des dépôts de sang consacrés à la distribution furent implantés un peu partout. La publicité, l'éducation de la population en faveur du don, l'organisation des campagnes de prélèvements furent confiées à la Croix-Rouge tchécoslovaque, d'ailleurs étroitement tenue en tutelle. En 1958, celle-ci recommanda de prélever uniquement des donneurs non payés. Désormais, le don du sang serait volontaire, anonyme et gratuit. On renonça définitivement au panier de victuailles de naguère ou à son équivalent en argent qui produisait des pseudo-bénévoles (les « donneurs gris »), seuls quelques plasmas très spéciaux pouvant faire l'objet d'une indemnité.

Dès 1959, bien que ne recevant plus aucun avantage matériel, les donneurs, encouragés par des campagnes de publicité de la Croix-Rouge et des services de la santé publique, virent leur nombre augmenter régulièrement. Toutefois, on observait des variations selon les régions : en particulier, il est arrivé que l'on constate une chute dans les grandes agglomérations avec seulement de 1 % à 2 % des habitants. Aussi certaines villes (Prague, Brno, Ostrava, Bratislava, etc.) connurent-elles des moments difficiles. Malgré cela, on ne renonça jamais, même à titre provisoire, au bénévolat intégral. On donna à ce volontariat un sens politique : il fut considéré comme un signe de « loyauté surveillée » envers le régime communiste. Cet argument disparut en 1989, dès que la liberté fut redonnée au peuple, et, par une réaction bien compréhensible, le nombre de prélèvements bénévoles chuta. Il fallut alors non plus obliger les donneurs à venir, mais les convaincre d'être de vrais bénévoles. Actuellement, la situation de la transfusion et son corollaire, le bénévolat, paraît assez confuse tant dans la République tchèque que dans la République slovaque. En fait, il y a des donneurs qui, encore influencés par l'ancien système, préféreraient être payés. Aussi quelques donneurs tchécoslovaques habitant non loin de la frontière préfèrent-ils aller donner du sang dans les pays voisins qui consentent encore une indemnité (Allemagne, Autriche). Pour eux, c'est un moyen d'obtenir des devises fortes, convertibles, qui ouvrent les portes de tous les commerces. Sur le plan des contrôles, les règles sont toujours aussi strictes. Avant tout prélèvement, le volontaire fait l'objet d'un examen clinique sérieux et d'une analyse très poussée de son sang, afin d'assurer un maximum de sécurité transfusionnelle.

Les départements spécialisés de l'administration de la santé sont les seuls organismes du pays à pouvoir prélever le sang tant pour les besoins immédiats de la transfusion que pour les préparations industrielles de fractions. Longtemps, tous les services ont utilisé des bouteilles de verre, qu'on commence à remplacer peu à peu par du matériel en plastique jetable, mais ces poches sont importées et coûtent cher. Aussi les utilise-t-on en priorité pour des cas spéciaux tels que la conservation des plaquettes. En outre, la distribution des flacons prêts à l'emploi est parfois rendue difficile par le manque de moyens de transport. La plasmaphérèse est pratiquée, mais beaucoup moins qu'il ne serait nécessaire.

Pour les deux États, on compte 113 centres départementaux où travaillent 273 médecins spécialisés dont 196 femmes, et environ 150 spécialistes en hématologie. En outre, il existe aujourd'hui une plus grande liberté dans le recrutement et dans la gestion. La transfusion peut maintenant conclure directement des accords avec la Croix-Rouge.

Les conditions économiques sont telles que la coopération régionale avec les pays voisins se révèle dans la pratique extrêmement faible ou nulle. Or, elle serait indispensable pour créer des usines avec les autres nations d'Europe centrale, tout au moins les plus proches, qui se heurtent aux mêmes problèmes : fabrication de matériel plastique à usage unique, préparation des facteurs stables. De tels projets pourraient être réalisés sur le plan régional si les pays voisins étaient d'accord, et avec l'appui de l'ONUDI (Organisation des Nations unies pour le développement industriel), agence spécialisée dont le siège est à Vienne (Autriche).

Malgré les efforts réalisés en Tchécoslovaquie pour maintenir une transfusion de qualité et augmenter le nombre de bénévoles, le retard accusé par tous les services est important, et les deux républiques issues de l'ancien État ne parviennent pas à assurer leur autosuffisance tant en sang total qu'en fractions plasmatiques.

L'enseignement de la transfusion sanguine a débuté en 1948 grâce à un groupe de spécialistes qui travaillaient à des niveaux différents, chacun avec une grande expérience. C'est seulement trois ans plus tard que fut créé le premier cours officiel pour les anciens spécialistes, les infirmières, les techniciens de laboratoire. Aujourd'hui, le diplôme officiel de transfuseur est obtenu en 3 ans, avec un passage de 18 mois en pédiatrie, 3 mois en chirurgie. Il existe aussi un diplôme d'hématologie et transfusion auquel peuvent prétendre ceux qui ont passé un internat en médecine et en pédiatrie. Il est délivré à Prague (République tchèque) et à Bratislava (Slovaquie) après un minimum de 3 ans d'études : un an au service de transfusion, un an dans un laboratoire d'hématologie, un an dans une clinique hématologique avec prise de gardes. Enfin, il existe des séminaires de recyclage périodique pour ceux qui sont déjà en place, ce qui leur permet de se tenir au courant de toutes les nouveautés dans une science qui est en pleine évolution.

Ex-URSS

À la tête du système transfusionnel se trouvait le All-Union Haematologic Research Center, dont l'Institut de recherche en transfusion sanguine constituait une branche. Il est toujours en place à Moscou, dans la nouvelle Russie, et contrôle l'activité transfusionnelle sous tous ses aspects. Il coordonne le travail de 10 instituts d'hématologie et de transfusion sanguine répartis sur le territoire de l'ancienne URSS. Les instituts de recherche sont implantés de préférence aux chefs-lieux des différentes républiques : Saint-Pétersbourg, Kirov, Kiev, Lvov, Minsk, Moscou, Tachkent, Tbilissi, Erevan, Bakou, etc. À côté existent des services qui assurent la pratique transfusionnelle pour les organismes de soins. On compte également de nombreuses banques de sang régionales, ainsi que des centres de transfusion dans les grandes villes et les hôpitaux les plus importants, mais aussi dans les hôpitaux ruraux. En tant qu'unités fonctionnelles, les centres de transfusion sont donc répartis selon le découpage des républiques, des régions administratives du pays, chacune d'elles devant assurer sa propre autonomie : recrutement des donneurs de sang, prélèvements, séparation des fractions, mise en réserve, et distribution permanente aux diverses institutions utilisatrices. Elles peuvent aussi fournir d'autres régions en matière brute ou même, si cela est nécessaire, en produits finis. Des départements de transfusion sont également inclus dans la structure même des grands hôpitaux et des maternités. Ils font partie intégrante du service lui-même et peuvent ravitailler l'extérieur en cas de besoin (en Russie, chaque maternité doit posséder son propre centre de transfusion, prêt à intervenir à tout moment, et dans les délais les plus brefs). Tous ces centres travaillent en étroite collaboration avec la Croix-Rouge et le Croissant-Rouge, en particulier pour tout ce qui concerne le recrutement des donneurs et l'organisation des campagnes de propagande en faveur du don du sang gratuit, qui n'a cessé de progresser.

Globalement, on comptait plus de 12 millions de donneurs, ce qui représentait environ près de 4,8 % de la population, chiffre moyen pour l'Europe. Tous les sujets en bonne santé, âgés de 18 à 60 ans, peuvent donner leur sang dans la Russie actuelle. Il n'y a presque plus de donneurs professionnels. Quant aux bénévoles, ils ne bénéficient plus d'arrêt de travail ni de réelle gratification matérielle comme autrefois. La quantité de sang prélevé ne peut pas dépasser 500 millilitres. Dès la première saignée, l'intéressé reçoit un certificat. Le don de plasma ne peut excéder 10 litres par an. Dans certaines régions le nombre de volontaires qui assurent des plasmaphérèses gratuites atteint 80 % de l'ensemble des plasmaphérèses. En fait, les donneurs peuvent se classer en trois types :

– les donneurs actifs : ce sont des professionnels qui viennent offrir leur sang et surtout leur plasma, de façon régulière, exclusivement dans des centres spécialisés en prélèvements. Normalement, ils font cela pour le seul avantage financier et représentent environ 15 % des donneurs ;

– les donneurs de réserve appartenant à des groupes organisés pour des dons épisodiques. La plus grande partie d'entre eux est inscrite dans un service de transfusion. Ils viennent chaque fois qu'on le leur demande. 80 % des donneurs se rattachent à ce groupe. Les collectes se font aussi en équipes mobiles et sur le lieu du travail ou des études, afin de ne pas faire perdre trop de temps aux volontaires. Ils ne touchent aucune indemnité. Les membres de l'administration donnent gratuitement mais récupèrent un jour de congé payé ;

– don orienté ; il s'agit ici encore de parents ou d'amis d'un malade qui est ou va être hospitalisé. Ce don est gratuit lui aussi, mais affecté à un patient déterminé. On tente maintenant de développer ce type de don, qui s'adresse aux proches, plus faciles à sensibiliser.

Bien entendu, le nombre relatif des donneurs varie avec les régions, et dépend largement des événements ou de la religion. Par exemple, depuis l'accident survenu à la centrale atomique de Tchernobyl, la quantité de donneurs de sang en Ukraine et en Biélorussie a fortement diminué. Ce phénomène de tassement semble d'ailleurs général sur tous les territoires de l'ancienne URSS. Plusieurs raisons expliquent cet infléchissement, notamment l'apparition du sida et les modifications du climat psychologique du pays. Des enquêtes socio-culturelles sur ce nouvel état d'esprit seront indispensables pour adapter la transfusion sanguine aux conditions nouvelles (par exemple, faire accepter aux volontaires de remplir un questionnaire qui permettrait d'écarter les sujets entrant dans les « groupes à risque »).

En ce qui concerne le fractionnement, la Russie semble désireuse d'assurer sa production nationale avec l'aide des firmes industrielles occidentales, détentrices des technologies avancées.

Afrique

Afrique du Nord

Algérie

La transfusion sanguine algérienne est calquée sur le modèle français. Un Centre national de transfusion existe à Alger et des centres régionaux dans les principales villes du pays. Tout comme celle du Maroc, la transfusion sanguine algérienne fut stimulée par le deuxième conflit mondial : la France et ses alliés y ont créé, sous la direction du professeur Edmond Benhamou, un important centre de dessication de plasma destiné aux armées d'Italie. En Algérie, les produits sanguins sont hors commerce et le don toujours gratuit.

Toutefois, en raison de la situation actuellement assez trouble, il est difficile d'avancer des chiffres fiables.

Égypte

En Égypte, les produits sanguins ne sont pas décommercialisés, et les établissements de transfusion appartiennent soit à l'État, soit au Croissant-Rouge, soit encore à des firmes privées. Il existe bien un mouvement en faveur du bénévolat, mais la majorité des donneurs sont des professionnels rétribués. On effectue aussi des plasmaphérèses. Le pays assure ses besoins.

Libye

La transfusion sanguine libyenne a suivi les péripéties de l'histoire. Avant guerre, elle existait à l'état embryonnaire : seuls les grands hôpitaux civils ou militaires organisés par l'Italie (Tripoli, Benghazi) pratiquaient quelques transfusions de bras à bras, avec des donneurs rétribués. Les techniques furent modernisées durant la guerre, d'abord par les Allemands et les Italiens (surtout l'Afrikakorps du maréchal Rommel) puis par les Français et les Britanniques. Mais le sang, conservé en flacons, provenait toujours de donneurs rétribués. C'est seulement la Libye du colonel Kadhafi qui, en 1976, décommercialisa le sang et tous les produits sanguins, par une décision du ministre de la Santé publique. Tous les donneurs sont maintenant bénévoles et gratuits.

À l'heure actuelle, c'est le Croissant-Rouge libyen, dont le siège central se trouve à Benghazi, deuxième ville du pays, qui sert de pilote en matière de transfusion sanguine. Un centre régional a été bâti là en 1987, qui abrite au rez-de-chaussée les services de transfusion de la province. Les autres étages sont occupés par les services nationaux du Croissant-Rouge libyen. Toutes les régions disposent maintenant de leur propre centre de transfusion, et celui de Benghazi, le plus ancien et le plus important, coordonne l'activité de tous les services du pays ; il aide à mettre sur pied une organisation des collectes sur le plan national, etc. Le budget transfusionnel est assuré par le Croissant-Rouge, une subvention de l'État et aussi le paiement de certains examens biologiques (test pour l'hématologie clinique, pour la médecine du travail lors de l'embauche, etc.).

Le centre régional de Benghazi a récolté, en 1987, 6 694 unités et, en 1989, 7 835 unités. Depuis lors, les chiffres semblent être en augmentation régulière. Les dons sont assez souvent dirigés, les sujets hospitalisés ayant recours à la famille ou aux amis pour se procurer le sang dont ils auront besoin. Mais, comme cela a été constaté ailleurs, beaucoup de ces bénévoles deviennent par la suite des donneurs réguliers et anonymes. Pour les groupes rares, le centre possède un fichier informatisé. De vastes campagnes en faveur du don du sang ont été lancées par le Croissant-Rouge libyen, avec l'aide de la Croix-Rouge suisse. On s'est efforcé de développer les prélèvements en équipes mobiles.

Actuellement, le pays est autosuffisant, sauf pour les fractions stables, dont la plus grande partie est importée (facteur VIII), en particulier de Suisse.

Maroc

Le système transfusionnel y est aux mains de l'État, et entièrement fondé sur le bénévolat. L'organisation en est pyramidale. En effet, il existe, implanté à Rabat, un Centre national de transfusion sanguine étroitement associé à l'université. Les huit principales villes du royaume possèdent chacune leur centre régional que le CNTS coordonne. Le plus important se trouve à Casablanca, capitale économique du pays. Tout commerce du sang y est interdit. Le Croissant-Rouge joue un rôle modeste (propagande), et les hôpitaux reçoivent le sang dont ils ont besoin mais ne prélèvent pas. On pratique des plasmaphérèses et on prépare les concentrés de plaquettes.

La transfusion sanguine marocaine, à laquelle le roi s'est particulièrement intéressé, est l'une des premières (sinon la première) en Afrique et se situe au niveau des services de la plupart des pays européens.

Tunisie

Comme en Algérie et au Maroc, la structure transfusionnelle de la Tunisie est pyramidale. Il existe un Centre national de transfusion sanguine implanté à Tunis, qui dirige et coordonne l'activité des centres régionaux, dont les trois principaux se trouvent à Sousse, Sfax et Jendouba.

Le CNTS tunisien a été complètement rénové et inauguré en 1995. Les produits sanguins y sont hors commerce et confiés aux seuls établissements placés entre les mains de l'État, aidé par le Croissant-Rouge. Tous les donneurs sont bénévoles. On ne pratique guère de plasmaphérèses. On a prélevé 53 902 unités de sang en 1994, chiffre qui doit tenir compte de la jeunesse de la population. Le maximum avait été atteint en 1991 (54 996 unités) et a subi un tassement par la suite.

Afrique noire

La transfusion sanguine, d'abord introduite par les services de santé de l'armée, puis stimulée par l'entrée en guerre des puissances alliées disposant d'un vaste empire colonial, a conservé en Afrique noire des traces durables de ce passé. Quelques anciennes colonies ont appliqué le système en vigueur en France ou en Grande-Bretagne et interdit toute commercialisation des produits sanguins. Ces mesures furent imposées avec plus ou moins de succès, compte tenu des conditions socio-économiques très différentes régnant en Afrique. Les anciennes colonies portugaises, au contraire, imitèrent Lisbonne, où ce commerce fut longtemps légal.

En outre, la transfusion sanguine africaine a connu de nombreux obstacles, qui tiennent à la faible infrastructure médicale des zones rurales (où est localisée la grande majorité du peuplement), alors que plus de la moitié des demandes transfusionnelles émanent des villes, où se rassemblent à peine quelque 20 % de la population. Le même phénomène a été signalé partout.

Nous n'envisagerons pas ici tous les pays qui forment l'Afrique noire, mais un certain nombre de nations caractéristiques de la situation de la région, qui ont connu des évolutions historiques et économiques comparables.

De façon générale, les Africains ont davantage besoin de sang que naguère. Ils ont été touchés par les progrès de la chirurgie, réactualisée par les conflits intertribaux qui éclatent un peu partout et font régulièrement de nombreux blessés. Or, parmi les difficultés multiples auxquelles les nations doivent faire face, la transfusion sanguine est souvent reléguée au rang des préoccupations mineures.

En dehors de l'influence exercée par les anciennes puissances coloniales dans le domaine de l'organisation transfusionnelle, il convient de souligner le rôle primordial des cultures locales et des croyances indigènes, dont il faut impérativement tenir compte. À côté des écoles aux méthodes d'éducation modernes (encore très inégalement réparties et toujours étroitement inspirées du modèle occidental), mythes et traditions coexistent.

La dernière difficulté majeure en date qui s'est abattue sur l'Afrique noire est la diffusion rapide, large et massive des virus HIV (HIV1, HIV2, HIV1 sous-type 0), dont les germes sont probablement nés sur le continent. D'abord nié, le mal s'est néanmoins répandu et il a fallu se rendre à l'évidence. Dans les villages situés hors de tout contrôle médical, de véritables épidémies de maladies opportunistes liées au sida éclatent. Il s'agit souvent de zones sous-médicalisées dépourvues de laboratoires capables d'effectuer le dépistage des sujets séropositifs. Dans les villes réputées « riches » (Dakar, Abidjan), commerciales et touristiques, où se trouvent les ambassades, les sièges des grandes firmes ou des compagnies aériennes et les hôtels internationaux, la prostitution fleurit : beaucoup de jeunes femmes sont alors contaminées, qui vont à leur tour disperser le virus, presque toujours sans le savoir. Récemment, quelques organisations privées ont ouvert des dispensaires où les prostituées peuvent aller se faire examiner de façon régulière, gratuite et anonyme. Mais l'épidémie ne cesse de s'étendre. Il devient difficile de se faire transfuser en toute sécurité au sud du Sahara. Les services hospitaliers sont surpeuplés et d'ailleurs impuissants à enrayer le mal. Le nombre de donneurs potentiels diminuant, la transfusion sanguine en Afrique noire a devant elle des heures bien sombres.

Bénin

La transfusion sanguine au Bénin est réglée par un arrêté ministériel du 3 avril 1985. L'organisation y est pyramidale. Au sommet, un centre national qui assure la supervision et la coordination des centres départementaux, chacun chargé du contrôle des banques locales. Le CNTS est installé au centre national hospitalier universitaire de Cotonou, actuellement en cours de réhabilitation grâce au Fonds européen de développement (FED) et à l'Université catholique de Louvain. Les collectes – sur place ou en équipe mobile – rapportent de 8 000 à 10 000 unités par an, ce qui est insuffisant. Il existe des amicales qui font une intense propagande en faveur du bénévolat. De plus, chaque donneur est gratifié d'un repas et d'un billet de loterie en vue de tombolas organisées périodiquement. Le commerce des produits sanguins est prohibé. Toutefois, après 5 dons, le bénévole bénéficie de consultations médicales gratuites et d'un accès libre à tous les services du CHU. Seuls les frais d'hospitalisation restent à sa charge.

Bien que rudimentaire, la transfusion béninoise tend à se perfectionner, et on ne peut douter qu'elle atteigne bientôt un haut degré de qualité si les aides promises lui sont accordées. Les responsables politiques, ainsi que les médecins, paraissent très motivés, ce qui constitue une condition essentielle de réussite.

Burkina

La transfusion n'y a pas encore fait l'objet d'une organisation nationale. L'établissement transfusionnel le plus important est installé dans la capitale au centre hospitalier national Yalgado Oudraogo (CHN). Il fournit les hôpitaux de Ouagadougou et ceux situés dans un rayon d'environ 50 kilomètres. Il existe un centre régional à Bobo-Dioulasso, deuxième ville du pays. On a émis l'idée d'un projet de structure nationale, qui aurait à sa tête la banque actuelle du centre hospitalier Yalgado-Oudraogo, celle-ci devenant un véritable CNTS, avec une autonomie administrative et un budget propre, et serait habilitée à contrôler et coordonner l'ensemble des services transfusionnels du pays.

En attendant, le centre de transfusion de Ouagadougou prélève environ 6 000 unités par an et en consomme sur place 4 000. Le quart environ des donneurs est bénévole et vient se faire prélever. Les autres unités sont collectées en équipe mobile ou bien sont le fruit de dons dirigés. La coopération allemande apporte une aide appréciable, en particulier pour la fourniture des réactifs. Les poches sont cédées gratuitement. Aucun commerce transfusionnel n'est, semble-t-il, toléré. L'un des obstacles auxquels se heurte la transfusion burkinabé est celui du nombre élevé de sujets HIV positifs.

Cameroun

Le ravitaillement en produits sanguins y est chroniquement insuffisant. On fait surtout appel aux donneurs « familiaux », mais, après analyse, de 40 % à 50 % des prélèvements sont rejetés. Cette pénurie entretient un circuit commercial. Tous les jours, des donneurs payés se postent devant les hôpitaux, au cas où on les appellerait. À côté de ses deux centres de Yaoundé et Douala, le Cameroun a la particularité de posséder un grand nombre d'hôpitaux appartenant à diverses confessions, dont beaucoup sont implantés en brousse et pratiquent eux-mêmes la récolte du sang qui leur est nécessaire.

Cap-Vert

L'hôpital principal – rénové récemment – se trouve à Mindelo, avec un centre de transfusion qui fonctionne bien, malgré le handicap de l'insularité. Nous avons pris part à la construction de cette banque de sang, qui rassemble aujourd'hui quelques centaines de donneurs, nombre suffisant pour couvrir l'archipel. Quelques techniciens et médecins ont été formés en France. Une autre banque annexe se trouve à Praia. Ces services ont été aidés et soutenus par diverses associations (Rotary Club, Lion's Club, etc.).

Congo

Au Congo, la transfusion fut d'abord organisée par l'armée, puis par la Croix-Rouge indigène, qui prôna le bénévolat. Quelques tentatives commerciales furent cependant réalisées, dont celle de Thomas Hecht, courtier canadien (que nous allons rencontrer en Amérique centrale), qui souhaitait développer un réseau de prélèvements couvrant toute l'Afrique orientale et occidentale ; il échoua. La Croix-Rouge congolaise a mené une forte action en faveur de la non-commercialisation des produits sanguins.

Récemment, la fondation France-Libertés a offert une banque de sang moderne au Congo, actuellement dirigée par des Européens. On a essayé d'introduire le bénévolat pur, mais le résultat fut décevant et on a opté pour une certaine formule de don dirigé, chaque opéré devant amener deux bénévoles. C'est seulement en désespoir de cause que l'on achète des donneurs qui se paient 5 000 à 10 000 francs CFA : soit 50 à 100 francs, ce qui est énorme dans un pays où le salaire moyen est de 50 000 francs CFA par mois (soit 500 francs). Ce prix constitue aussi une incitation à vendre le sang. On peut dire que, malgré les difficultés de la situation, le bénévolat tend à progresser peu à peu.

Côte-d'Ivoire

La transfusion sanguine ivoirienne débuta réellement avec la Deuxième Guerre mondiale, à partir des services de santé militaires. Au moment de l'indépendance, le Centre national ivoirien de transfusion, implanté à Abidjan, resta en demi-sommeil pendant plusieurs décennies. Il fut restauré grâce au dynamisme du professeur Alain Bondurand, anesthésiste-réanimateur au centre hospitalier universitaire, qui misa d'abord sur la coopération bilatérale avec Bordeaux (les deux centres, Abidjan et Bordeaux, furent en effet jumelés). En fait, la réhabilitation totale fut achevée dans les années 1990-1992, en partie grâce à un financement du Fonds européen de développement mis en place en 1989.

Ce CNTS est administré de façon autonome selon le statut d'un établissement public national à caractère administratif. Son budget est presque entièrement fourni par l'État (budget total du CNTS en 1994 : 420 millions de francs CFA). Ce centre est étroitement lié au CHU. Au budget alloué par l'État, s'ajoute une modeste somme, d'ordre symbolique, que verse le patient et qui couvre une petite fraction des dépenses engagées pour la récolte, les analyses et la préparation des produits sanguins. Au début, ce CHU était animé par des chefs de service français et délivrait des diplômes français ; il fut progressivement africanisé, à mesure que des élites indigènes formées sur place ou dans l'ancienne métropole devinrent capables de prendre le relais. Cet effort de modernisation a pu être mené à bien grâce aux crédits délivrés par la France et la Communauté européenne. Sur cette lancée, des centres régionaux furent implantés en province, en particulier à Bouaké et à Korhogo. Dans tous les hôpitaux, un élan de rénovation fut entrepris à partir de 1989 dans tous les domaines de la santé, et en particulier dans celui de la transfusion. L'ensemble des nouvelles réalisations fut inauguré par le ministre de la Santé en 1992.

Suivant l'exemple de la France, qui a conservé en Côte-d'Ivoire une influence culturelle considérable, le don du sang est gratuit aux termes de la loi, et tous les produits sanguins sont décommercialisés. Toute rémunération est interdite. La législation encourage aussi la création d'associations ayant pour mission d'aider la transfusion sanguine. Par ailleurs, l'implication des chefs coutumiers dans la publicité en faveur du don du sang et les résultats obtenus soulignent l'importance qu'il faut accorder aux traditions si l'on veut introduire dans un pays une technique nouvelle, ignorée au départ par les autochtones. En même temps, un effort rigoureux a été fait pour déterminer les points de collectes. Un certain nombre d'entre eux, gérés par des sectes – très nombreuses en Afrique et où règne une forte promiscuité sexuelle –, furent fermés. Le questionnaire précédant le prélèvement fut développé (nombre de partenaires au cours des trois derniers mois, prostitution permanente ou occasionnelle, etc.), afin d'éliminer les sujets à risque. Les examens de laboratoire furent rendus très stricts. Les résultats ont été très positifs. Par exemple, en 1992, 27 000 poches de sang avaient été récoltées rien qu'à Abidjan. Cependant, à peine 19 800 purent être conservées, les autres ayant été éliminées à cause des risques de maladies transmissibles (sida, hépatites B et C, syphilis). À Bouaké, on a prélevé 6 000 poches, dont 21 % n'ont pu être utilisées car elles étaient contaminées, et à Korhogo 3 000, dont 13 % ont été rejetées pour les mêmes raisons.

Il y a quelques années, le Centre national de Côte-d'Ivoire a prélevé jusqu'à 40 000 donneurs. Un tassement a été observé, et le chiffre des prélèvements s'est stabilisé à 30 000. La moitié est fidélisée et fait l'objet d'un suivi médical strict. Le résultat est éloquent : alors que le taux de prévalence HIV+ est de l'ordre de 10 % dans la population prise au hasard, les donneurs réguliers présentent un taux de prévalence inférieur à 0,1 %, et les occasionnels, qui obéissent souvent à une campagne nationale en faveur du don du sang ou à un événement familial (hospitalisation d'un membre de la famille, de la tribu ou d'un ami), un taux moyen de séropositivité de 7,45 %. Parfois, dans certains lots refusés, le taux de prévalence du HIV atteint 27 % !

Le CNTS n'a longtemps délivré que du sang total. Aujourd'hui, il fournit aussi du plasma frais congelé et des cryoprécipités pour les hémophiles. La Côte-d'Ivoire couvre la majorité de ses besoins en produits sanguins. Si le CNTS concerne surtout la zone d'Abidjan, il joue aussi le rôle de coordinateur entre les centres régionaux de l'intérieur.

Toutefois, le problème majeur est d'ordre épidémiologique. Même après les contrôles stricts que nous venons d'évoquer, on considère que de 1 pour 100 à 1 pour 350 de dons contaminés par le virus HIV passent « entre les mailles », et iront infecter le receveur. Bien qu'aucune statistique fiable n'ait été publiée, on peut avoir la certitude que l'épidémie n'est en rien jugulée et que la Côte-d'Ivoire, tout comme les nations centre-africaines voisines, risque un véritable sinistre démographique. Ici, la situation est aussi alarmante qu'en Haïti ou en Thaïlande. Toutefois d'heureuses initiatives existent. Le professeur Bondurand a pu organiser, auprès du Centre national de transfusion sanguine d'Abidjan, un service qui prend en charge les séropositifs. Ils y sont suivis gratuitement de façon régulière. Mais ce service, dont l'utilité ne saurait être mise en doute, ne reçoit aucune subvention de l'État et doit survivre grâce aux dons que reçoit le Fonds pour l'amélioration de la transfusion sanguine (FAT) en Côte-d'Ivoire. À l'heure actuelle, ce centre assure des consultations gratuites, donne des conseils prophylactiques, et suit plus d'un millier de patients, ce qui est énorme compte tenu des moyens dont on dispose, mais bien insuffisant si l'on considère le nombre d'individus atteints seulement dans la capitale.

Gambie

Le Royal Victoria Hospital de Banjul dispose d'une banque de sang. Mais le pays est en état de manque permanent, surtout à cause de la présence massive du paludisme, qui écarte un nombre important de donneurs potentiels. Cette banque n'a aucune réserve et travaille au jour le jour, malgré l'appel lancé par M. Sarr en août 1993 dans une publication locale, *The Point*. Les demandes de produits sanguins augmentent sans cesse, en particulier dans les hôpitaux pédiatriques, à cause de l'introduction de nouvelles techniques opératoires, qui multiplient les actes transfusionnels. Malheureusement, le nombre de dons ne suit pas et l'on est toujours à la limite de la rupture de stock.

Une large publicité est faite en faveur du bénévolat et une association a été récemment créée, sur le modèle sénégalais, qui devrait faire augmenter le nombre de bénévoles. On se heurte cependant à des tabous et à des superstitions concernant le don du sang.

La Gambie est encore loin de couvrir ses besoins.

Ghana

La tradition britannique n'a pas été suivie en matière de transfusion sanguine. En effet, les services de transfusion ne sont pas intégrés comme département du laboratoire national, mais constituent une structure tout à fait indépendante dotée d'un budget distinct. Le pays est divisé en cinq régions, dont chacune dispose d'un centre de transfusion. Tous sont coordonnés, au moins en théorie, par le National Blood Service installé au CHU d'Accra (1 000 lits) et qui recueille 1 200 à 1 800 unités par mois. Mais le NBTS ne dispose pas des moyens financiers qui lui permettraient d'intervenir efficacement auprès des centres régionaux. La transfusion ne se pratique que dans les hôpitaux, qui ont leur propre service du sang et sont indépendants les uns des autres. Il n'y a pas de véritable réseau national, ce qui empêche d'optimiser les moyens et se traduit par un certain gaspillage.

Les produits sanguins proviennent entièrement du bénévolat. En cas de manque, on fait cependant appel à des donneurs rétribués. Les prix varient avec les lieux et le moment (notion d'urgence qui fait monter les cours...). Les bénévoles ont une carte qui leur assure la gratuité des produits sanguins pour eux-mêmes et leurs conjoints. Comme il n'y a pas d'importation et que les ressources indigènes sont insuffisantes pour couvrir les besoins, le Ghana est en état de carence chronique. Les étudiants en médecine organisent tous les ans une campagne en faveur du don du sang. Le secteur commercial a souvent proposé de combler ce déficit, au moins à titre provisoire. Officiellement, le gouvernement a refusé. La menace de l'intrusion du privé en raison du manque devrait stimuler les organismes tels que la Croix-Rouge à développer leur action.

Le nombre de prélèvements est d'environ 10 000 poches par an dont 75 % sont obtenues par dons dirigés (de remplacement ou familial).

Guinée

Il existe en Guinée une Commission nationale de la transfusion sanguine de la Croix-Rouge qui déploie une activité très importante en faveur du bénévolat. Les résultats sont encourageants. Avant 1990, c'est-à-dire avant la nouvelle organisation transfusionnelle, la Commission ne comptait que 12 bénévoles. Il y en avait 2 300 en 1992, et depuis leur nombre a tendance à augmenter.

Toutefois, cette organisation est loin d'être totalement efficiente. Le sang, théoriquement gratuit, est en état d'insuffisance chronique : aussi, les familles des futurs opérés « achètent » des donneurs professionnels, qui viennent quotidiennement monter la garde devant les hôpitaux en attendant que l'on fasse appel à eux. Cette méthode est rencontrée aussi – à un degré moindre – en Côte-d'Ivoire. Heureusement, le don dirigé tend à la remplacer, ce qui constitue un pas important vers le bénévolat intégral. Ce mouvement a été stimulé par la crainte du sida, et à l'heure actuelle le bénévolat progresse beaucoup grâce aux jeunes, qui agissent en sa faveur.

Aujourd'hui, le nombre de prélèvements atteint environ 600 000 par an.

Guinée-Bissau

La Guinée-Bissau possède un service national de transfusion dont le centre se trouve dans la capitale, Bissau (200 000 habitants sur 1 million pour tout le pays). Les services sont installés à l'hôpital national Simao Mondes, à l'hôpital de Bissau et dans les trois principaux hôpitaux situés en province. Les moyens dont disposent ces services sont modestes. Ils sont aidés par la coopération avec l'Italie, la Chine, les Pays-Bas et Cuba, chacun de ces pays soutenant un centre de transfusion. Les collectes mobiles fournissent 46 % des dons. On prélève annuellement 2 000 poches environ pour 3 000 unités délivrées. Le reste est acheté.

Guinée-Équatoriale

En Guinée-Équatoriale, la première transfusion fut réalisée en 1950, par un médecin espagnol. Aujourd'hui, la transfusion ne se pratique que dans les hôpitaux, à partir soit de donneurs bénévoles (recrutés surtout dans la famille et parmi les amis du malade), soit de donneurs rémunérés qui touchent 2 000 francs CFA (environ 20 francs) par prélèvement. Les professionnels donnent de 2 à 4 fois par an. Il n'existe ni centre national ni système de coordination. Le débit annuel est de 3 000 unités de sang total (le seul utilisé ici, par suite de manque de matériel pour procéder à un fractionnement, même élémentaire). Les réactifs de groupage sont importés. Mais aucune autre fraction n'est achetée à l'étranger, par manque d'argent. Deux donneurs sur trois sont professionnels. La situation du pays en matière transfusionnelle est donc misérable et n'offre guère de perspectives d'amélioration à court terme, à moins d'une aide extérieure venant, par exemple, des ligues de Croix-Rouge d'Europe.

Kenya

Jusqu'en 1940, la transfusion y existait à l'état embryonnaire, pratiquée surtout dans les hôpitaux de l'armée anglaise. Ici encore, c'est la Seconde Guerre mondiale qui a stimulé son développement, les Alliés ayant besoin de produits sanguins pour les théâtres d'opérations du Proche-Orient et de l'Afrique du Nord. Aussi, entre 1942 et 1944, la nation s'est équipée : d'abord du centre de transfusion du King George V Hospital, animé au début par d'anciens transfuseurs de l'armée et actuellement sous la tutelle directe du ministère de la Santé. D'autres centres appartenant à la Croix-Rouge ont couvert peu à peu l'ensemble du pays. Tous sont rattachés à un hôpital public ou privé et conservent une large autonomie. À l'origine, les bénévoles anonymes étaient peu nombreux, la plupart des donneurs recevant pour chaque prise de sang 5 shillings et une bouteille de bière. On incita les chefs coutumiers à persuader les familles des sujets hospitalisés et devant subir une intervention de venir donner pour leurs parents ou amis. Comme toujours en Afrique, ce don « dirigé » aboutit à de bons résultats. Cependant, devant la persistance du manque de sang, on a été amené à compléter la volémie des malades soit par du plasma sec réhydraté, soit par du sérum physiologique et des solutions glucosées. Afin d'impliquer davantage les donneurs, ils furent incités à rendre visite aux patients avant et après leur opération et à se rendre compte par eux-mêmes des bons résultats obtenus. Par la suite, beaucoup sont revenus donner volontairement leur sang dans un but purement altruiste ; l'anonymat fut alors instauré, à côté du don dirigé. Ainsi naquit le premier noyau de bénévoles (qui représentent aujourd'hui 20 % des dons). Des campagnes régulières de propagande furent lancées. Malgré cela, un tassement du nombre de dons a été constaté, passant de 21 000 en 1981 à 5 000 aujourd'hui. À l'heure actuelle, beaucoup de prélèvements se font sur le lieu même du travail : dans les collectivités (usines, collèges, etc.), avec des équipes mobiles.

Un problème propre à ce pays est celui des besoins sélectifs selon les groupes sanguins. En effet, le Kenya est un véritable carrefour anthropologique où se côtoient de nombreuses communautés ethniques, asiatiques en particulier ; ces dernières sont riches en groupe B, alors que chez les Africains le groupe O domine largement. Aussi peut-il arriver que l'on manque de sang (de type B en particulier) pour des interventions massives. Dans ce cas, il est admis que l'on fasse appel à des donneurs rétribués.

Mali

Avant le divorce entre le Mali et le Sénégal, la transfusion sanguine malienne dépendait du CNTS de Dakar. En 1961, un service national de transfusion a été créé pour tout le pays sous la dénomination de Banque du sang. Initialement, on a eu surtout recours aux dons dirigés, les volontaires étant pris dans l'entourage immédiat du patient. Le 9 juillet 1984, la Banque du sang devint, par décret, le Centre national de transfusion sanguine. Il reçut alors des subventions de la CEE et de la coopération bilatérale, mais a beaucoup souffert du manque de cadres compétents. Aussi, le CNTS n'a pu jusqu'à présent jouer le rôle que l'on attendait de lui.

En dehors de la capitale, Bamako, la transfusion est peu présente. Le Mali est divisé en huit régions dont chacune dispose d'un hôpital, ayant sa propre banque du sang.

Les dons sont obligatoirement bénévoles et gratuits. Les prélèvements se font soit dans les services transfusionnels eux-mêmes, soit par les équipes mobiles (écoles, entreprises, administrations, casernes, etc.). Il existe des associations de donneurs de sang bénévoles ; mais sans aide gouvernementale, leur activité se trouve limitée, et le Mali est encore loin de couvrir ses besoins.

Mauritanie

La Mauritanie n'a pas de système national de transfusion, et il n'existe ni législation ni réglementation. En pratique, chacun des huit hôpitaux du pays a sa propre banque du sang qui fonctionne de façon isolée.

Celle de l'hôpital de Nouakchott, la plus importante, prélève 3 500 unités par an, dont 2 000 sont utilisées sur place. La transfusion sanguine mauritanienne demande à être totalement organisée.

Nigeria

La transfusion sanguine nigérienne, organisée sur le type anglais, prit son essor, elle aussi, au cours de la Seconde Guerre mondiale. Par la suite, les soubresauts politiques subis par le pays ont entraîné une certaine désorganisation, à laquelle on a tenté de remédier ces dernières années.

Ouganda

La transfusion sanguine ougandaise, qui est encore à un stade embryonnaire, a souffert du désordre généralisé dans lequel le pays a longtemps vécu. Elle a cependant réussi à se développer dans un esprit très anglo-saxon en faisant preuve au départ d'un grand pragmatisme. Au lieu de dresser d'emblée un projet trop théorique et ambitieux, comme cela s'est fait ailleurs, on est parti de ce qui existait déjà, en essayant d'exploiter au mieux les moyens en place. Ce mouvement a été facilité par le fait que les Britanniques avaient partout préparé l'indépendance en formant des cadres indigènes capables, le moment venu, de prendre le relais.

En 1988, le Centre national de transfusion sanguine fut réorganisé grâce à une aide de la CEE de près de deux millions de dollars, et inauguré en 1990. Le nombre de donneurs est alors passé de 4 700 à plus de 15 000. Cet établissement coordonne aujourd'hui l'activité de 5 centres régionaux couvrant le pays, qui prélèvent en tout de 40 000 à 50 000 unités par an. Sang et produits sanguins sont hors commerce. La moitié des donneurs est bénévole et anonyme, l'autre moitié opte pour le don gratuit mais dirigé, en faveur d'un parent ou d'un ami. En cas de manque, on fait appel à des donneurs payés.

Le problème majeur auquel se heurte la transfusion ougandaise est celui du sida, très répandu dans la région. Toutefois, selon les statistiques les plus récentes, le nombre de sujets nouvellement séropositifs tendrait à diminuer, même si les chiffres globaux pour l'ensemble de la zone sont encore en augmentation. Aussi, malgré sa bonne organisation, la transfusion ougandaise ne parvient pas à couvrir ses besoins. Par l'exigence de ses techniques (recherche systématique des maladies transmissibles et en particulier des virus), la transfusion ougandaise demeure l'une des plus sûres d'Afrique.

République centrafricaine

Autrefois sous influence française, la transfusion sanguine de la République centrafricaine a adopté le système de l'ancienne métropole (gratuité et bénévolat), du moins dans son principe. Toutefois, le manque chronique de sang fait qu'on recourt, au moins en partie, au marché commercial.

Rwanda

L'exemple de la transfusion sanguine montre bien la vulnérabilité des superstructures mises en place récemment au Rwanda. Lors de leur indépendance, grâce à l'aide de la France et de la Belgique, Rwanda et Burundi avaient une organisation transfusionnelle de bon niveau, qui pouvait être considérée comme l'une des meilleures d'Afrique noire. En 1976, l'opération « inter-Croix-Rouge » créa un centre national de référence dans la capitale, Kigali, grâce à la coopération des Croix-Rouge belge et rwandaise et du ministère de la Santé qui, depuis, n'avait cessé de se développer. Peu avant les récents conflits intertribaux, il coordonnait un réseau transfusionnel national comprenant 600 établissements de province, dont 9 centres régionaux mis en service entre 1986 et 1990. Grâce à des campagnes d'information et des équipes mobiles de prélèvement, le nombre de donneurs bénévoles n'avait cessé d'augmenter, et l'on comptait, pour l'ensemble du pays : 6 942 donneurs en 1986, 14 026 en 1987, 19 072 en 1988, 19 141 en 1989 (soit trois fois plus en quatre ans), et plus de 20 000 avant les événements tragiques. Les volontaires qui se révélaient HIV+, nombreux au début, avaient peu à peu diminué, les sujets contaminés étant écartés du don et ne se représentant pas. On en comptait en effet, en 1985, 13,5 %, en 1986, 9,5 %, en 1987, 6,8 %, en 1988, 5,4 %, en 1989, 3,4 %.

Les techniciens avaient été formés pour la plupart au centre de transfusion de Liège (Belgique). Il s'agit là d'un cas exemplaire favorisé, il est vrai, par le jumelage avec l'ancienne puissance colonisatrice.

Mais les récentes atrocités interethniques ont malheureusement démontré que le sens de la solidarité sur lequel repose le bénévolat n'est pas toujours capable d'éviter les conflits. Compte tenu de l'état du pays, il faudra du temps et beaucoup d'efforts pour rétablir une situation convenable, d'autant plus que le Rwanda est durement frappé par le sida, Kigali, avec ses 45 % de sujets séropositifs, étant considérée comme l'une des « capitales mondiales » de l'endémie.

Sénégal

La transfusion sénégalaise, après avoir été limitée aux hôpitaux militaires et être restée longtemps un acte rare, s'est organisée sur le plan national au cours de la Deuxième Guerre mondiale, à cause des besoins des troupes alliées.

Comme dans la plupart des pays francophones d'Afrique devenus indépendants, l'organisation transfusionnelle s'est inspirée de la métropole selon une structure pyramidale, mais avec, à chaque niveau, une réelle responsabilité qui n'existait pas en France. À sa tête, un Centre national qui supervise, au moins en principe, tous les autres services et joue le rôle de pilote et de coordinateur[1]. Toutefois, à côté de cette structure officielle, interviennent les relations personnelles, qui court-circuitent l'administration, réduite le plus souvent à une simple façade.

Le don du sang est bénévole et gratuit et tout commerce officiellement prohibé. La majorité des volontaires est musulmane (90 % de la population est islamisée ; 10 % chrétienne), mais la fréquence du bénévolat est à peu près la même dans les deux groupes, qui, au stade du don, ne manifestent aucun esprit de ségrégation. On a compté plus de 30 000 prélèvements en 1993, dont 20 000 pour Dakar. Saint-Louis possède un service moins important, mais qui couvre tout de même une bonne partie des besoins. En raison d'un certain manque, en particulier à Dakar, le secteur commercial existe, surtout concentré dans la capitale. Mais la

---

1. Cependant, le centre de transfusion du principal hôpital de Dakar échappe à cette organisation, sans doute en raison de sa cogestion par le ministère de la Santé, l'armée sénégalaise et l'armée française.

Croix-Rouge sénégalaise a réalisé, avec l'aide des Croix-Rouge d'Europe, un effort considérable pour imposer la décommercialisation des produits sanguins. Cette campagne commence à porter ses fruits. Aujourd'hui, il existe aussi une importante association, appelée Les Grands Donneurs, qui recrute surtout dans les classes moyennes, chez les petits cadres, les étudiants, et on peut considérer dès maintenant que le Sénégal est en train de prendre place parmi les pays qui ont généralisé le bénévolat gratuit pour le don du sang (arrêté de 1991 définissant l'organisation des prélèvements, du conditionnement et l'utilisation des produits sanguins).

Ces prélèvements se font soit en poste fixe (il en existe 14 répartis sur l'ensemble du territoire), soit en équipes mobiles. On utilise en partie des flacons de verre, en raison des difficultés rencontrées pour importer des poches de plastique par manque de devises. Toutefois, au CNTS de Dakar, les poches en plastique destinées à recueillir le sang sont offertes par des pays amis ; leur qualité est cependant inégale. Chaque échantillon est soumis à un certain nombre d'analyses : recherche de syphilis, de l'antigène HBs, des anticorps anti-HIV1 et HIV2 (sauf peut-être dans les services trop isolés, qui manquent parfois de réactifs et de personnel qualifié).

On envisage d'ouvrir d'autres postes de transfusion sanguine auprès des services chirurgicaux de brousse, éloignés des centres de transfusion. L'autotransfusion tend aussi à se développer, en raison de la crainte de transmission du sida, mais elle se pratique surtout dans les villes, les patients des zones rurales étant parfois trop éloignés des centres de transfusion pour venir se faire prélever de façon régulière durant la période préopératoire. En fait, le problème le plus grave auquel se heurte le développement de la transfusion sanguine sénégalaise est d'ordre financier, comme dans beaucoup de pays d'Afrique noire qui n'ont pas les moyens d'importer du matériel moderne et de former des techniciens compétents en nombre suffisant. De plus, la formation d'équipes mobiles de préleveurs est souvent très difficile. Le budget alloué par l'État est très modeste et délivré sous forme de bons du Trésor que le gouvernement a souvent de la peine à honorer. La coopération internationale – surtout française – aide à répondre à ces besoins, principalement en matière de réactifs. Un petit budget complémentaire est fourni par le prix de cession des produits (très faible) et le remboursement d'examens de laboratoire.

En outre, bien qu'un peu moins fréquent qu'en Côte-d'Ivoire et dans les pays voisins, la présence du virus HIV complique beaucoup l'activité des services transfusionnels.

Soudan

Le système transfusionnel y est étatisé, et le Croissant-Rouge lui-même ne joue pas un grand rôle. Les hôpitaux peuvent prélever pour leurs propres besoins, mais tout commerce de produits sanguins est interdit. Seul le bénévolat est admis. On pratique aussi des plasmaphérèses.

Tanzanie

La transfusion y est organisée sur le plan national. Elle dépend du Service national des laboratoires, placé sous l'autorité du ministère de la Santé. Tous les hôpitaux disposent d'une banque du sang installée dans leurs laboratoires, mais jouissent d'une certaine autonomie. Les ressources financières, intégrées dans le budget hospitalier, sont insuffisantes, en particulier pour acheter des réactifs. Le service principal est localisé dans le plus grand hôpital de Dar es-Salaam, qui délivre le sang gratuitement, mais seulement à raison d'une unité par demande.

En 1993, ce centre a prélevé environ 7 000 poches – contre 12 000 en 1990. Il semble que l'épidémie de sida soit la cause de cette diminution. Le taux de rejet pour les sujets venant pour la première fois est d'environ 10 %, la plupart du temps en raison d'une séropositivité pour HIV. Chez les donneurs réguliers, ce taux tombe à 1 %. Le sang vient surtout de dons dirigés (80 %), ou bien est collecté en équipes mobiles. Le nombre de donneurs réguliers est faible. On pourrait en avoir davantage, mais ici le facteur limitant est le manque de matériel de prélèvement. Pour des raisons économiques, on utilise les flacons en verre et non le matériel en plastique jetable. Les produits sanguins ne font l'objet d'aucun commerce. Mais, faute de moyens, la Tanzanie est en état de manque quasi permanent.

Togo

Il existe un centre national de transfusion dans la capitale, Lomé (plus de 600 000 habitants) et une banque de sang au CHU de Lomé-Tokoin ainsi qu'un troisième centre à Sokodé, au milieu du pays. Jusqu'en 1985, la transfusion togolaise était gérée par la Croix-Rouge togolaise, qui, faute de moyens, n'a pu poursuivre son action. Aux termes d'un arrêté ministériel, la transfusion a alors été prise en charge par l'État, trop pauvre pour améliorer réellement la situation. Le CNTS supervise en théorie toute l'activité transfusionnelle, assez modeste, du pays, mais n'a pas les moyens matériels de le faire avec efficacité. Les besoins annuels sont estimés à 20 000 unités environ, dont la moitié est consommée à Lomé. Le CNTS, hérité de la Croix-Rouge, est en bon état. Aujourd'hui, la Croix-Rouge s'occupe essentiellement du recrutement des donneurs bénévoles, dont le nombre (de 3 000 à 4 000) a diminué de moitié (de 6 000 à 8 000 il y a quelques années) en raison des dernières crises politiques.

Le donneur du CNTS reçoit une collation et obtient une carte de groupage. À partir du don suivant, on lui délivre une carte de donneur de sang. On considère que 20 % des prélèvements viennent de donneurs réguliers. Le reste est offert par la famille, les amis, ou bien acheté à des professionnels (50 % font l'objet d'un commerce).

On peut considérer que, comme dans les pays voisins, l'organisation transfusionnelle du Togo est encore très sous-développée.

Zaïre

Le désordre économique et administratif n'a pas permis à la transfusion sanguine zaïroise de se développer normalement. Elle est restée l'une des plus arriérées de l'Afrique noire. Aucune organisation nationale n'existe : ni lois, ni réglementation, malgré des déclarations officielles périodiques. Les centres de transfusion en place n'ont guère de contacts entre eux et doivent se débrouiller par leurs propres moyens (sauf en cas de force majeure : manque aigu d'un groupe sanguin, catastrophe, etc.).

Le service qui fonctionne le moins mal est celui de l'hôpital Nama Yémo, installé à Kinshasa et qui pratiquerait environ 5 000 transfusions par mois. Deux autres centres d'une certaine importance existent : l'un à Kisangani (500 unités mensuelles), l'autre à Goma (180 unités). Mais on trouve une quantité de petits services éparpillés un peu partout qui n'offrent aucune garantie sérieuse sur la qualité des produits délivrés. En particulier, il arrive souvent que l'on transfuse une unité qui n'a subi aucun examen de dépistage immunologique (HBV, HIV, etc.), ce qui est grave dans un pays où la prévalence de sujets HIV positifs varie de 1 % à 8 % dans la population prise au hasard. Ces services de proximité, de faible capacité, aux moyens très insuffisants, appartiennent aux hôpitaux locaux, à la Croix-Rouge, à des associations privées à but non lucratif, etc., et font appel soit à des donneurs bénévoles (presque toujours familiaux), soit, quand ces derniers ne suffisent pas, à des donneurs payés. Dans le cas de la gratuité, toute unité de sang reçue doit être remplacée par deux dons bénévoles (parents, amis), et chaque accouchement implique systématiquement deux dons. Les tests de contrôle – quand ils existent – sont payés par le patient lui-même, ainsi que les poches nécessaires aux prélèvements.

Sous l'impulsion du docteur Nseka, directeur de la banque de sang de l'hôpital Nama Yémo, vient d'être créée une association des banques de sang du Zaïre, qui sera sans doute le premier organe intégrateur au niveau national. Le Zaïre devrait, un jour, assurer son autosuffisance. Mais il en est encore loin. Si tous les établissements doivent être agréés et réaliser un certain nombre de tests sur les unités prélevées, dans la pratique, bien peu le font. Cependant, on poursuit avec assiduité une politique de fidélisation des donneurs, et l'on se préoccupe aussi de former des médecins et des techniciens, qui font cruellement défaut. Il existe une association des donneurs de sang bénévoles (ADSBZ) qui, en collaboration avec le ministère de la Santé et la Croix-Rouge zaïroise, a entrepris la lutte contre la contamination par le sida et la mise en place d'une législation précise, jusque-là inexistante. Un séminaire patronné par l'OMS s'est tenu avec succès sur ce thème du 23 au 28 mai 1994. Enfin, de concert avec une délégation de la Croix-Rouge, des représentants de l'ADSBZ se rendent dans les camps de réfugiés, où ils ont implanté des groupes de secours d'urgence.

Il faudra encore beaucoup de temps et d'argent pour que le Zaïre soit équipé en services transfusionnels couvrant l'ensemble du territoire et pour que le commerce disparaisse de ce pays, dont la population, très pauvre, trouve là une source de revenu non négligeable (de 1 à 10 dollars le flacon).

Afrique australe

Afrique du Sud

L'histoire, assez agitée, de la République sud-africaine a eu d'inévitables répercussions sur l'organisation et le développement de la transfusion dans le pays.

Contrairement à la majorité des nations voisines, l'Afrique du Sud jouit d'une bonne infrastructure sanitaire, longtemps destinée aux Blancs, et dont aujourd'hui les Noirs profitent. Elle présente un niveau technologique avancé. Dans le chapitre consacré aux donneurs, nous avons dit comment ce pays avait mal débuté au temps de l'apartheid, en instituant une sorte de « volontariat obligatoire » pour les mineurs indigènes travaillant dans les gisements d'or, forcés de se faire prélever de façon régulière contre un peu d'argent et un jus de fruit. En 1978, tous les produits sanguins avaient été déclarés « stratégiques » : à cette époque, en cas de conflit, le gouvernement savait en effet qu'il ne devait compter que sur ses propres ressources. Cette pratique, considérée comme une obligation professionnelle, faisait partie du travail et fut abolie par la suite. À l'heure actuelle, les dons sont bénévoles et gratuits, tant chez les Blancs que chez les Noirs, et toute commercialisation du sang et de ses dérivés demeure rigoureusement interdite. Ce sont surtout les Blancs qui donnent, pour des raisons à la fois culturelles (ils ne subissent pas les interdits de certaines tribus africaines) et politiques : trop longtemps mis à l'écart de la vie publique, les Noirs ont été peu motivés pour offrir leur sang. De plus, les établissements de transfusion sanguine étant presque toujours dirigés par des médecins blancs, les Noirs se sentaient peu concernés. Au Natal par exemple, dans les années 1985, les Blancs formaient 10 % de la population et représentaient 45 % des donneurs. Ceci a du reste posé des problèmes de ravitaillement pour certains groupes, la répartition des hémotypes n'étant pas la même dans les deux populations.

En Afrique du Sud, la transfusion est décentralisée au niveau de chaque province, qui possède son centre régional. Celui-ci est autonome et fonctionne sans aucun but lucratif. La qualité du travail qui s'y fait est comparable à celle des meilleurs services européens et contraste fortement avec ce que l'on voit dans les autres parties du continent noir. Le centre régional dirige, contrôle, coordonne l'activité transfusionnelle de tout son territoire. Généralement, il est installé en périphérie de la ville – chef-lieu de province – mais ne prélève pas. Les donneurs viennent en effet dans des centres de collecte situés en pleine ville, dans des quartiers judicieusement choisis. En outre, des équipes mobiles parcourent le pays, en passant quatre fois par an dans les mêmes lieux, à dates fixes. Toutes les unités collectées sont rapportées au centre régional, qui distribue les produits sanguins utiles à son territoire. Les excédents peuvent être exportés, d'abord aux pays limitrophes, et à tous les pays d'Afrique qui en font la demande, cela à prix coûtant, c'est-à-dire à des tarifs nettement inférieurs à ceux pratiqués par les firmes commerciales sur le marché international. La province du Cap (Capetown) a structuré son réseau sous la dénomination de West Province Blood Transfusion Service (WPBTS), celle de Natal constitue le Natal Blood Transfusion Service (NBTS), dont le siège est à Durban. Le centre du Natal fut un temps dirigé par B.G. Grobbelaar (dont il sera question au Brésil et au Lesotho, où il était propriétaire d'un centre commercial de plasmaphérèse). Un important centre de fractionnement existe à Pinetown. À Johannesburg, on trouve le South African Blood Transfusion Service (SABTS), etc.

Les résultats sont bons. Pour exemple, le WPBTS avait collecté, en 1993, 118 302 unités, et l'on comptait 26 012 nouveaux donneurs (soit 22 % des volontaires). De son côté, le NBTS de Durban en avait reçu près de 150 000 et le SABTS de Johannesburg, qui possède le centre le plus important du pays, recueillait au même moment 550 000 poches de sang.

On peut penser que les bouleversements politiques qui viennent d'affecter le pays ne seront pas sans conséquences sur l'activité transfusionnelle. Trop longtemps écartés de toute responsabilité officielle, il est probable que, dans ce secteur comme dans les autres, les Noirs auront à jouer un rôle de plus en plus grand. Depuis la fin de l'apartheid, la transfusion sanguine sud-africaine, déjà très en avance sur ses voisins, peut être citée en exemple sur le plan tant technique qu'organisationnel. L'ouverture actuelle de la République sud-africaine à la communauté internationale devrait rendre d'appréciables services à l'Afrique noire.

Angola et Mozambique

La transfusion sanguine angolaise est misérable. Inexistante dans les postes de santé ruraux et dans les vieux hôpitaux construits au temps de la colonie, elle se cantonne surtout aux postes militaires et à quelques grands services civils. Il n'y a pas de structure nationale. Non stimulée par le deuxième conflit mondial, dans lequel le Portugal ne fut pas impliqué, gênée dans l'après-guerre par des révoltes qui durèrent plus de trente ans, la transfusion sanguine présente en Angola un retard qui sera long à combler.

La situation de la transfusion sanguine en Mozambique, autre colonie portugaise ayant accédé à l'indépendance, est comparable, par sa pauvreté, à celle de l'Angola.

Un certain Serpa Pinto, qui avait voulu ouvrir une officine de plasmaphérèse commerciale en Angola, tenta après avoir subi plusieurs revers, de s'installer au Mozambique, où il ne semble pas avoir mieux réussi.

Lesotho

En 1974, B.G. Grobbelaar, jusqu'alors directeur du centre de transfusion du Natal, organise pour son compte un centre de plasmaphérèse privé au Lesotho. Influencé par l'exemple de Haïti où il avait vécu, il écrivait : « Le centre de plasmaphérèse de Haïti montre que des opérations similaires peuvent être établies dans beaucoup, voire dans la plupart des pays sous-développés, qui peuvent facilement produire un excès de plasma, compte tenu de leurs besoins. » Et il ajoutait : « Les avantages pour le pays sont indéniables ; les besoins locaux en plasma peuvent être rapidement satisfaits ; l'incroyable excès de plasma est vendu aux pays plus avancés, ce qui permet d'augmenter les ressources globales en devises et procure en même temps un bénéfice substantiel au pays exportateur. Le bénéfice pour le donneur lui-même est considérable et peut augmenter ses revenus de 50 % à 100 %. » Pour lui, le fait que la majorité de la population vive juste au-dessus du minimum vital *(bread-line)* constituait un argument supplémentaire pour développer ce commerce. Ainsi, B.G. Grobbelaar se posait en philanthrope.

Dans son centre du Lesotho, baptisé Scimitar, on prélevait 40 à 60 donneurs par jour. Il s'agissait d'une entreprise « artisanale » par rapport à ce qui existait, ou existe encore, en Amérique latine. Ce plasma était vendu à l'Espagne. Finalement, sous la pression de la Croix-Rouge, l'officine de Grobbelaar fut fermée en 1980 par décision du ministre de la Santé publique. Il semble que nul ne l'ait déploré.

Asie

Proche-Orient

Arabie Saoudite

Il existe des centres de transfusion d'État et des services dans les hôpitaux. Les donneurs sont soit bénévoles, soit payés.

Chypre

Les premières transfusions y furent pratiquées en 1934. L'île étant devenue une base alliée importante au cours de la Deuxième Guerre mondiale, la transfusion s'y est généralisée en 1942-1943. Aujourd'hui, le système est entièrement nationalisé. Les établissements sont gérés par la Croix-Rouge, mais placés sous la direction (ou le contrôle) d'un médecin du service médical public. Il existe un Comité national de transfusion, formé de bénévoles. La plupart des actes se pratiquent dans les hôpitaux, et s'ils se font en clinique privée ils doivent être contrôlés par un membre du service médical gouvernemental. Il y a une banque de sang dans l'hôpital de chaque ville, où les cliniques viennent obligatoirement s'approvisionner. Ces unités sont autonomes, et tous les dons sont bénévoles et gratuits. Certains donneurs se présentent de façon régulière (4 fois par an pour les hommes, 3 fois pour les femmes).

En 1986, 25 000 unités ont été délivrées. Seul le facteur VIII est importé du Canada et de l'Autriche, essentiellement de la firme Cutter (60 000 unités pour 1986). Pendant longtemps, il n'y a pas eu de centre spécifiquement voué à la plasmaphérèse, mais un projet gouvernemental a été lancé à cette fin. Toutefois, l'exportation du plasma est interdite, et Chypre semble disposer à l'heure actuelle d'un surplus de plasma, d'où l'intérêt de l'organisation d'un centre de fractionnement qui pourrait au moins répondre aux besoins locaux.

Israël

La transfusion, née officiellement avec l'État, en 1948, est de bonne qualité. L'organisation a été conçue sur le plan national, le foyer de coordination et de décision étant à Tel-Hashoner, qui a prélevé en 1990 environ 145 000 unités. Un deuxième centre transfusionnel important a été créé dans le nord du pays, à Haïfa, qui a récolté la même année 35 000 poches. Ce mouvement a été largement soutenu par l'Étoile rouge de David (MDA), l'équivalent de notre Croix-Rouge. En fait, les groupes armés avaient organisé ces services dans une demi-clandestinité, avant même que l'indépendance du pays ne soit proclamée : les incidents nombreux et sanglants avec les troupes d'occupation britanniques les rendaient nécessaires.

Depuis lors, le nombre de prélèvements a crû régulièrement, passant de 8 709 en 1955 à 174 823 en 1982, avec un « pic » au moment des conflits israélo-arabes. Toutefois, de 1982 à 1990, on constate une certaine stagnation, récemment corrigée par une discrète reprise à la hausse, le chiffre actuel dépassant 200 000 unités par an.

Tous les donneurs sont des bénévoles ; 90 % des prélèvements étant le fait de la MDA, qui approvisionne hôpitaux, cliniques et centres de soins, 10 % étant collectés directement par les hôpitaux eux-mêmes pour couvrir leurs propres besoins. Le pays semble assuré de l'autosuffisance.

Chaque poche prélevée est soumise à des examens rigoureux, afin d'assurer un maximum de sécurité transfusionnelle. La MDA possède un laboratoire de fractionnement pour préparer l'albumine et les immunoglobulines. 80 % du sang sont collectés par des équipes mobiles qui vont sur le lieu de travail : l'armée (qui fournit la moitié des prélèvements), les industries, les zones commerciales, les villages. Les autres 20 % proviennent de centres de récolte fixes, implantés dans les villes. Une large place est laissée à l'initiative privée : par exemple, il est arrivé que les volontaires d'un même quartier décident d'y organiser un centre de collecte permanent, afin d'attirer davantage de donneurs.

Parmi les donneurs, on compte beaucoup d'hommes[1]. Ils viennent pour la première fois alors qu'ils sont sous les drapeaux, et après la fin de leurs obligations militaires ils deviendront des bénévoles réguliers. Le volontaire qui a donné une pinte[2] de sang a droit à une assurance de transfusion, pour lui-même et sa famille, qui lui garantit la fourniture immédiate de tout produit sanguin en cas de besoin. Un patient devant être transfusé mais non titulaire de cette assurance est prié de demander à ses proches de venir donner du sang en remplacement de ce qu'on va lui

---

1. Dans l'armée en particulier : les garçons font trois ans de service, alors que les femmes n'en font qu'un.

2. Pinte : ancienne mesure, encore parfois utilisée en Grande-Bretagne et dans quelques pays qui ont été sous influence anglaise, et qui correspond à un peu plus d'un demi-litre (exactement : 0,568 cc).

administrer. Le don dirigé est largement pratiqué. L'assurance peut s'étendre à toute une collectivité (village, association, etc.) quand au moins 10 % de ses membres ont offert leur sang une fois dans l'année. Enfin, il existe un groupement de 2 000 sujets environ, les Donneurs volontaires créé en 1935 dans la Palestine occupée par l'armée britannique, soit 13 ans avant la naissance de l'État d'Israël, alors que l'on ne pratiquait encore que le bras à bras. Il était formé de sujets prêts à venir à tout instant en cas d'urgence. Ce groupe existe toujours, aussi dynamique, constamment renouvelé par des jeunes à mesure que certains donneurs atteignent la limite d'âge. Cette association est capable de répondre à tout appel. Son activité est précieuse, en particulier dans les périodes « creuses », telles que les vacances. Depuis 1987, les Donneurs volontaires constituent les premiers et plus fidèles donneurs de plasmaphérèse, pour laquelle ils assurent une forte publicité. Beaucoup d'entre eux sont aussi donneurs de moelle. C'est chez eux que l'on trouve les donneurs de groupes rares (AB Rh⁻ par exemple).

Le gouvernement fixe le prix de cession des produits sanguins, selon le coût du prélèvement, du conditionnement et des examens de laboratoire qui suivent. Les hôpitaux paient la MDA par unité de sang ou de fraction délivrée, ce qui contribue à couvrir les frais de fonctionnement. Il existe enfin un groupe des Amis de la MDA qui comprend des Juifs de toutes les diasporas. Leurs cotisations, provenant de tous les pays du monde, renforcent notablement les moyens financiers de la MDA et permettent en particulier de couvrir les dépenses relatives à l'équipement en matériel lourd.

La transfusion sanguine est inscrite au programme des études médicales, et tous les étudiants suivent cet enseignement. Pour ceux qui veulent se spécialiser, on exige d'abord une bonne formation en hématologie (deux ans d'internat après cinq ans de médecine interne pour finir par un an de stage en transfusion). Tout le corps médical se doit d'être compétent en matière transfusionnelle, dans un pays sans cesse menacé par les attentats, souvent meurtriers, et de multiples incidents de frontière. C'est pourquoi tous les centres de soins sont étroitement associés à un service de transfusion. Aussi n'y a-t-il pas d'accréditation particulière pour les directeurs de centres, chaque médecin israélien devant bien connaître les techniques transfusionnelles. De ce point de vue, Israël pourrait servir d'exemple à beaucoup de pays développés qui n'ont pas encore mis en application les recommandations du Conseil de l'Europe sur le plan de l'enseignement.

Koweit

La transfusion est non commerciale et assurée par un centre national qui appartient à l'État.

Tous les donneurs sont bénévoles. Le Croissant-Rouge ne semble pas jouer de rôle important. Toutefois, le manque de produits sanguins obligerait à recourir aux importations pour couvrir tous les besoins.

Liban

En matière de transfusion, le Liban a longtemps vu coexister les systèmes commercial (le plus important) et bénévole (influence de la Croix-Rouge et du Croissant-Rouge libanais).

Jusque dans les années 1946-1947, on pratiquait presque uniquement la technique du bras à bras, et les donneurs étaient recrutés surtout dans le corps des sapeurs-pompiers. Deux banques de sang modernes existaient, chacune dans un hôpital universitaire : à l'hôtel-Dieu de France (faculté française de médecine, université Saint-Joseph) et à l'université américaine (AUH). En 1948, le gouvernement mit sur pied un service central de transfusion pour ravitailler tous les hôpitaux. Sa fondation fut confiée au professeur Nagib Taleb, qui en assura la direction de 1958 à 1962. Ce centre fonctionna jusqu'en 1976, puis ferma ses portes en raison des événements. La guerre civile a alors provoqué la multiplication des petits centres, chacun couvrant des zones que les combats avaient isolées.

Actuellement, la situation se caractérise toujours par la multiplicité des services et l'absence totale de coordination au niveau national, difficile à réaliser. En effet, il existe, d'une part, les centres de transfusion hospitaliers : pratiquement, chaque hôpital possède aujourd'hui sa propre banque de sang ; pour cela, il suffit d'avoir un permis délivré par le ministère de la Santé, qui, comme seule condition, exige que la direction soit confiée à un médecin détenant un diplôme en immuno-hématologie reconnu par l'État libanais. D'autre part, la Croix-Rouge libanaise a formé un réseau de huit banques de sang réparties sur l'ensemble du territoire. Ce réseau, indépendant du système hospitalier, possède un siège central à Beyrouth placé sous l'autorité d'un médecin-chef relayé au niveau territorial par quatre médecins (Djouriyé, Zahlé, Sayda, Beit el-Dine). De plus, un important laboratoire à but lucratif fonctionne à Beyrouth, qui fournit tous les produits sanguins.

Dans les hôpitaux, le don est bénévole et le plus souvent familial. Le receveur paye uniquement les frais de préparation (conditionnement, analyses) des unités qui lui seront injectées, prix qui cependant peuvent varier fortement selon les barèmes hospitaliers et la classe de l'hospitalisation. Ainsi, une transfusion coûte de 500 à 1 000 francs, ce qui est relativement cher pour un pays aux salaires peu élevés et à la protection sociale limitée. Les services de la Croix-Rouge, eux, délivrent gratuitement le sang et ses dérivés. La banque privée poursuit un but exclusivement commercial et ne fait appel qu'à des donneurs payés. Toutefois, son activité ne représenterait guère que de 5 % à 10 % du volume total du sang traité dans le pays. Le bénévolat, qui était encore très minoritaire avant la guerre civile (10 % des dons), a fait de sérieux progrès au cours des années de combat et représenterait aujourd'hui la grande majorité des dons. La Croix-Rouge libanaise tente de le généraliser. Mais tant que le chiffre des volontaires est insuffisant, les organismes à but non lucratif sont obligés, en cas de manque, de faire appel aux donneurs payés. Deux ou trois fois par an, la Croix-Rouge organise de grandes campagnes publicitaires ciblées tour à tour sur les universités, les banques, les grandes institutions, etc.

Si la gratuité est presque constante, l'anonymat n'est jamais exigé, beaucoup de donneurs venant offrir leur sang pour un parent, un ami, un voisin hospitalisé. Il arrive aussi que des volontaires se présentent de façon spontanée, dans le seul but de servir la collectivité.

En raison des événements récents qui ont secoué le Liban pendant près d'un quart de siècle et compte tenu de la multiplicité des officines de transfusion créées, il est difficile d'évaluer la quantité d'unités prélevées chaque année sur l'ensemble du pays et de savoir si la totalité des besoins est couverte par les ressources locales.

Syrie

Le commerce du sang y est interdit, et tous les donneurs sont bénévoles. Cependant, une forte « incitation » est assurée par une série de règlements : obligation d'avoir donné du sang pour passer le permis de conduire, pour s'inscrire à l'université, etc.

Turquie

La transfusion sanguine turque n'est guère organisée sur le plan national. En 1984, des projets ont été élaborés par le gouvernement pour tenter d'adapter un système déjà ancien et quelque peu anarchique aux exigences de la vie moderne. La récolte et le traitement du sang et de ses dérivés se font sous le contrôle du ministère de la Santé.

Il existe de nombreux centres de transfusion (170 en 1990 et 86 stations), répartis entre les facultés de médecine, les hôpitaux publics, les autres cliniques agréées par le ministère de la Santé et le Croissant-Rouge. Le directeur de chaque centre est obligatoirement médecin, et les chefs de laboratoire spécialisés en hématologie, bactériologie, microbiologie. Ils exercent à temps plein. Pour être nommés, tous doivent avoir pratiqué au moins un an dans un centre de transfusion. Il n'existe pas de certificat de spécialisation au sein des universités. Quelques cours portant sur la transfusion sont toutefois prévus dans les disciplines d'hématologie, de pédiatrie et de médecine interne (les candidats y font obligatoirement des stages). Devant cette carence, qui n'est pas propre à la Turquie, beaucoup de candidats potentiels hésitent à se consacrer à une discipline, qui n'est pas reconnue par recrutement spécifique et n'offre aucune garantie de carrière. La Société turque d'hématologie a demandé que la transfusion sanguine soit élevée au rang de sous-groupe optionnel dans les concours d'hématologie, mais, ici comme dans bien d'autres pays, ce problème ne semble pas encore résolu.

Asie sud-himalayenne

Bangladesh

La transfusion au Bangladesh n'est pas très différente de celle du Pakistan. La première structure transfusionnelle fut organisée au niveau gouvernemental par les Anglais en 1950, quand le pays était encore une province du Bengale. Londres tenta de le faire également dans les autres pays de l'Union. La transfusion se développa avec des fortunes diverses, connut tour à tour des progrès et des échecs. Mais au total les résultats furent positifs. En 1991, le pays avait collecté environ 125 000 unités : 7 150 par les hôpitaux universitaires, 14 996 par diverses institutions, 3 539 par les hôpitaux de la santé publique, 20 000 par les hôpitaux régionaux, 15 262 par les hôpitaux militaires, le reste par divers organismes de soins, publics ou privés.

En fait, ces chiffres sont bien loin de couvrir les besoins du pays, au moins deux fois plus élevés, d'où un appel indispensable au secteur commercial en cas (permanent) d'insuffisance. En 1992, le nombre de centres de transfusion était de 47, dont 13 gérés par les pouvoirs publics. Un Comité national antisida a été créé en 1985, et les dépistages ont commencé, avec l'aide de l'OMS, en 1988. La transfusion sanguine bangladaise, comme celles de toute cette région du monde (à de très rares exceptions près), est loin d'offrir une sécurité suffisante.

Inde

Sous l'influence anglaise, la transfusion fut pratiquée assez tôt aux Indes, notamment dès 1925 à Calcutta. Les premiers donneurs étaient surtout des étudiants en médecine qui recevaient une petite indemnité.

Après l'indépendance, et malgré les efforts des gouvernements successifs, l'Inde est demeurée un pays économiquement très contrasté, ce qui explique en grande partie que soixante ans après l'introduction des techniques transfusionnelles dans le pays, et malgré de multiples campagnes en faveur du bénévolat grâce en particulier à la Croix-Rouge, un nombre important de donneurs soient toujours des professionnels. Ces derniers reçoivent de 20 à 25 roupies par don, mais davantage (jusqu'à 100) s'ils sont porteurs d'un anticorps rare par exemple. Ces chiffres sont appréciables si l'on considère la pauvreté générale de la population. À l'heure actuelle, et selon les États de l'Union (l'Inde formant une fédération), quatre systèmes coexistent :

1) les établissements de transfusion gouvernementaux (dans les hôpitaux publics le plus souvent) ;
2) les établissements de la Croix-Rouge ;
3) les établissements d'associations bénévoles ;
4) les établissements commerciaux.

Pour l'ensemble du pays, la collecte annuelle dépasserait 5 millions d'unités, le tiers environ provenant de bénévoles anonymes, 43 % de parents et d'amis du malade hospitalisé, 29 % de donneurs rémunérés. (Il s'agit là de moyennes, les chiffres variant énormément d'une province à l'autre.) Par exemple, en 1981, en ce qui concerne la situation du Bengale-Occidental, N. S. Gupta écrivait : « Il y a maintenant 47 banques de sang supervisées par le gouvernement du Bengale-Occidental, mais le tiers seulement travaille correctement. D'un autre côté, il y a 21 banques privées qui fonctionnent seulement en circuit commercial, gagnent beaucoup d'argent et vendent leur produit de 90 à 500 roupies, selon le groupe sanguin. Les besoins théoriques du Bengale-Occidental sont d'environ 150 000 unités par an, dont 50 000 seulement sont fournies par les établissements gouvernementaux. » Ceci montre que les nécessités sont loin d'être couvertes, surtout pour les pauvres qui n'ont recours qu'aux hôpitaux d'État. Les riches en revanche, qui peuvent s'adresser au secteur privé, ne manquent jamais de produits sanguins.

Ceci crée des conditions favorables au développement de la commercialisation du sang et de ses dérivés, les donneurs professionnels, qui tiennent à conserver ou à accroître leurs revenus, s'efforçant de limiter l'extension du bénévolat. Toutefois, grâce à l'activité de l'AVDBWB (Association of Voluntary Blood Donors of West Bengale qui a adhéré à la FIODS), d'autres États de l'Union, quoique dépourvus de toute association, ont vu leur situation nettement améliorée. En revanche, celle des diverses provinces est variable, et dans bien des cas, c'est le privé qui l'emporte encore. À Bangalore, capitale du Karnataka, par exemple, les hôpitaux de l'État ont besoin de 36 000 à 55 000 unités par an. Plus de la moitié (55 %) provient de professionnels, 35 % de bénévoles, le reste d'amis ou de parents du malade. Mais les professionnels sont mieux payés dans les officines privées (jusqu'à 20 roupies par don, plus un casse-croûte substantiel) que dans les hôpitaux (15 roupies, plus un simple rafraîchissement). Les bénévoles, qui vont dans les centres de la Croix-Rouge, ne touchent rien, mais reçoivent un jus de fruit d'une valeur d'une roupie et demie. Le rôle de la Croix-Rouge indienne ne cesse de s'accroître. À New Delhi, capitale fédérale de l'Union, par exemple, c'est la Société de la Croix-Rouge qui récolte le plus grand nombre de dons gratuits : ses collectes se font à partir de volontaires qui viennent soit spontanément au centre de transfusion (c'est la minorité, environ 1 700 unités pour 1992), soit se font prélever lors de collectes d'équipes mobiles (c'est la majorité : près de 2 700 unités pour la même année). Ces équipes mobiles vont dans les écoles, les collèges, les lycées, les organisations religieuses, sociales, politiques, industrielles ou même chez les militaires. En 1991, près de 350 équipes extérieures furent ainsi mises sur pied dont certaines dans des villes proches de New Delhi. Une troisième catégorie de bénévolat, la plus importante, est constituée par les dons dirigés (dus à des « donneurs de remplacement ») qui viennent à la banque offrir leur sang pour un parent, un ami, un collègue devant subir une intervention chirurgicale (près de 15 000 unités en 1992). La Croix-Rouge refuse toujours de payer les prélèvements. Bien entendu, quand les dons dirigés ne suffisent pas, le surplus est assuré par le stock prélevé sur les bénévoles anonymes, mais en aucun cas la Croix-Rouge ne fait appel à des professionnels. Ainsi, le centre de New Delhi fournit les hôpitaux et cliniques de la ville et de la périphérie, tant publics que privés. Il existe un libre échange de sang d'un service à l'autre, toujours par l'intermédiaire de la Croix-Rouge, ce qui permet de garder des stocks permanents de sécurité et d'éviter tout gaspillage. Tous ces donneurs sont testés pour les principaux marqueurs connus à ce jour. C'est ainsi que, sur 42 182 bénévoles nouveaux venus, 562 se sont révélés être HIV positifs (soit 1,3 %). Les fréquences de séropositivité peuvent d'ailleurs varier d'un endroit à l'autre. Toutefois, le virus HIV semble s'étendre actuellement, surtout par voie hétérosexuelle.

Les centres de la Croix-Rouge fournissent en outre quelques fractions simples : concentrés de globules rouges, suspensions riches en plaquettes, plasma frais congelé, cryoprécipités.

Dans ces établissements, le sang étant entièrement gratuit pour tous, la Croix-Rouge indienne doit, à l'instar de la Croix-Rouge américaine, assurer son propre budget avec des contributions bénévoles : les prélèvements, les analyses, les stockages, la distribution ont un coût qu'il faut couvrir. La Croix-Rouge indienne y est parvenue jusqu'à présent par ses propres moyens et espère pouvoir continuer dans cette voie. Secondée par d'autres organismes, favorables eux aussi au bénévolat, elle essaie de faire sortir le sang du circuit commercial, ce qui est aujourd'hui indispensable, eu égard les risques médicaux qu'implique ce système.

En 1972, la Société indienne d'immuno-hématologie fut créée, qui a beaucoup favorisé le bénévolat et permis d'augmenter le nombre de volontaires gratuits. Elle a lancé des programmes de recherche, coordonné au niveau national et régional les services à but non lucratif, et surveillé que les normes prescrites par les règlements soient respectées par tous les établissements de transfusion, quel que soit leur statut. Elle a obtenu enfin, en 1981, que le gouvernement central prépare un projet qui interdise le commerce des produits sanguins et impose le bénévolat. Ce projet a eu du mal à entrer en vigueur toutefois, de sérieux progrès en faveur du non-profit sont régulièrement enregistrés dans les grandes villes, là où l'opinion est plus sensible aux positions prises par les sociétés savantes. Par exemple, la Société indienne de transfusion sanguine a organisé quelques opérations publicitaires qui ont frappé l'opinion publique.

Bien qu'une loi de 1979 ait interdit l'exportation de produits sanguins sur l'ensemble de l'Union, il existe encore des centres privés de plasmaphérèse qui envoient frauduleusement leur récolte à l'étranger. Les trois centres commerciaux paient de 15 à 20 roupies par don, et le revendent de 70 à 180, selon le groupe. Or, ce sang est de mauvaise qualité (sujets sous-nutris, malades, sur-prélevés). Malgré ce fait connu de tous, la majorité des produits sanguins utilisés à Bangalore provient des professionnels, et seulement une faible minorité de bénévoles. Il est difficile d'évaluer l'importance de ce trafic clandestin vers l'étranger, précisément parce qu'il est clandestin et ne donne lieu à aucune statistique. Mais il paraît important, et se déroule avec l'accord plus ou moins tacite des pouvoirs locaux, qui voient là le moyen de faire entrer des devises fortes, ou encore avec la complicité de fonctionnaires, mal payés, et qui acceptent de fermer les yeux contre une commission non négligeable.

Népal

Longtemps, la transfusion népalaise fut purement artisanale et commerciale. Tous les matins, on voyait sur les marches du centre de transfusion assez vétuste de Katmandou, de pauvres hères venus vendre leur sang, attendant qu'on les appelle pour être saignés et payés. La situation fut profondément modifiée quand, avec l'appui de la famille royale, la Croix-Rouge népalaise (dont la sœur du roi était alors présidente) prit les choses en main, aidée par les Croix-Rouge danoise et australienne, afin de doter la transfusion sanguine d'un équipement moderne. Un Centre national fut construit à Katmandou, avec quelques agents chargés de recruter les donneurs, aidés par des assistants postés dans les différents districts (60 % des prélèvements viennent des équipes mobiles, la société népalaise étant encore très majoritairement agricole).

Le système du bénévolat, introduit et soutenu par la Croix-Rouge, coexiste avec le système commercial traditionnel. Le bénévolat fournissait un peu plus de la moitié des prélèvements en 1991 (54,7 %). Ce type de don tend à augmenter, alors que le secteur commercial diminue, au moins en valeur relative. En 1990-1991, la transfusion népalaise a récolté 30 218 unités (au total), ce qui est faible même pour un pays peu médicalisé et dont l'infrastructure sanitaire reste modeste. En 1992-1993, la Croix-Rouge finlandaise a fourni des trousses de dépistage HIV (le sang était déjà testé pour HBV). Au Centre national de transfusion sanguine de Katmandou, un fonctionnaire des relations publiques est chargé de l'information et du recrutement des donneurs. Au niveau des districts, ce sont des volontaires formés à Katmandou qui effectuent le même travail. Tout le sang collecté est maintenant testé pour la syphilis, le HBV, le HIV.

Pakistan

La transfusion au Pakistan actuel ne diffère pas beaucoup de celle de ses voisins, et présente donc de nombreuses insuffisances. Les deux systèmes (bénévole et payant) coexistent, mais la sécurité transfusionnelle est loin d'être la même pour tous. En effet, bien que la Constitution prévoie l'égalité de tous les citoyens, la société demeure en réalité divisée en castes.

L'hépatite B et l'hépatite C sont communes, le HIV est présent et il semble s'étendre. La fréquence de sujets séropositifs n'est pas exactement connue, et des cas de sida avérés (quelques centaines, dont la moitié paraît avoir une origine transfusionnelle) ont été signalés à ce jour.

Un effort est actuellement tenté, avec quelques résultats, pour développer le bénévolat ; on espère diminuer ainsi la probabilité de contamination, ce qui n'est pas certain. Le pays utilise 100 millions d'unités par an, dont la moitié est fournie par les donneurs payés, issus des couches les plus pauvres. Comme dans tous les pays où ce commerce existe, il arrive que les professionnels soient saignés 3 ou 4 fois par semaine. Le dépistage des séropositifs est très élémentaire et appliqué surtout au secteur commercial, plus riche, qui peut se procurer des réactifs de qualité payables en devises fortes, ce qui n'est guère possible pour les organismes qui ne font pas de profit. Ces derniers, pour diminuer leurs prix de revient et essayer de « tenir » face aux premiers, ont tendance à accepter tout le monde après un interrogatoire sommaire. Les 200 banques de sang ouvertes dans le pays sont gérées par des groupes très différents :

commerciaux, politiques, religieux, ethniques, neutres, bénévoles, ce qui rend la situation encore plus inextricable et toute mesure généralisée illusoire. Par exemple, le Croissant-Rouge pakistanais dispose d'une structure transfusionnelle pilote à Islamabad, uniquement réservée aux nécessiteux et entièrement gratuite.

En fait, aucune loi n'existe encore pour exiger un véritable contrôle tant des produits locaux que des produits importés. Une législation devrait être mise en place d'urgence et appliquée avec rigueur, afin d'encourager le bénévolat (à condition d'assurer une information et une publicité suffisantes) et de rendre obligatoires les tests de contrôle sur tous les échantillons de sang pour éliminer les porteurs de virus HBV, HCV et HIV. En outre, on devrait exiger une autorisation officielle pour ouvrir une banque de sang afin qu'elle s'engage à remplir un certain nombre de conditions et à subir des contrôles périodiques. Pour le moment, la transfusion s'effectue majoritairement dans des banques commerciales, à partir de donneurs rémunérés. Seul le Croissant-Rouge pakistanais a les moyens de faire progresser la transfusion sanguine du pays dans le domaine du bénévolat.

Sri Lanka

La transfusion y est placée sous la responsabilité gouvernementale mais dispose, comme en Inde, d'un budget limité et très insuffisant. Aussi a-t-on recours au circuit commercial pour combler un déficit chronique. Toutefois, une majorité des 200 000 prélèvements annuels provient de donneurs bénévoles. Le contrôle de qualité du sang délivré semble relativement bon.

Asie orientale

Chine

L'histoire complexe et agitée de la Chine explique le retard pris par la transfusion sanguine dans ce pays. Longtemps limitée aux hôpitaux militaires des concessions étrangères, la transfusion sanguine ne se développa que tardivement dans les plus grandes villes (Pékin, Nankin, Shanghai, Canton) entre les guerres et ne prit son essor qu'avec l'entrée de la Chine dans l'ère moderne, après le second conflit mondial, quand l'ordre fut enfin rétabli. À l'heure actuelle, trois institutions coopèrent à l'organisation de la transfusion sanguine, totalement étatisée (et placée sous tutelle du ministère de la Santé et des Universités).

1) Les centres de transfusion proprement dits. Ils assurent les collectes et contrôlent l'activité transfusionnelle au sens strict. Ils analysent les

unités prélevées et délivrent les produits. Étant donné l'étendue du pays et sa division traditionnelle en provinces administratives, c'est le centre régional (généralement implanté au chef-lieu de la province) qui constitue l'unité de référence de base. Il aide les centres locaux (presque toujours situés dans les hôpitaux) et coordonne leurs activités. Il existe quelques centres intégrés dans les grands hôpitaux qui jouissent d'une certaine autonomie vis-à-vis du centre régional. Il n'y a pas de centre national chinois, l'étendue du pays ne se prêtant pas à une telle structure. Toutefois, la fonction de contrôle général et de coordination interrégionale est assurée par une direction du ministère de la Santé publique.

2) Les centres de fractionnement. Ils fonctionnent presque toujours au contact (ou au sein) des instituts d'études biologiques, qui eux-mêmes dépendent des universités.

3) Les instituts de recherches hématologiques chinois. Ils appartiennent à l'Académie des sciences médicales et sont chargés de la recherche dans les techniques fondamentales. Un grand institut de recherche est installé à Pékin. C'est le seul organisme qui puisse être vraiment qualifié de national.

Il y aurait aujourd'hui de 12 à 15 centres de transfusion importants (régionaux ou des grands hôpitaux), 73 centres de fractionnement, 86 centres principaux de collecte et plusieurs centaines d'établissements assurant le dépôt des produits sanguins et leur distribution. On compterait en outre une dizaine de centres de recherche sur les produits sanguins implantés dans les principales régions, relativement indépendants du centre national évoqué plus haut. 70 unités pratiquent les plasmaphérèses et auraient récolté près de 276 000 litres de plasma en 1990. Étant donné le découpage administratif du pays en régions autonomes, il n'est pas aisé de disposer de statistiques nationales précises.

Fondée en 1904, la Croix-Rouge chinoise a été déclarée ensuite « au service du peuple » et se réunit en congrès périodiques chargés de planifier son action. Elle compte aujourd'hui plus de 5 millions de membres, dont 600 000 à 700 000 sont des jeunes. Elle tend à développer ses relations internationales, et a construit, avec l'aide du Japon, de l'Allemagne, de l'Australie et de la Suède, un nouvel immeuble administratif, inauguré en septembre 1986. Son budget est constitué par des cotisations souvent collectives : unités de travail, municipalités, provinces, et par l'État (ministère de la Santé publique), au moins pour des actions bien précises. Les cotisations individuelles sont rares. La Croix-Rouge chinoise est chargée non seulement de la propagande en faveur du don bénévole et du recrutement des donneurs, mais aussi de la coordination des établissements de transfusion sanguine, et de la formation du personnel.

Longtemps, les donneurs ont touché une indemnité « légale » qui, même faible, n'était pas négligeable dans un pays où les salaires sont très bas. Aujourd'hui, on tend au bénévolat, néanmoins lent à s'instaurer (à Pékin, par exemple, il y avait en 1981 8 800 donneurs payés contre seulement 3 000 en 1985). L'indemnité est passée de 5 à 52 yuans. Des journées du sang sont organisées, mais on se heurte à des obstacles culturels. En 1984, Pékin comptait à peine 19 bénévoles, 141 en 1985, 1 093 en 1986. Aujourd'hui, on note encore des chiffres assez faibles, mais qui tendent à augmenter de façon significative.

La municipalité fixe des quotas pour toutes les institutions. On possède peu d'informations sur chaque région. Le centre régional de Pékin, situé au nord de la ville dans des locaux construits en 1962 et maintenant trop petits, traiterait plus de 150 000 unités par an (le reste étant fourni par les CTS des hôpitaux). On utilise du matériel en plastique fabriqué dans le pays (une grande usine existe, entre autres, à Tianjin, anciennement T'ien-tsin). À Shanghai, première ville industrielle, le centre régional collecterait plus de 200 000 unités (soit environ 1,5 % de la population), ce qui ne suffit pas à couvrir les besoins. Le quart de ce volume est destiné au fractionnement. Les donneurs se présentent jusqu'à 4 fois par an. On leur prélève 200 cc lors de la première séance et 400 cc lors des séances suivantes. Les Chinois font un gros effort pour parvenir à l'autosuffisance. Ils ont importé des fractions (surtout des USA) jusqu'en 1985. À l'heure actuelle, 8 villes sont pourvues de centres de plasmaphérèse prélevant plus de 300 000 litres par an, ce qui est relativement peu. Ils fabriquent leurs réactifs de groupage mais commencent seulement à dépister le sida (longtemps considéré, à tort, comme absent du pays). Il y serait entré par les ports et aurait été diffusé par la voie de la prostitution, qui tend à se développer, surtout dans les grandes villes et les zones touristiques. On prépare aussi des fractions à partir du placenta (selon la technique Mérieux). Plus de 20 millions de placentas seraient traités annuellement. Enfin, on commence à pratiquer l'autotransfusion. On effectue aussi la récupération du sang peropératoire (en cours d'intervention) dont nous avons déjà indiqué les contraintes. Les hôpitaux de l'armée ont leurs propres services. Parmi les pays étrangers, c'est surtout le Japon qui s'intéresse à la transfusion sanguine chinoise.

Hong Kong

La situation actuelle de la transfusion dans l'ancienne colonie britannique doit être citée en exemple.

À l'origine, elle fut assurée uniquement par des donneurs rétribués, mais le bénévolat finit par s'imposer au cours des dernières décennies grâce à l'action vigoureuse de la Croix-Rouge, qui a créé un service très moderne, recourant uniquement à des volontaires non payés. Ce service, maintenant officialisé par le gouvernement, seul habilité à gérer la transfusion sanguine, est d'excellente qualité.

Depuis ce basculement du professionnalisme vers le bénévolat, soutenu par les grands médias, et en particulier la télévision, le nombre des donneurs s'est régulièrement accru. Cela montre qu'une publicité bien conduite, tenant compte des cultures indigènes, est efficace.

En 1993, quelque 175 000 unités furent collectées, provenant de plus de 125 000 donneurs dont le quart environ se présentaient pour la première fois. Le service a mis sur pied 7 centres de collectes fixes, répartis dans les différents districts du territoire et implantés près des lieux où se trouvent le plus grand nombre de donneurs confirmés ou potentiels. De plus, le centre de la Croix-Rouge possède 7 camions de prélèvement climatisés, dotés chacun d'une capacité de 16 lits et qui viennent au-devant des donneurs. En outre, quatre équipes spécialisées vont régulièrement visiter les écoles, collèges, clubs, bureaux, usines, etc. C'est ainsi que, en 1993, 920 séances mobiles furent réalisées. Le territoire de Hong Kong assure maintenant son autosuffisance sur les échantillons prélevés 30 % sont transfusés sous forme de sang total et 70 % préparés en fractions. En 1980, une convention a été signée entre le centre de transfusion de la Croix-Rouge de Hong Kong et le Commonwealth Serum Laboratory de Melbourne. Ce dernier fractionne le plasma collecté à Hong Kong. En 1993, plus de 13 000 litres de plasma furent ainsi expédiés en Australie, qui renvoya à Hong Kong du facteur super VIII hautement purifié, de l'albumine, de la prothrombine, etc.

La sécurité transfusionnelle est assurée autant que faire se peut par un interrogatoire poussé des donneurs, pratiqué en tête à tête, afin d'éliminer les sujets à risque. Ensuite, si le volontaire est admis à offrir son sang, une série d'examens biologiques est réalisée, qui s'assure de l'innocuité de l'échantillon prélevé. La recherche du virus HIV a été appliquée d'une façon systématique à partir du mois d'août 1985. Si l'on fait le total cumulé jusqu'en décembre 1993, plus de 1 350 000 tests ont été pratiqués (après que l'interrogatoire eut éliminé les sujets à risque). Sur ce nombre, 29 donneurs HIV positifs (soit 0,021 ‰) ont été décelés. Depuis 1989, on recherche à la fois HIV1 et HIV2. En revanche, le HBV est bien plus fréquent, puisque 6,7 % des donneurs portent l'antigène de surface HB1-Ag. Les HCV positifs, testés par les méthodes de deuxième génération, sont plus rares : en 1991, 0,4 % des donneurs furent trouvés positifs. Depuis 1989, on effectue aussi de façon systématique la recherche du taux des transaminases (ALAT) pour réduire encore la possibilité de transmission des hépatites virales qui n'auraient pas été décelées au laboratoire, en particulier les hépatites C. La syphilis a été rencontrée chez 6,7 % des individus. Enfin, l'anticytomégalovirus, dont la recherche systématique a débuté en mars 1992, est très fréquent, puisqu'on le décèle chez 85 % des donneurs. Les 15 % négatifs seront réservés aux patients soumis à un traitement immunodépresseur et qui doivent être transfusés.

Par ailleurs, le laboratoire participe à la mise au point de nouveaux programmes visant à accroître encore la sécurité transfusionnelle. Pour cela, il travaille en relation étroite avec le Center for Disease Control d'Atlanta (CDC) aux USA, le United Kingdom External Quality Assessment Scheme for Microbiology, Colindale, la Société de la Croix-Rouge australienne à Sydney, etc.

Enfin, le centre de transfusion de Hong Kong sert de laboratoire de référence pour les services d'immuno-hématologie et les banques de sang implantés dans les hôpitaux et cliniques du territoire. Tous les problèmes qui surviennent çà et là sont aussitôt mis à l'étude, et la réponse est communiquée par un appel téléphonique accompagné d'un rapport écrit. Il s'agit surtout de sujets présentant des antigènes de fréquence élevée ou au contraire de patients porteurs de mélanges d'anticorps nombreux et à spécificités multiples : dans les deux cas, il est difficile de trouver des donneurs compatibles. Cela pose des problèmes graves lorsqu'il s'agit de transfusion d'urgence. Aussi, depuis 1986, le centre de transfusion de Hong Kong a mis sur pied le Red Cell Cryopreservation Programm, qui consiste à conserver, sous forme congelée, des hématies de phénotypes rares, ce qui permet d'intervenir rapidement en cas de besoin.

C'est en outre le centre de transfusion de Hong Kong qui assure l'enseignement et le recyclage permanent de tout le personnel (médecins, techniciens, infirmières, propagandistes-recruteurs) collaborant à son activité. Ici encore, les contraintes sont d'ordre financier.

Le cas de Hong Kong est exemplaire et montre comment on peut transformer en quelques années, grâce à une action bien suivie, un système commercial en une organisation excluant tout profit.

Japon

Pays de haute technologie et à l'industrie puissante, le Japon a longtemps accepté le commerce du sang. Mais en 1964, transfusé à l'hôpital universitaire de Tokyo, l'ambassadeur des USA, Reichsaner, contracta une hépatite virale dont il faillit ne pas se relever. Cet accident suscita un véritable scandale, qui amena le gouvernement à interdire la commercialisation des produits sanguins dans tout l'archipel. Désormais, les Japonais allaient être uniquement donneurs bénévoles. En trente ans (de 1964 à 1994), leur nombre a été multiplié par 130, passant de 70 000 à presque 10 millions. On voit ici le rôle d'une bonne information chez un peuple discipliné et à forte intégration sociale. Dans ce mouvement, la Croix-Rouge a joué un rôle considérable : dès 1974, l'essentiel des besoins était couvert.

On fait de la publicité pour que chaque don dépasse 200 cc (chiffre habituel en Extrême-Orient, mais bien inférieur aux normes occidentales, qui varient de 350 à 400 cc). Aujourd'hui, les Japonais sont bien nourris : leur taille a augmenté en moyenne de 10 centimètres en moins d'un siècle et leur poids de 10 kilos. Aussi, rien ne justifie qu'ils se considèrent comme des « petites natures » et s'en tiennent à des dons réduits. La fierté nationale s'en mêlant, dès 1986, à Tokyo, 70 % des donneurs avaient accepté de doubler la prise, contre 2 % à 5 % dans les autres régions. Cette pratique tend à se généraliser, mais le Japon est le seul pays d'Extrême-Orient à avoir adopté les normes européennes.

La Croix-Rouge poursuit son travail de propagande avec succès. Ceci est d'autant plus remarquable que la tradition japonaise, essentiellement fondée sur le culte des ancêtres et les liens familiaux, ignorait pratiquement l'altruisme au sens occidental du terme, le don gratuit et, surtout, l'anonymat. Il a fallu créer un nouveau système de valeurs, introduire de nouvelles « pesanteurs sociologiques », avant de se lancer dans cette campagne (à laquelle participèrent l'empereur et sa famille). Le résultat de cette action concertée fut largement positif.

Actuellement, la Croix-Rouge japonaise est seule autorisée à prélever du sang dans l'archipel. Elle anime environ 77 centres de transfusion et 75 centres de collectes (répartis surtout dans les zones urbaines), avec des équipes mobiles (près de 400) qui vont aussi prospecter la campagne, qui sont pourvues de près de 2 000 machines à pratiquer les plasmaphérèses. Aujourd'hui, le Japon a dû dépasser le cap des 10 millions de donneurs, dont la moitié environ selon les normes internationales, l'autre moitié hésitant encore à dépasser un don de 200 cc. 11 % acceptent une plasmaphérèse. Par ailleurs, la Croix-Rouge japonaise a été chargée de produire du facteur VIII de façon à atteindre l'autosuffisance dans ce domaine comme dans les autres. Il est certain que la menace de l'introduction massive des virus HIV par des produits importés a dû accélérer ce mouvement, mais des subventions gouvernementales ont aussi beaucoup aidé, en particulier pour construire de nouveaux centres de fractionnement qui fabriquent, sous licence, des produits non contaminants.

En fait, la consommation (surtout des fractions plasmatiques) a augmenté plus vite que les dons et le Japon n'atteint pas aujourd'hui l'autosuffisance. Il importe des produits finis (albumine, immunoglobulines, etc.). Cette augmentation tient à une meilleure qualité des soins (utilisation massive de l'albumine par exemple dans les cancers, les cirrhoses du foie, la chirurgie gastro-intestinale, etc.) mais aussi à l'allongement de l'espérance de vie, qui multiplie les maladies gériatriques. Cette carence survient malgré un taux de donneurs particulièrement élevé (de l'ordre de 7 % de la population, ce qui représente l'un des chiffres les plus hauts du monde). Le Japon importe aussi, avec l'autorisation du gouvernement, du plasma étranger (3,5 millions de litres par an, provenant surtout des USA) pour en tirer des fractions (Green Cross, Nippon Seihyaku,

Kaketsken, Fujirabio). Toutefois, ces fractions ne peuvent être vendues au Japon qu'en cas de besoin. Normalement, elles sont destinées à l'exportation, ce qui permet aux firmes du Soleil-Levant de revendre aux étrangers des fractions stables à forte valeur ajoutée, fabriquées à partir de produits importés. Comme ce sont les mêmes médecins qui prescrivent et vendent eux-mêmes des dérivés du sang, il doit exister une surconsommation, en particulier pour l'albumine.

Macao

La transfusion sanguine de Macao a longtemps présenté de grands retards, mais est maintenant en voie de rattrapage. Localisé à l'origine dans deux hôpitaux (l'hôpital chinois et l'hôpital portugais), un service de transfusion sanguine unique vient d'être organisé[1]. Au début, les donneurs étaient payés : de 200 à 300 francs par prélèvement, ce qui était considérable, comme dans la plupart des pays d'Asie qui furent colonies catholiques. Par la suite, on s'est efforcé de retirer le sang du circuit commercial, en suivant le modèle de Hong Kong. Pendant une période intermédiaire, un système mixte a prévalu, beaucoup de dons bénévoles étant dirigés en faveur d'un patient nommément désigné (parent, ami, etc.) ; mais tous les besoins n'étant pas entièrement couverts, un marché du sang plus ou moins clandestin existait encore il y a peu.

À l'heure actuelle, le don du sang est, du moins en théorie, entièrement bénévole et gratuit. Signalons le succès important remporté par l'autotransfusion dans les deux hôpitaux généraux qui, depuis 1989, la préconisent de préférence aux autres méthodes, à condition d'un consentement écrit de leurs patients. Le don du sang préopératoire destiné à l'autotransfusion est géré par le centre de transfusion du territoire (400 000 habitants environ d'origine chinoise), avec une population « flottante » variant de 30 000 à 40 000 sujets : voyageurs, visiteurs, hommes d'affaires, touristes, plus un petit groupe de fonctionnaires portugais n'excédant pas le millier. Si le sang autologue ne suffit pas en cours d'intervention, on a recours à du sang homologue rigoureusement contrôlé. Au contraire, si une partie du sang autologue n'est pas utilisé, elle est reprise par le centre de transfusion, qui s'en sert uniquement lorsque toutes les normes de sécurité ont été contrôlées. Si le mouvement actuel se poursuit, il est probable que tout le sang de Macao sera, comme à Hong Kong, le produit du bénévolat.

Le nouveau centre de transfusion, implanté dans ses locaux propres, en dehors de tout territoire hospitalier, et destiné à fournir du sang à l'en-

---

1. Pour plus de détails, voir *Implantation d'un centre de transfusion sanguine à Macao. Problèmes pratiques et d'ordre socioculturel posés par le projet*, par François Hibou, thèse de doctorat en médecine, faculté de médecine de Paris-Sud, le 21 mai 1986.

semble du territoire, a été inauguré le 27 février 1988[1]. Il prélève sur place mais dispose aussi d'équipes mobiles. Les quatre premiers mois suivant son ouverture, un peu moins de 500 bénévoles s'étaient présentés ; moyenne d'âge : 30 ans pour les hommes, 28 ans pour les femmes, ces dernières venant donner leur sang surtout au centre même alors que les hommes préfèrent les équipes mobiles, les deux sexes fournissant des effectifs équivalents. Près de 60 % étaient originaires de Macao. Les autres étaient d'origine chinoise ou portugaise. Le nombre des sujets Rh⁻ est très faible et toujours situé au-dessous de 1 % (pour les Asiatiques non métissés). Le centre fournit du sang total, des purées globulaires, des concentrés plaquettaires, du plasma frais congelé. Les fractions sont importées. Les maladies transmissibles les plus fréquentes sont les hépatites B (11 % environ des sujets sont Ag HBs positifs), la syphilis (moins de 1 %). Le sida est présent mais semble encore assez rare. Par ailleurs, des réunions de sensibilisation ont été organisées dans la police, la douane, chez les pompiers, au quartier général, chez les marins, dans les écoles, les exposés étant traduits simultanément en cantonais.

Mongolie

Dans ce pays rural peuplé essentiellement de pasteurs nomades, la transfusion sanguine (comme d'ailleurs toute l'infrastructure médicale) est restée longtemps sous-développée. Aujourd'hui, elle est directement sous l'autorité du ministre de la Santé et dispose d'un centre national, à Oulan-Bator, qui prépare sang et dérivés pour les hôpitaux. Le reste de cet immense pays est desservi par 23 centres de district qui approvisionnent en sang et produits sanguins les 26 hôpitaux des principales agglomérations. Mais le débit est faible et ne dépasserait pas 4 000 litres de sang (soit entre 12 000 et 15 000 prélèvements).

Taiwan

Le pays possède 5 centres de transfusion et 12 postes de collecte. Le don du sang y est strictement gratuit. En 1990, on avait prélevé près d'un million d'unités (exactement 942 771 selon les statistiques officielles), ce qui représente un pourcentage assez élevé par rapport à la population (4,66 %). Le sang récolté est testé de façon rigoureuse pour toutes les maladies transmissibles et la plus grande partie (75 % ou plus) est destinée au fractionnement. La transfusion sanguine taiwanaise a indiscutablement profité des rapports privilégiés entretenus par l'île avec les États-Unis. D'où son avance indiscutable sur la transfusion du continent.

---

1. L'un de nous a contribué à dresser, avec les autorités portugaises, les plans de ce premier centre de transfusion, en août 1960. Il aura donc fallu 28 ans pour le réaliser.

Asie du Sud-Est

Brunei

Toute la transfusion y est concentrée dans deux centres situés dans deux principaux hôpitaux, et est dirigée par de bons spécialistes. Seul le don bénévole est autorisé, sur le modèle anglais. Le sang et ses dérivés sont entièrement gratuits, comme d'ailleurs tous les services de santé, l'État étant assez riche pour en assumer la charge. La présence de thalassémies exige un nombre de transfusions relativement élevé compte tenu de la faiblesse du peuplement. On ne connaît pas exactement le nombre de prélèvements annuels.

Cambodge

Selon Damien Personnaz[1], les besoins en sang du Cambodge sont énormes, notamment du fait des séquelles de la guerre, qui risquent de se manifester longtemps encore. Les organismes transfusionnels, rares, sont encore loin de pouvoir répondre à toutes les demandes. Car celles-ci sont multiples, et l'approvisionnement demeure faible. On manque de donneurs. Encore sous le choc des derniers événements, beaucoup vivent dans une crainte irrationnelle et permanente.

Jusqu'en 1982, le sang était collecté par la Croix-Rouge internationale, aidée par les Croix-Rouge des pays de l'Union européenne (il n'existait pas de Croix-Rouge cambodgienne). Ce groupe prit l'initiative de créer dans la capitale un centre national de transfusion sanguine. Un gros effort a été fait pour en assurer le ravitaillement. Ce centre fut mis directement sous l'autorité du ministre de la Santé (organisation sans doute calquée sur le système vietnamien, à cette époque très influent dans le pays). En 1990, la Croix-Rouge cambodgienne, qui avait été organisée entre-temps, fut chargée de la gestion et du fonctionnement du centre national. Le bâtiment, construit par les Français en 1950, fut entièrement rénové et occupé par du personnel ayant reçu une bonne formation. Ces dernières années, le service collectait de 300 à 400 unités par mois, que l'on répartissait dans les hôpitaux de la capitale. Ce nombre a maintenant tendance à augmenter. Trois autres centres, d'importance moindre, ont été fixés en province, outre quelques postes destinés à couvrir leur territoire (l'un d'eux a été construit avec l'aide des Croix-Rouge australienne, américaine, japonaise et de la CEE dans le camp des réfugiés de Kao-I-Dang).

---

1. Damien Personnaz, « Signes d'espoir pour la transfusion sanguine au Cambodge », *Transfus. internat.*, 1992, 58, 2.

La sécurité transfusionnelle est toute relative et exige une surveillance particulièrement stricte. Le sang des Cambodgiens est souvent contaminé au même taux ou presque que celui des Vietnamiens : 12 % des échantillons recueillis sont HBV positifs, autant doivent porter aussi le HCV et l'on compte 5 % de syphilitiques. On ignore la fréquence des porteurs de HIV, aucune statistique fiable n'ayant encore été publiée. Mais le virus existe à coup sûr : la Thaïlande, très contaminée, est toute proche, et l'on a décrit au Cambodge même des cas de sida cliniques indiscutables.

Jusqu'à présent, les donneurs étaient payés, et certains, qui auraient pu être bénévoles, refusaient de s'inclure dans un système considéré (parfois à tort) comme commercial. Une enquête menée en 1992 par le CNTS du Cambodge montre l'ignorance des indigènes sur les bienfaits et souvent la nécessité d'une transfusion. Une grande campagne en faveur du don du sang a été entreprise grâce à l'aide du comité international de la Croix-Rouge. Elle semble avoir été bien accueillie, si l'on en juge par les premiers résultats. Deux membres du comité international sont restés sur place et ont ouvert un registre d'inscription pour les donneurs bénévoles non rémunérés. Parmi ceux qui sont venus s'inscrire, on compte un tiers d'étudiants (peut-être plus sensibilisés aux problèmes actuels, du fait de leur éducation). Soulignons que dans les pays bouddhistes il n'existe aucun problème culturel vis-à-vis de la transfusion, le bouddhisme n'ayant jamais prohibé ni le don ni l'injection de sang.

Le budget annuel du CNTS de Phnom Penh est d'environ 200 000 dollars par an. Il a été couvert, pour sa plus grande partie, par le comité international de la Croix-Rouge de Genève aux termes d'un contrat qui l'engageait à assurer les frais de fonctionnement de la transfusion cambodgienne, mais seulement pour une durée de deux ans. Or, au moment où cet ouvrage est publié, ce contrat arrive à expiration. Qui prendra le relais ? Une ONG[1] ? Un organisme privé national (il n'en existe aucun au Cambodge qui en soit capable) ou l'État (qui n'a pas d'argent) ?

On délivre en moyenne 75 % de sang total (intervention antihémorragique) ; 14 % de concentrés globulaires (contre toutes sortes d'anémie : congénitales, parasitaires, carentielles ou autres) ; 10 % de plasma frais et

---

1. Les ONG sont des organisations non gouvernementales qui peuvent agir en toute liberté, à condition toutefois d'obtenir l'accord, au moins tacite, des pays où se déroulent leurs interventions (par exemple : Amnesty International, Médecins du Monde, Médecins sans frontières, Pharmaciens sans frontières, Croix-Rouge, Secours catholique, Secours populaire, Armée du Salut, Comité contre la Faim, etc.). Mais ces organismes interviennent généralement par des actions urgentes et brèves. Ils répugnent à s'engager au long cours sur un même projet, ce qui risquerait de diminuer leur liberté d'action et donc leur efficacité. Toutefois, certains, tel Amnesty International, procèdent à des enquêtes périodiques.

1 % de plasma conservé. Compte tenu de l'état du pays et de ses besoins en produits sanguins, la mise sur pied d'un service de transfusion national moderne capable de rayonner sur l'ensemble du Cambodge exigera beaucoup d'aide et d'efforts – mais aussi un retour au calme et à la stabilité politique qui sont encore loin d'être acquis.

Corée du Sud

En 1981, le gouvernement de ce pays a exigé le bénévolat et placé la transfusion sanguine dans les mains exclusives de la Croix-Rouge (loi-programme). Depuis lors, la transfusion a connu un développement rapide. En 1983, le nombre d'unités collectées chez les bénévoles était de 607 273, pour atteindre 1 154 241 en 1990. Ainsi, le pourcentage des dons, qui correspondait à 1,4 % de la population en 1983, passait à 2,7 % en 1990. Bien que cette progression soit très encourageante, elle ne paraît pas encore suffisante pour combler tous les besoins du pays, ce qui explique l'existence semi-clandestine d'un secteur commercial d'appoint.

Quant à la *Corée du Nord*, qui demeure encore assez fermée à l'influence occidentale, on a peu de renseignements sur son organisation transfusionnelle.

Indonésie

Les conditions géographiques et démographiques qui sont celles de l'Indonésie posent de sérieux problèmes pour organiser la transfusion sanguine dans un ensemble aussi dispersé qu'étendu. Le pays est couvert d'un vaste réseau sanitaire : les hôpitaux, au nombre d'un millier (sans compter les léproseries et les services psychiatriques), rassemblent plus de 100 000 lits, et se classent en 4 catégories.

Les hôpitaux de première catégorie (A) sont « nationaux », et pourvus de tous les services : ils servent de centres de référence. Les hôpitaux de deuxième catégorie (B) sont régionaux, généraux, et constituent les centres de référence pour une zone assez large. Les hôpitaux de troisième catégorie (C) sont « de district » et doivent avoir au moins 4 services spécialisés (obstétrique, gynécologie, chirurgie, médecine interne, pédiatrie). Les hôpitaux de quatrième catégorie (D) (secondaires de district) ont au moins un service spécialisé. Beaucoup (surtout dans le type C) sont gérés par la Croix-Rouge. Les trois premiers, A, B, C, qui pratiquent toujours la chirurgie, sont nécessairement affiliés à un centre de transfusion.

La Croix-Rouge indonésienne a inauguré en 1969 son premier programme national du sang. À cette époque, il existait seulement 10 services de transfusion, situés presque tous dans l'île de Java. Peu à peu, il fallut multiplier les services, disséminés désormais dans les principales îles. Ceci a posé d'énormes problèmes d'équipement et de formation des techniciens. Aujourd'hui, il existe quelque 125 sections de transfusion sanguine réparties sur tout le territoire indonésien. En 1980, le gouvernement de Jakarta a confié de façon exclusive à la Croix-Rouge la charge de la transfusion du pays. C'est intentionnellement que les 125 sections ont été organisées en dehors des hôpitaux. Chacune d'elles a une vocation régionale et dessert l'ensemble des établissements de soins de son territoire, tant pour le sang que pour les fractions. Seule la Croix-Rouge peut collecter et tous les donneurs sont obligatoirement des bénévoles (toutefois l'armée a ses propres centres, ainsi que l'Oil Company Hospital, ce qui représente moins de 5 % du débit). Le commerce des produits sanguins est rigoureusement prohibé, et toute importation ou exportation ne peut se faire qu'en cas d'urgence et doit recevoir d'abord l'approbation de la Croix-Rouge. Le nombre de prélèvements annuels, assurés par les comités, a beaucoup augmenté au cours des deux dernières décennies et dépasserait maintenant le million, ce qui représente sans doute plus de 700 000 donneurs volontaires[1] : chiffre encore faible (moins de 1 % de la population). Parmi eux, 86 % sont de vrais bénévoles et 14 % viennent des familiers du malade (don dirigé). La Croix-Rouge fait un peu payer les receveurs qui en ont la possibilité (c'est le seul moyen d'assurer son budget, car il ne reçoit rien de l'État, sauf pour l'équipement des services, le lancement de nouveaux programmes et la prise en charge de quelques agents, et la subvention gouvernementale est longtemps restée la même et n'a pas suivi l'érosion monétaire).

Les besoins en sang total sont presque couverts, mais pas ceux en dérivés. Du plasma est envoyé en Australie pour être fractionné, mais cela ne suffit pas, et la Croix-Rouge de Hollande (ancienne puissance coloniale) fournit un certain nombre de dérivés à prix coûtant. On a décidé de construire une usine de fractionnement pouvant traiter plus de 200 litres de plasma par semaine, soit environ 10 000 litres par an. Les hémophiles connus reçoivent des cryoprécipités (3 000 unités produites en 1984, bien plus aujourd'hui). Les donneurs de sang sont, pour 4 % à 5 %, porteurs de l'antigène de l'hépatite B : mais le dépistage ne s'effectue que depuis 1984, ce qui amène à éliminer un certain nombre de bénévoles, d'où la nécessité de campagnes de propagande. D'autres sont atteints de l'hépatite C, qui paraît tout aussi fréquente, bien que des chiffres tout à fait fiables manquent encore. Le virus HIV est venu des pays voisins, dont certains sont très infectés (Philippines, Thaïlande). Il est en train de pénétrer rapidement en Indonésie. Sa présence a été d'abord décelée dans les

---

1. À l'heure actuelle, l'Indonésie possède la plus importante association de donneurs de sang du monde, avec un million de nouveaux inscrits.

grandes villes et surtout les ports. Sa fréquence est encore difficile à chiffrer. Des propositions ont été faites au gouvernement indonésien par les responsables de la Croix-Rouge, pour tenter d'améliorer la situation, mais elles semblent avoir eu, pour le moment, des résultats limités. Par ailleurs, l'étendue et la dispersion de l'archipel doivent amener à implanter un peu partout des services capables de fournir localement des produits labiles (concentrés plaquettaires par exemple) qui ne sont pas transportables sur de grandes distances et dont la congélation n'est pratiquée que dans les pays relativement avancés. L'albumine est importée, ainsi que le fibrinogène et les immunoglobulines.

Fortement influencée par l'état d'esprit de la transfusion sanguine hollandaise (qui fut et demeure l'une des premières d'Europe tant par sa technologie que par la précocité de la mise en place du bénévolat), l'organisation indonésienne peut être citée en exemple, au moins pour cette région du monde. L'Indonésie constitue, en quelque sorte, le contretype transfusionnel des Philippines. Un nouvel effort de recrutement de donneurs a été entrepris depuis quelques années sur l'ensemble du pays (sauf à Jakarta). Cette action s'est faite à partir d'une organisation autonome créée à cet effet mais agissant en étroite collaboration avec la Croix-Rouge.

La quantité prélevée pour chaque donneur n'excède pas 250 cc. Les équipes mobiles allant récolter sur les lieux de travail procurent la majorité des unités (60 % à Jakarta). Après analyse au laboratoire, environ 4 % des prises sont éliminées (surtout HIV positifs, ou syphilis). Les populations des villes (sans doute mieux éduquées) donnent plus facilement que celles des campagnes.

Un programme intensif de formation pour techniciens a été mis sur pied (269 heures de cours le matin, les travaux pratiques ayant lieu en laboratoire l'après-midi). Chaque promotion comprend de 50 à 60 élèves choisis par la Croix-Rouge parmi les bons élèves sortant du secondaire. C'est ainsi qu'entre l'année 1971, où fut mis en place ce système, et 1991, 24 sessions ont été assurées qui permirent d'éduquer plus d'un millier de techniciens.

Pour les médecins qui veulent se perfectionner en transfusion, des stages sont organisés, toujours par la Croix-Rouge. Mais les meilleurs spécialistes sont envoyés en formation dans les pays étrangers : Hollande, Australie, Japon, ou encore USA, grâce à des bourses diverses (Croix-Rouge, Organisation mondiale de la santé, etc.).

Laos

C'est la République socialiste qui créa la première structure transfusionnelle sur la base du volontariat non rémunéré. Mais devant l'insuffisance de matière première, les donneurs professionnels furent encore admis. Au début, la transfusion sanguine nationale laotienne dépendait entièrement du ministère de la Santé publique de Vientiane. Finalement, en 1990, la responsabilité en fut transférée à la Croix-Rouge laotienne. Le pays collecte encore peu de sang (environ 4 000 unités par an) et uniquement dans les villes, la moitié environ venant de donneurs payés. Quoique le Laos ait été moins traumatisé par les événements récents que ses voisins, le sang prélevé n'est pas suffisant pour couvrir tous les besoins. Ici encore existent des projets de développement transfusionnels non encore réalisés, et qui risquent de ne pas l'être avant un temps assez long.

Malaysia

La transfusion sanguine malaise a fortement subi l'influence culturelle du colonisateur anglais. Elle débuta dans les années 1950, quand furent dressées les premières listes de donneurs payés. En 1955, une banque de sang (la Selangor Blood Bank) fut organisée par un membre de la Croix-Rouge britannique. Elle était très modeste au début, et fonctionnait seulement le mercredi, de 15 heures à 18 heures 30, prélevant en moyenne 25 donneurs par séance (avec un maximum de 44). La police, l'armée, l'administration envoyaient des volontaires. On parvenait à couvrir ainsi les premiers besoins. Par la suite, avec l'appui de la jeune chambre de commerce (Junior Chamber of Commerce), on se mit à recruter des donneurs un peu partout et à lancer des équipes mobiles, mais on manquait d'argent pour acheter des véhicules. En 1958, le centre de transfusion de l'hôpital général de la capitale, Kuala Lumpur, devint autonome ; il était placé sous l'autorité d'un médecin à temps partiel et animé par un surveillant-administrateur pris en charge par le ministère de la Santé. Trois ans plus tard, en 1961, le service avait pris de l'importance et comptait un médecin, un assistant, deux techniciens, deux infirmiers, tous à temps plein. En 1970, le nombre d'unités collectées atteignit 5 803. En 1972, le service national de transfusion sanguine fut organisé par la direction générale de la Santé.

Aujourd'hui, toute l'activité transfusionnelle est placée sous l'autorité du gouvernement et demeure non commerciale. Elle est contrôlée par les hôpitaux. Sur les 60 hôpitaux de la péninsule (et les 32 de la Malaysia orientale), 13 sont dotés d'un centre régional de transfusion, la plupart des autres disposant de centres locaux. Il existe en tout 104 établissements de transfusion, tous reliés à un hôpital, y compris les centres de dépôt et de distribution. En 1973, on ouvrit un Centre national de transfusion sanguine à l'hôpital général de Kuala Lumpur. Il s'ajoutait au centre déjà existant dans cet hôpital (2 500 lits) et le servait en priorité, mais coordonnait et contrôlait aussi l'activité transfusionnelle de tout le pays, ainsi que celle des services d'hématologie (il jouait donc le rôle de laboratoire de référence et assurait l'enseignement). Cette organisation s'est révélée très efficace. Des médecins transfuseurs ont été formés, puis répartis un peu partout. En 1985 a été mis sur pied un projet de rénovation, de modernisation et d'agrandissement du CNTS (inscrit au IVe plan). Ce service doit comprendre plus de 135 agents dont au moins 12 médecins.

Rapidement, l'organisation de la transfusion sanguine sur le plan national fut entièrement vouée au bénévolat, appliqué par la plupart des services. (On avait des donneurs rétribués uniquement au début.) Le bénévolat a été généralisé en 1979, lors du premier séminaire national de transfusion. Le but fixé est :

– d'atteindre un taux de donneurs bénévoles de 10 % d'adultes dans les zones urbaines, et de 2 % en moyenne dans toutes les régions (norme, rappelons-le, recommandée par l'OMS). À l'hôpital universitaire de Kuala Lumpur (850 lits), on compte de 3 % à 4 % de donneurs parmi le personnel et les étudiants ;

– d'assurer la coordination des prélèvements et les échanges inter-centres, afin d'éviter tout gaspillage et d'optimiser les ressources en sang du pays. Mais le résultat prévu n'est pas encore atteint : récemment, certains hôpitaux, en dehors de la capitale, avaient des excédents de plasma que Kuala Lumpur ne pouvait absorber. Les équipes mobiles ont été mises en place afin de récolter le sang sur le lieu de travail. Aujourd'hui, les derniers donneurs professionnels sont en voie de disparition. Parmi les bénévoles, une majorité vient régulièrement, mais 35 % sont des amis ou des parents du malade.

Les décisions ont été appliquées : alors que l'on avait obtenu 95 000 unités en 1978, le chiffre était monté à 127 869 en 1982, à 131 650 en 1983, ce qui représentait déjà 1 % de la population, soit la moitié du but à atteindre. Il était de 152 121 en 1991, et n'a cessé de croître depuis. On estime les besoins à quelque 200 000 unités par an, pour les 30 000 lits des hôpitaux gouvernementaux. En fait, pour pouvoir aborder la chirurgie à cœur ouvert, par exemple, et disposer d'une zone de sécurité et d'une réserve de fractions, il faudrait environ 300 000 dons annuels : chiffre visé au cours des prochaines années.

On tente d'utiliser de plus en plus les fractions, les transfusions de sang total ne devant pas excéder en définitive 20 % du produit prélevé. Le facteur VIII est délivré aux hémophiles sous forme de cryoprécipités préparés par le CNTS de Kuala Lumpur, qui suit environ 300 malades (le nombre total d'hémophiles dans le pays étant estimé entre 650 et 700 sujets). Pour couvrir tous les besoins, on a été obligé d'importer du facteur VIII purifié (de chez Cutter). Les autres produits, albumine, immunoglobulines, etc., sont également importés et délivrés non par le CNTS, mais par la pharmacie centrale de l'hôpital, comme des médicaments ordinaires (achetés chez Fenwall Travenol). Les réactifs de laboratoire viennent aussi de l'étranger (Ortho, Biotest, Abbott). Mais aucun de ces produits n'entre dans le circuit commercial, ils sont distribués uniquement par les hôpitaux. Malgré cela, les besoins en fractions plasmatiques ne sont pas entièrement couverts. En revanche, le CNTS prépare, outre le plasma frais congelé et, comme on l'a vu, les cryoprécipités, des concentrés plaquettaires et globulaires, utilisés par le service des maladies du sang de l'hôpital universitaire de Kuala Lumpur pour soigner les leucémiques, ce qui atteste d'un bon niveau technologique.

Comme ailleurs, et malgré des efforts importants, le pays manque encore de médecins spécialistes et de bons techniciens, capables d'optimiser les ressources (en particulier d'effectuer un fractionnement poussé).

Philippines

Pendant longtemps l'archipel a fait l'objet d'un important trafic de produits sanguins : c'était le seul pays d'Extrême-Orient à ne pas avoir de législation en la matière. Il existait, à côté d'une transfusion sanguine plus ou moins contrôlée, une transfusion « sauvage » qui ne respectait même pas les règles édictées par l'OMS et les ligues de Croix-Rouge.

Aujourd'hui, deux systèmes coexistent : le secteur bénévole, gouvernemental, confié à la Croix-Rouge, et le secteur commercial (40 % des donneurs). *Grosso modo,* chacun couvre environ la moitié des besoins du pays, qui s'élèvent à 500 000 unités annuelles, la production nationale (secteurs commercial + bénévole) n'excédant pas 400 000 prélèvements. Aussi le pays est-il en état de manque chronique. Le décret 1517 du gouvernement fixe les règles de fonctionnement des établissements de transfusion, qui doivent être agréés par l'État et, pour cela, se conformer à certaines normes.

Les Philippines manquent de bons médecins et techniciens transfuseurs. Les meilleurs éléments, envoyés en stage à l'étranger (surtout aux USA), restent souvent là-bas, où les conditions de travail et de vie sont infiniment plus confortables. Cependant, depuis 1985, le déficit en sang tend à diminuer, surtout depuis l'accession de Mme Aquino à la présidence. Le gouvernement a modifié les conditions en faveur du bénévolat, mais s'est heurté à de nombreux obstacles, et d'abord aux syndicats de donneurs payés.

La Croix-Rouge philippine ne prélève que des bénévoles, représentant un peu plus de la moitié des donneurs (de 50 à 60 %). On utilise encore les poches de 300 cc (alors que le standard international, adopté un peu partout, est de 430 cc ou plus). La Croix-Rouge dirige à Manille le Centre national de transfusion sanguine, ainsi que trois centres régionaux, qui collectent, préparent les composés simples et les distribuent aux malades. À côté, 40 centres de districts, 25 services et 5 postes de transfusion, répartis dans tout le pays, répondent aussi aux besoins de leurs territoires respectifs. Le CNTS de Manille envoie des équipes mobiles pour prélever dans les universités, les administrations, les usines, etc. Il y a quelques années, les différents établissements de la Croix-Rouge récoltaient un peu plus de 160 000 unités par an, ce qui est peu ; mais leur nombre tend à augmenter de façon régulière.

Les principaux hôpitaux civils de Manille ont leur propre service de transfusion, animé par des donneurs professionnels. En revanche, le sang offert gratuitement par la Croix-Rouge est réservé en priorité aux indigents. Il en est de même en province. Mais comme la Croix-Rouge ne reçoit aucune subvention du gouvernement, elle demande une petite somme aux receveurs qui peuvent payer. En fait, elle vit de dons publics, et fonctionne comme un organisme caritatif qui doit assurer son propre budget.

Les laboratoires n'ont pas les moyens de dépister de façon systématique les virus des hépatites : or, celles-ci sont fréquentes, de 10 % à 15 % des sujets sont contaminés, et des anticorps ont été rencontrés chez 50 % à 60 % des donneurs examinés pour le virus B. Le C doit être tout aussi commun, sinon plus. Cette fréquence élevée de sujets immunisés rend finalement moins dangereuse la transfusion d'un sang pouvant porter le germe : mais le danger persiste pour les 40 % d'individus sains. Comme les hôpitaux sont responsables des transfusions pratiquées chez eux, ils effectuent un contrôle immunologique juste avant l'injection de sang. Le problème de la détection des porteurs du virus HIV se pose d'une façon aiguë dans un pays qui est l'un des plus contaminés du Sud-Est asiatique avec la Thaïlande, en raison du développement de l'industrie touristique du sexe.

La Croix-Rouge achète ses réactifs de groupage au secteur commercial. Son programme vise aujourd'hui à recruter de nouveaux donneurs et à fractionner le plasma, au moins de manière élémentaire. Les médecins injectent souvent du sang total (par commodité ou manque d'information) alors qu'une fraction serait suffisante, ce qui se traduit par un gaspillage déplorable dans un pays en état de manque permanent. Outre l'économie ainsi réalisée, on diminuerait les risques d'infection au sida.

Le secteur privé n'offre pas plus de garanties, les donneurs professionnels étant en général en moins bonne santé que les autres. En 1984, le privé avait fourni plus de 150 000 unités rien qu'à Manille (où il existait

9 établissements commerciaux). Il arrivait alors en tête, mais semble depuis avoir perdu du terrain.

En 1983, un Blood Coordinating Council a été mis sur pied. Il promulgue régulièrement des recommandations judicieuses, mais pas toujours suivies, par manque de moyens de contrôle. Les fractions, et en particulier l'albumine, ont longtemps été achetées aux bases militaires américaines. En raison du manque de plasma, les malades en état de choc sont souvent traités à l'eau salée, ce qui donne des résultats variables. L'hémophilie est soignée par les cryoprécipités et le plasma frais congelé, ce qui diminue les risques de contamination virale.

Dans Manille, le Makati Medical Center est l'une des cliniques privées les mieux équipées (550 lits). Il y a quelques années, elle collectait, pour ses propres besoins, de 500 à 600 unités par mois. Elle prépare surtout du sang total, mais aussi des purées globulaires, des cryoprécipités, du plasma frais congelé. Le Makati approvisionne les hôpitaux voisins, moins bien équipés que lui. Il reçoit des donneurs professionnels, mais privilégie surtout les dons orientés, même si, s'agissant d'une clientèle relativement fortunée, parents et amis préfèrent souvent envoyer à l'hôpital des donneurs payés plutôt que d'offrir leur propre sang.

Ainsi, malgré des progrès indiscutables et la bonne volonté affichée des autorités gouvernementales, les Philippines se classent encore parmi les pays qui manquent de produits sanguins.

Singapour

La transfusion sanguine y est entièrement placée sous l'autorité du gouvernement. Elle s'organise en trois sections :

– la section « ressources » sanguines qui englobe le recrutement et la fidélisation des donneurs ;

– la section « laboratoires » pour le groupage et le fractionnement ainsi que le service des diagnostics ;

– la section « administration » pour l'ensemble de la gestion, le financement et l'assistance logistique aux autres services.

Il existe un National Blood Service, situé dans le Singapore General Hospital, à la fois centre de prélèvement, laboratoire de préparation des produits sanguins et service d'hématologie. On récolte également le sang par équipes mobiles (l'industrialisation poussée du territoire et la concentration de ses habitants se prête à cette forme de collecte) et on prélève aussi dans un centre qui appartient à la Croix-Rouge. En 1984, le National Blood Transfusion Service (NBTS) a réuni 60 000 unités. C'est lui qui fournit les produits sanguins nécessaires à tout le territoire (hôpitaux, cliniques privées, etc.). Pour sa part, la même année, la Croix-Rouge a procuré 5 000 unités. Les donneurs, tous bénévoles, représentaient alors

2,3 % de la population, chiffre encore insuffisant pour couvrir tous les besoins. Les chiffres d'unités recueillies paraissent en augmentation régulière. Les donneurs fidèles jouissent de quelques avantages dont ils peuvent faire profiter les personnes qu'ils désignent, comme une réduction de certaines charges, en cas d'hospitalisations, proportionnelle au nombre des dons. Après 50 dons, le bénévole conserve ses droits pendant 10 ans.

Des 60 000 unités récoltées en 1984, la moitié a été transfusée sous forme de sang total, l'autre moitié a été fractionnée (dont 9 000 à 10 000 pour faire des cryoprécipités destinés à soigner les 200 hémophiles suivis dans le territoire). Le facteur VIII était importé, mais réservé seulement aux cas particulièrement sévères et aux urgences. Singapour envoyait annuellement 3 000 litres de plasma (davantage à l'heure actuelle), soit l'équivalent de 15 000 dons, destinés à être fractionnés en Australie par des organismes à but non lucratif (surtout sous forme d'albumine). Les produits sanguins sont délivrés gratuitement aux patients, le service récupérant seulement ce que rembourse la Sécurité sociale (80 % des sujets sont assurés). Le budget du National Blood Transfusion Service est couvert par l'État. Les autorités souhaitent aboutir rapidement à l'autosuffisance. Encore un exemple remarquable à citer. (Notons toutefois que, sur le plan économique, Singapour a eu plus de moyens que la Malaysia et un budget santé mieux étoffé). Par ailleurs, l'exiguïté du territoire, la concentration du peuplement, l'absence de zone rurale, diminuent les frais de collecte, de transport, etc., et rendent plus facile la propagande en faveur du bénévolat.

Thaïlande

La transfusion sanguine de Thaïlande est aujourd'hui bien organisée. Le commerce du sang est formellement interdit par la loi. C'est la Croix-Rouge qui demeure chargée des collectes et possède le National Blood Center of the Thai Red-Cross Society à Bangkok, ainsi que 90 % des centres de transfusion sanguine du pays ; les hôpitaux de l'État détiennent les autres. À l'heure actuelle, 90 % des donneurs sont bénévoles ; quelques-uns viennent donner pour un parent ou un ami hospitalisé. Un tout petit nombre donnant pour des organismes privés (cliniques) est encore payé. En 1984, la Croix-Rouge avait obtenu 500 000 dons, et aurait dépassé 600 000 en 1986, 700 000 pour 1987, dont 40 % à Bangkok même, ce qui faisait une moyenne nationale de 1 % (mais de 4 % pour Bangkok). Les normes recommandées par l'OMS (2 %) ne seraient pas loin d'être atteintes, ce qui ferait 1 million de donneurs pour le pays. Les bénévoles viennent se faire prélever le sang de 1 à 4 fois par an.

Comme dans les autres nations du Sud-Est asiatique, on utilise encore surtout du sang total. En 1984, 14 % à peine de sang collecté était fractionné (par absence de demande car beaucoup de médecins ignorent les indications des fractions). De plus, on s'est longtemps servi des bouteilles de verre, récupérables et moins chères, plutôt que des poches en plastique, dans un pays à bas salaires où il est plus avantageux de laver le matériel, de le stériliser et de le faire resservir plutôt que de le jeter. Malheureusement, les bouteilles se prêtent mal à une séparation rapide du plasma et des cellules et la décontamination n'est jamais aussi rigoureuse qu'avec du matériel non réutilisable. Le sang est entièrement gratuit tant pour les malades que pour les hôpitaux. L'importation est interdite, sauf pour de petites quantités d'albumine, que le bénéficiaire doit payer lui-même. 10 % de sujets sont porteurs de l'antigène de surface de l'hépatite B. Ces lots sont envoyés aux laboratoires de la Croix-Rouge hollandaise pour fabriquer du vaccin antihépatite B. L'hépatite C semble elle aussi répandue. Mais le problème le plus grave pour la Thaïlande est le développement quasi « explosif » de l'épidémie de sida, lié à la situation sociologique du pays, qui en fait de loin la zone la plus contaminée d'Extrême-Orient. Et de Thaïlande, le sida a largement débordé dans les pays voisins. Il s'étend maintenant à la Birmanie, en Inde, au Laos, au Cambodge, au Viêt-nam. Néanmoins, les hémophiles sont traités surtout par cryoprécipités (plus de 2 000 unités par an). On a mis sur pied une petite usine de fractionnement (selon la méthode de Cohn) après que le docteur Sawong, de la Croix-Rouge thaïlandaise, eut fait il y a plus de 30 ans un stage au centre régional de transfusion sanguine de Montpellier. Cette officine pouvait traiter 60 litres de plasma tous les 15 jours, et produire de l'albumine et des immunoglobulines spécifiques (antihépatite B, antirage, etc.). Ces chiffres sont maintenant largement dépassés.

L'initiative de l'organisation de la transfusion thaïlandaise est partie du pays lui-même, et en particulier de la Croix-Rouge, qui a joué un rôle très positif. En outre, la Croix-Rouge fabrique les principaux réactifs de laboratoire anti-A, anti-B, anti-H, anti-M, anti-N. Seul l'anti-D et les sérums rares sont achetés. Il existe maintenant une douzaine de banques du sang (en comptant les 3 banques du sang militaires : armée de terre, armée de l'air, marine). Le Centre national de transfusion sanguine de Bangkok supervise l'ensemble.

Dans la pratique, tous les grands hôpitaux ont leur service et recrutent leurs propres donneurs. S'il n'y en a pas assez, on fait appel à la Croix-Rouge. Par exemple, le Sirirag Hospital de Bangkok (2 171 lits) a consommé, en 1984, 30 000 unités de sang total, dont seulement 7 477 venaient de la Croix-Rouge, tout le reste étant assuré par ses donneurs bénévoles. Sur ce nombre, un tiers fut utilisé sous forme de fractions. Mais tous les besoins n'étaient pas encore couverts, en particulier en albumine : en 1986, seul le quart de l'albumine consommée était fabriqué dans le pays. Cet hôpital suivait en 1984 118 hémophiles pour lesquels il avait préparé 5 300 unités de cryoprécipités. Depuis lors, la situation a progressé.

La Thaïlande se situe parmi les gros consommateurs potentiels de sang à cause des nombreux cas de thalassémie (500 000 ?) rencontrés sur son territoire, qui exigent des transfusions régulières. Aussi la Croix-Rouge at-elle lancé une nouvelle campagne de recrutement. Par ailleurs, elle participerait volontiers à la mise en place d'un grand centre de fractionnement destiné à couvrir tous les besoins des pays du Sud-Est asiatique, selon les recommandations faites au colloque ONUDI de Macao en décembre 1986. Dans l'immédiat, le gouvernement souhaite importer aussi la technologie nécessaire à la population, l'éventualité de la création d'un centre régional de fractionnement ne devant pas mettre fin à l'activité de la nouvelle unité de fractions créée par la Croix-Rouge thaïlandaise qui doit assurer l'autosuffisance nationale.

Signalons enfin que la Croix-Rouge avait mis sur pied un organisme de transfusion sanguine pour aider les réfugiés cambodgiens longtemps parqués dans des camps (et soigner les blessés qui revenaient du maquis) avec l'aide des Croix-Rouge d'Australie, des USA, du Japon, de la CEE. Aujourd'hui, ces réfugiés semblent être rentrés chez eux – la plupart du moins.

Viêt-nam

Avant la Première Guerre mondiale, et malgré les infrastructures sanitaires couvrant tout le pays, la transfusion sanguine n'était que très peu pratiquée au Viêt-nam, et le plus souvent selon la technique du bras à bras. Ce sont surtout les médecins militaires qui y avaient recours pour les accidentés, les blessés ayant perdu beaucoup de sang, etc., la plupart des cas chirurgicaux graves faisant appel aux hôpitaux de l'armée. À l'origine, les transfusions étaient réservées aux Européens (militaires, administrateurs, clergé, colons, propriétaires de plantations, etc.), puis aux indigènes des familles riches. Les donneurs étaient indemnisés. Plus tard, cette intervention fut moins occasionnelle, puis tendit à se généraliser. La première banque de sang destinée à couvrir les besoins de tous fut créée en 1943 à l'institut Pasteur de Hanoi, et la première transfusion de routine a été réalisée à l'hôpital Gral de Saigon en 1945. Ce service, qui venait d'être ouvert, pratiquait l'injection de sang prélevé sur anticoagulant, et cette technique s'étendit bientôt à l'ensemble du pays.

Tout changera avec le début des événements tragiques qui, pendant près de trois décennies, devaient ensanglanter le Viêt-nam et le couper en deux. En effet, la transfusion sanguine dut s'adapter alors aux conditions particulières de chaque faction.

Dans le Sud, la transfusion fut organisée sous la direction de fait des armées d'occupation, soit directement, soit par civils interposés (Français d'abord, puis, sur une bien plus grande échelle, Américains). Il existait un centre national puissant qui fournissait en grande partie les produits sanguins nécessaires aux services implantés dans les grands hôpitaux civils et militaires. Grâce à cette organisation, après avoir reçu les premiers soins d'urgence, les blessés pouvaient être rapidement transportés par la route quand elle était sûre, ou bien par hélicoptère, vers les centres chirurgicaux : hôpitaux militaires ou civils, puissamment organisés et largement pourvus en produits sanguins.

Rien de tel dans le Nord ou dans les régions de la zone Sud qui passaient peu à peu aux mains du Viêt-cong. Ici, c'est le gouvernement d'Hô Chi Minh qui s'arrogea la responsabilité des services de santé et, partant, de la transfusion sanguine. Mais, dans cette région, on devait tenir compte des bombardements et des moyens de transport aléatoires. Aussi multiplia-t-on les petits postes de transfusion soigneusement dissimulés sur l'ensemble du pays. Seule cette dissémination permettait d'intervenir rapidement auprès de blessés frappés d'hémorragies graves et de donner le temps de les amener, encore en vie, vers des centres chirurgicaux. À côté de ce « maillage » très fin mais très serré, assez souvent souterrain, le Viêt-minh conserva et même développa dans une certaine mesure les services de sang des grands hôpitaux en particulier à Hanoi : Bach Mai, à dominante médicale, et Viêt-Duc orienté surtout vers la chirurgie (400 lits). Malgré les grandes croix rouges peintes sur les toits, ces services ne furent pas épargnés par les attaques aériennes. Un troisième hôpital, purement militaire, équipé de 500 lits (dont 100 lits destinés aux grands brûlés, les Américains ayant utilisé très tôt les bombes incendiaires), fut construit pour tenter de répondre aux besoins. Bien entendu, on avait depuis longtemps remplacé le bras à bras par le sang conservé en bouteille, sur anticoagulant. Malgré toutes les difficultés que l'on peut imaginer, Bach Mai et Viêt-duc arrivaient, en pleine guerre, à collecter chacun de 150 à 200 litres de sang par mois (ce qui implique 4 ou 5 fois plus de donneurs). Un certain temps, les sociétés des Croix-Rouge de Suède et de Hollande, puissamment organisées, aidèrent la transfusion sanguine vietnamienne.

La paix revenue, la transfusion fut totalement réorganisée sur le plan national, selon un système pyramidal[1] à trois niveaux. Le centre de transfusion de l'hôpital Bach Mai de Hanoi, le plus important et le mieux équipé, a été confirmé dans son rôle d'Institut national d'hématologie et de transfusion sanguine (INHTS), directement rattaché au ministère de

---

1. Pour plus de détails, voir Rapport ONUDI : « Vietnam Blood Transfusion », septembre-octobre 1993, par Bernard Genetet.

la Santé. C'est lui qui règne aujourd'hui sur l'ensemble transfusionnel du pays (premier niveau). Il y a peu, il disposait de 65 agents dont 15 médecins spécialistes, 2 pharmaciens, 4 ingénieurs et un certain nombre de techniciens, dont quelques-uns avaient reçu une formation à l'étranger (Allemagne, France, Hollande, Hongrie, ex-URSS, exceptionnellement ailleurs). La nation est aujourd'hui divisée en 53 provinces, possédant chacune son propre centre régional. Ceci constitue le deuxième niveau. Ces centres se trouvent dans les hôpitaux. En fait, il existe 63 services transfusionnels importants, certaines grandes villes (Hanoi, Huê, Hô Chi Minh-Ville) en possédant plusieurs. Ils servent en priorité les services de chirurgie et de gynécologie-obstétrique. À côté des médecins spécialisés, on compte de 2 à 5 techniciens par service, ce chiffre pouvant être largement dépassé quand l'activité se justifie. On compte par exemple 12 agents à Huê, 21 à Haiphong, etc. Au-dessous (3ᵉ niveau), il existe beaucoup de petits services transfusionnels de district implantés essentiellement dans les hôpitaux qui assurent une activité chirurgicale.

La transfusion sanguine vietnamienne présente encore beaucoup de retard, d'abord à cause de la durée des conflits, ensuite du fait du blocus longtemps imposé par l'Amérique pour « punir » le Viêt-nam. Les services transfusionnels vietnamiens manquent d'appareillage moderne ; ils ne reçoivent que peu de revues et de livres récents, et on voit beaucoup de spécialistes recopier à la main quelques chapitres des rares documents d'actualité qui leur parviennent.

En 1991, 120 000 unités de sang environ avaient été récoltées (soit 3,30 % de la population). La Croix-Rouge fait une propagande intensive en faveur du don bénévole et gratuit. Mais sur ce point, elle est encore mal suivie : la plupart des donneurs continuent à être payés comme au temps de la colonisation (où cet acte, il est vrai, était exceptionnel). Il y a quelques années, le prix du sang était de 35 dollars par litre, ce qui représentait une somme considérable au regard des salaires moyens. Ce chiffre est fixé par l'État (ministère de la Santé et ministère des Finances) sur une base de 100 cc et varie en fonction du coût de la vie. Aussi ne cesse-t-il d'augmenter, parallèlement à l'inflation, selon une échelle mobile. Comme dans tous les pays où le sang fait l'objet d'un commerce, certains donneurs « trichent » et se font prélever trois fois par mois dans des centres différents. Curieusement, il existe aussi des donneurs « semi-bénévoles » qui ne touchent que 4 dollars par prélèvement. Les donneurs payés proviennent des milieux socio-économiques les plus défavorisés. On tente aujourd'hui de développer le don dirigé.

L'ensemble des besoins du Viêt-nam est maintenant évalué à un peu plus de 3,5 millions d'unités par an. Mais les Vietnamiens donnent peu : de 200 à 250 cc par prélèvement, selon la coutume asiatique. On a calculé que, pour satisfaire l'ensemble des besoins du pays, il faudrait au moins : 800 000 donneurs venant offrir leur sang 2 fois par an ; 400 000 qui viendraient 4 fois par an, et 1 million qui se feraient saigner au moins une fois, mais souvent plus. Ces 3 millions et demi d'unités nécessaires correspondent à près de 900 000 litres.

On compte de 83 % à 90 % de donneurs payés et de 10 % à 17 % de bénévoles, ce qui est encore très peu, et de toutes manières largement insuffisant pour couvrir les demandes. Un gros effort reste donc à faire :

– information et propagande du côté du bénévolat ;

– besoin d'une assistance à long terme à la Croix-Rouge vietnamienne, de la part des sociétés étrangères de Croix-Rouge et du Croissant-Rouge ;

– jumelage des services vietnamiens avec les services correspondants des pays étrangers amis ;

– aide des organismes internationaux (surtout OMS) à l'Institut vietnamien national d'hématologie et de transfusion de Hanoi.

Le docteur Nguyen Chi Tuyan, de l'hôpital Bach Mai (Hanoi), a fait une enquête sur les causes du refus du don du sang chez ses compatriotes et a recueilli les réponses suivantes[1] : peur de la piqûre ; peur de la vue du sang ; crainte d'éprouver des vertiges après le prélèvement ; danger pour les femmes ; manque de temps ; conséquence néfaste de la perte de sang sur la santé du donneur ; non-urgence des appels ; ignorance (on n'a rien demandé à l'intéressé, qui n'est pas au courant mais serait venu s'il avait été informé des besoins) ; crainte de donner gratuitement au profit d'un circuit commercial, qui, même étatisé, est mal perçu. Et comme aux Indes ou ailleurs, beaucoup d'individus des classes instruites et matériellement favorisées préfèrent payer le sang d'un donneur professionnel plutôt que de se faire prélever, même pour un proche.

Chaque échantillon est analysé avec les moyens dont dispose le laboratoire. On procède d'abord au groupage ABO : il y a relativement beaucoup de B chez les Extrême-Orientaux. Mais le taux de sujets Rh⁻ est très faible, l'haplotype dce étant presque absent, ce qui peut poser des problèmes de compatibilité quand il s'agit de transfuser des Occidentaux, chez qui 15 % de sujets sont Rh⁻. Les réactifs anti-A et anti-B sont presque toujours fabriqués par les laboratoires utilisateurs eux-mêmes (au moins par les services les plus importants, qui les fournissent aux petits centres s'ils en sont dépourvus).

En revanche, la sécurité transfusionnelle infectieuse n'est pas toujours assurée. Le paludisme, très fréquent dans certaines zones du Viêt-nam, est recherché par la technique de la goutte épaisse (on trouve une majorité

---

1. Nguyen Chi Tuyan, « La transfusion sanguine n'est pas une tâche facile », *Transf. internat.*, 1992, 58, 8.

de *Plasmodium falciparum* dans le Nord, de *Plasmodium vivax* dans le Sud). La syphilis est plus rare. Mais ce sont surtout les hépatites B (de 10 % à 14 %) ou C (à un taux légèrement plus faible) qui posent problème (aucune statistique fiable n'a toutefois été publiée). Le virus HIV est présent et des cas cliniques de sida ont été signalés. Là encore, aucune statistique n'a pu être dressée : en effet seuls un certain nombre de donneurs de sang ont été testés pour rechercher une séropositivité éventuelle. Mais cet examen n'est pas encore généralisé. La situation s'améliorera avec l'aide de l'OMS. La Thaïlande, où les porteurs de germes HIV sont nombreux, compte tenu de la massivité de la prostitution précoce, véritable commerce qui a donné lieu à une industrie internationale, a dû introduire le virus dans tous les pays voisins... On le retrouve au Cambodge, d'où il a pu facilement pénétrer au Viêt-nam compte tenu des allées et venues incessantes des populations frontalières.

Les donneurs de sang sont âgés de 18 à 55 ans, et leur poids se situe dans une fourchette de 45 à 50 kilos (ce qui n'a pas grande signification si l'on ne tient pas compte aussi de la taille). Comme naguère dans certains pays de l'Europe de l'Est (ancienne Tchécoslovaquie par exemple), le prélèvement de sang se pratique en deux temps. Le premier jour, le futur donneur vient au service et subit les divers examens hématologiques susmentionnés, auxquels s'ajoutent la recherche d'une anémie éventuelle et la détermination du taux d'hémoglobine (on ne prélève pas au-dessous de 10 grammes d'hémoglobine par décilitre, ce qui permet d'éliminer en particulier les multidonneurs clandestins). Le volontaire est alors soumis à un examen clinique général et l'on pratique une radiographie du thorax. On contrôle aussi ses urines (sucre et albumine). Quand tous les résultats sont favorables, le sujet est reconnu apte et revient alors pour le prélèvement. On lui prend la quantité de sang traditionnelle pour un Vietnamien ou un Chinois (entre 200 et 250 cc) et on lui attribue l'indemnité prévue par le gouvernement. Le retard est tout aussi notable dans le domaine du matériel. Longtemps le sang a été prélevé en bouteilles de verre que l'on jetait après utilisation. Et les solutions anticoagulantes ACD étaient préparées par les pharmacies centrales des hôpitaux. Mais on connaît les difficultés de stérilisation rigoureuse qu'offre un tel système. Par la suite, des poches de plastique furent importées du Japon.

Un projet de construction d'une usine capable de fabriquer des appareils transfusionnels en matière plastique non récupérables a été mis sur pied dans le Sud. Mais nous ignorons à l'heure actuelle quel est son état d'avancement. Pour le mener à son terme, il faudra des crédits qui ne semblent pas encore avoir été obtenus, au moins en totalité. En dehors du sang total, qui est toujours le plus fréquemment utilisé, les principaux centres préparent des purées globulaires, du plasma riche en plaquettes, du plasma frais congelé et même des cryoprécipités. Mais on ne dispose actuellement ni d'albumine ni d'immunoglobulines, par incapacité de fabrication et impossibilité d'importation faute de devises.

Ainsi, la transfusion sanguine vietnamienne présente beaucoup de retard, si l'on se réfère aux normes internationales. Les pays voisins qui constituent l'ancienne Indochine sont tout aussi mal pourvus. Mais on peut espérer que l'ouverture récente du Viêt-nam, la levée de l'embargo américain, l'afflux des industriels désireux d'y investir, le développement du tourisme aideront le gouvernement de Hanoi à prendre les mesures d'urgence qui s'imposent. Ce développement sera facilité par la généralisation du bénévolat, qui constituera un progrès moral considérable, se traduira par l'économie des sommes allouées aux donneurs payés, et, en faisant appel dans l'ensemble à des volontaires en bonne santé, assurera une meilleure sécurité transfusionnelle.

Océanie

Australie

La transfusion australienne est entre les mains de la Croix-Rouge, tant sur le plan national, où elle définit la politique générale, prépare les programmes, coordonne les activités, qu'au niveau local, où elle anime les services transfusionnels du territoire. Il existe un Comité national de transfusion sanguine (NBTS), issu essentiellement de la Croix-Rouge. Mais le financement de la transfusion australienne est assuré à 98 % par le gouvernement, à 2 % par la Croix-Rouge elle-même. Le fractionnement du plasma est placé sous la responsabilité des Commonwealth Serum Laboratories (CSL), qui fonctionnent aussi sur fonds gouvernementaux. Les CSL sont devenus une compagnie privée en 1994. Les produits sanguins sont délivrés gratuitement aux malades. On a proposé de signaler aux hôpitaux le prix de revient exact de chaque unité de sang, selon son groupe, afin d'attirer l'attention des utilisateurs sur leur coût réel – que la gratuité pouvait dévaloriser dans l'esprit de certains – et afin d'inciter ainsi les utilisateurs à éviter tout gaspillage et à encourager le don.

Tous les donneurs sont bénévoles ; ils ne touchent aucune rémunération. Leur taux plafonne depuis ces dernières années autour de 5 % de la population, ce qui est considérable. Toutefois, sur le nombre d'échantillons collectés, 3,6 % se révèlent non utilisables après les analyses de laboratoire et sont éliminés. Sur une population qui, au 31 décembre 1993, n'atteignait pas 18 millions d'habitants, on comptait un peu moins de 900 000 dons de sang total, près de 39 000 plasmaphérèses, près de 3 000 dons dirigés : soit en tout quelque 965 900 donneurs. En 1992-1993, ces chiffres étaient d'environ 944 307, ce qui traduit un léger tassement faisant passer la fréquence des dons de toute nature d'un taux de 55,5 ‰ en 1991-1992 à 53,8 ‰ l'année suivante. Actuellement, ces valeurs semblent se stabiliser.

Fidji

En 1976, la transfusion sanguine a été totalement confiée à la Croix-Rouge, qui procède au recrutement, organise les collectes et tient à jour un fichier des donneurs. Un Comité national de transfusion, chargé de la direction générale et de la coordination, est composé de deux représentants de la Croix-Rouge et de deux médecins généralistes, d'un médecin transfuseur, d'un représentant des donneurs de sang, d'un représentant des receveurs et de deux membres du ministère de la Santé.

Le système, qui paraît fonctionner dans de bonnes conditions, est fondé sur le bénévolat, comme dans la plupart des anciennes possessions anglaises ou françaises qui ont conservé les règles de la métropole. Mais nous ne possédons pas de statistiques rigoureuses sur le nombre de sujets prélevés, ni sur celui des unités utilisées. Toutefois, Fidji doit récolter annuellement environ 8 000 unités de sang (1,2 % de la population) dans trois centres installés dans les trois principaux hôpitaux.

La Croix-Rouge y a été fondée en 1971 et a commencé à prêter son concours en 1976. Aujourd'hui elle a pris totalement en mains la transfusion. Elle assure les campagnes d'information car l'on manquait de donneurs. En collaboration avec les centres hospitaliers du sang, elle effectue des collectes itinérantes. On retrouve ici les problèmes propres à tous les archipels : les malades se font soigner dans les principaux centres situés dans les grandes îles (Viti Levu et Vanua Levu), mais ils viennent de partout. Ce sont les populations de ces grandes îles qui donnent leur sang. On tente d'étendre le programme de prélèvement à tout l'archipel, ce qui paraît maintenant indispensable mais pose de difficiles problèmes d'aménagement logistique. La Croix-Rouge sœur d'Islande a décidé de soutenir le programme de Fidji.

Nouvelle-Guinée

Nous n'évoquerons que la transfusion sanguine de Papouasie, les autres, organisées dans la grande île, répondant soit au modèle indonésien (Irian Jaya : Croix-Rouge), soit au modèle anglo-saxon (territoire du Nord-Est). L'organisation de la transfusion sanguine y a été confiée par le gouvernement à la Croix-Rouge. Un comité central mixte, formé de fonctionnaires de la santé et de délégués de la Croix-Rouge, dispose de tous les pouvoirs sur le plan national. Le nombre actuel de prélèvements n'atteindrait pas 30 000 par an. Les donneurs, âgés de 16 à 55 ans, sont tous bénévoles et soigneusement contrôlés. On a coutume d'offrir de petits cadeaux (stylos, sacs, porte-clefs). En effet, chez les Papous, la coutume veut qu'un autre cadeau réponde toujours à celui que l'on reçoit.

Ne pas faire ce geste de retour serait incorrect. Et ce système de cadeau du centre de transfusion en reconnaissance d'un don du sang a donné d'excellents résultats, car il répond à une coutume ancestrale. Les donneurs bénévoles de Nouvelle-Guinée ne doivent pas être considérés pour autant comme des donneurs « gris ». Ils appliquent seulement à la transfusion une règle culturelle.

Nouvelle-Zélande

La transfusion y est bien organisée, le don bénévole, et le commerce des produits sanguins rigoureusement interdit par la loi. Le nombre de prélèvements annuels atteindrait actuellement près de 200 000 unités. Plus de 90 % du sang collecté est utilisé de façon préférentielle sous forme de concentrés globulaires plutôt que de sang total. Le plasma ainsi épargné, ajouté à celui collecté par plasmaphérèse (environ 6 000 unités par an) est destiné au fractionnement. Le taux de donneurs est d'environ 5,3 %, ce qui est un chiffre très élevé.

Amérique

En Amérique du Nord, et en particulier aux États-Unis, imprégnés de libéralisme, le commerce des produits sanguins est parfaitement toléré, organisé, face au bénévolat, qui a été préconisé d'abord par la Croix-Rouge, et qui a progressé. Ici, aucune hypocrisie n'existe : dans l'ensemble ce commerce se fait ouvertement et suit les règles édictées soit par chaque État, soit par le gouvernement fédéral. En Amérique du Nord, il est toujours dangereux de ne pas suivre la loi. Par ailleurs, sur le plan technique, les firmes américaines, stimulées par une vive concurrence, sont soucieuses de conserver la première place dans le domaine tant du qualitatif que du quantitatif. Sans les États-Unis et leurs ressources souvent contestables, le monde manquerait de fractions plasmatiques, médicalement irremplaçables. Il existe une contradiction entre la liberté d'approvisionnement et de commerce quasi totale et le souci de parfaire sans cesse la technologie. Le Canada, qui est en partie catholique et resté sous influence franco-anglaise, a proscrit ce commerce et fait entrer le bénévolat dans la loi comme dans les faits.

Tout change dès que l'on franchit le Rio Grande, où les populations d'origine latine ont une mentalité très différente. Ici, on proclame haut et fort la nécessité du bénévolat, seul compatible avec l'éthique. On lance des campagnes pas toujours suivies, et on promulgue des règles rarement appliquées. La qualité technique est affirmée, mais passe au second plan. Il existe une disparité frappante entre le discours et la pratique. Dès que l'on a proclamé les principes ou publié quelques « décrets suprêmes », le problème semble résolu. En fait, rien ne change. En Europe occidentale, vouée dans sa grande majorité au bénévolat, les règles du non-profit sont appliquées à l'intérieur des frontières. Toutefois, la quasi-totalité de ces nations sont en déficit chronique, qu'elles équilibrent par l'importation de produits commerciaux venus des États-Unis, d'Allemagne ou d'Autriche. En effet, ces deux derniers États européens sont les seuls à fonctionner sur le mode nord-américain (commerce ouvert, souci de qualité, visées vers l'exportation). La différence de comportement entre ces différents pays, plus marquée en Amérique entre le Nord et le Sud qu'en

Europe entre les germanophones et les autres, tient à des singularités culturelles. Or celles-ci se traduisent par certaines attitudes commerciales.

C'est pourquoi l'unification mondiale des systèmes transfusionnels sera longue à mettre en pratique, les facteurs culturels étant parfois aussi vivaces, sinon plus, que les traits biologiques.

Amérique du Nord

Canada

Bien qu'influencé par son grand voisin du Sud, le Canada est fidèle, sur le plan transfusionnel, à la tradition franco-britannique.

Au prix de gros efforts de propagande, il a imposé la gratuité du sang, qui reste, tout comme ses dérivés, un produit hors commerce. Dans ce mouvement, la Croix-Rouge canadienne a joué un rôle essentiel. Pour atteindre un nombre suffisant de dons bénévoles, elle a lancé des « défis » à certains organismes ou groupements : entreprises, association d'avocats, de comptables, divers syndicats, etc. On s'est attaché à inscrire le don du sang dans la culture populaire. On a cherché à banaliser ce geste au lieu d'en faire, comme souvent dans nos pays, un acte exceptionnel donnant droit à des félicitations et récompenses au moins morales. L'expérience a montré l'efficacité de cette politique. On a aussi largement recours aux films éducatifs dès l'école.

Le Québec a entretenu régulièrement des échanges étroits avec les autres pays francophones, de même culture, qui connaissent des problèmes identiques (comme la Belgique, avec l'université de Louvain-la-Neuve, etc.). Les échanges de méthodes et de techniques se sont surtout multipliés avec le New York Blood Center de la Croix-Rouge, qui prélève maintenant près d'1 million d'unités par an, la Hongrie, et, surtout pour les jeunes et les femmes, avec l'Italie et les Pays-Bas. Ici encore, la Croix-Rouge a joué un rôle important. Un peu partout, dans cet immense pays, ont été mis en place des « centres de cueillette » qui facilitent la venue des donneurs bénévoles et les rapprochent beaucoup de l'organisation transfusionnelle nationale.

États-Unis

Les Américains attachent une grande importance aux problèmes de santé et de couverture sociale – l'un des thèmes électoraux favoris du président Clinton. En fait, toutes les promesses n'ont pu être tenues en raison du coût trop élevé qu'aurait entraîné leur application. Aujourd'hui, ces dépenses représentent environ 12 % du produit national brut et ne cessent d'augmenter. Une bonne partie demeure cependant à la charge des patients, le reste étant couvert par des assurances privées ou mutualistes.

Comme dans bien d'autres domaines, dans l'industrie du sang les États-Unis occupent de loin la première place, au point qu'ils ont mérité d'être appelés l'« OPEP » du plasma, matière première indispensable à ladite industrie. Par ses sociétés transnationales, l'Amérique contrôle de façon plus ou moins directe un certain nombre de firmes installées en Europe occidentale ou au Japon. Mais des sociétés européennes ont réussi à s'infiltrer en Amérique. Très tôt le commerce du sang a donné lieu à un trafic moralement insoutenable, s'appuyant parfois sur les éléments les plus douteux des nations pauvres, utilisées comme source de plasma. À l'opposé, la Croix-Rouge américaine a soutenu partout dans le monde des mouvements en faveur du bénévolat, en particulier dans les pays du tiers-monde, qu'elle a parfois réussi à tirer des griffes du secteur commercial. Ici encore, l'idéalisme américain quelque peu naïf cohabite avec le « grand Satan ».

La transfusion sanguine américaine rassemble en tout plus de 5 000 établissements : soit à but non lucratif, soit commerciaux. Elle obéit à la sacro-sainte loi du libéralisme, qui permet tous les maquignonnages. Toutefois, deux organismes fédéraux jouissent d'un réel droit de regard sur les conditions de fonctionnement des *blood banks* et sur la qualité des produits délivrés. Il s'agit, d'une part, du NIH (National Institute of Health), installé à Bethesda, qui active le développement des centres de transfusion et organise les programmes de recherche, et, d'autre part, de la Food and Drug Administration (FDA), qui a surtout un rôle technique : contrôle des procédés de fabrication et de la qualité des produits. Aucun centre ne peut s'ouvrir, aucun dérivé du sang ne peut être mis sur le marché, s'il n'a d'abord reçu le « feu vert » de la FDA, qui bénéficie, traditionnellement, d'une réputation de sévérité et de sérieux. Enfin d'autres instances, tel le Center for Disease Control (CDC) d'Atlanta, peuvent intervenir en cas de besoin. C'est le CDC qui surveille l'apparition de toute infection sur l'ensemble des États de l'Union, notamment pour l'apparition de l'épidémie de sida.

La transfusion sanguine bénévole est surtout assurée par la Croix-Rouge américaine, qui gère 57 services régionaux, et par quelques autres établissements hors Croix-Rouge (dont il est question plus loin). Ensemble, ces centres non commerciaux avaient prélevé 5,4 millions d'unités en 1980, 5,7 millions en 1981, 6 millions en 1986, et plus encore aujourd'hui, ce qui doit correspondre à 5 ou 6 millions de donneurs bénévoles, couvrant à peu près la moitié des besoins du pays (le reste vient du secteur commercial, envisagé ci-dessous). À cette époque, le sang gratuit avait permis de fabriquer 11 millions d'unités de produits divers (globules rouges, plasma, fractions, etc.). Le principal centre de la Croix-Rouge (qui est aussi le plus moderne et le plus important du monde) est installé à New York. Il récoltait 800 000 dons de sang total annuellement. De 1976 à 1980, on a constaté une augmentation régulière des prélèvements bénévoles, de l'ordre de 4 % par an. Toutefois, un léger tassement a pu être constaté à partir de 1986. Durant cette même période, le nombre de plasmaphérèses a doublé. Il existe aussi d'autres services de transfusion à but non lucratif, faisant appel aux seuls donneurs bénévoles, qui n'appartiennent pas à la Croix-Rouge, mais sont souvent aidés par elle. (La Croix-Rouge arrive en tête, avec 50 % de prélèvements non payés.)

En matière de sang total, les organismes bénévoles couvrent maintenant tous les besoins dans plus de 41 régions sur 57. En revanche, et pour les raisons déjà évoquées, le privé fournit la plus grande partie du plasma et des fractions. En ce qui concerne le facteur VIII par exemple, en 1980, la Croix-Rouge avait donné 58 millions d'unités, ce qui représentait 16 % des besoins du moment. Le reste (84 %) était assuré soit par des organisations non commerciales (la moitié environ), soit par des firmes à but lucratif, dont la position semble s'être renforcée grâce en particulier à l'intrusion de plus en plus massive des biotechnologies, qui sont en train de faire des fractions de véritables produits pharmaceutiques.

La plupart des centres à but non lucratif qui n'appartiennent pas à la Croix-Rouge (American National Red Cross, ANRC) se regroupent en deux associations :

– The American Association of Blood Banks (AABB), qui rassemble 30 % des organismes non commerciaux et compte plus de 2 200 services *(blood banks)* dans diverses communautés et hôpitaux. On peut aussi être membre de l'AABB à titre individuel : c'est le cas de près de 10 000 chercheurs, médecins, sociologues, publicistes. L'AABB est présente dans les 50 États de l'Union et même dans quelques pays étrangers ; elle collecte environ 45 % du sang total non payé prélevé aux USA si l'on additionne ce qui est prélevé par le CCBC, dont il est question ci-dessous. Par ces organismes non commerciaux, les États-Unis cherchent à favoriser le bénévolat du don du sang et du don d'organes, à multiplier les échanges scientifiques entre services, à surveiller la qualité des produits délivrés (et donc à contrôler que les standards prévus soient respectés). Ils disposent d'une revue, *Transfusion*, à diffusion internationale. Les établissements de l'AABB jouissent en général d'une moindre autonomie que ceux de la Croix-Rouge ; ils sont souvent liés à de grands hôpitaux et fonctionnent selon le principe de la *blood bank* : le malade qui doit être opéré ouvre un « crédit transfusion », qu'il alimente en demandant à ses parents, à ses amis ou à ses collègues de venir donner du sang. Il ne paiera, éventuellement, que la partie qu'il consommera au-delà de son compte. Mais on prélève toujours plus de sang qu'on ne prévoit d'en utiliser. Ce surplus, vendu aux « patients déficitaires », permet de couvrir les frais (donc ce surplus sera nécessairement transformé en argent qui assure le budget de l'AABB). La Croix-Rouge avait, au début, utilisé ce système de crédit, mais y renonça assez vite, car on considérait que cette méthode se situait à mi-chemin entre le profit et le bénévolat. Aussi y eut-il un conflit larvé entre la Croix-Rouge et l'AABB, jugée par la première comme un système paracommercial camouflé. Finalement, devant ces critiques, l'AABB finit par ne plus faire payer au malade le surplus qu'il avait pu consommer ; elle entrait ainsi dans le vrai bénévolat. Richard Schweiker, qui fut sénateur de Pennsylvanie avant de devenir ministre fédéral de la Santé, de l'Éducation et du Bien-Être dans le gouvernement Reagan, promulgua un règlement, en 1979, dont le but était d'obliger la Croix-Rouge et l'AABB à coopérer efficacement au lieu de se concurrencer. On devait ainsi organiser un programme d'échange national et mettre fin à tout profit, même partiellement déguisé en bénévolat. Toutefois, on encourageait, au moins à titre transitoire, le bénévolat en consentant aux donneurs de sang une réduction des charges hospitalières.

– The Council of Community Blood Centers (CCBC) fut lui aussi invité à collaborer avec les organismes précédents, dans le cadre de la National Blood Policy. Dès 1980, sept établissements régionaux appartenant à la Croix-Rouge, et tous les centres du CCBC sauf deux, avaient adhéré à l'AABB, qui gérait ainsi quelque 2 000 centres de collecte, tous hospitaliers. Il existe en outre des centres isolés entièrement consacrés au bénévolat. Mais ils ne fournissent que 2 % des prélèvements.

Le territoire géographique que couvre chaque établissement de transfusion sanguine est assez bien définie, ce qui évite la concurrence et le double emploi. La coopération entre services est bonne lorsque les donneurs sont en nombre suffisant, mais une rivalité peut apparaître si la demande de produits sanguins dépasse l'offre. On peut alors assister à de véritables campagnes de « marketing », véritable « racolage ». De plus en plus, les gros centres de soins tendent à avoir leur propre service de transfusion, faisant surtout appel au bénévolat ; ils cherchent à disposer d'un fonds de roulement stable, correspondant à leurs besoins prévisibles.

Les donneurs bénévoles se recrutent surtout dans les classes moyennes. À Manhattan, par exemple, les Blancs donnent relativement plus que les Noirs, alors que ceux-ci ont souvent besoin de sang (violences dans Harlem ou ailleurs). On rencontre le même problème que pour l'Afrique du Sud : la fréquence des groupes sanguins entre communautés ne coïncidant pas, il arrive que l'on ait un excès de flacons A (plus fréquent chez les Européens que chez les Noirs) et un manque de groupe O (plus fréquent chez les Noirs que chez les Européens). Aussi le passage du commerce au bénévolat est-il susceptible, en attirant davantage de Noirs, de modifier la répartition des groupes sanguins des unités collectées.

Quelles sont les motivations des bénévoles américains ? L'une des plus importantes semble être le désir de donner son sang à un proche. Aux États-Unis, la règle de l'anonymat n'a rien de contraignant, et le don dirigé en faveur d'une personne déterminée est fréquent outre-Atlantique. De ce point de vue, les Américains ont toujours considéré que l'obligation de l'anonymat absolu, imposé chez nous, constituait une atteinte à la liberté et était largement contre-productive. En dehors des familles, des lieux de travail, l'appel en faveur du don s'adresse largement à la vie locale, au cadre où l'on se trouve, où chacun se connaît. Et beaucoup d'établissements voués au bénévolat n'hésitent pas, en cas de besoin, à téléphoner à des donneurs inscrits sur leurs listes pour leur demander de venir en leur expliquant la raison (par exemple : c'est pour les blessés d'un accident qui vient de se produire dans tel atelier, ou pour une mère de famille nombreuse et modeste, Mme X, qui a besoin d'une transfusion d'urgence, etc.). L'expérience américaine a prouvé que cette méthode était très efficace (nul ne peut refuser son sang dès qu'il sait à quoi ou à qui il va servir), à condition toutefois que le nombre d'appels ne dépasse pas 4 ou 5 par an pour chaque donneur. Il est certain que seuls les organismes à but non lucratif peuvent se permettre ce type d'action, qui leur assure en permanence le nombre d'unités dont ils ont besoin. En ce qui concerne la publicité plus générale en faveur du don gratuit, il convient de « cibler » toute action sur les tranches d'âge les plus sensibles et qui peuvent varier d'un endroit à l'autre. Aux États-Unis, on a remarqué que le maximum de réceptivité se situait entre 17 et 21 ans au Connecticut ainsi que chez les sujets de 53 ans ou plus. Dans d'autres États, la situation est différente. Par ailleurs, la fréquence des dons peut changer selon le moment : entre les années 1982 (découverte de la transmission transfusionnelle du sida) et 1985, le nombre de bénévoles a chuté de 22 % à San Francisco, de 10 % à Los Angeles, alors qu'au même moment les dons augmentaient de 37,8 % au New York Blood Center (organisme à but non lucratif). En programmant ainsi à l'avance leur fonds de roulement et en l'ajustant aux besoins par des appels individuels orientés, les établissements américains non commerciaux diminuent leurs frais de fonctionnement et en particulier de prélèvement, lesquels représentent une part importante des dépenses.

Il est non moins certain que l'intrusion brutale du sida a provoqué un coup de frein chez les bénévoles, au moins dans un premier temps et dans certaines régions particulièrement traumatisées par la découverte de la nouvelle épidémie. On peut estimer que, sur l'ensemble du territoire américain, de 3 % à 5 % des bénévoles ont été éliminés soit du fait de leur séropositivité, soit parce qu'ils appartenaient à des groupes à risque.

Le secteur commercial concerne de moins en moins le sang total et de plus en plus les fractions. Il s'est beaucoup développé lors de la généralisation des plasmaphérèses, indispensables à leur préparation. Les commerciaux étaient représentés par plus de 400 établissements en 1986 (370 en 1981, selon *Plasma Quarterly*, juin 1981) qui auraient traité à cette époque 6 millions de litres de plasma. Un certain nombre appartiennent à des sociétés très puissantes : Armour Pharmaceutical, Baxter-Travenol, Cutter Laboratories (contrôlés par la firme allemande Bayer), Alpha Therapeutic Corporation (filiale du groupe japonais Green Cross Corporation), etc. D'autres travaillent de façon plus artisanale, parfois en sous-traitance. À peu près tous sont regroupés dans la puissante American Blood Resources Association (ABRA), qui défend leurs intérêts en soulignant la dynamique du secteur privé (bien mise en évidence au début de la Deuxième Guerre mondiale) et le fait que ce secteur assure un véritable service public. Sans l'ABRA, non seulement l'Amérique mais le monde entier manquerait de dérivés sanguins. Toutefois, elle accepte, et même préconise, une collaboration avec le bénévolat. Mais on peut se demander s'il s'agit d'une offre sincère. En effet, le secteur commercial n'a rien à perdre mais tout à gagner d'une collaboration avec les organismes à but non lucratif, ces derniers étant condamnés à être toujours en état d'infériorité financière (et donc technologique) face au second.

En mars 1972, le président Richard Nixon a demandé au ministère de la Santé, de l'Éducation et du Bien-Être d'étudier les moyens de mettre sur pied une organisation de collecte, de préparation et de distribution des produits sanguins qui rayonnerait sur l'ensemble du pays et couvrirait les besoins de toutes les classes sociales. Un comité fut nommé, qui rédigea un rapport soulignant 4 points essentiels : le système de fourniture des produits sanguins n'était pas adapté aux besoins de l'Union ; la qualité de ces produits était très variable selon les sources de fabrication (en particulier, le secteur commercial livrait parfois des produits très imparfaits, voire dangereux) ; le manque de coordination entre les différents centres et l'absence de prévision entraînaient un gaspillage certain. Presque le quart du sang prélevé à cette époque n'était pas utilisé pour cause de péremption ; le coût de l'hémothérapie était trop élevé pour les familles à revenu modeste, surtout quand il fallait des transfusions massives.

Le 10 juillet 1973, après avoir pris connaissance de ce rapport, le ministre fédéral de la Santé, de l'Éducation et du Bien-Être annonça le lancement d'une politique du sang ayant pour but de mettre fin à ces insuffisances, et de fournir des produits sanguins à tous ceux qui en auraient besoin, sans distinction de fortune. Dans ce but, en 1975, on a mis sur pied l'American Blood Commission (ABC), composée de représentants des organisations suivantes : a) Les trois associations à but non lucratif déjà citées : ANRC, AABB, CCBC. b) Les associations des médecins et organismes de soins : l'American Medical Association (AMA) ; l'American Hospital Association (AHA). c) Divers groupements de malades ou d'assurances santé : the Health Insurance Council (HIC) ; the Leukemia Society of America ; the National Association for Sickle-Cell Disease ; the National Association of Patients on Hemodialysis and Transplantation ; the National Hemophilia Foundation, etc. Le but de l'ABC était de généraliser le bénévolat pour arriver à supprimer toute commercialisation des produits sanguins. En fait les résultats furent décevants. L'affaire du Watergate est venue mettre un terme à cette tentative et le secteur commercial a continué à progresser. Cela n'a contenté personne. Les associations de bénévoles ont été déçues par cet échec (d'ailleurs prévisible et annoncé par la grande presse et les meilleurs experts). Les firmes commerciales ont vu dans ce projet mort-né une atteinte aux traditions du libéralisme, fondement historique de toute l'activité américaine. Toutefois, cette action fut un stimulant pour tous les organismes transfusionnels, tant sans profit que commerciaux. En effet, la fréquence des dons de sang total bénévoles et gratuits est passée de 75 % en 1971 à 95 % ou 97 % en 1978. Mais en même temps, grâce à la diffusion de la plasmaphérèse commerciale, les firmes privées ont augmenté notablement leur production, le secteur du bénévolat ne pouvant répondre à la demande et n'ayant pas vocation pour exporter les produits finis (bien qu'aux USA aucune loi ne l'interdise).

En fait, les rapports entre bénévoles et commerciaux ont souvent été ambigus. Certains ont souhaité collaborer, dans le but de servir l'intérêt commun. Mais ces tentatives semblent n'être jamais allées très loin. En mars 1977, l'ANRC (Croix-Rouge américaine) signe un *joint-venture* avec Baxter-Travenol Laboratories pour s'associer dans une vaste entreprise de fractionnement. Le but était de traiter, en 1988, 1 million de litres de plasma. Ce protocole prévoyait en outre que les deux parties contractantes fourniraient chacune la moitié des 45 millions de dollars nécessaires pour construire et lancer cette unité de production, et qu'au bout de 20 ans la Croix-Rouge américaine pourrait racheter la part de Baxter-Travenol. Mais il y eut une violente contre-offensive des autres firmes, qui craignaient d'être éliminées du marché par les prix plus bas qu'envisageait d'appliquer cette nouvelle association. En effet, le plasma de la Croix-Rouge était offert gratuitement par des donneurs bénévoles : en outre la Croix-Rouge, organisme ne faisant pas de bénéfice, n'était pas taxée comme l'industrie privée. Les grandes firmes portèrent l'affaire en justice sous prétexte que ce projet violait la loi antitrust, qui interdit les ententes commerciales entre sociétés en vue de contrôler les prix, et remettait en cause le jeu de la concurrence. Le ministère de la Justice donna finalement raison à la Croix-Rouge... sans grand risque ! En effet, signé le 15 mars 1977, le protocole définitif fut abandonné en novembre 1979 car jugé trop cher. Peut-être fut-il en partie victime des groupes de pression qui avaient intérêt à ce qu'il tourne court. Bien d'autres incidents du même type pourraient être signalés. Dès 1962, les firmes commerciales de Kansas City ont porté plainte contre les organismes à but non lucratif, en les accusant de concurrence illicite (par création d'un monopole de fait, contraire à la loi antitrust). D'une manière générale ces plaintes n'ont pas abouti. Le rôle de l'ABC ne fut pas entièrement négatif. Quelques États (Illinois, Californie, Georgie) ont exigé très tôt que l'on précise sur l'étiquette l'origine du sang prélevé, les produits fabriqués à partir des donneurs bénévoles étant réputés plus sains que ceux issus de donneurs payés. En 1978, un règlement fédéral étendit cette mesure à tous les États de l'Union. Le mérite essentiel de l'ABC fut sans doute de mettre un frein à cette gabegie qui régnait jusqu'en 1975 en coordonnant l'activité de 40 organisations membres (1980), principalement en matière de collectes, afin de couvrir tout le territoire. Jusque-là, chacun agissait pour son propre compte, sans concertation, ce qui faisait que certaines zones demeuraient « inexplorées », alors que d'autres étaient « surprélevées » par des organisations concurrentes. Après avoir mis de l'ordre dans l'espace, l'American Blood Commission a tenté d'en mettre dans le temps afin d'établir un calendrier logique et rentable, susceptible d'attirer un maximum de donneurs et d'éviter les périodes creuses (vacances, grands froids). Elle organisa un fichier central (National Blood Data Center) afin de programmer ces opérations. En fait, l'ABC est parvenue ainsi à contrôler environ 30 % du sang collecté.

Malgré d'indiscutables progrès, on peut dire aujourd'hui que les objectifs de Nixon n'ont pas été atteints. Cela fut reconnu par le président Carter en 1980, qui d'ailleurs n'a rien fait, pas plus que ses successeurs Reagan, Bush et Clinton. Entre-temps, la thérapeutique transfusionnelle était allée vers les fractions, dont les méthodes de préparation furent progressivement affinées. Mais bien des progrès restent encore à faire. Citons un exemple typique. Nous avons évoqué plus haut le New York Blood Center, qui appartient à la Croix-Rouge américaine et « couvre » une population d'une vingtaine de millions d'habitants desservie par près de 300 hôpitaux. En général, cet énorme service fait face à la demande par ses propres moyens. Mais il travaille parfois sans marge de sécurité. Aussi est-il arrivé de manquer de produits sanguins à certains moments (vague de froid, épidémie de grippe, etc.), comme en janvier 1978, lors d'un hiver particulièrement rude, où l'on ne préleva que 1 000 unités par jour, au lieu des 2 000 nécessaires. Cette année-là, sur les 12 mois, le tiers du sang environ (200 000 unités) dut être importé d'Europe grâce à la collaboration des sociétés de Croix-Rouge sœurs de Belgique, de Suisse, de

RFA (c'est l'une des opérations montées par le programme Euroblood dont il a été question). Dans d'autres cas, on a tenté de mettre sur pied une collaboration entre organismes sans profit et firmes commerciales. En fait, les méthodes utilisées, les buts poursuivis et l'éthique souvent mise en avant ont rendu cette opération délicate, sinon illusoire.

On comprend mieux encore ce problème en considérant l'origine des donneurs de sang (et surtout de plasma) du secteur lucratif. En effet, c'est dans le domaine des plasmaphérèses que le professionnalisme a marqué le plus de points, alors que pour le don de sang total le bénévolat, anonyme ou orienté, ne cessait de progresser.

L'industrie nord-américaine des dérivés sanguins s'était développée à partir d'officines implantées surtout dans les pays les plus pauvres d'Amérique centrale et du Sud, et la série de scandales, d'assassinats plus ou moins avoués et même de révolutions qui avaient suivi. Ces difficultés ont incité certaines firmes à fonctionner soit de façon clandestine, en utilisant les chemins classiques de la drogue, de l'or et des armes (parfois avec le même personnel), soit en s'installant à l'intérieur des USA, où, à condition de suivre les règlements, parfois assez laxistes, tout est permis. Comme on l'a vu, au nom de la liberté, la FDA se préoccupe de la qualité des produits mis sur le marché, et non de leur origine. Bien entendu, ces officines de prélèvement commercial se sont installées là où se trouvait une clientèle suffisante : surtout dans les banlieues des grandes villes, près des populations misérables, faites de chômeurs, d'immigrés, pour qui la vente de sang et bien plus encore de plasma peut représenter un gain non négligeable. Aux USA, la répartition des centres de prélèvement commerciaux varie aussi avec les régions. Il y a plus de 400 officines de plasmaphérèse, et la loi américaine, très libérale, permet à chaque donneur de fournir 62 litres par an, chiffre qui, on l'a vu, n'est admis dans aucun autre pays. Bientôt, les 400 officines privées ont prélevé 7 millions de litres de plasma, soit la moitié de ce qui est collecté sur l'ensemble de la planète. La majorité de ces centres est implantée dans les États du Sud (Californie, Arizona, Nouveau-Mexique, Texas, Louisiane, Mississippi, Georgie, Caroline du Sud et Floride), qui représentent à peine plus du quart de la population américaine. Une propagande intense est menée dans le but d'attirer les donneurs ; on trouve même des petites annonces dans les pages jaunes de l'annuaire téléphonique indiquant les bonnes adresses. La concentration maximale se situe sur la frontière du Mexique. Le Texas, à lui seul, compte une douzaine de centres frontaliers : El Paso (8 centres de plasmaphérèse pour 300 000 habitants), Brownsville, Del Rio, Eagle Pass, Laredo, etc. De grands panneaux publicitaires bilingues (anglais et espagnol) invitent les Mexicains à franchir le fleuve pour donner du plasma. C'est par dizaines de tonnes que, tous les jours, le sang mexicain vient s'écouler aux USA. Et cette situation risque de s'aggraver encore, avec le traité d'union économique et de liberté d'échange qui lie désormais le Canada, les États-Unis et le Mexique.

Amérique centrale

En matière transfusionnelle, l'Amérique centrale a été la première à s'engager dans la voie du commerce des produits sanguins, suivie d'assez près par une partie de l'Afrique sub-saharienne (Afrique noire) et, depuis la déstabilisation et l'éclatement de l'ancienne Union soviétique, par les républiques d'Europe centrale. Toutefois, de grands efforts en vue de développer le bénévolat ont été menés, qui commencent à porter leurs fruits.

Quelques données constantes caractérisent ces populations :

– La fréquence des dons du sang indigènes est faible (de 0,5 % à 2 %), le maximum étant observé en zone urbaine, le minimum en zone rurale, où l'infrastructure médicale est quasi inexistante et les établissements d'éducation encore insuffisants.

– Les médecins, peu nombreux, sont mal informés de la thérapeutique transfusionnelle ; ils ont tendance à utiliser de façon constante le sang total, ce qui se traduit par un gaspillage de produits déjà rares.

– Faute d'argent, on manque souvent de matériel moderne, que l'on ne peut importer.

Malgré d'indiscutables progrès et à la faveur d'actions (parfois violentes) qui ont mis fin à quelques-uns des abus les plus scandaleux, le bénévolat n'est pas encore généralisé dans cette partie du monde. Il convient de mettre en place un peu partout des programmes du sang, appuyés par les gouvernements, et dans la réalisation desquels les sociétés de Croix-Rouge seront impliquées au premier chef. Le recrutement des donneurs bénévoles doit être aidé par l'action des praticiens (en particulier auprès des familles des malades hospitalisés), le don dirigé constituant dans ce genre de population encore mal préparée une étape nécessaire vers le bénévolat total. Le don du sang sera enseigné dès l'école primaire et intégré à la culture comme un acte banal. Une propagande soutenue sera poursuivie auprès des masses, qui montrera en particulier que le don bénévole du sang sert l'intérêt commun. Certes, les difficultés pour introduire le bénévolat sont majorées dans les populations qui souffrent d'un niveau de vie très bas, là où le taux de chômage et d'analphabétisme sont les plus élevés. Dans cette optique, et tout en respectant une gratuité stricte, il conviendra de rembourser aux donneurs les frais engagés (en particulier le coût du transport).

Le personnel des établissements de la Croix-Rouge est dans l'ensemble bien formé, dévoué, compétent. Malheureusement, il lui arrive souvent de quitter ses fonctions pour occuper des postes équivalents mais mieux rémunérés, soit dans le secteur privé du même pays, soit à l'étranger, surtout aux États-Unis : ce « drainage » des meilleurs cerveaux constitue à l'heure actuelle l'un des problèmes les plus graves qui freinent le développement du tiers-monde.

Il faut souligner enfin le rôle éminent joué dans tous les pays d'Amérique centrale par la Croix-Rouge, tant dans le développement de la transfusion qu'en ce qui concerne son évolution vers le bénévolat. Ces pays représentent de 30 à 40 millions d'habitants, mais connaissent tous une situation économique difficile. En 1980, les produits sanguins faisaient défaut et 60 % des donneurs étaient encore payés. La conjoncture s'est considérablement améliorée depuis, plusieurs nations étant passées au bénévolat intégral. Mais cette situation est loin d'être généralisée. Dans cette région du monde, les sociétés de Croix-Rouge sont les seules organisations suffisamment structurées et motivées pour prendre en main un problème aussi lourd que le don bénévole. Ces sociétés, localement assez pauvres, sont et seront aidées par les sociétés sœurs de l'hémisphère Nord, pourvues de moyens plus importants. Un gros effort a été réalisé en ce sens au cours des dix dernières années, à la demande de l'Organisation panaméricaine de la santé. Un programme septennal (1983-1990) coordonné par la Croix-Rouge finlandaise a procuré d'excellents résultats, grâce en particulier à un conseiller, Stephan Baumgartner, envoyé sur place. Mais une aide nouvelle, prolongée, doit encore être apportée pour que les pays d'Amérique centrale puissent assurer leur autosuffisance.

Belize

Dès 1971, un Cubain, Pedro Ramos, y a créé un centre de plasmaphérèse, Belize Pharmaceutical Co Ltd, dont la directrice était une pharmacienne, Maria Elena Sylvestre, femme du ministre de l'Énergie et de l'Électricité, puissant politicien qui présidait le People's United Party. Ramos obtint une licence de la FDA pour exporter ses prélèvements vers les USA. Modeste au début (compte tenu de la population), ce centre allait prendre une grande importance après la fermeture de celui de Managua, au Nicaragua. Les donneurs recevaient 5 dollars pour le premier don, et 7,50 dollars pour le deuxième s'il était effectué dans la même semaine, outre un bol de soupe et un hamburger. En 1982, Ramos fit transiter par là 250 000 litres de plasma, qu'il adressa à son bureau de Miami, Daco Distributor. Il est certain que ces 250 000 litres de plasma ne pouvaient être fournis par la seule population du Belize, mais que ce centre recevait et « blanchissait » de la matière première venue d'officines plus ou moins clandestines, réparties dans divers pays latino-américains maintenant réputés pour leur taux élevé de contamination virale. Le

Belize était davantage une plaque tournante qu'un service de prélèvements proprement dit. Le plasma était vendu à des firmes nord-américaines et à la société suédoise Kabi. Plusieurs tentatives du ministère de la Santé publique pour mettre fin à ce trafic demeurèrent infructueuses, et ce centre a longtemps continué à prospérer.

Costa Rica

Dans la décennie 1960, le commerce du sang y était libre et la situation comparable à ce qui vient d'être décrit dans les autres pays d'Amérique centrale. Mais, en 1970, à la suite d'un certain nombre d'incidents, la vente des produits sanguins fut prohibée, en même temps que fut mise en place une couverture sociale généralisée. Une commission nationale fut chargée de coordonner toute l'activité transfusionnelle, désormais gratuite. On construisit un centre national de transfusion sanguine dans les années 1970 et 1980 dans la capitale, San José, grâce à l'aide de la puissante Croix-Rouge hollandaise, et aussi de la Croix-Rouge américaine. À l'heure actuelle, ce service semble préparer presque tous les dérivés (mais seulement des cryoprécipités en matière de traitement de l'hémophilie), le facteur VIII purifié étant importé. Dès 1980, environ la moitié des besoins autochtones étaient couverts. La qualité du sang transfusé est garantie par le fait que l'université d'État de Louisiane de La Nouvelle-Orléans (États-Unis) gère depuis plus de 20 ans le Centre international de recherche et de formation médicale (ICMRT) implanté à San José et dont l'activité est surtout orientée vers les maladies infectieuses tropicales. Ce service collabore étroitement avec le Centre national de transfusion sanguine du Costa Rica, joue un rôle non négligeable en matière de contrôle de produits sanguins et assure la sécurité transfusionnelle dans un pays où les maladies transmissibles par le sang sont particulièrement fréquentes (en particulier, infections virales HIV, hépatites, cytomégaloviroses). En outre, l'ICMRT prépare les réactifs de laboratoire destinés à déceler ces différentes infections, et il sert aussi de référence pour le dépistage des maladies infectieuses au cours des programmes de prélèvement de tous les établissements transfusionnels d'Amérique centrale animés par les Croix-Rouge. Il assure la formation des techniciens. Les premières statistiques, publiées en 1988-1989, ont amené à généraliser le test de dépistage de la maladie de Chagas, bien plus fréquente en Amérique centrale qu'on ne le pensait (Nicaragua, Salvador, Honduras).

Guatemala

Ici encore, la transfusion sanguine est en partie dans les mains de la Croix-Rouge, dont le plan de volontariat a largement progressé, grâce en particulier au docteur Carceras, chef du service à l'hôpital universitaire

Saint-Leon. Il a présidé un comité créé par le ministère de la Santé publique et destiné à préparer un projet de loi qui sera soumis au Parlement. Cette loi interdirait le commerce du sang. La majorité des donneurs guatémaltèques sont encore rémunérés, mais le bénévolat tend à se développer ; il a progressé de 500 % au cours des dernières années.

Haïti

En Haïti, un réseau commercial de plasmaphérèse est né entre 1960 et 1965, et s'est étendu bientôt à d'autres populations pauvres, tant en Amérique latine qu'en Afrique noire et en Asie, où il a servi de modèle quasiment expérimental. Ce réseau haïtien fut baptisé l'Hemo-Caribbean Company. La presse nord-américaine fut la première à dénoncer le scandale.

Le 28 novembre 1972, le *New York Times* publia le résultat d'une enquête offrant un tableau accablant de la situation en Haïti dans ce domaine. Un centre de plasmaphérèse y avait été monté par un citoyen américain, Joseph B. Gorinstein, qui possédait également des intérêts à New York et à Miami. L'Hemo-Caribbean Company of Haiti avait ouvert ses portes le 6 août 1971. Le journaliste relatait comment, dès la fin de la nuit, de pauvres hères venaient faire la queue devant le centre, afin de vendre leur sang. L'officine fonctionnait en continu de 6 heures à 22 heures. Ces « volontaires » recevaient 3 dollars par litre de plasma prélevé, après avoir subi un simulacre d'examen. Ceux qui acceptaient une vaccination antitétanique et qui présentaient ensuite un titre d'anticorps assez puissant obtenaient 5 dollars. Certains, qui venaient plusieurs fois par semaine, pouvaient gagner jusqu'à 150 à 250 dollars par an, dans un pays où le revenu annuel moyen *per capita* était alors de 75 dollars. Gorinstein a ainsi pu se présenter comme chef d'une œuvre charitable assurant la subsistance des plus pauvres !

Les plasmaphérèses se pratiquaient dans une salle du deuxième étage de l'immeuble, où l'on avait disposé 47 lits. Aussitôt prélevé et congelé, le plasma partait pour les USA, où les principaux clients semblent avoir été les firmes Armour, Cutter, Dade Reagent, Dow Chemical. Selon Gorinstein, le bénéfice du centre se montait à 2 dollars par litre (soit presque autant que la somme allouée au donneur). Au moment du reportage, on prélevait 350 sujets par jour, avec un accroissement prévisible qui devait conduire à 850 donneurs quotidiens. À cette époque, de 5 000 à 6 000 litres de plasma quittaient mensuellement Port-au-Prince pour l'Amérique du Nord, et à un degré moindre pour l'Europe.

Cette entreprise avait été montée avec la complicité du docteur François Duvalier (« Papa Doc »), président à vie de la République d'Haïti. Luckner Cambronne, ministre de l'Intérieur et de la Défense, principal actionnaire de la compagnie aérienne Air-Haïti, avait des intérêts dans cette affaire. Les Duvalier étaient assistés d'un certain André Labay, conseiller de la présidence, chef de l'antenne du SDECE (aujourd'hui DGSE) dans le pays et qui participait directement à l'entreprise. Il fut arrêté plus tard à Paris pour trafic d'héroïne. Grâce à son dynamisme, le réseau de collecte et de vente du plasma devait s'étendre à d'autres pays d'Amérique latine puis d'Afrique noire.

Ce projet ne put être mené à bien : sous la pression conjuguée de l'opinion publique internationale, de la Croix-Rouge et de l'OMS, Jean-Claude Duvalier, qui avait succédé à son père mort entre-temps, fut forcé de fermer ce centre en 1972 et de se séparer de l'encombrant Luckner Cambronne (qui partit chercher fortune en Colombie). Quant à Gorinstein, il ouvrit des officines du même genre en Amérique centrale (en particulier à Porto Rico) et tenta même de relancer un centre à Port-au-Prince. Mais, à la suite d'une série de scandales (certains donneurs, peut-être une dizaine, trop abondamment prélevés, seraient morts), la Croix-Rouge haïtienne lança une campagne en faveur du bénévolat. Jean-Claude Duvalier, sentant son pouvoir chanceler, tenta de saisir cette occasion pour se refaire une vertu et interdit le commerce du sang en 1975. La Croix-Rouge fut chargée d'un programme national et ouvrit quatre centres, capables de couvrir la moitié des besoins du pays.

À l'heure actuelle et malgré toutes les mesures qui ont été prises, Haïti manque de sang pour ses besoins locaux (en particulier, la plupart des hôpitaux sont insuffisamment approvisionnés en produits sanguins[1]. Cette carence tient en partie au mythe de la transmission du sida (fréquent dans l'île). Le pays est parmi les plus contaminés du monde et le sida y a déjà fait des milliers de victimes chez les indigènes, sans doute plus de 60 000 entre 1981 et 1990, et non 3 086 comme le prétendaient les statistiques gouvernementales. Les donneurs sont dépistés entre autres pour le virus HIV, mais il semble que beaucoup refusent de connaître le résultat des analyses, de peur, s'ils sont séropositifs, d'être obligés de suspendre tout rapport sexuel. Bien entendu, ces sujets sont éliminés du don du sang. Aussi, la contamination transfusionnelle paraît actuellement assez faible. En revanche, la transmission hétérosexuelle ne cesse de s'étendre.

Si, à Port-au-Prince, le centre de la Croix-Rouge ne parvient toujours pas à couvrir les besoins, la situation est peut-être moins dramatique à la campagne, où les donneurs sont relativement plus nombreux pour des demandes moindres. D'autres éléments culturels interviennent, qui augmentent encore la difficulté du bénévolat : par exemple l'idée, très répandue, selon laquelle le don du sang affaiblit et risque de faire perdre

---

1. Damien Personnaz, « Pénurie de sang en Haïti », *Transf. internat.*, 1993, n° 59, p. 8.

son âme, croyance que nous avons déjà signalée en Afrique noire. De plus, certains demeurent persuadés que, si le receveur de sang est un ennemi du donneur, il peut lui « jeter un sort » et réciproquement. Pour compliquer encore cette situation, l'embargo qui avait été décrété après le coup d'État de 1991 a, jusqu'à sa levée, aggravé les problèmes financiers des centres de transfusion, surtout pour la fourniture des réactifs de dépistage antisida. L'OMS a tenté de combler cette carence. Près de 90 % des donneurs sont des hommes, les femmes ne pouvant donner qu'avec l'autorisation de leur mari (autorisation souvent refusée). Enfin, la plupart des dons ne sont pas anonymes mais orientés : on vient offrir son sang pour un parent, un ami, un voisin, on ne l'offre pas pour un inconnu. Quoi qu'il en soit, depuis 1989, le docteur Chalumeau a souligné que le nombre d'unités prélevées avait diminué, ce qui crée parfois une situation tragique.

Mexique

La transfusion sanguine mexicaine appartient au secteur commercial. Sang et fractions dépendent, en grande partie, des grandes firmes nord-américaines qui s'approvisionnent à bas prix dans des centres de prélèvement mexicains.

On compterait aujourd'hui quelque 500 centres de plasmaphérèse privés qui sont, comme toujours, installés dans les banlieues les plus peuplées et les plus pauvres, là où il est facile de racoler les donneurs. Ces professionnels du don du sang ne sont guère chiffrables, dans cet immense pays à structure fédérale. Ces « volontaires » procurent du sang aux hôpitaux et aux cliniques qui manquent de bénévoles. Mais une partie du plasma est réexpédiée, plus ou moins ouvertement, aux États-Unis. À ces professionnels « travaillant » sur place, il faut ajouter ceux, déjà évoqués, qui traversent périodiquement le Rio Grande pour aller vendre leur sang aux centres de collecte installés aux États-Unis, le long de la frontière méridionale du pays, cette migration produisant une véritable hémorragie permanente du sud vers le nord. On prélève aussi des prisonniers et des étudiants. Le sang et ses composants peuvent être légalement exportés, à condition qu'ils constituent des « surplus » (c'est-à-dire que les besoins du Mexique soient déjà couverts, ce qui est, dans la pratique, indémontrable). Un exemple a été particulièrement frappant : les hémophiles mexicains sont traités, dans leur grande majorité, par des cryoprécipités, alors que le facteur VIII purifié et chauffé est fabriqué par la firme Baxter, qui possède une usine dans le pays ; mais celle-ci exporte la plus grande partie de sa production, considérée comme un médicament de luxe. On manque parfois de cryoprécipités pour les malades et on vend à l'étranger des fractions qui seraient indispensables localement. En fait, après l'intrusion du sida, l'absence de facteur VIII a dû éviter de transmettre la maladie à bien des hémophiles mexicains, du moins avant que les techniques d'inactivation virale ne soient généralisées.

Le bénévolat existe, mais progresse difficilement dans une population habituée depuis longtemps à considérer le sang comme une marchandise. À Mexico, toutefois, le tiers des donneurs seraient bénévoles (le plus souvent parents ou amis du malade hospitalisé), mais les vrais bénévoles anonymes ne dépassent pas 5 % du total, ce qui est très peu. Et rien ne permet de penser que la situation évoluera rapidement en faveur du bénévolat et de la gratuité.

Nicaragua

Le développement de l'industrie du sang a été fortement marqué par les événements dramatiques qui ont agité le pays au cours des dernières décennies.

Cette histoire est assez comparable à celle d'Haïti. Elle a soulevé les mêmes scandales. Tout commence en 1971, quand un exilé cubain, Pedro Ramos, installe un important centre de plasmaphérèse dans la capitale, Managua. Ce fut le Centro Americano de Plasmaferesis SA, qui a vite dépassé en importance l'Hemo-Caribbean Company de Port-au-Prince. Pour lancer son affaire, Ramos avait profité d'un important tremblement de terre survenu peu avant, qui avait achevé de ruiner des familles déjà très pauvres. Le centre, installé au cœur de la capitale, comptait 120 lits répartis sur plusieurs étages, où l'on prélevait jusqu'à 1 000 donneurs par jour, pour la plupart des malheureux sous-nutris qui venaient vendre leur plasma 3 ou 4 dollars le litre, afin de faire survivre leur famille. Ils ne subissaient aucun examen médical préalable. Pour les responsables, une seule chose comptait : soutirer le maximum de matière première, sans tenir grand compte de l'état de celui qui la fournissait. L'officine débita, dès 1974, 20 000 litres de plasma par mois, chaque donneur ayant procuré 74 litres par an, ce qui représentait environ 10 % des besoins de l'industrie privée nord-américaine. Par la suite, ce volume augmenta encore, pour dépasser en 1977 les 300 000 litres annuels. La plus grande partie de la « récolte » était vendue à Cutter. Un fait demeure encore inexpliqué : malgré les mauvaises conditions de prélèvement et l'absence quasi totale de contrôle de qualité du plasma recueilli, la Food and Drug Administration américaine avait accordé sa licence à Pedro Ramos, qui était, depuis 1964, citoyen américain, domicilié en Floride (comme beaucoup de réfugiés cubains). L'un des anciens donneurs professionnels, Hennin Pallesen, accorda à la radio suédoise une interview accablante en même temps que des articles sévères paraissaient dans *La Prensa*. Le dictateur Somoza semble avoir eu de gros intérêts dans l'affaire. Propriétaire du terrain où était construit le centre, il faisait prélever les prisonniers politiques, nombreux sous son règne, et confiés à la garde nationale (*Chili Bulletin,* avril 1978).

Le scandale éclata en 1977, quand un donneur mourut dans les locaux du service après un prélèvement massif. L'enquête démontra que d'autres accidents mortels, soigneusement dissimulés, étaient survenus. Des sujets saignés à blanc avaient expiré sur place ; d'autres, dont le nombre exact demeurera toujours inconnu, étaient décédés en rentrant chez eux ou dans les jours suivants. Ces faits ignobles finirent par être connus. Mais la répression gouvernementale était telle que personne n'osa protester. Seul, un journaliste courageux, Chamorro, finit par dénoncer le scandale. Il était appuyé par l'Église et l'opinion publique (*La Prensa* était le seul journal d'opposition à demi toléré). Devant l'émoi populaire, le tribunal fut saisi de l'affaire et inculpa le Centro Americano de Plasmafereris SA, qui fut acquitté. Ce verdict ne fit qu'augmenter la tension. Le 10 janvier 1978, Chamorro fut abattu dans sa voiture, en pleine rue, par des tueurs à gages. Cet assassinat d'un grand journaliste, dont l'identité des commanditaires ne faisait guère de doute, exaspéra les esprits. Les funérailles tournèrent d'abord à la manifestation publique, puis à l'émeute. Une immense foule déchaînée déborda le service d'ordre et mit le feu au Centro Americano de Plasmeferesis, surnommé le « Vampire Somoza Center », puis à la First National City Bank, qui symbolisait l'exploitation du menu peuple latino-américain par le grand voisin du Nord. D'autres buildings, des voitures luxueuses, et tout ce qui pouvait représenter la puissance financière des États-Unis, furent la proie des flammes. À cette époque, la fortune personnelle de Somoza était évaluée à plus d'un milliard de dollars. Finalement, le 17 juillet 1979, Somoza fut obligé de fuir au Paraguay. Après le départ du dictateur et l'effondrement de ses partisans, une junte militaire prit le pouvoir en attendant des élections démocratiques. Le ministre de l'Intérieur du nouveau régime, Thomas Borge, exigea une nouvelle enquête sur l'assassinat du journaliste : elle révéla que Ramos et le fils de Somoza avaient été les commanditaires du meurtre de Chamorro. L'un des tueurs, qui n'avait pu fuir à temps, fut arrêté et avoua avoir touché 14 000 dollars pour sa participation au crime. Quant à Ramos, il avait regagné Miami et se préparait à ouvrir un autre centre au Belize. Interrogé à son retour par le *New York Scientist,* il se vanta d'avoir possédé pendant plusieurs années, au Nicaragua, le plus grand centre de collecte de plasma du monde.

À partir de 1979, le gouvernement confia toute la transfusion sanguine à la Croix-Rouge nicaraguayenne. Celle-ci créa aussitôt son propre centre, déjà prévu en 1973 et destiné aux seuls besoins du pays, mais qui ne put être réalisé qu'après la chute du dictateur et l'éviction des produits sanguins du secteur commercial. On put traiter assez vite 35 000 unités par an, un chiffre encore insuffisant. En même temps, la Croix-Rouge mit sur pied un programme de prélèvements fondé sur le bénévolat et la gratuité. Il couvre aujourd'hui de 60 % à 65 % des besoins du pays. La Croix-Rouge gère aussi la grande majorité des autres établissements de transfusion. Un projet d'agrandissement du centre de Managua a été établi, mais non encore réalisé faute de moyens. En dehors de la capitale, la Croix-Rouge a organisé trois autres centres de province, qui pourraient suffire pour répondre à la demande si le ministère de la Santé, au budget limité, faisait régulièrement face à ses engagements. Par ailleurs, la Croix-Rouge assure le recrutement des donneurs pour les services des hôpitaux, assez nombreux. Mais seule une aide extérieure permettra d'atteindre l'autosuffisance maintenant en vue.

Le Nicaragua est le seul pays d'Amérique latine à avoir confié intégralement à la Croix-Rouge l'organisation et le contrôle de toute l'activité transfusionnelle, à la faveur d'un accord officiel signé entre les deux parties. Ailleurs, des situations comparables existent dans les faits, mais non dans le droit.

Le cas du Nicaragua est typique, et presque caricatural, puisque ce trafic de produits sanguins a entraîné un assassinat, une révolution, et aboutit au renversement d'un régime. Cet exemple montre une fois de plus que si la Food and Drug Administration se soucie, au moins en théorie, de la qualité du plasma importé, elle n'est pas toujours curieuse de sa provenance. La disparition du centre commercial du Nicaragua eut une incidence sur le marché américain : le plasma brut renchérit de 12 à 15 % (ce qui montre bien l'importance qu'avait le Centro Americano de Plasmaferesis de Pedro Ramos). En fait, devant la perte de cette source avantageuse, les grandes firmes préférèrent augmenter les prix plutôt que d'obérer leurs bénéfices.

Dans son action, la Croix-Rouge nicaraguayenne fut fortement aidée par un certain nombre de sociétés sœurs et en particulier les Croix-Rouge espagnole et nord-américaine, et par la Ligue des sociétés de Croix-Rouge à Genève.

Salvador

La Croix-Rouge assure de 40 % à 45 % des besoins en produits sanguins, ce qui est insuffisant. Aussi existe-t-il des donneurs rémunérés qui comblent ce déficit. Mais une intense propagande est maintenant en cours en faveur du bénévolat, qui ne cesse de progresser.

Amérique du Sud

En matière de transfusion sanguine, les pays andins soulèvent des problèmes particuliers du fait de leur superficie, qui implique des transports à grande distance, pour des populations qui vivent en partie en haute altitude, dans des zones sous-médicalisées et parfois d'accès difficile. Malgré cela, et en raison même de la pauvreté des indigènes, ces régions n'ont pas échappé aux « entreprises vampires » des nations riches, le plus souvent grâce à des complicités locales.

Argentine

La transfusion sanguine argentine est organisée selon une structure très décentralisée, chaque État possédant son propre système en matière de santé. Aussi n'existe-t-il pas de politique uniforme au niveau national : d'où un développement assez anarchique selon les régions. De plus, les statistiques publiées d'un endroit à l'autre n'ont pas toujours la même fiabilité. C'est pourquoi il est difficile, sinon impossible, de dresser un bilan global.

Nous prendrons pour exemple le district de Buenos Aires, le plus important du pays puisqu'il regroupe environ le cinquième de la population : sans doute plus de 13 millions de sujets pour une superficie de 307 000 km². On peut estimer que la santé y est prise en charge pour 55 % par le secteur public, pour 45 % par le secteur privé, d'où une certaine variété dans la qualité des soins. Pour la région de La Plata, l'institut d'hématologie et d'hémothérapie (installé dans le chef-lieu administratif) dirige et coordonne toute l'activité du système transfusionnel public (154 services). Il dépend directement du ministre de la Santé et de l'Action sociale, dont les pouvoirs ne dépassent pas les frontières de la région. Il assure 100 % de la transfusion dans le secteur public (2 000 lits) et 50 % de la transfusion dans le secteur privé (1 000 lits). Les donneurs auxquels il fait appel ne sont jamais rémunérés, mais on pratique sur une grande échelle le don dirigé : tout patient entrant dans un hôpital public doit, en principe, amener deux donneurs de sang. Il s'agit donc d'un « bénévolat » plus ou moins imposé. Une partie des transfusions est effectuée en purée globulaire. Aussi existe-t-il constamment du plasma excédentaire qui sert à préparer des dérivés.

Autre exemple : dans l'État de Cordoba, le plasma est envoyé au service des hémodérivés de l'université de la capitale qui possède en outre sa propre unité de plasmaphérèse, service encore rare dans le pays. En 1992, Cordoba avait traité 8 700 kg de plasma, soit 65 % de la quantité recueillie sur l'ensemble de l'Argentine. Au cours des dernières années, la production n'a cessé d'augmenter : celle de l'albumine, par exemple, a presque décuplé de 1986 à ce jour. Le laboratoire de cette université joue le rôle de service de référence pour l'immuno-hématologie et la sérologie de toute la province. Il a en charge le contrôle des produits fabriqués et assure en outre l'enseignement de la transfusion sanguine aux étudiants, aux médecins en voie de spécialisation et aux techniciens. Cet enseignement est à la fois fondamental et pratique (techniques de prélèvement, de préparation, exécution de tous les actes d'hémothérapie : indications, incidents, accidents). Le même type de formation est assuré par l'Institut d'hémothérapie de La Plata, qui publie un bulletin trimestriel destiné à tous ceux qui sont engagés dans le domaine transfusionnel. Il participe de façon active aux échanges avec tous les organismes nationaux et internationaux travaillant dans le même secteur.

Si un système identique était étendu à tous les autres États de l'Argentine, la définition d'une politique transfusionnelle nationale cohérente deviendrait possible. Une telle coordination optimiserait les moyens dans tous les domaines, et éviterait bien des gaspillages.

Quoi qu'il en soit, la sécurité transfusionnelle de Buenos Aires est bien assurée, tous les échantillons prélevés faisant l'objet d'un contrôle pour la syphilis, la brucellose, la maladie de Chagas, l'hépatite B, le virus HIV, et souvent pour l'hépatite C.

Si l'on considère l'ensemble du pays, il apparaît que le pourcentage de donneurs de sang peut varier du simple au double ou au triple d'une région à l'autre, et se situe de façon majoritaire dans une fourchette de 1 % à 2,5 %, alors qu'en 1990 il se chiffrait entre 0,3 % et 1 %. Toutefois, et malgré les progrès effectués dans tous les domaines, l'autosuffisance transfusionnelle n'est pas encore assurée. Mais elle ne paraît pas hors de portée, si un effort d'unification et de coordination était réalisé au niveau national.

Bolivie

Les premières transfusions, rares et de sang total, furent réalisées de façon sporadique dans les hôpitaux de Bolivie à partir de 1940. Tous les donneurs étaient payés. Le bénévolat fut introduit plus tard et de façon progressive : il représenterait encore peu de chose par rapport au secteur commercial.

Le rôle de la Croix-Rouge est modeste ; il n'y a pas d'organisation nationale vraiment efficace, mais seulement des projets (la Croix-Rouge a préparé un programme pour équiper le pays, mais qui est resté longtemps dans les cartons, par manque de moyens). Les seuls bénévoles sont, dans la pratique, les parents et les amis des malades hospitalisés qui viennent offrir du sang pour lui.

En revanche, le secteur commercial a prospéré. Le 13 septembre 1974, le journal bolivien *Presencia* dévoilait qu'une firme pharmaceutique, Sanior, pratiquait des plasmaphérèses à titre onéreux chez les pauvres, et l'accusait de réaliser des bénéfices fabuleux en exploitant la misère, ce à quoi les responsables commerciaux ont répondu par la même argumentation, mille fois répétée : « Les prélèvements de plasma chez les donneurs payés augmentent leurs ressources et donc leur niveau de vie et celui de leur famille. » Ainsi on revêt ce trafic d'un déguisement social : dans un pays misérable, voué au chômage chronique, l'achat de plasma à des donneurs réguliers constituerait une aide irremplaçable. Et on ne manque pas d'ajouter un couplet patriotique : « La Bolivie a besoin de devises fortes pour s'équiper, et l'exportation de plasma contribue à les lui procurer. Elle aide à rétablir l'équilibre de la balance des paiements, toujours déficitaire. » Tout cela ne saurait légitimer les abus que l'on signale périodiquement, et dont la majorité demeure d'ailleurs cachée. On sait par exemple qu'en 1974 au moins un donneur est mort après le prélèvement, ce qui entraîna une protestation du corps médical et une demande d'interdiction d'exporter le plasma. Le gouvernement promit de faire cesser ce trafic. En réalité, aucune mesure vraiment efficace ne semble avoir été prise et l'exportation se poursuit d'une manière plus ou moins clandestine.

Brésil

La situation du Brésil (pauvreté de la masse populaire, sous-administration et sous-équipement médical) fait que toutes les conditions sont réunies pour attirer les acheteurs de plasma au Brésil, mais aussi pour faire naître de violentes campagnes en faveur du don bénévole. La guerre contre la commercialisation a été incarnée pendant près de 40 ans par une femme courageuse, Carlota Osorio, qui fut fondatrice et présidente de la FIODS et est devenue un personnage emblématique dans l'histoire de la lutte contre le trafic des produits sanguins.

La division du Brésil en États, qui jouissent d'une certaine autonomie, en particulier en matière de santé publique, rend difficile toute évaluation précise pour l'ensemble du territoire. Toutefois, certains scandales, allant jusqu'au meurtre, sont connus de tous et ont fait l'objet d'enquêtes judiciaires.

Citons-en quelques-uns, déjà anciens mais très représentatifs d'un certain « milieu », qui ne constituent sans doute que la partie émergée de l'iceberg.

Le 26 octobre 1979, un étudiant en médecine, Hamilton Almeida, était trouvé mort dans son appartement de Teresopolis, étranglé par un brassard de prise de tension artérielle. Or, ce jeune homme s'était intéressé depuis quelque temps au trafic des produits sanguins exportés. Au cours d'enquêtes patientes, Hamilton avait rassemblé beaucoup d'informations dont certaines mettaient en cause le recteur de la faculté de médecine, Antonio Paulo Capanema de Souza, et montraient même que ce personnage, fort honorablement connu, était l'un des principaux exportateurs de plasma du Brésil. Et cela en pleine illégalité puisque, grâce à l'action de Carlota Osorio et de son groupe, entreprise dès 1956, le gouvernement fédéral avait interdit depuis 1965 la commercialisation des produits sanguins et leur vente hors des frontières. Or, l'enquête menée par Hamilton révélait que Capanema possédait plusieurs centres de plasmaphérèse (dont au moins deux à Rio). Le produit des récoltes était vendu à la firme Behringwerke, qui avait implanté une usine dans le pays. Hamilton Almeida avait reçu des menaces de mort, et en avait fait part à ses amis. Il eut peut-être tort de ne pas les prendre au sérieux. L'enquête policière, rapidement menée, conclut au suicide, malgré l'invraisemblance de cette hypothèse. Ultérieurement, un journaliste allemand, Siegfried Pater, tenta de visiter incognito, et en se faisant passer pour un donneur éventuel, deux centres de plasmaphérèse de Capanema, à Rio. Mais, reconnu, il fut éconduit. D'autres personnes auraient payé leur curiosité de leur vie.

Finalement, en 1979, le ministre des Affaires sociales, Jair-Soares, et celui de la Santé, Waldyr Arcoverde, chargeaient officiellement l'Association des donneurs de sang et sa présidente d'organiser une campagne nationale *prosangue*, afin d'instaurer partout le bénévolat. Malgré cela, à cause de la difficulté de mettre au point un système de surveillance efficace et aussi en raison de complicités locales, il existe encore de nombreux centres commerciaux de plasmaphérèse prélevant et exportant en toute illégalité. On sait que ce trafic assure d'immenses bénéfices, difficiles à chiffrer. Les grandes marques internationales, désireuses de respectabilité et qui ont pignon sur rue (Behringwerke, Immuno, etc.) furent interrogées. Toutes affirmèrent ne jamais recevoir de plasma brésilien. On peut alors se demander où va ce sang. C'est sans doute à ce stade que les « courtiers », dont il a été question plus haut, ont joué un rôle important. En outre, selon le général Washington, du service de santé des armées brésiliennes, les douaniers auraient parfois découvert de grandes quantités de plasma et d'autres fractions dans des boîtes étiquetées « jus de fruit » (communiqué au VIᵉ congrès de la Fédération panaméricaine pour le don du sang en 1980). Officiellement, les banques commerciales ne peuvent travailler, on l'a vu, que pour les besoins du pays ; elles n'exporteraient que dans des cas exceptionnels, et avec l'autorisation du gouvernement. Ces banques s'installent près des donneurs potentiels, c'est-à-dire dans les faubourgs des grandes villes, où l'on rencontre une population nombreuse et misérable. On offre à chacun de 2 à 7 dollars, plus un bol de soupe : mais le receveur paie 60 dollars pour la même quantité de produit qu'on lui injecte, ce qui laisse une marge bénéficiaire considérable. Les donneurs, souvent dénutris, fournissent un plasma de mauvaise qualité ; la saignée les affaiblit encore. Certains finissent par succomber. Quelques cas ont été signalés par la presse, mais ici encore le plus grand nombre d'accidents demeure caché. Le 25 octobre 1974, une dépêche de l'AFP annonçait qu'un donneur de plasma s'était trouvé mal dans la rue. Amené d'urgence à l'hôpital, il ne tarda pas à mourir. L'enquête démontra qu'il se faisait prélever deux fois par semaine et était accepté malgré un état de grande faiblesse.

Un peu plus tard, en 1979, un homme de 37 ans fit une syncope en sortant d'un centre et put être sauvé de justesse. Il avait donné deux fois dans la même journée. Ces accidents surviennent surtout dans les petites officines qui n'observent pas les règles de sécurité imposées par le législateur, tant en matière d'examen clinique que de contrôle biologique du donneur. Dans la décennie 1970-1980, au moins 30 % du sang prélevé dans ces centres était porteur d'hépatite virale et 10 % de maladie de Chagas. Et les trois quarts du sang utilisés au Brésil avaient cette origine. On ne peut évoquer, sans frémir, la diffusion actuelle du sida par les produits sanguins.

La firme Hoechst possède une importante implantation à São Paulo, réalisée en 1969-1970 à partir d'un établissement artisanal qui existait déjà. En 1983, après avoir introduit la plasmaphérèse, Hoechst-Brésil traitait de 5 500 à 6 000 litres de plasma par mois pour en tirer des fractions, ce qui représente de 20 000 à 30 000 donneurs réguliers. Toute la production était, en principe, destinée au pays lui-même et rien à l'exportation. Mais comme cette quantité de plasma ne suffisait pas à alimenter toute la production de l'unité, Hoechst achetait du plasma à une dizaine de centres (dont il estimait pouvoir contrôler les méthodes), ainsi qu'aux hôpitaux (quand la date de péremption de sang total non utilisé était proche). Hoechst se serait approvisionné aussi auprès des banques de Capanema. En réalité, les contrôles effectués « en seconde main » demeurent approximatifs, et toute surveillance indirecte se révèle illusoire.

Lors de son enquête, Siegfried Pater put visiter le siège de Hoechst à São Paulo. Le 24 août 1983, il interrogeait un donneur professionnel qui lui répondit ainsi : « Nous nous connaissons bien les uns les autres par ici. Nous savons que, lorsque l'un d'entre nous ne revient pas, c'est qu'il est mort. Il n'a pas survécu... Qu'on meure de faim ou qu'on meure saigné, ça revient au même. » Or, le Brésil est un pays à forte inflation. Comme l'indemnité du donneur professionnel augmente moins vite que le coût de la vie, les pauvres qui n'ont que leur plasma à vendre sont tentés de donner de plus en plus souvent pour maintenir un gain constant, jusqu'au jour où ils succombent. Il s'agit d'un meurtre quasi légal. En réalité, à cette époque, Hoechst se ravitaillait auprès de nombreux centres commerciaux (peut-être 50). À un moment, devant les difficultés croissantes et la forte campagne contre la commercialisation du sang, Hoechst-Brésil avait envisagé d'offrir son usine de Teresopolis à l'État, afin qu'elle soit transformée en organisme à but non lucratif. Mais ce projet n'eut pas de suite immédiate : le privé a encore de beaux jours devant lui.

Le journal *O Commercio* de Rio de Janeiro écrivait, le 7 janvier 1980 : « La mafia du sang poursuit ses activités en toute quiétude, malgré les critiques émises à son encontre. En juillet dernier, une plainte a été déposée contre un groupe de médecins dont la principale activité semble être le commerce du sang. [...] Malgré cela, aucune mesure n'a encore été prise contre les personnes accusées, qui poursuivent, sans gêne véritable, leur commerce lucratif. La plainte initiée par l'Institut d'hématologie précisait que ce groupe de Brésiliens agissait pour le compte d'un trust international qui conditionne les dérivés sanguins illégalement exportés. Ce trust, qui a son siège en Afrique du Sud, est dirigé par un certain Grobbelaar. Il semble que cette mafia entretienne des filiales en Colombie, Argentine et d'autres pays d'Amérique latine. » Bien des personnes furent compromises. L'institut d'hématologie Artur Siqueira Cavalcanti accusa explicitement le docteur Antonio Paulo Capanema de Souza et le docteur Pedro Clovis Junqueira, ainsi que le propriétaire de la banque du sang de Natal, Osmar Nascimento. Le siège de ce groupe se trouvait dans l'État de Rio de Janeiro, plus précisément à Teresopolis, à l'endroit même où la multinationale Hoechst avait installé ses laboratoires. Teresopolis : c'est là que l'étudiant Hamilton Almeida avait été assassiné. On peut se demander si cette coïncidence tient du simple hasard. De toutes manières, il semble bien que cette dernière plainte n'ait pas eu plus de suites que les précédentes.

Un autre scandale dénoncé par la presse brésilienne concerne les « fermes d'élevage », de prétendues institutions de bienfaisance qui assurent la nourriture et un semblant d'éducation à leurs pensionnaires, de jeunes orphelins ou des derniers-nés de familles pauvres que l'on vient prélever à qui mieux mieux. Ce type d'exploitation des enfants aurait aussi existé en Haïti, sous les Duvalier. Un groupe de travail sur le tiersmonde, créé à Recklinghausen, en Allemagne, s'est saisi de l'affaire et a adressé une lettre ouverte à la firme Hoechst, alors établie en RFA mais qui a dominé le marché brésilien du sang par sa filiale Behringwerke AG. Devant les rumeurs qui se propageaient, ce groupe voulut savoir exactement ce qu'il en était. On lui a répondu, lors d'une émission télévisée du 22 juillet 1981, que les industriels s'occupaient du traitement des produits sanguins, de leur qualité, non de leur provenance, laquelle restait souvent sous la responsabilité de groupes privés locaux. En fait, on n'a jamais pu obtenir de preuve absolue du trafic de plasma d'enfants, tout, dans ce domaine, se passant dans la plus grande discrétion. Et la société Behring ayant menacé les accusateurs de poursuites en diffamation, on en resta là (Behring avait même affirmé que les importations de produits sanguins vers le Brésil dépassaient les exportations de ce pays).

En réalité, il semble que, grâce à l'action de la Fédération internationale des organisations de donneurs de sang, de la Croix-Rouge, de la presse, et sous l'effet de l'opinion publique, le bénévolat ait gagné peu à peu du terrain sans pour autant mettre fin à tous les abus dans cet immense pays où toute réelle surveillance est difficile.

La puissance de l'argent et l'organisation du trafic sont tels qu'il faudra beaucoup de temps pour que disparaissent un certain nombre de scandales, encore trop souvent ignorés (ou seulement soupçonnés), dans un pays à la sociologie tellement contrastée, livré à un fédéralisme qui favorise parfois l'anarchie, et encadré par une administration, une douane, une police inefficaces et parfois complices. À l'heure actuelle, malgré de bonnes paroles, des déclarations, des décisions non suivies d'effet, le problème de la transfusion sanguine brésilienne semble loin d'être résolu.

Chili

La transfusion sanguine chilienne a été très tôt orientée vers le bénévolat en partie grâce à l'influence du professeur Arnault Tzanck, de Paris, qui vint à Santiago au cours de la Deuxième Guerre mondiale. C'est la Croix-Rouge chilienne qui, précocement, prit en main le recrutement des donneurs et l'aide au fonctionnement des banques de sang (dont les trois quarts étaient installés dans les hôpitaux publics). En 1948, la Croix-Rouge lança les « semaines du sang » dans le double but de multiplier les prélèvements mais aussi de sensibiliser l'opinion publique. En 1952, les premières équipes mobiles allèrent prélever du sang dans les entreprises de Santiago grâce à du matériel fourni par la banque du sang de l'Assistance publique. Ensuite, le ministère de la Santé chilien mit sur pied, avec l'accord de la Croix-Rouge et des centres de transfusion, un programme national qui fut communiqué à tous les responsables, aux fins d'exécution. Des recommandations éthiques prônant la gratuité du don étaient jointes ; toutefois, la non-commercialisation des produits sanguins était une recommandation mais non une obligation légale. Aussi existe-t-il encore des donneurs professionnels.

Mais la pratique du bénévolat et du don dirigé ne cesse d'augmenter. En 1970, une association de donneurs Rh⁻ a vu le jour, et en 1982 c'était le tour d'une association de donneurs bénévoles. Elles ont fusionné en 1989 et regroupent près de 10 000 membres actifs, âgés de 18 à 65 ans. Tous s'engagent à subir deux prélèvements annuels (et à donner éventuellement des subventions pour que puissent être couverts les frais entraînés par l'exécution du « programme du sang »). Cela leur assure le droit de recevoir du sang en priorité en cas de besoin, tant pour eux-mêmes que pour leurs proches.

Les statistiques publiées pour 1993 indiquent qu'il existait à ce moment 156 banques de sang (72,6 % dans les hôpitaux publics, 21,3 %

dans les cliniques privées, 3 % dans les hôpitaux militaires, 1,8 % comme banques privées et 1,2 % dans les universités). Le nombre de donneurs dépassait 216 000 et celui des unités récoltées atteignait presque 400 000, ce qui par rapport à l'ensemble des habitants représente une fréquence de 1,5 % de donneurs. Il s'agit là d'une moyenne générale pour tout le pays ; les chiffres sont plus élevés pour les grandes villes, et en particulier pour Santiago. Le rapport des transfusions concentrés de globules rouges/sang total est de 2,3. La prévalence de sujets séropositifs pour le HIV était de 0,3 ‰ en 1993, avec un maximum à Santiago, et celle des sujets présentant les anticorps spécifiques de l'hépatite B de 8 ‰ dans le nord du pays (moins ailleurs).

Le Chili, qui a généralisé le bénévolat, possède donc un système transfusionnel très décentralisé puisqu'il se situe au niveau des hôpitaux publics ou privés, chacun travaillant pour soi. Les organismes d'État soignent 80 % de la population. 60 % du sang obtenu sert au fractionnement. Il existe des systèmes d'aphérèse, d'abord dans les organismes privés, plus récemment implantés dans les hôpitaux publics. Les médecins transfuseurs se forment en 4 ans de spécialisation. Quant aux techniciens, ils doivent suivre 336 heures de cours.

Le Chili manque d'une vraie structure nationale, qui pourrait augmenter encore l'efficience de l'activité transfusionnelle. Mais dès à présent, le pays tend à l'autosuffisance et offre sans doute l'un des meilleurs exemples d'Amérique latine en matière de transfusion sanguine.

Colombie

Pendant longtemps, la situation de la transfusion sanguine colombienne a été identique à celle de la Bolivie, voire pire. Et pourtant ce pays, scientifiquement plus avancé et plus riche, s'était intéressé très tôt aux techniques transfusionnelles. La première transfusion fut réalisée dès 1913 par le docteur Herrera, à l'hôpital San Juan de Bogota. Et c'est en 1918 que Manuel Antonio Rueda Vargas soutint sa thèse, intitulée *Transfusion sanguine*, devant la faculté des sciences naturelles et de médecine de la même ville. Imprimée, puis largement diffusée dans l'Amérique hispanophone, elle faisait le point sur ce que l'on savait de cette discipline alors toute nouvelle.

Longtemps, le sang demeura aux mains du secteur commercial. Puis un système national de santé fut organisé en 1975. Son pilier principal en est la sécurité sociale, qui contrôle deux secteurs : le premier, financé et administré par le ministère de la Santé, possède 700 hôpitaux où viennent les pauvres, aux ressources insuffisantes pour payer leurs soins, et qui n'ont pas de couverture sociale. Ce sont les « hôpitaux de bienfaisance ». Le second secteur, à la charge de l'Institut de sécurité sociale et des caisses de prévoyance, gère les établissements où vont tous ceux qui sont assujettis à un régime de protection : salariés des usines, employés, membres des professions libérales qui cotisent volontairement, etc. Tous ces hôpitaux ont leur banque du sang, où viennent soit des donneurs bénévoles (parents ou amis de malades), soit, quand c'est insuffisant, des donneurs rétribués.

À Bogota, on comptait, en 1980, 10 000 donneurs bénévoles sur une population de 4 millions d'habitants, ce qui est peu. Et les chiffres étaient encore plus faibles ailleurs : à Cali (1 million d'habitants) et à Pereira (500 000 habitants), on ne trouvait que quelques centaines de bénévoles. Mais la part du bénévolat n'a cessé d'augmenter. La Croix-Rouge colombienne a fait un gros effort en faveur de la non-commercialisation des produits sanguins. Dès 1963, elle a créé une Banque nationale de transfusion sanguine, à Bogota même, présentant un haut degré de technicité. Plus tard, elle a construit six services régionaux de transfusion, à Medellin, Cartagena, Cali, Armenia, Villavicencio et Valledupar grâce à un programme de coopération avec la Croix-Rouge et le gouvernement allemands. Son but était d'établir un véritable réseau couvrant tout le pays et répondant à ses besoins. En 1980, le gouvernement a édicté une législation dans ce sens, mais elle n'est appliquée que de façon progressive, dans un pays où tout contrôle rigoureux est difficile et où le marché de la drogue exportée représente la première activité commerciale avec l'étranger.

Près de 4 millions d'unités furent distribuées en un an, ce qui représente un peu moins de 1 donneur pour 100 habitants. Sur ce chiffre, 60 % ont été collectés par le secteur public (hôpitaux en particulier), 40 % par les organismes privés (dont beaucoup à but non lucratif : Croix-Rouge, etc.). Toutefois, les prélèvements dirigés arriveraient en tête (70 %), les volontaires anonymes et sans but lucratif s'élevant à 20 % et les donneurs rémunérés ne dépassant pas 10 %. Ces chiffres sont encourageants bien qu'encore insuffisants. Mais le « professionnalisme » est en train de disparaître dans le domaine du don du sang. L'influence de la Croix-Rouge progresse et son efficacité augmente. En outre, le commerce de la drogue, plus rentable et devenu national, a relégué au second plan celui du sang.

Équateur

L'Équateur a une tradition transfusionnelle assez ancienne qui remonte à la Première Guerre mondiale. Comme en Colombie, une loi organise la transfusion dans le pays et prône le bénévolat (Ley Nacional de Bancos de Sangre). Malgré cela, le secteur commercial fonctionne encore, bien que les statistiques officielles affirment que la Croix-Rouge gère la « presque totalité » de la transfusion sanguine. Tous les centres non commerciaux lui appartiennent à l'exception de ceux de l'armée ou des hôpitaux de l'IESS (organismes de sécurité sociale). En 1982, la Croix-Rouge était parvenue à implanter 17 centres de transfusion dans les 20 provinces du pays, le plus important étant situé dans la capitale, Quito, le deuxième à Guayaquil, grand port du Pacifique. Des dépôts de sang ont été organisés dans tous les autres hôpitaux. L'ensemble des services de la Croix-Rouge avait prélevé, toujours en 1982, 40 000 unités de sang, ce qui est mieux qu'en Colombie, mais encore insuffisant par rapport à la population. Depuis cette date, de sérieux progrès ont été enregistrés, et de nouveaux établissements de transfusion ont été ouverts : on en compterait maintenant une trentaine qui seraient fonctionnels ou sur le point de l'être. D'autres ont été modernisés.

Enfin, en 1983, on a mis sur pied le Conseil exécutif des banques de sang de la Croix-Rouge équatorienne, qui a pour mission de définir la politique transfusionnelle au niveau national, de promouvoir le bénévolat, de veiller aux normes de sécurité tant pour les donneurs que pour les produits délivrés. Les centres de Quito et de Guayaquil servent de laboratoires de référence. En 1987, la Croix-Rouge équatorienne affirmait prélever de 70 % à 75 % des produits sanguins. L'Équateur devrait bientôt gagner la bataille en faveur de la non-commercialisation des produits sanguins.

Pérou

La transfusion sanguine péruvienne ne pouvait que souffrir de la situation de misère et de l'état de pénurie caractéristique de cet État. Aucun effort sérieux n'avait été fait pour mettre sur pied une organisation nationale fondée sur le bénévolat, malgré les bonnes intentions souvent exprimées. Jusqu'en 1980, les services de transfusion recrutaient eux-mêmes leurs donneurs, le plus souvent payés, quelquefois bénévoles (ces derniers attirés par la Croix-Rouge, et surtout le don dirigé). À cette date fut mis sur pied le Comité central de la transfusion sanguine de la Croix-Rouge qui réalisa un gros effort pour développer les services à but non lucratif, et ouvrit une nouvelle banque de sang à Lima. Mais il n'y avait pas encore de législation réglementant la préparation et la distribution des produits sanguins. Aussi le secteur commercial restait-il très florissant.

En 1990 a été promulgué le Proyecto de Reglamento de Bancos de Sangre, qui oriente la transfusion vers le don volontaire et gratuit. À l'heure actuelle, de 40 % à 50 % des prélèvements sont des dons dirigés, tant dans les hôpitaux publics que dans les services privés. Toutefois, l'autre moitié comprend presque uniquement des dons rétribués qui proviennent le plus souvent de groupes à risque car formés majoritairement de marginaux. Par manque de sang, la plupart des organismes d'État font fréquemment appel à ces donneurs payés. Le nombre d'unités prélevées semble dépasser 200 000 par an (dont 80 % dans les officines d'État, 20 % dans le secteur privé). En réalité, la Croix-Rouge péruvienne est la seule organisation travaillant en faveur du bénévolat ; elle organise une fois par an une « campagne du sang » dont le produit est offert aux hôpitaux de Lima.

Les hôpitaux de la sécurité sociale, souvent sans grands moyens, pratiquent les deux systèmes : on demande aux parents et aux amis du malade de venir donner leur sang, et si cette source se révèle insuffisante on convoque des professionnels, dans la limite des crédits disponibles, de plus en plus étroits. Aussi n'est-il pas rare que l'on manque de sang ou de dérivés.

Pour le moment, seul un Comite Asesor de los Bancos de Sangre est chargé de coordonner l'activité transfusionnelle sur le plan national : il comprend des représentants de l'Organisation panaméricaine de la santé, du ministère de la Santé publique de Lima, des établissements de transfusion sanguine, des institutions biomédicales, de la Croix-Rouge, etc. Ses pouvoirs sont surtout théoriques et il ne peut remplir le rôle de Centre national de référence et d'organisation de la transfusion sur le plan national qui attend d'être créé par la loi. Il existe des centres privés de plasmaphérèse qui travaillent pour l'exportation. Mais leur importance est difficile à chiffrer car la plupart opèrent de façon plus ou moins clandestine. En fait, la crise institutionnelle grave que traverse le pays rend très difficile une organisation à long terme (insécurité due au « Sentier lumineux » et à d'autres groupements révolutionnaires ; absence de moyens financiers de l'État, crise économique grave et incertitude politique, etc.). Le président Alberto Fujimori n'est pas encore parvenu à maîtriser entièrement la situation, malgré un « coup d'État civil » qui lui a donné les pleins pouvoirs.

Venezuela

Dans ce pays, une loi du 8 novembre 1977 interdit toute commercialisation des produits sanguins. Cette règle semble bien appliquée. Les établissements transfusionnels sont des instituts reconnus d'utilité publique et contrôlés par le gouvernement, qui reçoit des comptes rendus d'activité périodiques. La pression de l'opinion publique a joué un rôle important dans la mise en place d'un système de non-profit. Mais cela était possible parce que le gouvernement disposait d'un budget suffisant : il n'avait pas besoin de vendre du plasma aux grandes firmes internationales pour avoir des devises : le pétrole lui en procurait assez.

Le Venezuela et, à un degré moindre, l'Équateur sont les seuls pays d'Amérique latine à avoir pu généraliser le bénévolat. Toutefois, le mouvement de l'opinion pousse tous les autres dans cette direction.

TABLE DES MATIÈRES

Chapitre V
Les avancées transfusionnelles et le traitement
des cas particuliers

Chapitre VI
Les produits sanguins

Deuxième partie :
Les filières du sang

Chapitre VII
Donneurs, receveurs, médecins